Diagnosis and Risk Prediction of DENTAL CARIES

う蝕の診断とリスク予測

── 実践編 ──

Per Axelsson, DDS, PhD

監訳◆高江洲 義矩（東京歯科大学・名誉教授）

クインテッセンス出版株式会社 2003

Tokyo, Berlin, Chicago, London, Paris, Barcelona, São Paulo, New Delhi, Moscow, Prague, Warsaw, and Istanbul

妻 Ingrid、娘 Eva、息子の Torbjörn に捧ぐ

Title of the American edition: Diagnosis and risk prediction of dental caries
Written by Per Axelsson.
©2000 by Quintessence Publishing Co, Inc.
551 Kimberly Drive, Carol Stream, Illinois 60188 U.S.A.
All rights reserved.

This book or any part thereof must not be reproduced by any means or in any form without the written permission of the publisher.
This Japanese edition published in 2003 by Quintessence Publishing. Co. Tokyo.

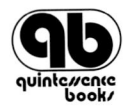

quintessence books

う蝕の診断とリスク予測:実践編

2003年6月10日　第1版　第1刷発行

web page address　http://www.quint-j.co.jp/
e-mail address: info@quint-j.co.jp

著　者　Per Axelsson
　　　　（ペル アクセルソン）
監　訳　高江洲　義矩
　　　　（たかえす　よしのり）
発行人　佐々木　一高
発行所　クインテッセンス出版株式会社
　　　　東京都文京区本郷3丁目2番6号　〒113-0033
　　　　クイントハウスビル　電話(03)5842-2270(代表)
　　　　　　　　　　　　　　　(03)5842-2272(営業部)
　　　　　　　　　　　　　　　(03)5842-2279(書籍編集部)

印刷・製本　サン美術印刷株式会社

©2003　クインテッセンス出版株式会社　禁無断転載・複写
Printed in Japan　落丁本・乱丁本はお取り替えします
　　　　　　　　　ISBN4-87417-770-0 C3047
定価は表紙に表示してあります

第2巻の翻訳出版にあたって

先に翻訳出版されたPer Axelsson教授の第1巻「リスクに応じた予防歯科学－入門編－（原題：Introduction to Risk Prediction and Preventive Dentistry）」に引き続いて、このたび第2巻の"Diagnosis and Risk Prediction of Dental Caries"を翻訳して送り出すことになりました。

わが国において、う蝕（むし歯）や歯周病（歯周疾患）の専門書および解説書などは、これまでにも数多く出版されていますが、そのほとんどがまさに専門書または解説書であって、その疾病予防をどのように長期間にわたって実践してきたか、そして、そこからどのような理論的なエビデンスが導かれてきたかという予防の実践書は驚くほど少ないのであります。

つまり、臨床疫学の方法にしたがって、長期的な観察と分析に基づいた結論の導き出し方の原則で出版された本が、わが国の歯科領域では乏しい現状にあります。これまで、「予防の方法の解説書」や「私はこのように予防を実践している」という類書は、相変わらず枚挙にいとまがないほど多くの出版物がみられますが、その結果をわかりやすく、しかも論理的に解説した出版物を探すことが困難であるということです。

Axelsson教授の著書の優れたところは、スウェーデンの一地域であるVärmlandの地域保健における公衆歯科保健サービスおよび個人を対象とした予防プログラムを20年以上にわたって実施し、その結果を数年おきにコンピュータ援用分析疫学によって解析し、それを公開しているところにあります。本書にも記載されていますが、このVärmlandは、かつて1974年にはスウェーデンで、もっともう蝕の高い地域（12歳児DFSs＝25）であったが、それを、この予防プログラムで長年にわたり実施して、今日ではスウェーデンで、もっともう蝕の低い地域（1994年の12歳児DFSs＝1以下）としての成果をみております。

歯科医学の本質的な目的は、人々が口腔保健を通して生涯の健康を維持することができるように支援することにあります。しかしながら、いまそのことを多くの専門家が熟知していても、それを実践して実現しているかどうかに真価が問われています。本書が他の類書と異なる特色は、その実践から産み出された理論と技術によって貫かれているということであります。Axelsson教授の序文の中の言葉を引用すれば、"the principle of lege artis"であり、"the state-of-the-art（現在到達しうる最先端の科学・技術水準）"に本書の主眼を置いているということになります。

翻訳にあたって、やや苦心苦労したことといえば、原図表から再版に際して、技術的に困難なものがあり、出版元に問い合わせて確認しても、ここまでが限度であるというところまで編集部が努力されたことと、テキストの文中の用語の不適切と化学記号の誤りなども著者に問い合わせて訂正する作業を経たことが挙げられます。

Axelsson教授の本シリーズは、5巻シリーズであり、ようやく今回第2巻の翻訳が完成し皆様にお届けする運びとなりました。本書の訳出と編集にはあたっては、分担翻訳者の熱意と、さらにその編集にはクインテッセンス出版株式会社・編集部の畑めぐみさんと大塚康臣さんの根気強い努力でまとめられています。監訳者として分担翻訳者と編集部に心から感謝いたします。

2003年4月

高江洲　義矩

（東京歯科大学・名誉教授）

第2巻日本語訳へのメッセージ
─日本の読者の皆様へ─

　これまでの20年間にわたって、私は日本を訪ねて講演をする機会がありました。それは南の長崎から北の札幌までの旅で、私にとって楽しい日本訪問でした。

　私の講演のテーマは、予防歯科学（Preventive Dentistry）、う蝕学（Cariology）および歯周病学（Periodontology）でしたが、日本を訪ねて私はいつも励まされ、そして日本にいる私の同僚に加えて多くのすばらしい友人達にめぐり合うことができました。

　私の"ライフ・ワーク"であります全5巻のテキストのうち、すでに日本で刊行されています第1巻に加えて、このたび第2巻が出版されるとのことですが、私の最も喜びとするところであります。

　そういうわけで、今回のテキストを通して皆さんは予防歯科学、う蝕学、歯周病学に関する私の考え方と理念について、さらに詳細に知る機会となりましょう。この三つのトピックスの内容については、すでにいくつかのセミナーで説明したものですが、テキストではさらにそれらが濃縮された内容となっております。

　皆さんが、これらのテキストから得られる考え方を実践することができますように、そして皆さんの将来がさらに発展しますようにと祈っております。

ペル・アクセルソン
教授、D.D.S., Ph.D.
アクセルソン・オーラル・ヘルスプロモーションAB
Barstanvagen 22
66341 Hammaro, Sweden

During the last two decades it has been my great pleasure to lecture several times in Japan from Nagasaki in the south to Sapporo in the north on Preventive Dentistry, Cariology and Periodontology. During these visits to Japan I have had very stimulating and got many good friends among my Japanese collegues.

Therefore I am very pleased that the first two volumes of my five volumes "Life work" now have been translated to Japanese. Thus you have the opportunity to study my ideas and philosophy on preventive dentistry, cariology and periodontology more detailed, as the content of all these three topics in one day seminars must be more condensed.

I wish all of you good luck in implementation the ideas from these volumes and all the best for the future.

Yours sincerely,

Per Axelsson
Professor Per Axelsson D.D.S., Ph.D.
Axelsson Oral Health Promotion AB
Barstavagen 22
66341 Hammaro, Sweden

序　文

　う蝕と歯周病のエチオロジー（病因論）はよく理解されていて、私達はいまこれらの疾患を予防するのに有効な方法を開発してきています。スウェーデンのVärmlandにおける過去25年にわたっての私達の予防プログラムの大規模な遂行によって、う蝕なし（caries free）の3歳児が30％から97％に増えてきています。一方、12歳児のう蝕経験歯面の平均DFS（未処置・処置の歯面）は、25から1以下（0.6）の値まで減少してきました。さらに、最近の10年間には、65歳の者の残存歯を15％以上増加させることができました。そして、歯周支持組織の喪失を20％以上にまで減少させ、同時に無歯顎者のパーセントを17％から7％までに減少させることができました。

　科学的な原則に従えば、私達の職業のすべてのメンバーが、最近のもっとも科学的および臨床的知見に基づいた治療方法を提供する義務があるといえます。私達はいま新しいミレニウムに入っていますが、その意味で、う蝕や歯周病を予防すること、抑制すること、そしてその進行を抑えるための努力を一層継続していかなければなりません。しかしながら、予防やメインテナンスのプログラムに関連するニーズというのは、費用効果のあることと、さらに包括的診断、患者の病状の履歴や集団あるいは個々のリスクの予測性や歯面レベルから導き出された情報に基づいたものでなければなりません。このようなプログラムの質の管理（QC）とその評価に対しては、コンピュータ援用による重要なデータ（variables）を用いた分析疫学が導入されるべきであります。

　この臨床テキスト－5巻シリーズの第2巻－の目的は、う蝕に関する病因論、修飾因子群、リスク評価とその展開、診断と疫学についての最新の知識を提供することにあります。科学的な背景の詳しい内容については、それぞれのトピックの論議が示されていますが、さらに"the state-of-the-art（現在、到達しうる最先端の科学・技術水準）"への遂行のための挿図によるガイドと、それぞれの項目の結論と将来への推奨が述べられています。したがって、本書は歯科医師や歯科衛生士だけでなく、歯学部学生や卒後研修医・大学院生や教員達にも役立つものとなることでしょう。

　この企画は、私の家族や友人・同僚達の支援なければ完成することができませんでした。私は、まず妻のIngridと娘のEvaと息子のTorbjörnとその家族達と私の親戚やその友人達に、私が毎晩遅くまで、そして週末も休暇もこの5巻シリー

ズの資料編纂に費やした5年の間、理解と辛抱で支えてくれたことに心からの感謝を捧げたいと思います。私はまた予防歯科学教室の優秀なスッタフと、さらに公衆衛生活動に関連するVärmlandの公衆歯科衛生局に対して心から感謝しています。そして特に私の原稿のほとんどをタイプしてくれた私の助手のPia Hirdとアートディレクターの Fredrik Persson と Dr. Jörgen Paulander、コンピュータ援用画像で素晴らしい支援をしてくれた Dumex 社、それから私の英語の原稿を直してくれた Joan Bevenius 准教授に心からなる謝意を表します。

それから、世界の各地にいる私のすべての同僚と友人達、そして本書の図表の画像（全体の約20％）の使用に寛大な許可を与えてくれたいくつかの出版関係社（Munksgaard International, the American Academy of Periodontology, S.Karger Medical and Scientific Publishers, FDI World Dental Press, WHO Oral Health Unit）に対して深甚なる謝意を表します。最後になりましたが忘れてはならないだいじなこととして、本書は出版社との共同作業の賜であることに心から感謝しています。

ペル・アクセルソン

Per Axelsson, DDS., Odont. Dr.

Professor and Chairman

Department of Preventive Dentistry

Public Dental Health Service

Karlstadt, Sweden

CONTENTS

第1章 う蝕の病因論　13

プラークの役割 ―― 14
- プラーク形成 ……………………………… 14
- プラークの計測 …………………………… 16
- プラーク再蓄積のパターン ……………… 21

口腔環境の役割 ―― 24
- 微小環境でのコロニー形成 ……………… 24
- プラーク生態学の影響 …………………… 25
- プラークの生態学的仮説に基づくう蝕予防と抑制の戦略 ………… 26

特定のう蝕細菌叢の役割 ―― 27
- ミュータンス連鎖球菌のう蝕病原性 …… 28
- Lactobacilliのう蝕病原性 ………………… 35
- その他の菌のう蝕病原性 ………………… 37

う蝕リスクの予測 ―― 39
- リスク予測の原則 ………………………… 39
- 実践におけるリスク評価の正確性 ……… 40
- う蝕リスク患者の選別 …………………… 41

結論 ―― 47
- う蝕病因論 ………………………………… 47
- う蝕の予測と予防 ………………………… 48

第2章 う蝕に対する外因性修飾因子　51

食事因子の役割 ―― 51
- 発酵性炭水化物の役割（砂糖とデンプン）……… 51
- プラークの水素イオン濃度（pH）の影響 ……… 64
- 食事因子の評価 …………………………… 75
- 全身の健康増進のための食生活指針 …… 80

CONTENTS

　　う蝕に影響を及ぼす食関連の他のリスクファクター･････････････81

社会経済的および行動的因子の役割 ―――――――――― 82
　　社会経済的状態の及ぼす影響･･････････････････････････････83
　　社会的および行動的因子の影響････････････････････････････86

結論 ――――――――――――――――――――――――― 90
　　食事因子･･90
　　社会経済的および行動的因子･･････････････････････････････92

第3章　う蝕に関する生体の修飾因子　　　　　　　95

唾液の役割 ―――――――――――――――――――――― 95
　　唾液の機能･･95
　　唾液分泌･･96
　　唾液の組成･･･110
　　う蝕の修飾因子としての唾液の役割･･････････････････････111
　　ペリクルの形成と機能･･･････････････････････････････････123
　　唾液刺激ならびに唾液分泌減退や口腔乾燥症の患者に対する代用品･･125
　　唾液分泌減退ならびに口腔乾燥症患者の予防プログラム････132
　　プラーク・コントロールならびにフッ化物の自己塗布･･････132

慢性全身性疾患ならびに宿主因子の障害の果たす役割 ―― 133
　　慢性全身性疾患･･･133
　　宿主の抵抗性･･･133

歯のサイズ、形態および組成の果たす役割 ――――――― 136
　　歯の物理的特性･･･137
　　エナメル質の構造･･･････････････････････････････････････138
　　エナメル質の化学･･･････････････････････････････････････141
　　セメントエナメル境界の形態･････････････････････････････141
　　歯根の露出･･･142

CONTENTS

結論 ——————143
　唾液因子・・・・・・・・・・・・・・・・・・・・・・・・・・・143
　全身性ならびに免疫性因子・・・・・・・・・・・145
　歯に関連する因子・・・・・・・・・・・・・・・・・・・146

第4章　カリエス・リスクとリスク・プロフィールの予測　147

リスクグループ ——————148
　リスクのある年齢群・・・・・・・・・・・・・・・・・148
　他のリスクグループ・・・・・・・・・・・・・・・・・150

個人のカリエス・リスク ——————151

リスクのある歯種と歯面 ——————151
　リスクのある歯種（歯）・・・・・・・・・・・・・151
　う蝕になりやすい歯面・・・・・・・・・・・・・・・157

リスク・プロフィール ——————159
　う蝕と歯周病とが複合した症例のリスク・プロフィール・・・・・・・・・160
　う蝕の詳細なリスク・プロフィール・・・・・・・・・・・・・・・・・162

カリオグラム・モデル（CARIOGRAM MODEL） ——————164

結論 ——————169
　カリエス・リスク・・・・・・・・・・・・・・・・・・・169
　リスク・プロフィール・・・・・・・・・・・・・・・170

第5章　う蝕病巣の形成と診断　171

う蝕病巣の形成 ——————172
　エナメル質う蝕・・・・・・・・・・・・・・・・・・・・・172

CONTENTS

　象牙質う蝕·····186
　根面う蝕·····191

う蝕病巣の診断と記録━━━━194
　診断器具·····195
　咬合面う蝕の診断·····203
　隣接面う蝕の診断·····213
　根面う蝕の診断·····221
　二次う蝕の診断·····223

結論━━━━225
　う蝕の発生·····225
　診断·····226

第6章　う蝕の疫学　　229

疫学調査の限界━━━━229
　う蝕の境界·····229
　再現性·····232
　個人変動·····232
　記録システム·····232

う蝕有病━━━━233
　歯冠部う蝕·····233
　根面う蝕·····243

う蝕の発生━━━━244
　歯冠部う蝕·····244
　根面う蝕·····248

う蝕治療ニーズ━━━━249

う蝕有病状況が変化する理由━━━━252

CONTENTS

結論 ——————————————————————— 255
　う蝕有病状況 ······································· 255
　う蝕の発生 ··· 256
　治療必要度（Treatment needs） ····················· 256
　う蝕減少 ··· 256

参考文献	**257**
略語一覧	**265**
索引	**266**

監訳者

高江洲義矩（東京歯科大学・名誉教授）

訳者一覧 （五十音順、敬称略）

飯島洋一（長崎大学大学院医歯薬学総合研究科医療科学専攻・健康予防学講座・口腔保健管理学分野・助教授）

稲葉大輔（岩手医科大学歯学部予防歯科学講座・助教授）

川口陽子（東京医科歯科大学大学院健康推進歯学分野・教授）

高江洲義矩（東京歯科大学・名誉教授）

花田信弘（国立保健医療科学院口腔保健部・部長）

深井穫博（深井歯科医院・院長／深井保健科学研究所・所長）

松久保　隆（東京歯科大学衛生学講座・教授）

宮崎秀夫（新潟大学大学院医歯学総合研究科口腔生命科学専攻・口腔健康科学講座・口腔保健推進学分野・教授）

第1章

う蝕の病因論

　う蝕は感染性、伝播性のある疾患である。早くも1954年にはOrlandらは、頻繁に砂糖を摂取しているにもかかわらず、無菌動物にはう蝕が発現しないということを、ヒトう蝕原性細菌（ミュータンス連鎖球菌）を1匹の動物の口腔内に接種した一群の動物の全数においては、う蝕が発現することで実証した。歯の表面にコロニー形成する特異性菌（酸産生性で耐酸性細菌）が、う蝕の原因菌であると認識されている。砂糖のような発酵性糖質の頻繁な摂取は、単に外的（環境）修飾リスク要因、あるいは予後のリスク要因とみなされている。すでに述べた要因やその他の外的リスク要因が存在していても、う蝕になるか、ならないかの結果は、歯の質や唾液の量や質といった内的宿主因子によって修飾を受けることになる（図1）。

1．細菌：歯の表面にコロニー形成する酸産生性細菌。
2．宿主：唾液の量や質、歯の質など。
3．食事：発酵性糖質の摂取、特にショ糖、またデンプンも。
4．時間：プラーク細菌が生成した有機酸に対する曝露時間の総計。

　臨床的う蝕病巣の発現には、口腔環境と歯質における数多くの要因間の複雑な相互作用が関与している。主要な出来事だけに単純化した説明モデルを図2に示した。う蝕のプロセスは、炭水化物の細菌性発酵によって始まり、各種の有機酸の生成とpHの低下をもたらす。初期には水素イオン（H$^+$）はプラークや唾液中の緩衝物質にとらえられる。しかしながら、pHの低下が継続する（H$^+$

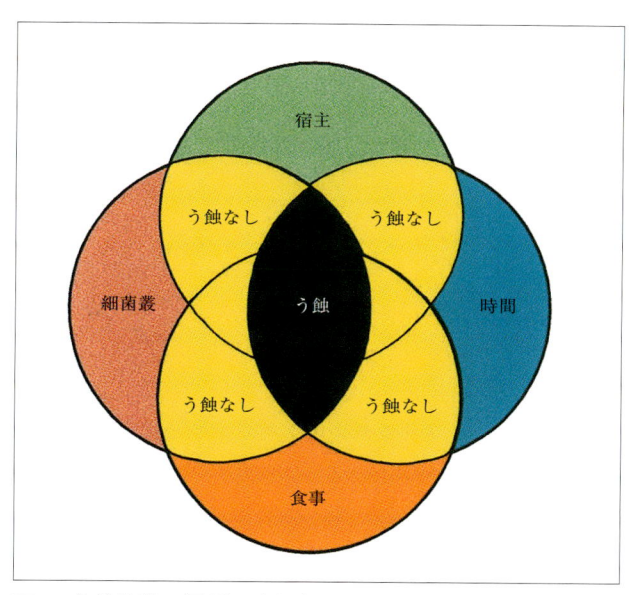

図1　う蝕発現の図解。病因としてのリスク要因（細菌）、外的修飾リスク要因（食事）、内的修飾リスク要因（宿主）、曝露時間の間の相互作用（Keyes, 1960.を改変）。

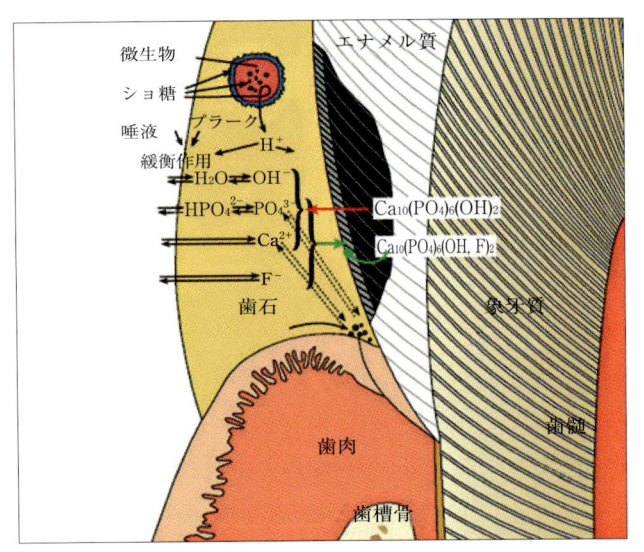

図2 う窩非形成性エナメル質う蝕の発現（Fejerskov and Clarkson, 1996. を改変）。

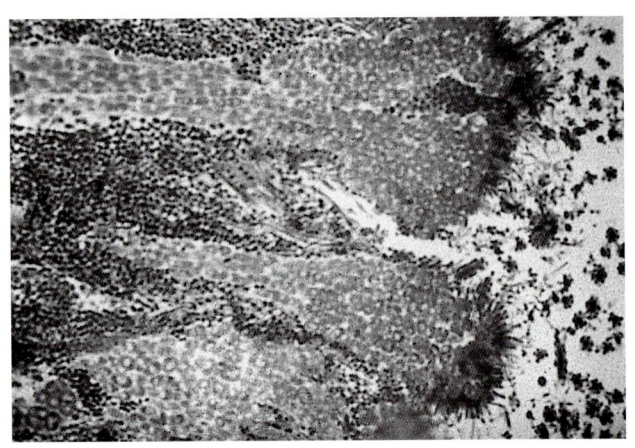

図3 成長2日目の歯肉プラークの断面（Listgarten et al, 1975. 許可により転載）。

が増加し続ける）ときには、液状成分からH^+と反応してH_2OとHPO_4^{2-}をそれぞれ生成するOH^-とPO_4^{3-}を奪うことになる。これらの成分を消耗し続けることによって、pHは臨界点である5.5以下に低下し、液相はハイドロキシアパタイト（HA）に対して未飽和となる。したがって、エナメル質表面が細菌性の沈着物で覆われているときはいつでも、菌塊内で進行中の代謝プロセスは、pHの変動の原因となり、一過性のpHの急激な低下は、表面のミネラルの溶解をもたらすことになる。

ヒトにおける古典的研究によれば、von der Fehrら（1970）は、口腔清掃を実施しない（プラークを蓄積した状態で、ショ糖溶液で1日9回の洗口を実施した）場合には、エナメル質う蝕の臨床的所見は、3週間以内に発現することを示した。同じ研究者チームが研究を再度実施したときには、化学的プラーク・コントロール（0.2%クロルヘキシジン溶液での1日2回の洗口）を導入した場合、被験者はショ糖溶液で1日9回の洗口を3週間にわたって実施したにもかかわらず、う蝕を発現しなかった（Löe et al, 1972）。言い換えれば、病因が抑制されたり排除されたりしたときには、被験者がショ糖を頻回に摂取したにもかかわらず、う蝕の前提条件が存在しなくなり病巣は発現しなくなる。

歯肉に接するプラークによって歯肉組織に発現する炎症と同様に、清掃されることのないプラーク細菌直下で各歯面に発現するエナメル質のう蝕は、実害のない細菌とある細菌間の、また拮抗細菌種と相互依存細菌種における、それらの代謝産物と唾液やその他の宿主要因との相互関係という特別に複雑な相互作用の最終的な結果を示している。このことは非特異的なプラーク・コントロール・プログラムが、なぜう蝕、歯肉炎、歯周疾患（レビューについては、Axelsson, 1994, 1998. を参照）に対して効果的であったかの説明にもなる。しかし、最近ではプラークの役割（量、形成速度、生態学）や特異的う蝕原性細菌叢のう蝕病因論において果たす役割に特別の関心がはらわれている。

プラークの役割

プラーク形成

Dawesら（1963）によれば、プラークとは"歯表面の軟らかな固着性の物質であり、水の洗口によっても容易に除去できないもの"である。プラーク1mm³は、重量1mg、2億以上の細菌を含有すると見積もられている。その他、マイコプラズマ、酵母、原生動物は成熟プラークに認められ、粘着性の多糖類やその他のいわゆるプラーク基質といわれる生成物は、歯肉縁上プラークの体積比で10～40%を占める。もっとも識別可能なプラークは、歯の平滑面にあって歯肉縁に沿うプラークであり、歯面・歯肉プラーク（*dentogingival plaque*）と呼ばれる。

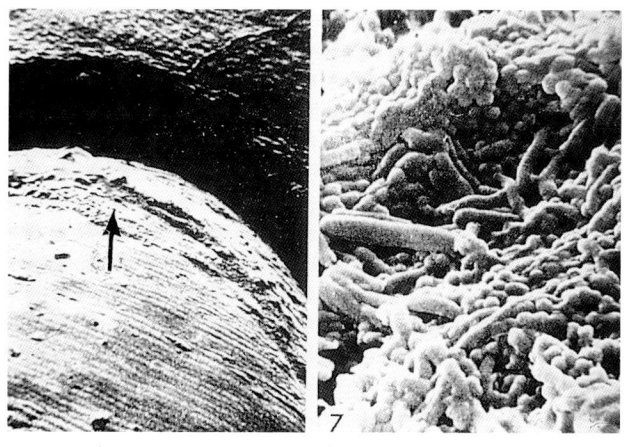

図4 24時間から48時間目の歯肉縁に沿って連続したプラーク形成の走査型電顕像(矢印)。球菌が主体(右側)(A. Saxtonの好意による)。

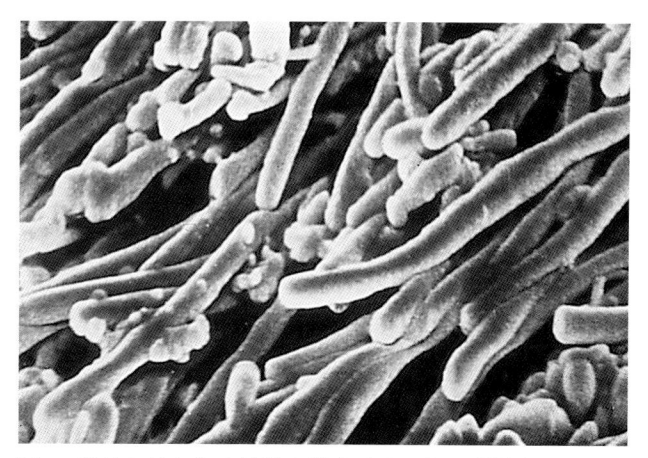

図5 成長3日から4日目の歯肉プラークの表面(A. Saxtonの好意による)。

このうち隣接面、コンタクトに接するように存在する場合は、隣接面プラーク(approximal dental plaque)と呼ばれる。歯肉溝や歯周ポケット内にあって歯肉縁下に存在する場合は、歯肉縁下プラーク(subgingival plaque)と呼ばれる(Theilade and Theilade, 1976)。特に萌出中の臼歯には咬合面や裂溝にもプラークは形成されるであろう。

口腔内には350種以上の細菌が存在しているが、新しく清掃された歯面にコロニー形成する能力を有するのはわずか数種類である。初期の付着には細菌表面分子とペリクル(獲得被膜)で覆われた歯表面分子の相互作用に依存している。これらの分子は、化学物質によって変質を受けやすい性状である。プラークの付着は、特に歯面や細菌の自由エネルギーの高い部位では好都合である。

最初の細菌群はパイオニアコロナイザーと呼ばれる。パイオニアコロナイザーは耐久性があり、他の細菌叢を構成する細菌との歯の場所をめぐる競争に優れている(Gibbons and Van Houte, 1980)。これらのパイオニアコロナイザーは、主に連鎖球菌群であり、*S. oralis*、*S. mitior*、そして*S. sanguis*である。パイオニアコロナイザーの堆積は偶然の出来事ではなく、コロニーを形成している細菌の表面に付着するタンパクと歯表面に吸着された唾液の構成成分上の炭水化物よりなるレセプターとの繊細で、鋭敏な相互作用の結果である。

初期沈着後、パイオニアコロナイザーの細菌群は、特に *Streptococcus sanguis* は、歯の表面から円柱状の構造物を形成するように、細菌の長い連鎖として外側に移動しながら拡大を開始する。これらの並行した円柱状の構造物は、同じように狭小なスペースによって隔てられている。プラークの成長は、新しい細菌のこれら空いたスペースへの堆積によって行われる(Listgarten et al, 1975)。図3は、円柱状の構造物と空いたスペースの横断面を示している。

これら新規に堆積する菌は、パイオニア菌に分子のロック結合という特有の方法で付着している。既存の菌の側方への拡大は、細菌間のスペースがなくなる原因となる。スペースが十分なときには、誘因物質が細菌からプラーク基質に分泌され、周囲細菌はシグナルを受けて成長をスパートさせると推測される。歯肉に接する歯面は相互に絡み合った細菌によって急速に覆われる。唾液や周囲粘膜組織に由来する新規の細菌は、歯表面で細菌塊の様相を呈し、すでにプラークに付着している細菌と相互の接着作用により付着する。これらの結合性は細菌種間の凝集作用と呼ばれ、相手となる2つの細胞間に特有な接着タンパクによって発現する(Di Renzo et al, 1985 ; Kolenbrander, 1988)。

このようなあらゆる活性は、プラーク形成を開始した最初の2日間以内に発現し、表現上これをプラーク形成のⅠ期と呼ばれる(Theilade et al, 1976)。24時間から48時間後、連続したプラークが歯肉縁に沿って形成される(図4)。プラークは球菌と桿菌が主流である。プラーク形成のⅡ期には、空いている間隙はグラム陽性桿菌 *Actinomyces viscosus* とグラム陰性球菌 *Neisseria* と

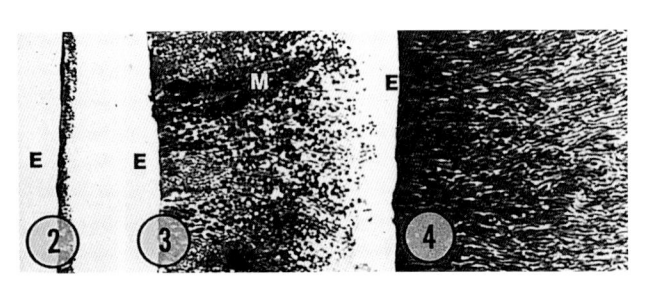

図6 歯肉プラークの厚さ。成長2日、3日、4日目 (Listgarten et al, 1975. 許可により転載)。

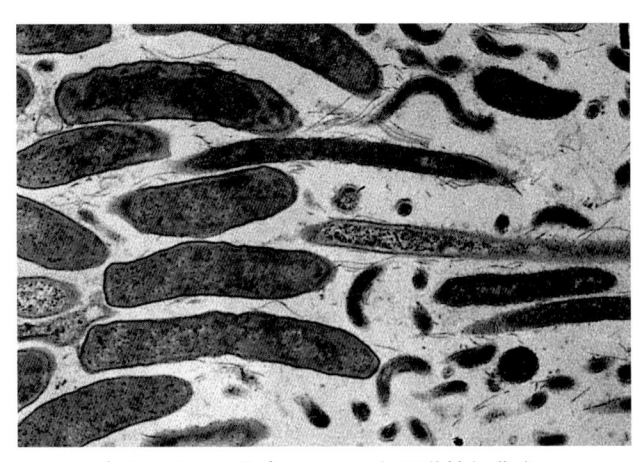

図7 歯肉溝を満たす歯肉プラークと運動性細菌 (Listgarten et al, 1976. 許可により転載)。

*Veillonella*を含む菌の増加によって占められるようになる（図5）。歯肉プラークの表面は背の高い桿菌によって覆われるようになる。図6は、自由に蓄積した歯肉プラークの2日、3日、4日目の厚さを図解している。最初の2日目に比較して、3日、4日後のプラークの厚さは著しく増加している。歯肉プラークは成熟し、異なる細菌叢内での恒常性が成立したといわれる状態にある。

プラーク形成のⅢ期とは、形成開始から5日目から7日目で、プラークは歯肉縁下に移動を開始する。菌と菌の産生物はポケット内に浸透、循環するようになる。プラーク形成のⅣ期は、開始から7日目から11日目で、菌は多様性の様相を増し、運動性の菌、*spirochetes*、*vibrios*、*fusiforms*を認めるようになる。付着性の歯肉プラークは歯肉溝を満たすほどになり、*spirochetes*、*vibrios*は歯肉溝の外側や根尖領域を動き回るようになる（図7）。

プラークの計測

蓄積量

歯肉縁上プラークを記録するための各種指数が開発されてきた。もっともよく利用される2つの指数は、SilnessとLöe (1964) のプラーク指数 (PI) とO'Learyのプラーク指数 (O'Leary et al, 1972) である。

SilnessとLöeによるプラーク指数は4段階評価である。
・スコア0＝歯面はきれいである。
・スコア1＝きれいな歯面に見えるが、探針を用いて歯肉側1/3からプラークが除去できる。
・スコア2＝歯肉縁に沿ってプラークが視覚的に確認できる。
・スコア3＝歯面が多量のプラークで覆われている。

O'Learyのプラーク指数は染色後、歯肉縁に沿って連続して、視覚的に確認できるプラークが存在することを基本にしている。1歯当たり4ないし6部位を検査し、染色したプラークを有する歯面のパーセントを計算する。SilnessとLöeのPIとは違って、プラークで覆われた歯面の面積を評価しようとするものではない。O'Learyのプラーク指数は自己診断に基づいて、個別の患者の口腔清掃状態を評価するため、患者のモチベーションのためにもっとも一般的に使用されている。

臨床で使用される場合、プラーク指数は、来院日に特別念入りに行う清掃によっても、磨き残してしまう部位を明示するためである。個人のプラーク形成速度あるいは来院1週間前、あるいは後の口腔清掃状態を示唆するものではない。プラークの量や部位とう蝕の発現部位との関連性を観察しようとする臨床家や臨床研究の検査者が陥りやすい間違いである。

これらの制限があるにもかかわらず、染色によるプラーク顕示は、患者自身による自己診断として、もっとも早く、効果的な方法である。この方法は、臨床家が残存しているプラークの位置を明示したり、プラークの局在と歯肉炎やう蝕の存在との密接な関連性を実証したり

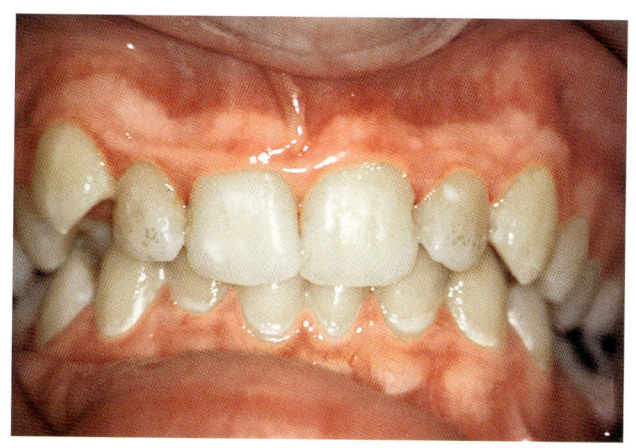

図8 12歳少年の前歯で次の部位に歯肉炎がある。13近心頰側、12遠心頰側、21遠心頰側、22近心頰・遠心頰側、23近心頰側、43近心頰側、42遠心頰側、32遠心頰側、33近心頰側。エナメル質う蝕は、13近心頰側、43近心頰側、42頰側、32遠心頰側、33近心頰側、34近心頰側に認められる。22遠心にう窩がある。

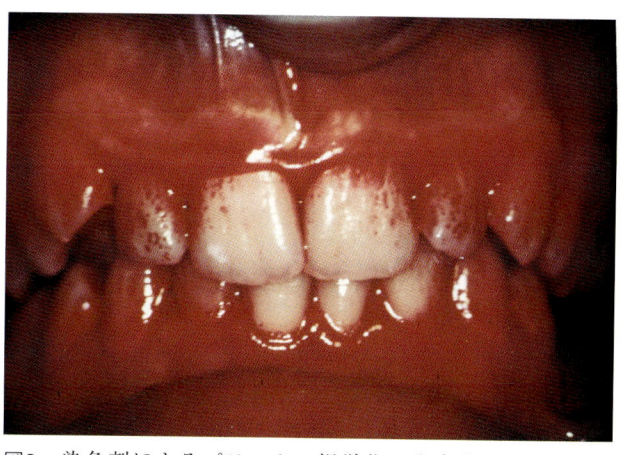

図9 染色剤によるプラークの視覚化。歯肉炎やう蝕（図8）とプラークの局在との密接な関係に注目。

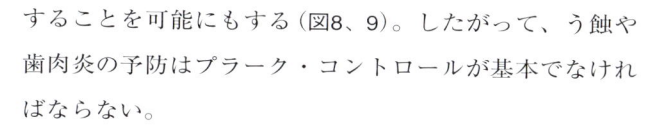

することを可能にもする（図8、9）。したがって、う蝕や歯肉炎の予防はプラーク・コントロールが基本でなければならない。

GrafとMühlemann（1966）が開発したpHの遠隔測定法は、プラーク直下の歯面上での"真のpH"を口腔環境下で、測定することが可能である。プラークの成熟度、量、構成ならびに砂糖濃度の違いによる差が検討されるようになった。遠隔測定法を用いてImfeld（1978a）は、10%ショ糖溶液の洗口は3日目の隣接面プラークのpHを4へと劇的に低下させることを示した。そのようなプラークは、歯磨きをしている人々の小臼歯や大臼歯の隣接面に特徴的である。一方、未成熟な舌面プラーク（12時間目）のpH低下はかなり限られていた（図10）。

Firestoneら（1987）は、同じ方法を用いて口腔環境下でpH低下を測定した。大臼歯の隣接面プラークの異なる4ヵ所で計測し（図11）、プラークの付着していない隣接面と比較した。その著者らは"歯間部からプラークを除去することは、ショ糖の洗口後に引き続くプラーク由来の酸による歯面の曝露を著しく減少させる。さらに隣接面からプラークを機械的に除去することは、う蝕を減少させる手段であることを支持する"と述べている。

歯磨きをしている人々、すなわち日常的に歯ブラシとフッ化物配合歯磨剤を用いる習慣が確立している人々は、2日目以上のプラークは主に大臼歯や小臼歯の隣接面、一部は歯肉縁下に局在している。歯ブラシによる幅の広いの隣接面への到達は、頰舌の歯間乳頭の存在によって限られる。少なくとも、ヨーロッパの国々では、歯ブラシとフッ化物配合歯磨剤を用いての日常的な口腔清掃は習慣化しているが、隣接部の口腔清掃、デンタルフロス、デンタルテープ、トゥースピック、歯間ブラシを日常的に用いての特別なケアは、人口の10%未満である。これらのことは、なぜう蝕、歯肉炎、辺縁性歯周炎が、歯列の頰舌面よりも大臼歯や小臼歯の隣接面に頻発しているかを説明している。

蓄積速度（プラーク形成速度指数）

きれいな歯面に一定時間に形成されるプラークの量は、病因、多くの内的・外的リスク指数や要因と防護要因間の相互作用による最終的な結果を示している。

・口腔内の総菌数。
・口腔細菌叢の質。
・歯の解剖や表面構造。
・歯表面の湿潤度や張力。
・唾液分泌速度とその他の唾液の性状。
・発酵性炭水化物の摂取。
・舌と口唇の動き。
・咀嚼力や食品による擦過への曝露。

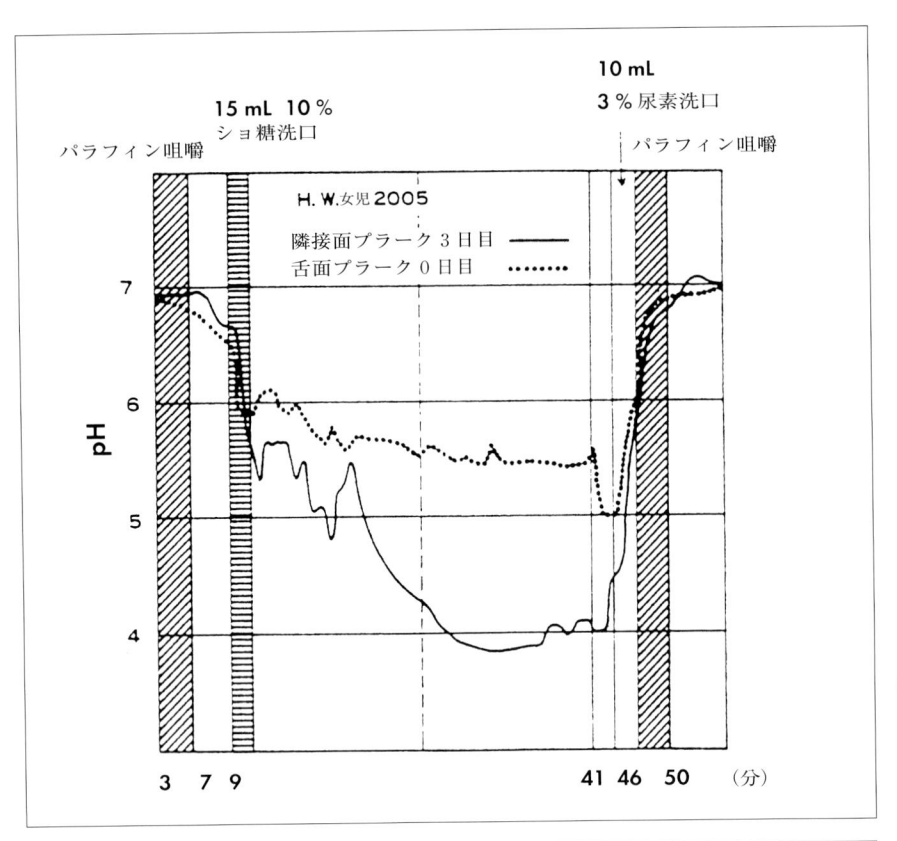

図10 10%ショ糖溶液の洗口後、12時間目の舌面プラークにおける限局したpHの低下に比較して3日目（3d）の隣接面プラークにおける危険域への低下（T. Imfeldの好意による）。

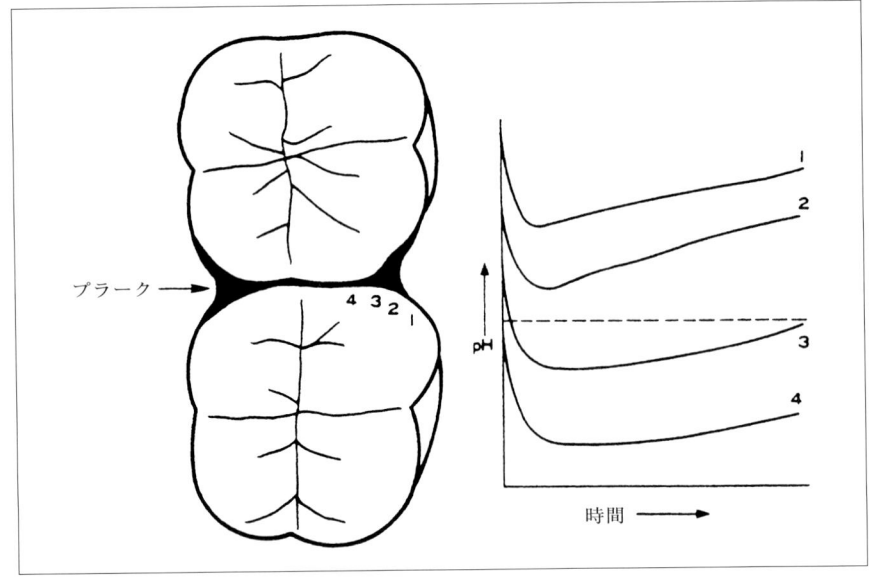

図11 ショ糖溶液での洗口後、隣接面プラークを有する大臼歯4個所でのpH低下（Firestone et al, 1987.）。

・歯の萌出時期。
・歯肉炎の程度と歯肉溝滲出液の分量。
・個人の歯口清掃習慣。
・フッ化物や他の予防製品、化学的プラーク・コントロール製剤の利用状況。

　この観察は、Axelsson（1989, 1991）によるプラーク形成速度指数（PFRI）の開発の根拠となった。この指数は咬合面を除いて、すべての歯面を含み、PMTC（専門家による機械的歯面清掃）後、24時間以内に形成、蓄積された（新規の）、染色されるプラークの量に基づいている。被験者はその間いかなる口腔清掃も行わない。50名の成人対象の試験的研究では、付着プラークは総歯面数の5〜65％に認められた（材料方法についての詳細は、Axelsson, 1989, 1991. を参照）。この研究の基礎的検討の結

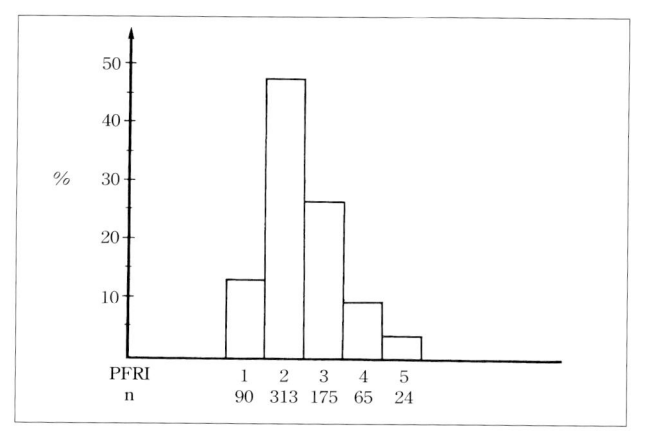

図12　14歳の学童のPFRI値（1～5）の度数分布（Axelsson, 1989, 1991.）。

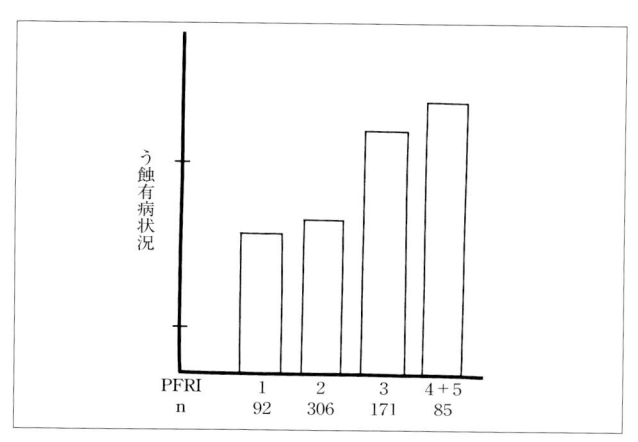

図13　う蝕有病とPFRIスコアとの関係（Axelsson, 1989, 1991.）。

果、次のPFRI5段階評価ができあがった。

・スコア1＝1～10％の歯面にプラーク形成：非常に少ない。
・スコア2＝11～20％の歯面にプラーク形成：少ない。
・スコア3＝21～30％の歯面にプラーク形成：中等度。
・スコア4＝31～40％の歯面にプラーク形成：高度。
・スコア5＝40％以上の歯面にプラーク形成：非常に高度。

　PFRIは、1984年スウェーデンのKarlstadにおける14歳の学童（667名）を対象に大規模な縦断研究によって評価された。対象者は5年間以上にわたって19歳まで継続調査された（Axelsson, 1989, 1991）。
　PFRIに関連を有すると思われる多くの指標や要因、(1)う蝕有病とう蝕発病、(2)歯肉の炎症、(3)プラーク指数、(4)プラーク蓄積中の24時間以内の食事摂取、(5)唾液中のStreptococcus mutansとグルコシル転移酵素の量、(6)安静唾液中の凝集素、そして、(7)口腔清掃、食事、フッ化物使用習慣についても検討された。
　図12は、14歳の学童のPFRIスコアにおける1～5までの度数分布である。大多数の者は、少ない（スコア2＝48％）あるいは中等度（スコア3＝27％）であった。しかしながら、Karlstadでの学童の口腔清掃の程度は非常に高く、う蝕有病も当然低い結果である。
　う蝕有病（未処置歯面と処置歯面の平均）とスコアとの関係は、図13に示した。これらの結果は、PFRIスコア2と3の間にう蝕リスクの閾値があることを示唆している。このことは、5年以上の縦断研究のなかで再度確認された（Axelsson, 1989, 1991）。
　この研究から得られた、その他の所見は次のとおりである。

1．PFRIスコア4あるいは5の被験者は、PFRIスコアが1あるいは2よりも明らかに高い歯肉出血が認められる。
2．当初から高いプラーク指数は、PFRIスコアでは3から5であり、多くの場合関連性がある。
3．唾液中のS. mutansの量とPFRIスコアとの関連性は認められなっかった。
4．唾液中のグルコシル転移酵素の量は、PFRIスコアが4あるいは5の被験者では、PFRIスコアが1あるいは2よりも少ない。おそらく、グルコシル転移酵素はプラーク形成能が高度と非常に高度の被験者のプラーク基質にすでに取り込まれ、蓄積されていたからであろう。
5．PFRIのスコア1あるいは2の非常に少ないと少ないの被験者は、5年以上にわたって低いままの傾向にある。一方、PFRIのスコア3～5のかなりの人々は、スコアが1程度増加あるいは減少という変動を示す傾向がある。

　この最後の所見は、PFRIスコア4あるいは5を有する個人のプラーク形成速度は、減少の可能性があること

Box1　ヒト全唾液中の主な抗菌性タンパク質

非免疫グロブリンタンパク
- リゾチーム
- ラクトフェリン
- 唾液ペルオキシダーゼ（酵素：SCN－H_2O_2）
- ミエロペルオキシダーゼ（酵素：SCN－/ハロゲン化－H_2O_2）
- アグルチニン
- 耳下腺糖タンパク
- ムチン
- 分泌型免疫グロブリンA
- β_2-マイクログロブリン
- フィブロネクチン
- 高ヒスチジンタンパク（ヒスタチン）
- 高プロリンタンパク

免疫グロブリン
- 分泌型免疫グロブリンA
- 免疫グロブリンG
- 免疫グロブリンM

を示唆している。したがって、そのような個人には急速なプラーク形成能に寄与している要因を突き止めるために徹底した検査を実施しなければならない。ニーズに基づく予防方法が採用されなければならない。

例えば、プラーク形成速度、歯肉炎の症度は歯肉溝滲出液量と強い関連性がある（Axelsson, 1989；Quirynen et al, 1986a；Ramberg et al, 1994a, b, 1995；Saxton 1973, 1975）。早期の集中的、頻繁なセルフケアと専門性の両面から、機械的、化学的プラーク・コントロールを実施することは、PFRIスコア4あるいは5を有し、かつ歯肉炎を有する個人の炎症部位をできるだけ早期に回復させ、その結果、プラーク形成速度を低下させることになる。

もし高いプラーク形成速度が唾液分泌不足に関連があるとしたら、頻繁なプラーク・コントロール法（毎食前）に唾液刺激の方法を追加するべきである。フッ化物含有チューインガムを毎食後、使用することでそれに応えることができる。

発酵性炭水化物、特にショ糖の摂取頻度が高い場合は、粘着性があり、多糖類に富み、プラーク形成速度の早いプラークを形成することになる（Carlsson and Egelbelg, 1965）。PFRIスコア4あるいは5で砂糖含有食品の摂取頻度の多い個人のニーズに基づく予防法は、頻繁なプラーク・コントロール法だけに留まらず、砂糖摂取の頻度を減少するべきである。上述した研究において、PFRIスコア5の多くの個人は、プラーク蓄積中の24時間以内にバナナを複数本食べていた事実が認められている。

多くの他の要因もまたプラーク形成速度に関係がある。例えば、ヒト全唾液中の抗菌性タンパク質はプラーク形成速度に影響を与える（Box1）。

PFRIは、異なる集団、年齢群を対象とした最近の研究に応用されている。スウェーデンのKarlstadの17歳から19歳の1,000名以上の研究では、高い歯肉炎指数を有する者の30%が、4ヵ月間の二重盲検法による洗口研究の対象者に選ばれた。研究開始前のベースライン時、ほとんどの被験者のPFRIスコアは、3（40%以上）あるいはスコア4（25%以上）であった（Axelsson et al, 1994）。高い歯肉炎指数を有する被験者はPFRIスコアも高かった。さらに、歯肉炎のある部位は健全歯肉部位に比較して、プラーク形成速度も明らかに高かった（Rahmberg et al, 1995）。

ブラジルは世界でも高いう蝕有病状況にある。Sao Pauloでの自己診断とセルフケアに基づく3年間のう蝕予防研究が、12歳から15歳の学童を対象に行われた。PFRIを自己診断のための手段として用い、ニーズに基づく口腔清掃の習慣化を試みた。ベースライン時、12歳の生徒ほぼ100%がPFRIスコアは5であった。平均70%の歯面にプラークの再蓄積が認められた。その理由は、著しく高いう蝕有病状況、高い歯肉炎の有病状況、萌出中の永久歯があったためであろう。3年後の再調査では、PFRIは明らかに減少した。15歳児のほとんどは、スコア3あるいは4であった。減少に貢献した主な要因は、口腔清掃習慣の改善、歯肉の健康、そしてすべての歯が完全萌出であるという事実である（Albander et al, 1995; Axelsson et al, 1994；Buischi et al, 1994）。

ドイツのDuisburgでは、PFRIは年齢群の異なる小児について、すなわち児童生徒、混合歯列を有する小児、萌出中の永久歯を有する小児、完全萌出の永久歯を有する小児を対象として評価された。萌出中の永久歯を有する小児はもっとも高いPFRIスコアであった（図14）。しかしながら、ドイツの子供は一般的に、PFRIスコア（プラーク形成速度指数）が高く、それと比較されるスウェー

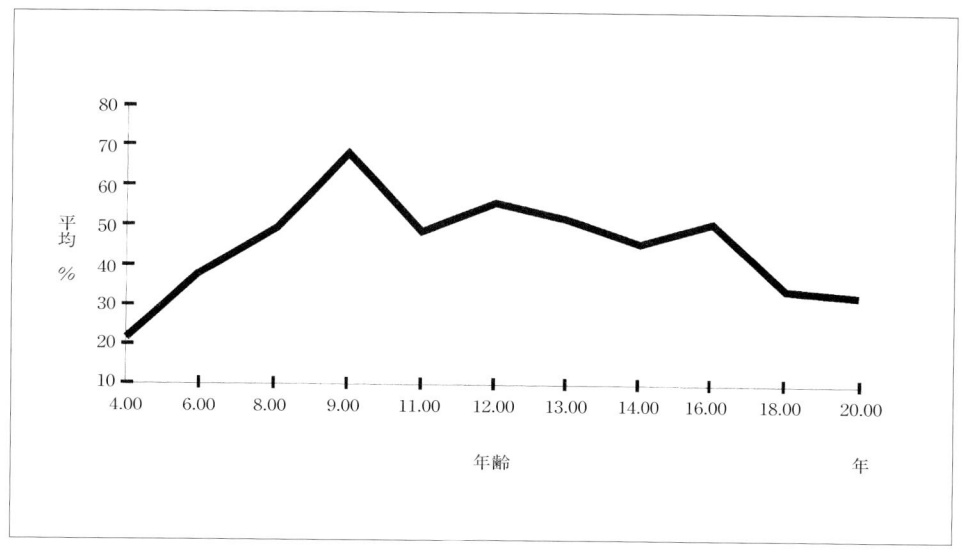

図14 年齢別プラーク蓄積（Cunea and Axelsson, 1997.）。

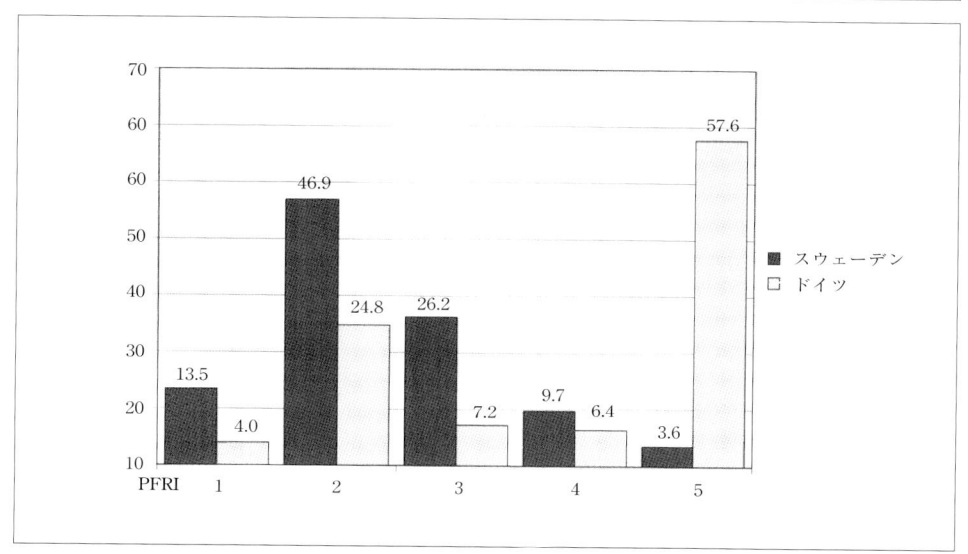

図15 ドイツとスウェーデンの学童のPFRIスコア（Cunea and Axelsson, 1997.）。

デンの同年齢の子供はう蝕が非常に少なく、すばらしい歯肉の状態にあり、良好な口腔清掃習慣であることを示していた(図15)(Axelsson, 1991；Cunea and Axelsson, 1997)。WHOのデータバンク（1993）によれば、ドイツの子供12歳児のう蝕有病は高い状況にある。

プラーク再蓄積のパターン

前に述べたように、プラーク形成速度は以下のような要因、(1)歯の解剖学的特徴と形態、(2)萌出の程度、機能の程度、(3)歯の表面の濡れと表面張力の程度（健全歯と修復歯の両方）、(4)歯肉の健康度と歯肉溝滲出液量に影響される。プラーク再蓄積のパターンもこれらの要因に影響されるが、なかには噛むときの力、食品由来の擦過、舌背、口唇、頬との摩擦、あるいは、隣接面のように自浄作用の及ばない部位、歯肉の辺縁、咬合面裂溝のような凹凸などの異なる要因によっても影響される。自浄作用の及ばない部位は、プラークが"停滞しやすい部位"と呼ばれることがある。

4グループの歯学部学生について、異なる頻度で口腔清掃（セルフケアに基づく機械的清掃）を実施したLangら（1973）は、6週間にわたりプラーク再蓄積を記録した。図16は、SilnessとLöeのプラーク指数（0〜3のスコア）による、上下顎の遠心、近心、唇側、舌側の各面に再蓄

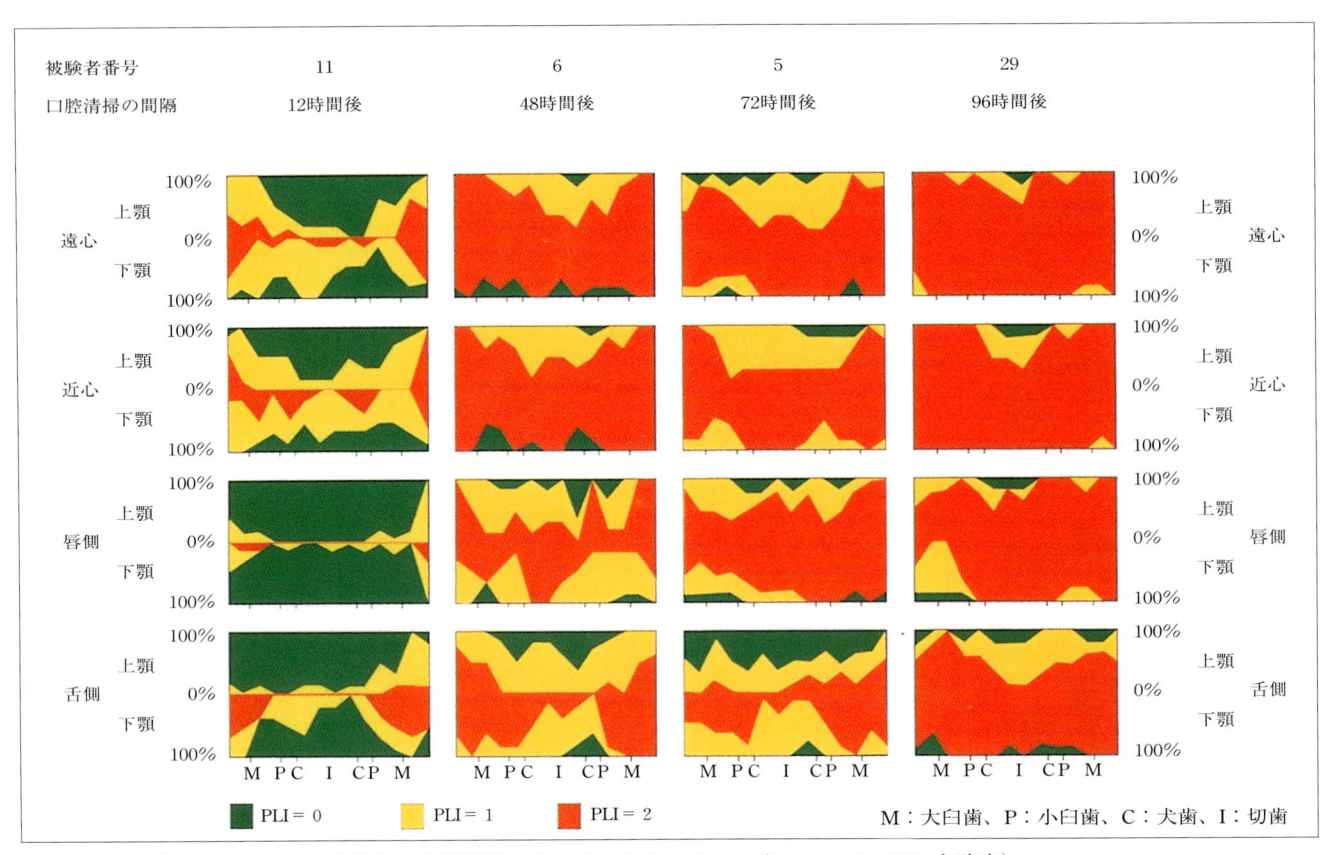

図16　SilnessとLöeのプラーク指数による再蓄積したプラークのパターン（Lang et al, 1973. を改変）。

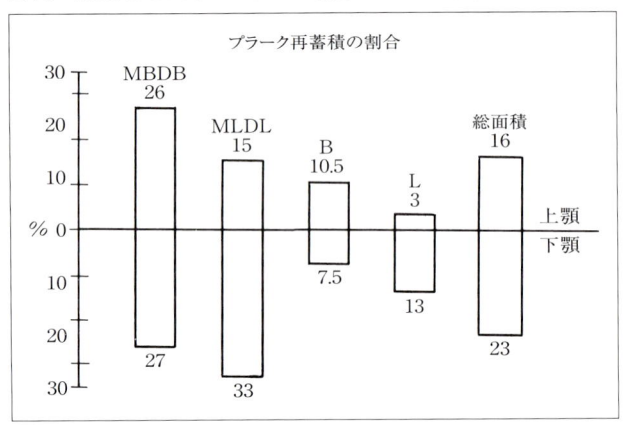

図17　Karlstadにおける667名の14歳児についてPMTC後24時間、自由に再蓄積させたプラークの割合。近心頬側面（MB）、遠心頬側面（DB）、近心舌側面（ML）、遠心舌側面（DL）、頬側面（B）、舌側面（L）（Axelsson, 1989, 1991.）。

積したプラークのパターンである。自由にプラークを再蓄積させたわずか12時間後に、視覚的に確認できるほどのプラーク（スコア2）が臼歯の隣接面、下顎臼歯の舌面に認められた。48時間後には、これらの面のほぼ100%に、また残りの隣接面の大部分は、スコア2あるいは3であった。2、3日後は、視覚的に確認できるほどのプラークは、唇側を除いてほぼ同様の所見であった。

Listgarten（1976）によれば、自由にプラークを再蓄積させた場合、3日後には2日後よりも5倍厚いプラークであった（図6参照）。このことは、なぜ歯肉炎が3日目ごと、4日目ごとに口腔清掃を実施した学生群に発現し、2日目ごとに口腔清掃を実施した学生群には発現しなかったかの理由を説明している。また、Imfeld（1978）によって示された、10%ショ糖溶液で洗口した場合の明確な応答の違い。すなわち3日間蓄積させた隣接面プラークは、未成熟な（12時間の）プラークに覆われた舌面のpHの低下に比較して、急激なpHの低下を示したことの説明ともなっている（図10参照）。

図17は、Karlstadの667名の14歳児についてPMTC後、24時間自由に再蓄積させた（新規の）プラークの割合を示してある（Axelsson, 1989, 1991）。プラークの再蓄積は下顎臼歯の舌側近遠心面で最大（33%）、次いで、上下顎臼歯の頬側近遠心面の順であった。上顎の口蓋面は主に舌背との摩擦により、ほとんど再蓄積は認められなかった（3%）。

図18と図19は、それぞれドイツ人対象（Cunea and

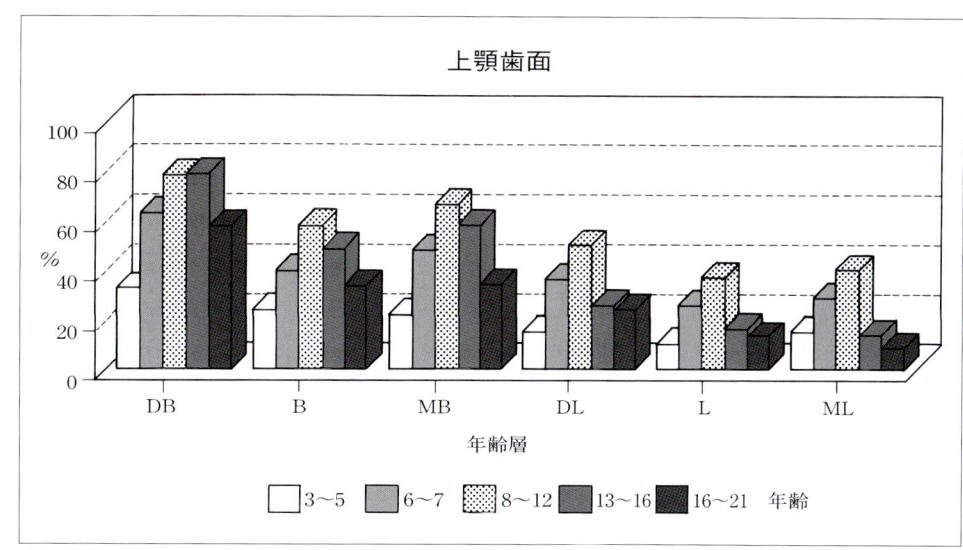

図18 PMTC後24時間、上顎歯面に自由に再蓄積したプラークの割合（Cunea and Axelsson, 1997.）。

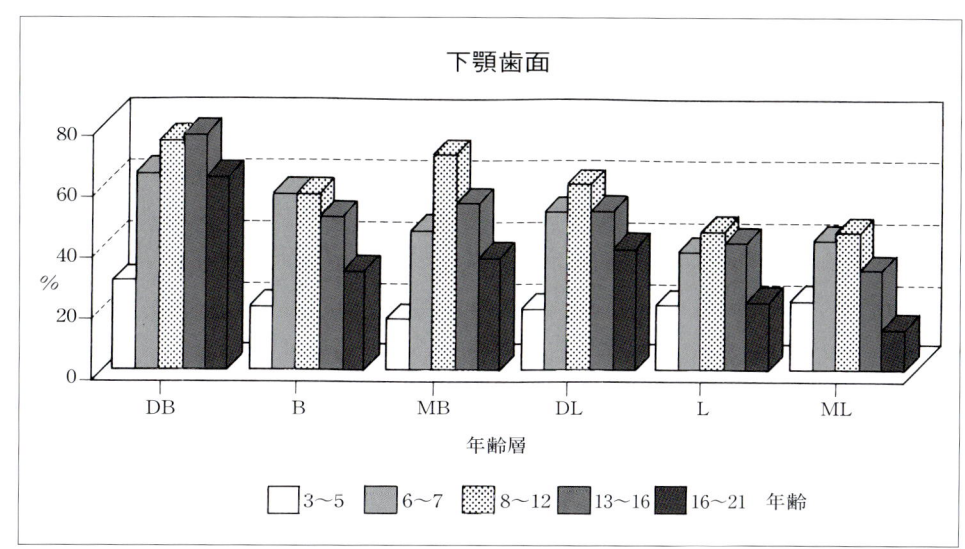

図19 PMTC後24時間、下顎歯面に自由に再蓄積したプラークの割合（Cunea andAxelsson, 1997.）。

Axelsson, 1997）のPMTC後、24時間の上下顎の歯面における新規のプラークを示している。最大値は、萌出中の歯の多い6歳から14歳児の臼歯部・頬側近遠心面と下顎臼歯の舌側近遠心面に認められた。

　Carvalhoら（1989）は、PMTC後、48時間、一部萌出と完全萌出第一大臼歯の咬合面に新規に蓄積するプラークのパターンと量を検討した。図20は、噛むときの摩擦の影響を受ける完全萌出歯に比べて、萌出中の特に遠心ならびに中心小窩における多量のプラークの再蓄積を示している。通常の咀嚼による擦過は、明らかにプラークの形成を制限している。このことは、臼歯部・咬合面う蝕のほとんど100%が、14ないし18ヵ月にわたる萌出期間中に遠心ならびに中心小窩に発現することの理由でもある。

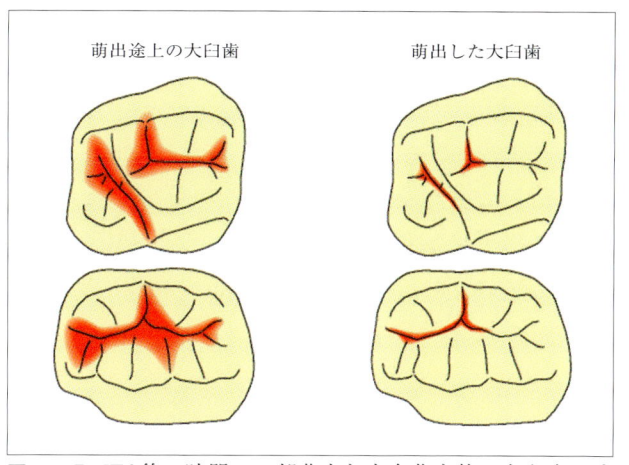

図20 PMTC後48時間、一部萌出と完全萌出第一大臼歯の咬合面に自由に再蓄積したプラークのパターン（Carvalho et al, 1989. を改変）。

　プラーク指数とプラーク形成速度指数（PFRI）の違いを明確にすることは重要である。う蝕や歯周病の第一次、

第二次予防を成功させるためには、プラーク形成速度とパターンについて理解をすることは必須事項である。非特異的プラーク仮説によれば、プラークの機械的除去は、歯周病と同様にう蝕の予防と抑制にとって理想的方法である。なぜならば、これらの病気の原因（病因）に向かって働きかけているからである。しかしながら、疾病予防プログラムは費用-効果のためには、プラークの再蓄積パターン、PFRI、予知できるリスクに関係するべきである（プラーク形成速度やニーズに基づくプラーク・コントロールについてのレビューは、Axelsson, 1994, 1998. を参照）。

口腔環境の役割

　口腔はある面において単純な細菌叢の生態系と見なされる。主な調節因子は、唾液の分泌速度で、睡眠時はほぼ0.0mL/minまで減少し、安静時は約0.4mL/min、そして刺激後は2.0mL/minまで増加する。

　唾液は多くの菌の成長を支えるには良い媒体ではないが、1.0mLの唾液は200万以上の微生物を含有し、300以上の異なる細菌種から構成される。多くは口腔という局所環境に由来するが、一部は唾液に由来するいわゆる通常の細菌叢に属し、栄養は唾液タンパクに由来している。

　口腔のあらゆる表面には微生物のコロニーが形成されている。通性嫌気性の連鎖球菌は、微生物の実質的な部分を構成し、常に粘膜や歯にコロニーを形成している。微生物は定期的に唾液とともに嚥下され、口腔内の量は変動する。単に粘膜上や特に歯の表面に形成される細菌の堆積が、成長、繁殖しながら口腔環境にとって貯蔵庫の役割を果たすことになる。変動は就寝中、就業中も発現し、また、食べたり飲んだり、口腔清掃を実施した結果としても起こる。

　混合唾液中の細菌叢の構成は、主に口腔表面にコロニー形成する細菌の結果であるため、唾液の細菌叢はある程度、口腔の各表面に生育している細菌の全体の構成を反映している。口腔という空間は、細菌のコロニー形成にとって2種類の表面が存在していることを示している。軟組織と歯表面の硬組織である。硬組織の場合は、唾液の被覆、唾液の組成成分の吸着により形成されるペリクルによって少し異なる。2種類の表面の明白で重要な差違は、軟組織表面は剥離によって失われることがある点である。菌の再付着は生存のためには必須である。一方、硬組織はプラーク中に多量の細菌が蓄積することを可能にしているが、軟組織の場合は、複雑な細菌の層形成（バイオフィルム）は可能ではない。

　重層上皮細胞に付着した細菌は、唾液を介して異なる歯の表面に、一般的には隠れ場所である隣接面、歯肉縁、咬合面の裂溝に拡大していく（Saxton, 1975）。

微小環境でのコロニー形成

　口腔はいくつかの大小の区分された領域から構成されており、それぞれは独立した局所環境を形成し、口腔の大きな区分領域の影響を容易には受けない。大きな区分領域としては舌、口腔粘膜、扁桃がある。隣接面、咬合面裂溝、歯肉溝は小さな区分領域となる。

　細菌叢の生育に適した特定の領域は、生息地と呼ばれている。生息地の細菌叢は各ステージを経て生育する。それらは集合的にコロニー形成と呼ばれる。コロニー形成は複雑な経過をたどる。コロニー形成に至るには、細菌と環境との相互作用が関与するだけでなく、異なる細菌間の相互作用も関与する。コロニー形成のための重要な前提条件は、接触である。細菌は生息地に何とか入り込まなければならない。続いて、1つの生息地から次の生息地へと伝播されなければならない。例えば、母親は口腔細菌の貯蔵庫の役割を果たし、子供へとそれを伝播する。単一の宿主内においては、細菌の蓄積は微生物の生息を支えている。

　ヒトの口腔においては口腔粘膜に限らず、舌、扁桃は細菌の貯蔵庫として機能するであろう。好条件下では、歯ならびに歯周ポケットにコロニー形成するであろう。う蝕原性細菌（酸産生性）として影響力のある *Streptococcus salivarius* は、主に舌背に蓄えられていることはよく知られている。しかしながら、ある研究によれば、舌背を舌スクレーパで5回徹底的にこすって、きれいにした後には、きれいにする前よりも多数の *S. mutans* がたびたび認められている（Axelsson et al, 1987）。Lindquistら（1989）は、唾液中の *S. mutans* の優位と舌背

との優位との間に有意の関係を認めた。これらの事実は、口腔清掃の実施においては、少なくとも歯周病を有する、あるいはう蝕原性であるS. mutansに高感染している患者に対しては、舌背の清掃を含めるという考えを支持している。

生息地については一般的な定義があるが、口腔細菌に関する研究では、常に注意深く定義されなければならない。生息地の物理的容積には制限がないことを認識することは重要である。口腔全体、歯の咬合面、咬合面の限定された領域でさえも、生息地と考えられる。口腔細菌において生息地の細菌叢の変化は、例えば、唾液の場合は個体がう蝕を発現するリスクを意味し、一方、歯の表面の局所環境での変化は、歯面がう蝕を発現するリスクを意味していると思われる。

プラーク生態学の影響

局所における環境条件の違いのために、粘膜表面の細菌叢は、プラークの構成とは異なっている。同様にプラークの細菌叢は、歯の解剖学的位置に応じて構成は、例えば、裂溝内、隣接面、歯肉溝と明らかに変動する。既存の細菌叢は、外部からの（ときに病原性）菌のコロニー形成を予防しながら宿主の防護機構として作用する。

歯の表面への初期のコロニー形成は、*Streptococcus*属、*Actinomyces*属、*Haemophilus*属、*Neisseria*属、*Veillonella*属である（Liljemark et al, 1986；Nyvad and Kilian, 1987）。これらの菌はエナメル質のペリクルに、特異的、あるいは非特異的に細胞の粘着物質と表面のレセプター間における分子間の相互作用の結果、付着する（Busscher et al, 1992；Gibons, 1989）。一度付着が成立すると、細菌叢は、口腔環境の定期的なわずかな変動にもかかわらず、特定の部位に長く安定して留まる（Marsh, 1989）。この安定性は（専門的には細菌のホメオスターシスといわれる）構成菌間の代謝産物の違いからではなく、菌相互の動的なバランスである協働作用や拮抗作用に由来している（Sanders and Sanders, 1984）。

細菌叢内でホメオスターシスを維持する能力は、菌種の多様性とともに増加するといわれている（Alexander, 1971）。プラークにおける多様性は、菌種間で外来性の栄養素を糖タンパク質とタンパク質の例のように、相補的な代謝系の異化作用によって食物連鎖を発達させると増強される。個々の菌は異なるが、一部共通の酵素活性パターンを保有している。したがって、口腔細菌の混合培養系は、協働作用によって宿主の複合分子を分解することができるようになる（van der Hoeven and Camp, 1991）。拮抗作用もまた、細菌のホメオスターシスを維持するための主なメカニズムである（James and Tagg, 1988；Marsh, 1989）。

熱心な口腔清掃によってプラークが除去されなければ、プラークは選択的に停滞した部位や保持力のある部位、臼歯隣接面、萌出途上の臼歯の裂溝や歯肉縁に沿って蓄積する。Igarashiら（1989）は、4日間蓄積したプラークについて、ショ糖溶液で洗口を行って検討し、臼歯の隣接面のpH低下は咬合面のプラーク内のpH変化に比較して、有意に低下したことを示した。

Marsh（1991）によって紹介された、生態学的プラーク仮説とは、鍵となる口腔環境要因の変化は、既存プラークのバランスの変化をもたらし、変化を起こしたその部位が病気になるというものである。病気を惹起する可能性のある細菌種は、常在するプラーク細菌中では少数の構成要員であり、提唱された仮説に一致する。通常の健康な条件下においては、これらの菌は競争に弱く、細菌間の拮抗作用により抑圧されている。このようにプラーク細菌叢のわずか数パーセントを構成するだけで、臨床的になんら影響を与えることはない。病気における菌の特異性は、新しい（変化した）環境条件下で、特定の細菌種が競争に優れているという事実に基づく結果である。

生態系の大変化は細菌叢の安定を妨げることになる、というのが細菌生態学の基本的な考え方である（Alexander, 1971；Brock, 1966；Fletcher et al, 1987）。プラーク量の増加は、エナメル質を保護する唾液の浸透を妨害する。細菌のホメオスターシスは崩壊し、細菌叢の構成に大きな置き換わりが発現する。

例えば、発酵性炭水化物の頻繁な摂取は、う蝕リスクの増大と関連がある（Loeshe, 1986）。そのような食事はミュータンス連鎖球菌、乳酸桿菌の比率の増大をもたらす、と同時に、他の連鎖球菌、特に*Streptococcus oralis*の仲間である*S. sanguis*、*S. oralis*、*S. mitis*の数は減少す

る（Dennis et al, 1975；de Stoppelaar et al, 1970；Minah et al,1985; Staat et al, 1975）。プラークの代謝も変化し、異なる発酵性パターンから、砂糖が主に乳酸に転化される単一のものになる。

Bradshawら（1989a）の研究は、炭水化物それ自体の摂取可能性というよりも低いpHが、う蝕原性細菌を選別する要因になっていることを示している。この選別は、酸感受性菌を犠牲にした結果であり、その菌のあるものは口腔の健康に関連がある。実験はこのホメオスターシスの崩壊を起こす"臨界pH"があるか、どうかを決定するために繰り返し行われた。プラーク細菌にグルコースを適量与え、pHの低下は5.5、5.0、4.5の一定値までと決められた実験を3回繰り返し行った。pHがいつも5.0以下に低下するときは、細菌の共同体は不可逆的に妨害された（Bradshaw et al, 1989b）。

これらの研究で優勢な細菌種は、常に*Streptococcus mutans*、*Lactobacillus casei*、*Veillonella dispar*（Bradshaw et al, 1989b）であった。これらの3菌種は、ほ乳瓶う蝕（Milnes and Bowden, 1985）やヒトう蝕の進行（Boyar et al, 1989）と関連がある。純培養研究の結果も、これら3菌種の成長は、他の菌に比較して酸に対して低感受性であることを示している（Bradshaw et al, 1989a；Harper and Loesche, 1986）。さらに、酸性緩衝液（pH3.9）での洗口は、ヒト裂溝内プラークのミュータンス連鎖球菌の比率を増加させていることが確認された（Svanberg, 1980）。Van Houteら（1991）の研究は、ミュータンス連鎖球菌以外でも、連鎖球菌が低pHにおいて、プラークの酸産生性の可能性を増加させることを示した。これらの所見を総合すると、定期的砂糖摂取によるう蝕原性細菌種の選別は、菌の酸性に対する耐性の結果であることを示しているように思われる。

一方、砂糖摂取が少ない食事をしている人々の場合は、プラーク細菌叢の構成は安定して、少量の酸が主食から産生され、脱灰と再石灰化は平衡関係にある。もし食事からの発酵性の炭水化物の摂取頻度が増加するようならば、プラークの低pH期間が長くなることになる（Loesche, 1986a）。そのような状況は、酸に対する耐性のない菌種を犠牲にし、ミュータンス連鎖球菌や乳酸桿菌の増殖にとって好都合であり、平衡を脱灰方向に向かわせることになる（図21）。

唾液分泌を減少させる要因は（例えば、口腔乾燥症）、同じように細菌叢の変更をもたらす。より多くのミュータンス連鎖球菌や乳酸桿菌は、より早い速度で砂糖からの酸産生をもたらし脱灰をも促進する。プラーク中の増加した乳酸は、*Veillonella*菌種の選択に好都合となる。酸感受性菌、すなわち*Streptococcus oralis*の仲間（*S. sanguis*、*S. oralis*、*S. mitis*）の比率は減少する。そのことは広く報告されている*S. sanguis*とミュータンス連鎖球菌とのプラーク内での逆の関係を説明していることにもなる。他の菌も同様な条件では多くの酸を産生するが、ミュータンス連鎖球菌がいないときは速度はゆっくりながら（van Houte, 1993）、脱灰に関与する。

プラークの生態学的仮説に基づくう蝕予防と抑制の戦略

プラークの生態学的仮説によれば、低pH（5以下）は、う蝕原性のミュータンス連鎖球菌と乳酸桿菌に代表される耐酸性の細菌の過剰成長を促進し、健康な歯の表面と関連性を有する酸に対する耐性のないプラーク細菌*S. oralis*を犠牲にする。

したがって、治療戦略はプラークpHを向上させ、歯の表面に害のない正常な細菌叢の再構成を促進することである（図21参照）。pHの向上は次の予防法を組み合わせることでうまく達成できる。

1. すべての歯面に機械的プラーク除去を頻繁にすること。"清潔な歯は決してう蝕にならない"そして、頻繁なプラーク除去（1日1回あるいは2回）は再蓄積するプラークの厚さを制限する。厚くならないということは、唾液が産生された酸を希釈・緩衝するのを可能にしている。
2. 粘着性のある砂糖含有食品の摂取を減少し、砂糖のクリアランス時間の減少を図る。
3. フッ化物やクロルヘキシジン含有シュガーレスチューインガムを毎食後（間食を含む）に"デザート"として、15分から20分間使用すること。

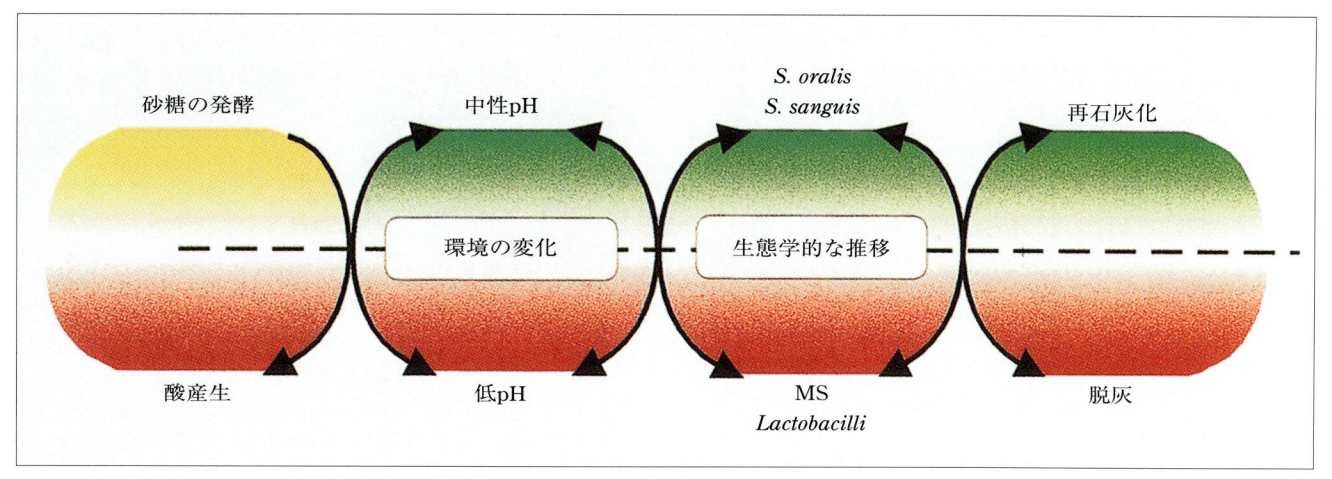

図21　生態学的なプラーク仮説とう蝕の予防（Marsh, 1994. を改変）。

このようなガムを使用することは、いくつかの効果がある。

1. 唾液分泌が向上し、食事によって産生された酸は希釈・緩衝される。
2. フッ化物はpHが低いとき、酸産生細菌の酸産生を減少させる。
3. クロルヘキシジンは非特異的に抗プラーク効果を有するだけでなく、ミュータンス連鎖球菌や酸産生細菌の酸産生に対する特別の効果を有する。
4. 向上した唾液分泌に由来するフッ化物イオンとミネラルは、食事由来の酸が侵襲後、直接的に再石灰化を促進する。

この方法はう蝕感受性のある、特に口腔乾燥症がある患者には大変重要である（う蝕病因に関連するプラーク生態学のレビューについては、Bowden, 1997；Bowden and Edwardsson, 1994；Marsh, 1993. を参照）。

特定のう蝕細菌叢の役割

う蝕病原性細菌の性状は、酸産生性、かつ耐酸性である。エナメル質にう蝕を発現させるためには、細菌は、歯の表面にコロニー形成できなければならない、プラークと呼ばれるバイオフィルムを形成しながら、害作用の少ない菌種との競争に勝ち残らなければならない。早くも1960年にFitzgeraldとKeyesは、ヒト・プラークから分離した特定の細菌を無菌状態の齧歯類に接種し、高ショ糖食で飼育すると、ランパントタイプのう蝕が広がることを示した。したがって、う蝕は感染性、伝播性のある疾患である。

Loesche（1982, 1986）が紹介した、いわゆる特定プラーク仮説、う蝕の主な病因はプラーク細菌叢のある特定の菌種である、に対する支持は十分にある。主な病因は実験動物でう蝕病巣を惹起し、ヒトう蝕に関連する細菌である。もっとも重要な菌種は、ミュータンス連鎖球菌である。7種類におよぶ菌種があるが、そのうちの2種は*S. mutans*と*S. sobrinus*であり、ヒトう蝕と密接に関連している。残りの種は動物あるいはヒトに存在するとしても、う蝕原性は高くない。*S. sobrinus*とヒトう蝕との関連性は、*S. mutans*とヒトう蝕との関連性ほどには十分に理解されていない。最近の研究は両者が異なる種であることを同定できるようになった。

う蝕と密接に関連のある第二の種は*Lactobacillus*であり、一般的にはう蝕象牙質から分離され（Edwardsson, 1974）、口腔内での主要な細菌であると考えられた。ミュータンス連鎖球菌を同定する膨大な研究に比較して、う蝕病巣から分離された*Lactobacillus*に関しては、あまり注目されていない。

う蝕の病因と関連性はあるが、しかしながら、*S. mutans*、*S. sobrinus*や*Lactobacillus*よりもう蝕原性が低いと考えられているのは、*Actinomyces odontologica*、*Actinomyces naeslundii*、その他のミュータンス連鎖球菌種である。う蝕病因における*S. mutans*の役割を明確に

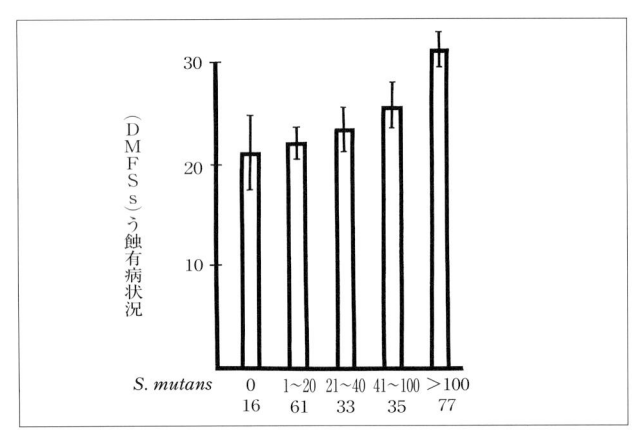

図22 ブラジルの子供12歳児についての研究は、唾液中の高いミュータンス連鎖球菌数と高いう蝕有病との関連性を示している（Buischi et al, 1989.）。

するために、ヒトに関する多くの横断研究や縦断研究が、20年から30年以上にわたって、特にスウェーデンの研究者グループKrasseとBratthallによって行われてきた。

ミュータンス連鎖球菌のう蝕病原性

ミュータンス連鎖球菌は酸産生性である、と同時に耐酸性であり、歯面に付着できる（Gibbons et al, 1986）。ミュータンス連鎖球菌は、菌体の内外にショ糖から多糖体を生成できる。菌体内多糖体は、特に低栄養供給期間中にあるときには分解され、これらの多糖体は特定のミュータンス連鎖球菌（*S. mutans*と*S. sobrinus*）の毒性を増悪させている。口腔細菌の生態は、かなり複雑なために、同じ菌種の菌であっても毒性はかなりの変動を示す（Bowden and Edwardsson, 1994）。言い換えれば、ミュータンス連鎖球菌は、う蝕誘発性細菌のすべての条件を満たしている。

ミュータンス連鎖球菌によるコロニー形成は、歯によってかなり局在している。ある歯面には存在するが、そうでない歯面もある。唾液中のミュータンス連鎖球菌数は、コロニー形成している歯面数に関連している（Lindquist et al, 1989）。このことが、ミュータンス連鎖球菌の唾液検査の基礎になっている。唾液中に多数（唾液1mL当たり100万以上のコロニー形成単位[CFUs]）存在することは、ほとんどの歯にこれらの菌がコロニー形成していることを、すなわち多くの歯面で、う蝕リスクが高いことを示唆している。しかしながら、唾液中のミュータンス連鎖球菌数は菌の内訳や、どの歯面にコロニー形成しているかに関する情報は提供しない。

もっとも一般的なミュータンス連鎖球菌は、*Streptococcus mutans*（血清型c、e、f）、と*Streptococcus sobrinus*（血清型d、g）であり、世界中に分布している。発現頻度は人口によって異なる。検査値は検出法によっても異なる（Axelsson et al, 1987b；Bratthall et al, 1986；Beighton et al, 1989；Buischi et al, 1989；レビューについては、Bratthall, 1991. を参照）。人口の10～30％はミュータンス連鎖球菌がゼロから10万CFUs/mLであり、ほとんどいない、あるいはわずかに有している状況である。非常に高いミュータンス連鎖球菌（100万CFUs/mL以上）を有する個人の人口に対する割合は、年齢、う蝕経験、食習慣などの事情によりかなり変動する。

エビデンス

う蝕有病状況の高い者の集団を対象に行われたいくつかの横断研究は、唾液中の非常に高いミュータンス連鎖球菌数と高いう蝕有病状況の関係を示した（Axelsson et al, 1999b；Buischi et al, 1989；Klock and Krasse, 1977；Salonen et al, 1990；Zickert et al, 1982）。図22にブラジルの子供12歳児について例示してある（Buischi et al, 1989）。しかしながら、比較的低いう蝕経験を有する人々で、口腔清掃は高水準で、ミュータンス連鎖球菌の閾値が100万CFUs/mL以上の、スウェーデンのKarlsatd（Kristoffersson et al, 1986）の13歳から14歳の学童の例を図23に示したように、この場合は、もはや適応されるようには思われない。この人々において決定的な違いは、ミュータンス連鎖球菌がいない被験者といる被験者の間においてであった。

また図23が示しているように、粘着性のある砂糖菓子製品の摂取（点数評価）とう蝕有病とのいかなる関連性も見いだせなかった。う蝕は多因子性疾患であることを、あらためて示していることになる。集団でのう蝕有病と発病が低ければ低いほど、単一のあるいは修飾された病因との明らかな関連性を実証するのはますます難しくなる。

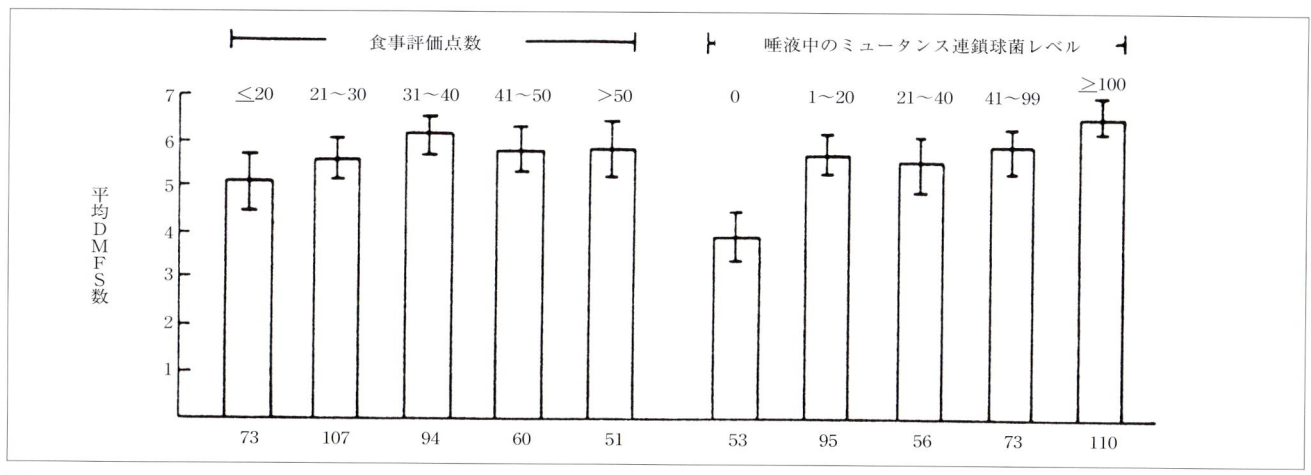

図23 Karlstadにおいて、口腔清掃は高水準で低いう蝕経験を有する13～14歳の学童は、う蝕経験と食事評価点数の差や唾液中ミュータンス連鎖球菌レベルの差とはなんら関係は認められない（Kristoffersson et al, 1986.）。

伝播

ミュータンス連鎖球菌は、コロニー形成のためには落屑しない硬組織表面を必要としている（Berkowitz et al, 1975；Carlsson et al, 1975；Catalanotto et al, 1975；Stiles et al, 1976）。乳幼児は歯の萌出後、ある時期まではミュータンス連鎖球菌を定着させることはない。主な感染源は母親を通じてである。根拠となる事実は、いくつかの研究から示されている。母親のミュータンス連鎖球菌と子供のミュータンス連鎖球菌のバクテリオシンの様相が、類似性あるいは同一性を（Berkowitz and Jordan, 1975；Berkowitz and Jones, 1985；Davey and Rogers, 1984)、またプラスミドや染色体DNAについて同一性を示している（Caufield et al, 1985, 1986, 1988；Caufield and Walker, 1989；Hagan et al, 1989；Kulkarni et al, 1989）。

いくつかの研究は、ミュータンス連鎖球菌のコロニー形成の拡大を示唆している。子供における、コロニー形成の拡大によるう蝕活動性と母親の唾液中のミュータンス連鎖球菌数のレベルとはある程度関連性があることを示唆している。ミュータンス連鎖球菌の多い母親は、その子供にも多い傾向にあり、また逆の関係にもある（Caufield et al, 1988；Köhler et al, 1984；Köhler and Bratthall, 1978；van Houte et al, 1981）。一方、母親のう蝕あるいはミュータンス連鎖球菌数と子供たちのう蝕、あるいはミュータンス連鎖球菌数との関係は、一部は遺伝、あるいは環境要因によって説明される。その他は子供の側のコロニー形成における程度によって、あるいはう蝕

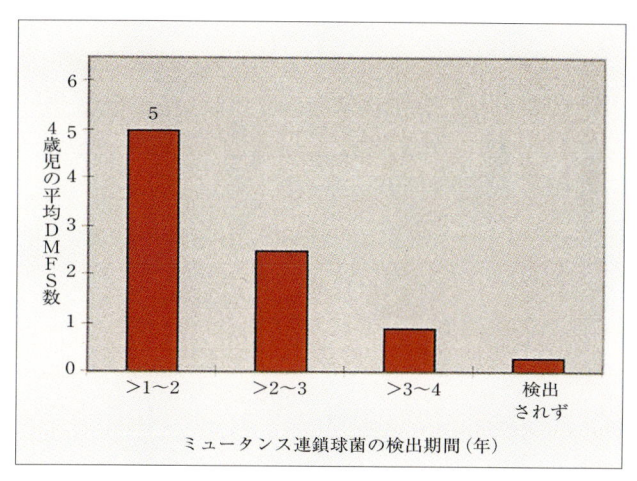

図24 ミュータンス連鎖球菌のコロニー形成とう蝕との関係（Köhler et al, 1988.）。

は伝播時における母親のミュータンス連鎖球菌数のレベルで決まることを示唆している。Köhlerと共同研究者ら（1983, 1984）は、画期的な研究のなかで、唾液中のミュータンス連鎖球菌数が最初から高い母親を選び出し、ミュータンス連鎖球菌数を、予定の閾値以下に減少させることを目的とした各種予防法や処置法の効果について検討をした。母親の子供たちは、最初のミュータンス連鎖球菌の付着やう蝕活動性について3年間以上管理下に置かれた。ミュータンス連鎖球菌が定着した時期、母親と子供が有しているミュータンス連鎖球菌のレベル、子供のう蝕結果に関して実験群と対照群の間に統計学的な有意差が観察された。Köhlerら（1988）の縦断研究に基づく図24は、ミュータンス連鎖球菌のコロニー形成時期が早ければ早いほど、4歳児時点のう蝕有病状況が高く

なることを示している。

最近のCaufieldら（1993）の研究で、46組の母子の口腔細菌レベルが子供の出生から5歳児まで、ミュータンス連鎖球菌の子供における定着を明らかにするために管理下に置かれた。最初のミュータンス連鎖球菌の定着は38名の子供において、中央値26ヵ月で発現した。この特定期間は"伝染性の窓（window of infectivity）"と呼ばれている。残りの8名（17%）は、研究期間中を通じてミュータンス連鎖球菌は未検出であった（中央値56ヵ月）。

母親の唾液中のミュータンス連鎖球菌、あるいは乳酸桿菌と子供のミュータンス連鎖球菌の有無とは有意の差は認められなかった。う蝕活動性を引き続き有し、ミュータンス連鎖球菌のコロニー形成を認めた38名のうち、9名の子供と、検出可能なミュータンス連鎖球菌を所有していない子供を比較すると、抗生剤使用、妊娠時期、出生体重に関し、類似した既往があることが明らかとなった。興味ある点は、1歳から2歳までの間でミュータンス連鎖球菌が認められていない子供の半数には、母親以外の人に面倒をみてもらっている傾向にあった。この期間、う蝕活動性であったすべての子供は母親に面倒をみてもらっていた。この差は統計学的に有意であった。Caufieldら（1993）によるこの研究は、ミュータンス連鎖球菌は、ある特定の成長時期に定着することを実証した最初の研究であった。伝染性の窓についての概念を支持する考えは動物モデルを含む他の情報源に由来する。母子間、父子間の研究をすることで、Alaluusuaら（1991）は10代の被験者と母親について、多い未処置歯面、喪失歯面、あるいは処置歯面数と高いミュータンス連鎖球菌数との強い関連性を見いだした。ただし、父子間にはそのような関連性は認めなかった。

ヒトにおける上記の研究は、FitzgeraldとKeyes（1960）による初期の動物実験の結果、う蝕は感染性の疾患であり、ミュータンス連鎖球菌によって伝播される疾患であることを確認させる。いくつかの実験的・臨床的研究もまた、ミュータンス連鎖球菌は、活動性のエナメル質う蝕（Axelsson et al, 1987；Kristoffersson et al, 1985）を覆うプラークから、根面う蝕（van Houte et al, 1990）、同様に二次う蝕（Gonzales et al, 1995）や修復物の周辺から（Wallman and Krasse, 1992；レビューについては、Bowden and Edwardsson, 1994；Loesche, 1986a.を参照）分離されることを確認している。

う蝕発病

ヒトにおける多くの縦断臨床研究は、唾液中の高ミュータンス連鎖球菌数とう蝕発病との関連を示してきた。唾液中のミュータンス連鎖球菌数とう蝕発病についての就学前の子供（乳歯）対象の研究は、Alaluusuaら（1990）やKöhlerら（1988）、またRoetersら（1995）、そして、ThibodeauとO Sullivan（1996）、さらにTwetmanら（1996）によって実施されてきた。永久歯については、KlockとKrasse（1978, 1979）が、唾液中の高ミュータンス連鎖球菌数を有する9歳から12歳児の対象者は、低ミュータンス連鎖球菌数を有する対照児よりも、2年間で明らかに多い新う蝕歯面を有することを示した。しかしながら、ミュータンス連鎖球菌数100万CFUs/mLの被験者が頻繁なPMTCによる質の高いプラーク・コントロールを受けた場合、唾液中の低ミュータンス連鎖球菌数ならびに高ミュータンス連鎖球菌数の対照児よりも少ない新う蝕歯面であった（新う蝕歯面0.9に対し、それぞれ2.2と4.3新う蝕歯面である）。Zickertら（1982b）は、スウェーデンのMölndalにおいて、唾液中の高ミュータンス連鎖球菌数の出現と、う蝕発病について有意の関係を認めている。3年間の試験期間中、唾液中の高ミュータンス連鎖球菌数（$>10^6$ CFUs/mL）を有する小児は、低ミュータンス連鎖球菌数を有する対照児よりも3倍多い新う蝕歯を有していた。クロルヘキシジンを含む処置を行った被験者には、明らかに少ないう窩を認めた。

アメリカの青少年について、Kingmanら（1988a）は、唾液中の高ミュータンス連鎖球菌数の被験者は、低ミュータンス連鎖球菌数を有する被験者よりも、多い新う蝕歯を有していた。

特に歯の表面の細菌叢を観察するための管理下における個人内の縦断研究は、ミュータンス連鎖球菌のう蝕病原性を明確にした（Axelsson et al, 1987b；Kristoffersson et al, 1985；MacPherson et al, 1990）。このような研究の利点は、食事、フッ化物、唾液のようないくつかの外的、内的修飾因子は実験環境、対照環境において同じであるということ。同一口腔内でミュータンス連鎖球菌のコロ

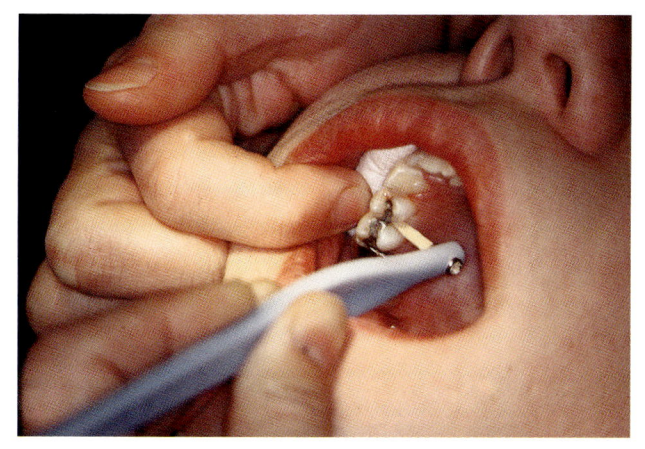

図25 隣接面のS. mutans試料は、消毒済の木製のトゥースピックを用いて採取された。

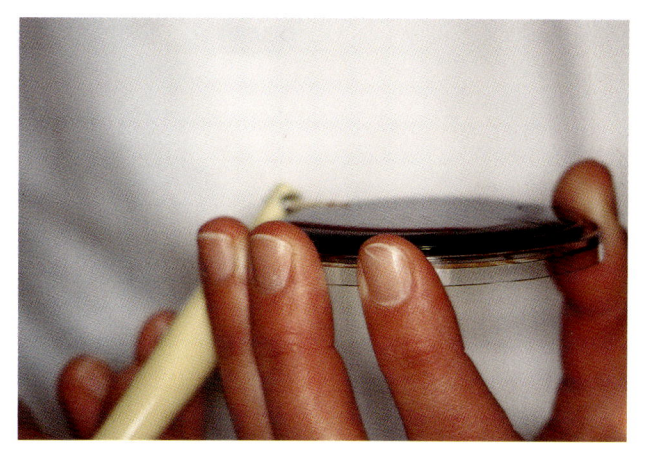

図26 S. mutansの付着している側を寒天培地上に圧接する。

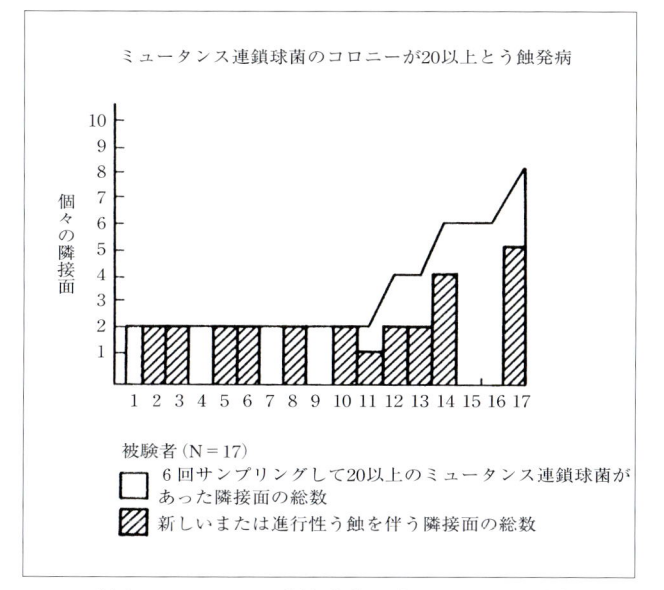

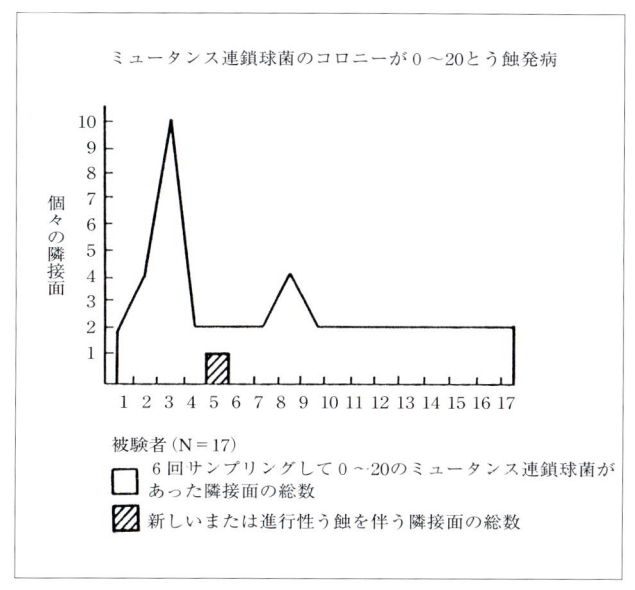

図27 （左）ミュータンス連鎖球菌の高いコロニー形成を認めた歯面におけるう蝕病巣の発現と（右）わずかにコロニー形成を認めた場合（Axelsson, 1987b.）。

ニー形成が認められる歯面は、コロニー形成が認められない歯面よりも、う蝕リスクが高いことを、これらの研究が明確に示した。

ミュータンス連鎖球菌数を100万CFUs/mL以上有するとして選ばれた13歳児について、すべての隣接面上のS. mutansが30ヵ月の期間にわたり検討された。720名の13歳児の集団から、100万CFUs/mL以上有する被験者が選ばれた（n＝187）。6ヵ月ごとに唾液中、舌背、全隣接面のミュータンス連鎖球菌が調べられた。全隣接面試料はKristofferssonとBratthall（1982）が、述べているように滅菌木製トゥースピックを用いて採取された（図25）。試料の付いている側のトゥースピックを選択寒天培地に圧接

した（図26）。培養後、すべての隣接面で形成されたコロニー数（CFUs）を評価した。

少なくとも、1歯面に常に高いミュータンス連鎖球菌のコロニー形成が認められた、あるいは少なくとも、1歯面にコロニー形成がないか、わずかに認められた17名の被験者のうち、高いコロニー形成を示した歯面の約60％にはう蝕の発現が認められた（図27左）。しかしながら、ミュータンス連鎖球菌のコロニー形成数がないか、わずかにコロニー形成を示した歯面では、3％に発現が認められただけであった（図27右）（Axelsson et al, 1987b）。

もっとも多量にミュータンス連鎖球菌のコロニー形成を認めたのは以前の研究では大臼歯と第二小臼歯の隣接

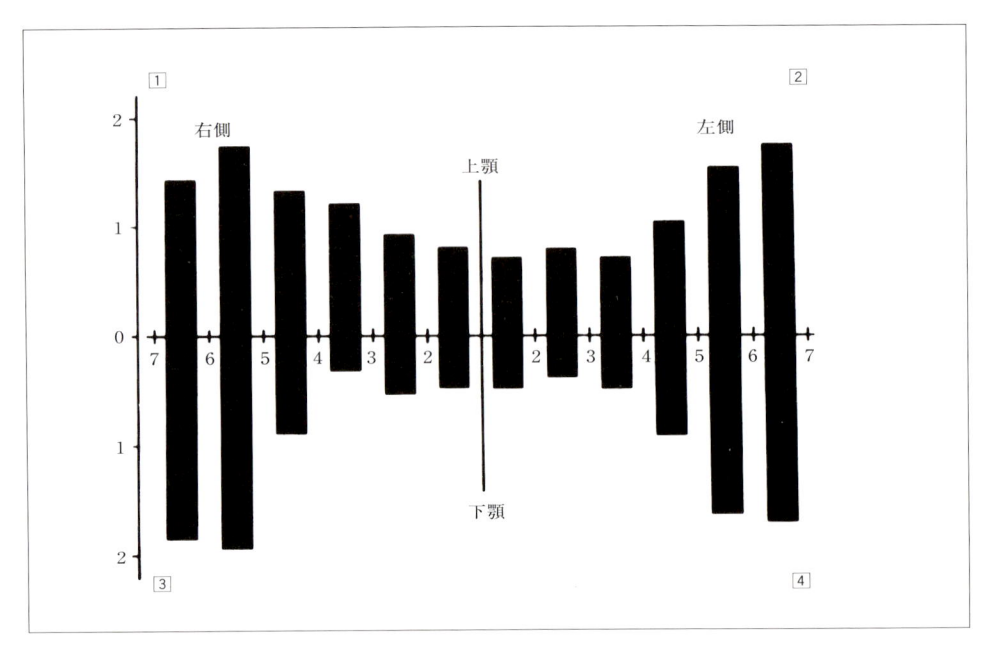

図28 大臼歯と第二小臼歯の隣接面は、隣接面のミュータンス連鎖球菌スコア0〜3によれば、もっともミュータンス連鎖球菌がコロニー形成する部位であることが示されている (Kristoffersson et al, 1984より)。

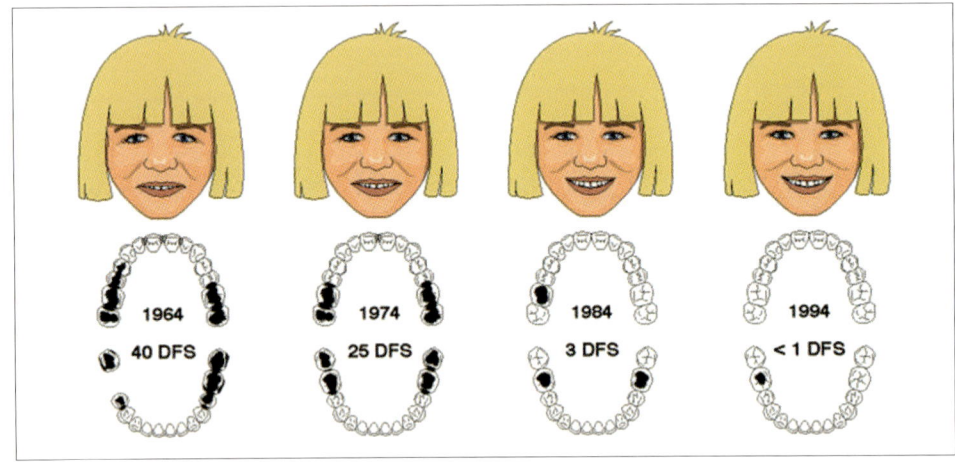

図29 スウェーデンのVärmlandにおける12歳児のう蝕有病状況、1964〜1994 (Axelsson, 1998.)。

面であった (図28) (Kristoffersson et al, 1984)。事実、以前に述べたように、14歳で、600名の被験者 (Axelsson, 1989, 1991) の結果は、同じ面がもっとも高いPFRIスコアであった。これらの観察結果は、口腔清掃をよく行う集団においても、なぜこれらの隣接面がもっとも高い未処置う蝕、喪失や処置歯面となっているのか、の説明となっている (図29)。そのような集団における適切なう蝕予防法は、プラーク・コントロールとフッ化物の局所応用をリスクとなる歯面を目標に実施することである。

試料採取の方法

前に述べたように、唾液中のミュータンス連鎖球菌数と歯面にコロニー形成したミュータンス連鎖球菌数とは正の関連性を示すことから (Lindquist et al, 1989)、単純な唾液採取法が、個々の歯の表面から採取するよりも、ミュータンス連鎖球菌の感染程度を評価するのに簡便で現実的な方法である。

実験室での方法

そのために唾液の採取、輸送培地と混合、検査室への移送が必要である。実験室では選択培地を用いて培養した後、ミュータンスのコロニー数が数えられ、唾液1mL当たりの単位、CFU/mLして表現される。

いくつかの選択培地が利用可能であるが、性状は同一ではない。この事実は、結果を評価する際には考慮しなければならない。一般的なプレート状のミュータンス連鎖球菌の選択培地は、mitis-salivalius-bacitracin含有寒天 (Gold et al, 1973) である。まれな血清型aを除いて、すべ

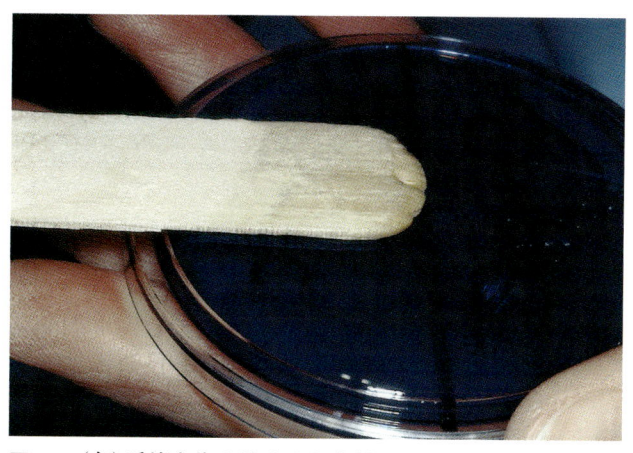

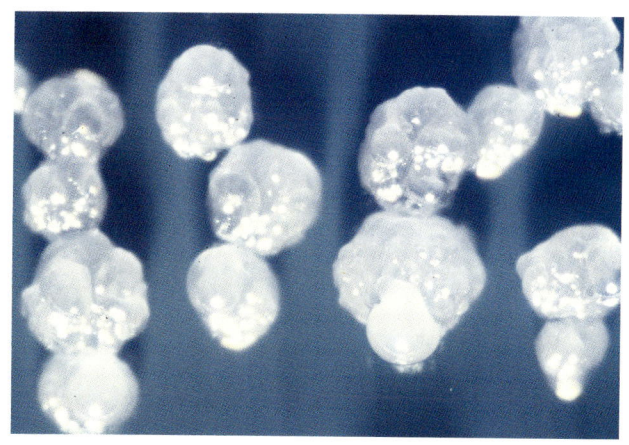

図30 (左)唾液を染み込ませた木製のスパチュラを選択的寒天プレイトに圧接する。(右)寒天培地表面上の典型的なS. mutansのコロニー。

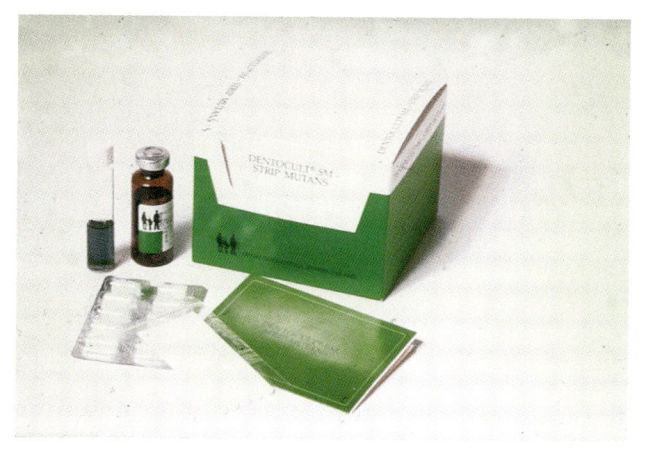

図31 Strip Mutans(ミュータンスをはがす)検査法(D.Brattahllの好意による)。

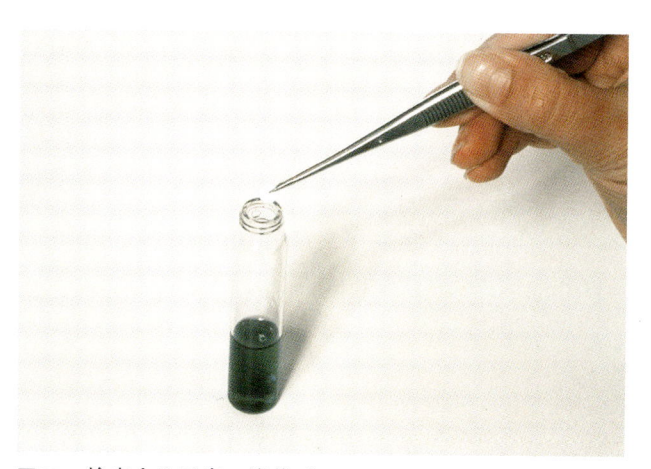

図32 検査する予定の培養ビンにBacitracinディスクを入れる(D.Brattahllの好意による)。

てのミュータンス連鎖球菌がこの培地には生育する。Bacitracinが主な選択的要素である。プレート自体がわずか1週間しか在庫寿命を有していないので、臨床的検査には不向きである。

寒天プレートを用いたスクリーニング検査のため、輸送の必要、希釈、唾液の培養を必要としない、単純化した方法が紹介されている(Köhler and Bratthall, 1979；Newbrun et al,1984)(図30)。唾液を染み込ませた木製のスパチュラを、選択的寒天プレートに圧接する。培養後、あらかじめ決められたプレートの領域のコロニー数を数える。

臨床的な方法

JensenとBratthall(1989)によって考えられた、いわゆるStrip Mutans(ミュータンスをはがす)検査法(図31)と

いわれている方法である。この方法は、ミュータンス連鎖球菌は、硬いものの表面に生育できるという能力と選択培地(高濃度砂糖にBacitracin含有)が使用できる、という事実に基づいている。Bacitracinは、使用する直前に培地に加えられるので、寒天プレートに比較して、在庫寿命はかなり延長した。

検査セットの使用法は次のとおりである。Bacitracinディスクはピンセットや注射針を用いて、ガラスビンから取り出す。キャップをしっかりと閉めておく。Bacitracinディスクを培養ビンに入れ、少なくとも、15分間は放置しておく(図32)。15分後、ビンをやさしく振る。検査を1日のうちで何回も行うときには、Bacitracinディスクを事前に入れておいても良い。しかしながら、1回だけの検査の場合や、Bacitracinディスクを事前に加えたビンは同一日に使用されなければならない。

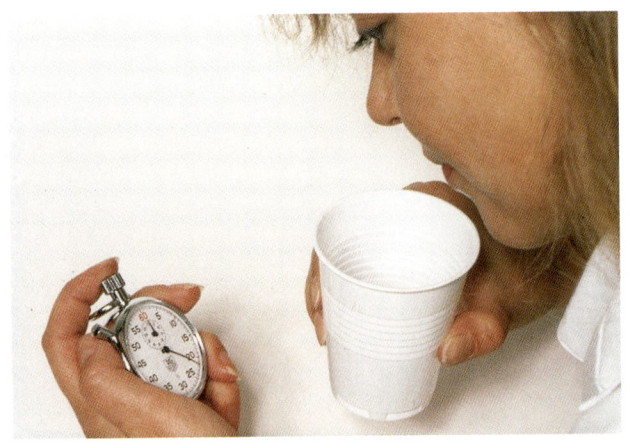

図33　Dentocultパラフィンを噛み、刺激唾液を出すようにする。噛む摩擦が歯面からS. mutansをはがしやすくする（D.Brattahllの好意による）。

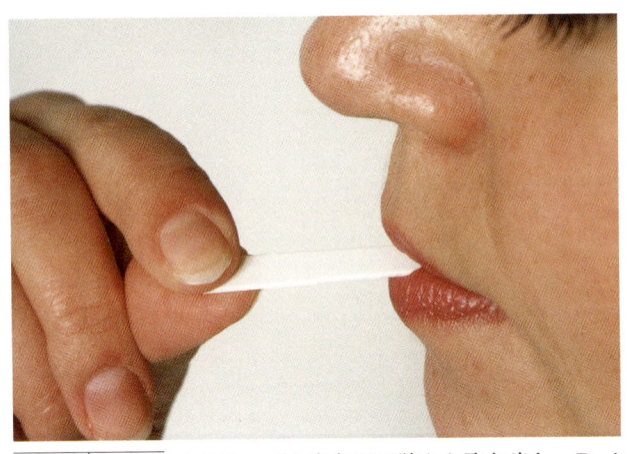

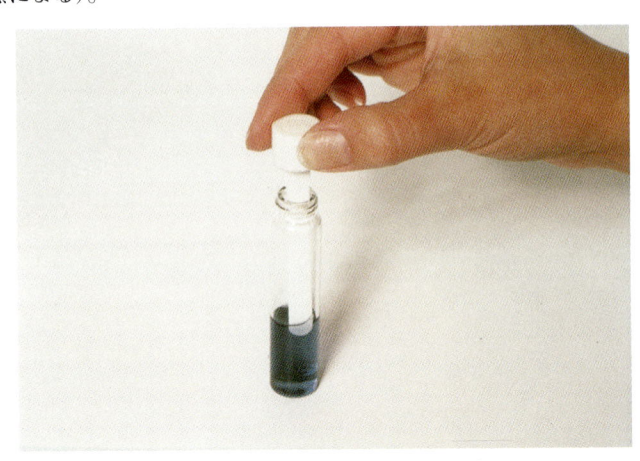

図34｜図35　ストリップを患者の口腔から取り出し、Bacitracin液を含むビンに入れる（D.Brattahllの好意による）。

　Dentocultパラフィン粒を患者に与え、1分間、噛むように指示をする。刺激唾液は飲み込むか吐き出すようにする（図33）。

　袋から検査用のストリップを取り出し、四角くなっている端だけをさわるようにする。ストリップの約2/3は患者の口腔内に挿入され、舌の表面で約10回、回転させる。ストリップは口腔内から、閉じた患者の唇の間から余分な唾液を取り除くようにしながら取り出す（図34）。ストリップをBacitracinと培養素が良く混ざった培養ビンに入れる。再度、キャップをしっかりと閉める（図35）。患者のデータをラベルに記入し、ビンに貼る。ストリップは2日間、35〜37℃で培養する（華氏95〜99°F）。

　ストリップは培養ビンから取り除かれ、空気中で乾燥させる。線でマークしてある処理面をすぐに、あるいは後から照合する（図36）。乾燥後、ストリップは将来の参考のためにプラスチックの袋、ラップ、滅菌プラスチックに、あるいは類似の容器に保存しておくこともできる。

　Bacitracinと高濃度砂糖含有は、mitis-salivalius培地で生育可能なS. mutans以外の、すべての細菌の発育を事実上阻害する。唾液中の実際の量に比例して、試料中のS. mutansはストリップ処理面に付着し、小さな濃い、あるいは薄い青色のコロニー、直径は1mm、菌の生育が少ないときには、小さいサイズで生育する。唾液1mL当たりのS. mutans数は、ストリップ上のコロニー密度を使用説明書のなかにある標準チャートと照合・比較することによって評価する。

　もしS. mutans数が非常に多いときは、試料ストリップの処理面は青に変わり、個々のコロニーは識別しにくくなる。S. mutansのいない試料ストリップは、培地に加えてある色素の沈積のために青みがかった色となる。判断に迷うときは、拡大鏡や顕微鏡を確認のために使用する。

　Strip Mutans法は、抗菌洗口剤（例えば、クロルヘキシジン）使用の12時間以内、あるいは抗生剤服用の2週間

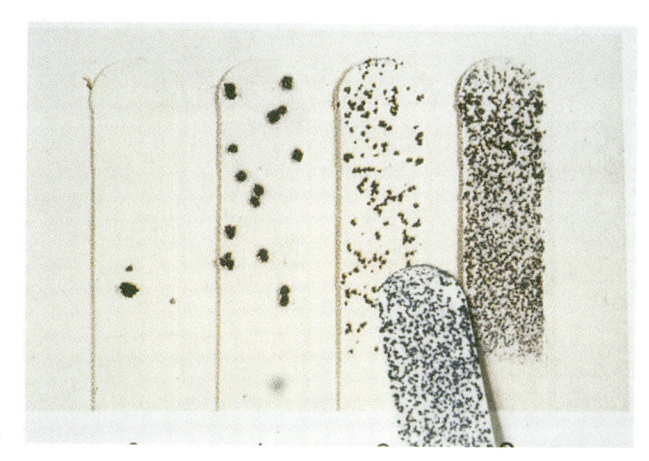

図36　検査ストリップの照合（D.Brattahllの好意による）。

以内には、偽陰性の結果となる可能性があるため使用するべきではない。

Lactobacilliのう蝕病原性

特異的プラークがう蝕の原因であるとする仮説によれば、乳酸桿菌のある菌株は*S. mutans*や*S. sobrinus*とともに、う蝕の主な原因であると考えられている。乳酸桿菌はミュータンス連鎖球菌よりも酸産生菌であり、耐酸性の細菌である。ミュータンス連鎖球菌は歯面に付着し、コロニー形成ができることから、エナメル質ならびに根面初期う蝕病巣の病因と強い関連性を有している。乳酸桿菌は厚くコロニー形成している固着部位に主に認められる。ミュータンス連鎖球菌は先駆者であり、乳酸桿菌が引き続くことでさらなるう蝕病原性プラークになる。この関係は、いわゆるほ乳瓶う蝕の発現研究（Milnes and Bowden, 1985）やMac Phersonら（1990）のエナメル質初期う蝕に関連するプラーク細菌叢の研究で認められている。乳酸桿菌は長期間、非常に低いpH環境にある、もっとも深層の病巣部（象牙質）によく認められる。

乳酸桿菌は耐酸性菌であるので、菌の存在自体が酸性環境を反映していることに加えて、食事由来の炭水化物の含有量、摂取頻度によってかなりの影響を受ける。乳酸桿菌の存在は、他の菌であるミュータンス連鎖球菌の生存のための基質があることも意味している。乳酸桿菌数がう窩のように固着できる部位がなくなった後でも、常に高いことは、炭水化物含有量の多い食事をしていることを示している。

エビデンス

乳酸桿菌数は、新規う蝕の発生を予測するために使用されている。Crossner（1981）は、ベースライン時に歯科治療を受けた、したがって菌採取時には開放性のう窩は存在していない、一連の子供たちを検討した。被験者のうち2つの群、乳酸桿菌数が非常に少ない群と非常に多い群が興味の対象であった。乳酸桿菌数が少ない群では、64週間以上の観察期間中にう蝕の発生は、ほとんどの対象者に認められなかった。乳酸桿菌数が多い群では、すべてでないが、多くの対象者にう蝕の発生が認められた。

ある研究では、ミュータンス連鎖球菌と乳酸桿菌が同一個人に認められるときは、う蝕発生が明らかに増加している。3年間の縦断研究では、Alaluusuaら（1990）は、唾液中にミュータンス連鎖球菌と乳酸桿菌数がともに高い値を示した10歳代は低い値を示した被験者よりも、数倍多い新う蝕菌面が発現することを示した。新たなう蝕発生歯面数、0、1～3そして3以上を有していた子供の割合は、ミュータンス連鎖球菌と乳酸桿菌のスコア総数と関連性が認められた（図37）。類似の報告はStecksen-Blicksら（1985）（図38）が行っている。

Crossnerら（1989）の2年間の研究では、(1) 乳酸桿菌の口腔内のあらゆる部位における存在と唾液中の乳酸桿菌の発現との関連性を検討するため、また、(2) ミュータンス連鎖球菌ならびに歯間空隙に存在する各種の乳酸桿菌の存在と隣接面う蝕の発現との関連性を検討するために、唾液や舌、276の歯間空隙からの試料が23名の7歳児から採取された。唾液中の乳酸桿菌が増加すると、

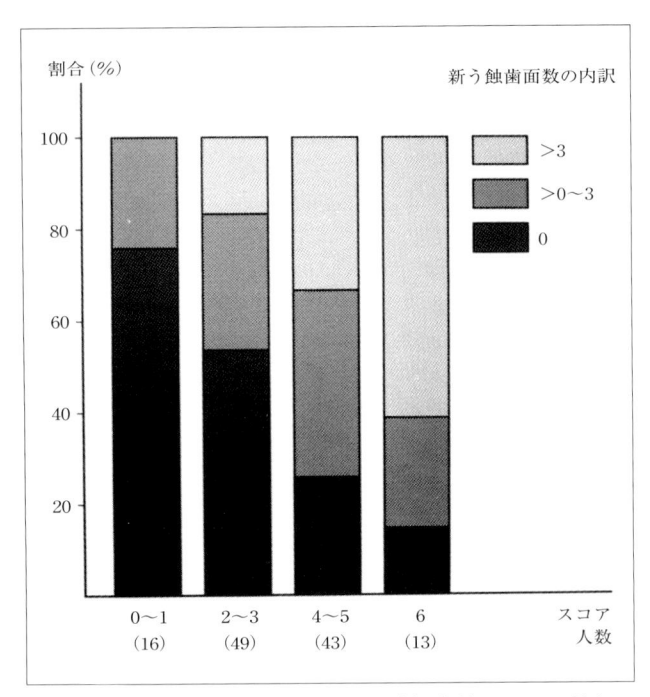

図37 ミュータンス連鎖球菌数と乳酸桿菌数について異なるスコアの組み合わせを有する子供たちのう蝕増加の分布。スコアの付け方は、ミュータンス連鎖球菌については、Dentocult SM、乳酸桿菌については、Dentocult LBに準じた。両スコアとも0（少ない菌数）～3までの範囲である（Alaluusua et al, 1990. 許可により転載）。

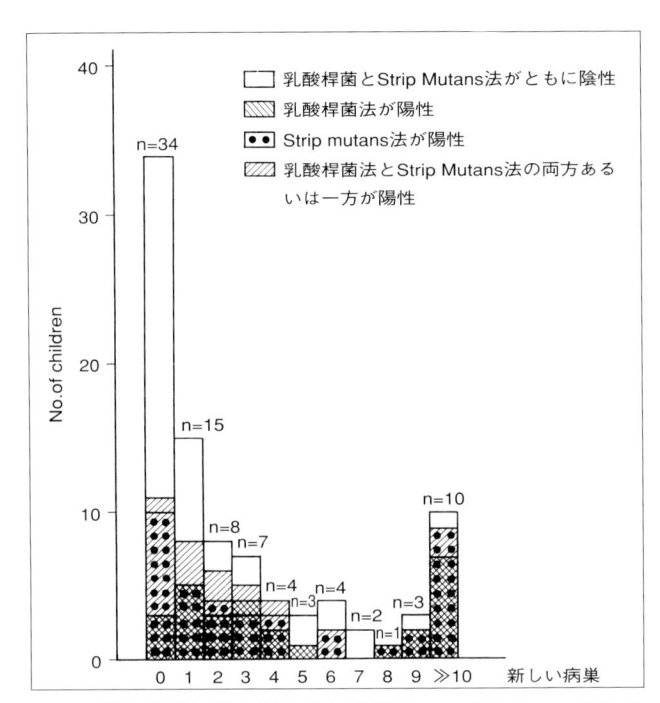

図38 総う蝕増加数の異なる13歳児についてのミュータンス連鎖球菌と乳酸桿菌の状況（Stecksen-Blicks, 1985. 許可により転載）。

乳酸桿菌の存在する隣接面の試料数は増加する結果であった。さらに、乳酸桿菌はミュータンス連鎖球菌が存在しない場合には、歯間空隙には認められない。また、隣接面う蝕の予測には、乳酸桿菌は、むしろ適した細菌であることが判明した。歯間空隙における乳酸桿菌の種の違いでの弁別や菌数は、いずれも重要でなく、単に存在しているか否かが重要である。乳酸桿菌の存在は、おそらく、う蝕誘発性環境（病原性細菌プラス発酵性糖質）を反映しているのであり、乳酸桿菌がう蝕の発病には病因的にさして重要でないにもかかわらず、高い予見性を示していることの説明でもある。

乳酸桿菌は、根面う蝕ともかかわりがある。FureとZickert（1990a）は、無作為抽出した55歳、65歳、75歳、208名の集団について検討した。根面う蝕数を検出するため、露出根面に対する根面の未処置歯面、処置歯面の割合を示すDFS%（R）指数を用いた。平均DFS%（R）指数は、乳酸桿菌数の少ない（10^4以下の）100名の被験者では13であり、乳酸桿菌数の多い（10^5以上の）52名の被験者では23であった。横断研究、縦断研究において、乳酸桿菌数は、根面う蝕の発現に有意に関連性を有する諸要因群のひとつであることが実証されている（Ravald and Birkhed, 1991, 1994；Van Houte et al, 1990）。またEllenら（1985）は、根面にミュータンス連鎖球菌と乳酸桿菌の両方が付着しているとき、ほとんどの場合は、根面う蝕の発現が認められることを示した。

乳酸桿菌の存在率を多くの人口集団において、明らかにしようと試みた研究が多くある。スウェーデンの2つの研究、1つは9歳から12歳児の646名を対象にした研究（Klock and Krasse, 1977）、もう1つは13歳から14歳児の101名を対象とした研究（Zickert et al, 1982b）である。集団の約50%は唾液中の乳酸桿菌数は低い値（1万CFUs/mL以下）を示し、10～20%は、高い値（10万から100万CFUs/mL）であった。一般的にはミュータンス連鎖球菌は乳酸桿菌数の10倍多い値である。少ないミュータンス連鎖球菌数の子供は、ほとんどが乳酸桿菌数も低い値であったが、なかには1つの菌だけが多く、他は少ないという場合も認められた。

スウェーデンの有菌顎者80歳と85歳の集団を対象とし

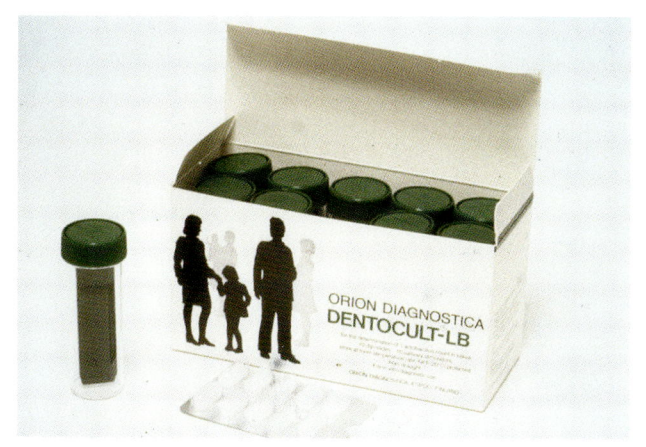

図39 唾液中の乳酸桿菌数を簡便に評価できる浸し流す方法の市販品。

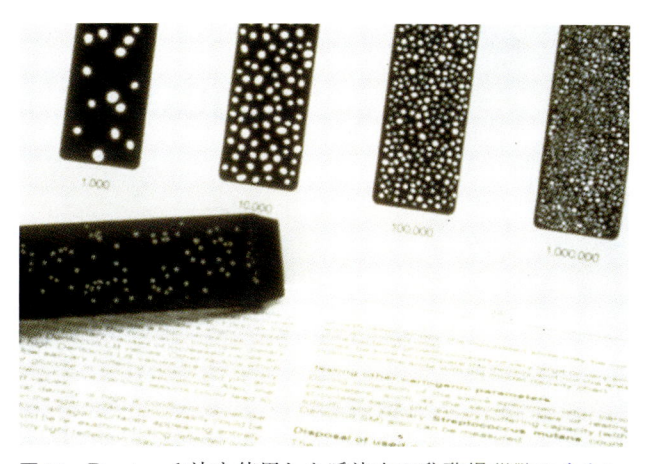

図40 Dentocult法を使用した唾液中の乳酸桿菌数の少ない例(左)と高い例(右)。

た研究から、KöhlerとPersson(1991)は、95%の被験者から検出可能な唾液中の乳酸桿菌数を見いだしており、35%が非常に高い値(唾液中10万CFUs/mL以上)であった。ほぼ90%の被験者は、ミュータンス連鎖球菌が検出されており、30%が100万以上のCFUs/mLであった。

試料採取の方法

実験室的方法

乳酸桿菌数を決める標準的な方法は、Rogosa乳酸桿菌選択(SL)寒天培地を使用することである。パラフィンを嚙んで採取される唾液を菌の集塊をばらすために、ガラス玉とともによく振る。次に、唾液に緩衝液を加え、100倍、1,000倍希釈された1mL溶液を溶かした10mLのSL寒天培地に混合する。他の10mL溶液をペトリ皿に注ぎ、プレートを37℃で2日間培養する。プレートのコロニー数を数える。

臨床的方法

臨床的には唾液を浸し流す方法(Dentocult LB)が、唾液中の乳酸桿菌数を簡便に評価できる方法として市販されている(図39)。37℃で4日間好気培養後、乳酸桿菌数を用意されている標準チャートと照合して評価する。本法の利点は直接患者に結果を示すことができる点である。

図40は、唾液中の乳酸桿菌数が少ない例(10万CFUs/mL)と多い例である。多い場合は、口腔内がう蝕原性環境(低いpH)を示唆している。唾液中の乳酸桿菌数は日中は、かなり安定していると考えられている。乳酸桿菌数の多い被験者について、早朝の唾液や朝食前の唾液、口腔清掃前の唾液が採取された場合には、日中その他のときに採取された唾液試料よりも著しく高い菌数が認められることが時々ある。

その他の菌のう蝕病原性

S. mutans、*S. sobrinus*、*lactobacilli*がう蝕の病因と強い関連性があることを示す実験的研究やヒト臨床試験については、圧倒的多数のデータがある。しかしながら、これら多くの研究において選択的培養条件を使用することは、時には結果に偏りを生ずることがある。例えば、Sansoneら(1993)は、ミュータンス連鎖球菌の有無にかかわらず、プラーク試料と*lactobacilli*を低pHとグルコース過剰条件で培養すると、両者は同程度に酸産生性であることを確認している。Borgströmら(1997)は、エナメル質う蝕病巣内のプラークがpHを低下させる効果をプラークの悪性程度の指標として評価し、う蝕、*lactobacilli*、ミュータンス連鎖球菌間の弱い関連性を認めている。

根面う蝕は、エナメル質う蝕よりも高いpHで発現すると考えられている。通常は脱灰の過程は根面の有機質(約40%の体積)の崩壊に先行する。Schüpbachら(1995)は、新しい試料採取法、非選択的嫌気培養法を用いて健

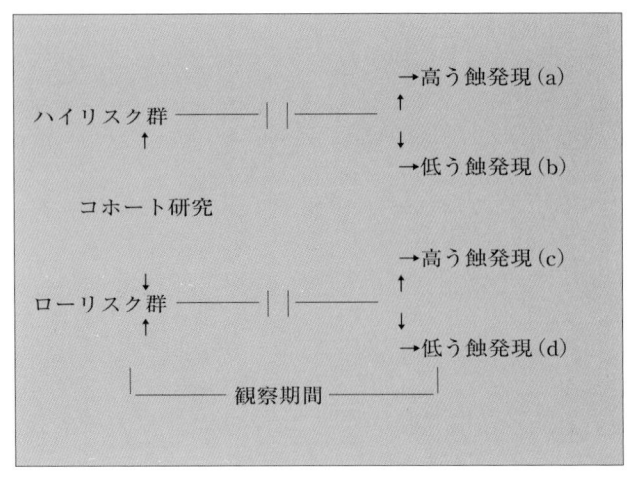

図41-a

図41-b

- 敏感度　　　　　＝真陽性の比率　　＝a／(a＋c)
- 特異度　　　　　＝真陰性の比率　　＝d／(b＋d)

- 偽陽性の比率　　＝b／(b＋d)　　　＝1－特異度
- 偽陰性の比率　　＝c／(a＋c)　　　＝1－敏感度

- 陽性予測値　　　　　　　　　　　　＝a／(a＋b)
- 陰性予測値　　　　　　　　　　　　＝d／(c＋d)

図41-c

図41-a〜c (a、b) う蝕のリスクマーカー予測力の評価研究。(c) 予測の正確性を評価するための尺度。
aグループ＝ハイリスクと考えられる対象者で、実際に高う蝕発現を示す対象者群 (真陽性)。
bグループ＝ハイリスクと考えられる対象者で、実際には低う蝕発現を示す対象者群 (偽陽性)。
cグループ＝ローリスクと考えられる対象者で、実際には高う蝕発現を示す対象者群 (偽陰性)。
dグループ＝ローリスクと考えられる対象者で、実際に低う蝕発現を示す対象者群 (真陰性)。
(Hausen, 1977. を改変，許可により転載)。

全根面、う蝕活性根面、進行停止根面部位を覆っているプラーク細菌の組成を評価した。

　すべての面に放線菌が優勢で、連鎖球菌や乳酸桿菌は細菌のなかでは劣勢（1％以下）であった。検出された嫌気性菌やごくわずかな好気性菌の比率に関して、*Actinomyces naeslundii*、*Prevotella buccae*、*Selenomonas dianae*は3つの根面で異なる事実が観察された。総CFUs数は、健全根面、う蝕活性根面において進行停止根面部位よりも高い値であった。この結果は、根面う蝕の初発に関する一般的な多種菌種関与病因説を支持するものであった。根面う蝕の初発には、*A. naeslundii*、*Capnocytophaga*や*Prevotella*はセメント質や象牙質の崩壊過程に特異的に関与している。言い換えれば、根面う蝕の発現に関し、菌が産生するタンパク分解酵素やミュータンス連鎖球菌や乳酸桿菌以外の酸産生菌の役割についての、さらなる研究が必要なことを意味している（う蝕の特異性病原菌のレビューについては、Bowden, 1997；Bowden and Edwardsson, 1994；Bratthall and Ericsson, 1994；Emilsson and Krasse, 1985；Loesche, 1986. を参照）

う蝕リスクの予測

リスク予測の原則

　好結果が期待でき、費用効果的なリスク予測、う蝕予防、う蝕抑制のためには、いくつかの基本的原則を踏襲しなければならない。

1. 集団のほとんどにおいて、う蝕発現のリスクが高くなればなるほど、単一の予防法による効果が明らかに認められるようになり、単一の病因あるいはリスク因子とう蝕発現のリスクの関連性が強くなる。
2. 集団において、一部の者にしかう蝕発現が認められない場合は、リスク状態にある個人を選択ができるよう、そして、ニーズに基づいたう蝕予防法の組み合わせ、いわゆる"ハイリスク者対策"を実施するために正確なリスク予測法を用いる必要がある。

　今日の小児集団のう蝕発現状況は、非対称の傾向にある。どの年齢群においても、ほとんどの子供はう蝕発現のない、あってもわずかな歯面に認められるだけである。5％から10％の一部の子供は毎年2、3歯面にう蝕発現が認められる。したがって、正確なリスク予測法が実用的である。しかしながら、選別されたハイリスク者のすべてが"真"のハイリスク者であることを保証できる確実な方法がないのがジレンマである。選別されたハイリスク者のうち、"真"のハイリスク者である割合は、リスク予測法においては専門的には敏感度と呼ばれる。リスクのない者、ローリスク者の選別にも同様に使用され、"真"にリスクのない者の割合は、リスク予測法においては専門的には特異度と呼ばれる。

　これらの原則は図41-aから図41-cに示したように、う蝕リスク指数の予測力の強さを評価することを目的とした、よく行われている研究の概略から理解されるであろう。初めに、ベースライン時のう蝕の状態と選択されたリスク指標の程度が評価される。経年的な観察終了後にう蝕の状態が記録され、期間中の真のう蝕発現を評価することが可能になる。

　予測研究においては、二区分表示の考えを用いることになる。(1)リスクが高い、あるいは低いと考えられる個人の存在と、(2)真にリスクが高い、あるいは低いことが確認された個人の存在である。図41-aのグループaには、リスクが高いと考えられる個人のう蝕発病が、実際に高いことが確認された真陽性の個人が正確に選別され含まれる。同様に、グループdには、真陰性の個人が正確に選別され含まれる。グループb、cに選別される個人は、分類のミスが起こった場合である。偽陽性はグループbであり、リスクが高いと考えられたが、う蝕発現は実際には低かったという場合である。同様に偽陰性はグループcであり、リスクが低いと考えられたが、う蝕発現は実際には高かったという場合である。

　この研究デザインは、1回に1つの予測因子を取り扱うのに適している。実際には複数の予測因子が予測研究で扱われる。予測因子が複数ある場合には、それぞれの因子ごとに検討され、真陽性あるいは偽陽性と真陰性あるいは偽陰性に関する特異的予測数値が算出される。あるいは、多くの予測因子に関する情報はハイリスク、あるいはローリスクの水準に基づいた1つの予測因子に集約されることがある。集約の方法は、単純要約法から高度な多変量回帰分析まである。

　1つの予測因子の場合でも、リスクマーカーが自然に二区分されることはめずらしい。真陽性、偽陽性、真陰性、偽陰性の4群に割り分けるためには、複数の予測因子とデータ集計結果である真のう蝕発現を、通常は新う蝕歯面数であって二区分ではないが、人為的に二区分にする必要がある。

　二区分表示は別の方法でも可能である。ハイリスクと考えられる値と観察された真の高う蝕発現それぞれの閾値を変えることで、研究対象者をそれぞれに異なる4群（真陽性、偽陽性、真陰性、偽陰性）に割り分けることになる。このように予測研究の結果が評価されたとき、閾値の水準を考慮することが、もっとも大切である。図41-aの4群への区分の精度を評価するためにはa、b、c、dからなる2×2分割表を完成することである（図41-b）。

　6種の異なる計量値は、図41-cに示したとおりである。すでに述べたように、敏感度とは集団において、ハイリスクと考えられる対象者に対する実際の観察期間中におけるう蝕発現が高い個人の比率である。特異度とは集団

において、ローリスクと考えられる対象者に対する実際の観察期間中におけるう蝕発現が低い個人の比率である。

偽陽性率と偽陰性率は、ともに分類ミスの比率を示すが、敏感度と特異度に関して、相互に対の関係ながら類似の情報を意味として含んでいる。偽陽性率は実際の観察期間のう蝕発現は低いにもかかわらず、ハイリスクと考えられた対象者の割合である。偽陰性率は実際の観察期間のう蝕発現は高いにもかかわらず、ローリスクと考えられた対象者の割合である。

陽性予測値は、ハイリスクと考えられた対象者のうち、実際のう蝕発現が高い者の割合である。陰性予測値は、ローリスクと考えられた対象者のうち、実際のう蝕発現が低い者の割合である。

これら6種のすべての計量値は、一対で評価されるべきである。例えば、敏感度は特異度が不明の場合には意味がない。この考えは、ニーズに基づいたう蝕予防プログラムを実施する前に、相対的に低いう蝕有病性と発病性を有する子供集団をスクリーニングする際、費用効果の観点から重要である。しかしながら、誤ってリスクがない、あるいはローリスク個人患者であると判定された個人と、ハイリスクであると偽陽性選別された個人患者とは、その結果において意味することは大きく異なる。

実践におけるリスク評価の正確性

完全なリスクマーカーは、敏感度100％、特異度100％であり、リスク評価において誤りがないことを意味する。したがって、偽陽性率や偽陰性率は0％であり、陽性予測率や陰性予測率は100％である。完璧で正確な方法であることは、ハイリスクと予測された対象者群は、真にハイリスクの個人だけからなり、真にローリスクの個人だけがローリスクと予測された対象者群からなることを意味する。残念ながら、そのようなマーカーはう蝕リスクの評価には実用化されていない。ある一定の誤差率を受け入れなければならない。しかしながら、誤差率の許容範囲について認められている一般原則はない。

リスクモデル研究では、う蝕リスクマーカーが個人予防を目標として本格的に検討される以前には、敏感度と特異度の合計が少なくとも160％であることが示唆されている（Kingman, 1990）。これは敏感度、特異度ともに80％であることが地域での実用上許容される範囲であるとする代替案とも一致する。もっとも、これらの考えは、敏感度が劣ることによりもたらされる結果は、特異度が劣ることによりもたらされる結果とは異なる、という事実を考慮していないが、両案はともに高う蝕リスクのマーカーを評価する初期に用いられてきた。

敏感度と特異度の組み合わせ160％とは実際には何を意味しているのであろうか。もし敏感度と特異度がともに80％であったとした場合、真に高ハイリスクを有する個人の1/5は、いつもリスク評価において正しく評価されない結果となり、その個人に必要とされる集中的なう蝕予防が受けられないことになる。同様に、本当はローリスクである個人の1/5は、いつもリスク評価において正しく評価されずにハイリスク群に区分され、意味のない、ほとんど意味のない予防法を受けることになる。このように提唱されている正確性の最小許容範囲であっても、気の重いほど高い率で分類誤差を招くことになる。

もしう蝕リスクを有する個人が、集団の半分やそれ以上の場合、ハイリスクを有する個人を特定するのに必要な努力や費用を正当化できるほどには、予期しないう蝕の発現は少なくないことを明らかに暗示している。そのような場合は、予防のための努力は全集団を目標に行うべきである。

う蝕のさらなる進行に対する個別的予防を実施すべきターゲット集団の割合は、設定によっておのずと変動するものである。多くの場合、リスクを有する集団の大きさが全体の30％を超えるようでは実用的ではない。Hausenら（1994）による論文の詳細なレビューによれば、新たにう蝕発現を起こすリスクのもっとも高いターゲット集団を全対象から30％選別するという目的条件下で、リスクマーカーの予測力を比較検討した。歯冠う蝕のリスク評価を目的としたどのマーカーとも、敏感度と特異度の組み合わせた予測力は160％に達しなかった（Kingman, 1990）。いくつかの予測因子を組み合わせ、根面う蝕のリスク評価を行っていた1つの研究だけがこの基準を超えていた（Scheinin et al, 1992）。

う蝕予測の困難さは、予期できないことではない。病

因の多要因論やう蝕発現を修飾する因子によって、もっとも精巧なリスク評価モデルでさえ、将来のう蝕発現の予測を正確に行うことには限界がある。完全なマーカーがあり、もし予測時の状況に変化がなく安定していれば、個人の将来におけるう蝕経験の予測を行うことはできる。実際に行われたすべての予測研究の地域は、多くが先進国であり、そこでの対象集団は各種の専門的予防法や処置法の恩恵をセルフケアと同様に受けている。もし受ける恩恵を選択的に応用した場合は、得られる研究の成果は弱いものになる。生活条件や口腔保健習慣は時間が経過すれば変化し、個人のう蝕リスクは、いずれの方向にも変動することになる。さらに、臨床におけるリスク予測の合理的・倫理的な意義は、う蝕予防やう蝕抑制にニーズに基づいた方法を導入することである。リスク予測とニーズに基づいた方法による最適な結果は、新しいう蝕はないという状態を作ることにある。これらの理由から、将来において、う蝕リスクが唯一のリスクマーカーだけで正確に評価されることはなさそうである。

　過去のう蝕経験（う蝕有病である-未処置歯、喪失歯、処置歯数に歯面数-そして、う蝕発病である-年間の新う蝕歯数に歯面数）は、これまでのところ少なくとも、子供や青少年においてもっとも有力な将来における、う蝕発病の唯一の予測因子である。なぜなら、う蝕病巣は個人が曝露した、すべての病因や変動リスク要因の集大成を意味するからである。

　例えば、最近の3年間の縦断研究によれば、BjarnasonとKöhler（1997）は、89%の敏感度をスウェーデンの青少年について、う窩非形成性う蝕有病と予測因子として、ベースライン時のDFSを比較することで得ている。敏感度と特異度の合計は160%以上に達した。唾液中の高ミュータンス連鎖球菌と高乳酸桿菌スコアは、それぞれ敏感度71%、特異度75%という結果であった（高う蝕リスクのカットオフ値は3年間で5以上のう蝕歯面数）。しかし、ベースライン時の初期エナメル質う蝕だけがう蝕初発と有意な関連性を示した。

　過去のう蝕経験を将来におけるう蝕発病の予測因子として用いることは、う蝕発病予測の目的は過去のう蝕経験の兆候以前にハイリスクの個人を決定すべきである、という議論を通じて批判されてきた。言い換えれば、二次予防ではなく一次予防に努力を傾注すべきである。特に、乳児や萌出中の永久歯を有する子供にとって、このことは大切である。Wendtら（1994）は、1歳から3歳までの乳幼児のう蝕発現は、すでに1歳児におけるプラーク・スコアと口腔清掃状況とに強い関連性を有していたことを確認した。

う蝕リスク患者の選別

う蝕リスク予測のための唾液中ミュータンス連鎖球菌単一試験の不完全性

　本章ですでに述べてきたように、多くの横断研究同様に、縦断研究が唾液中ミュータンス連鎖球菌とう蝕有病ならびに発病とは有意の関係にあることを示している（レビューについては、Bratthall, 1991；Bratthall and Ericsson, 1994；Beighto et al, 1989. を参照）。歯面単位ではミュータンス連鎖球菌のコロニー形成とう蝕発病との間により明らかな関連が認められている（Axelsson et al, 1987b；Kristoffersson et al, 1985）。

　初期の唾液中ミュータンス連鎖球菌研究のほとんどは、相対的に高いう蝕有病状態にある子供を対象に実施された（スウェーデンでは1970年代）。当時は、100万CFUs以上のミュータンス連鎖球菌/唾液1 mLが、う蝕リスクの良い予測因子であることが示された（Klock and Krasse, 1977；Zickert et al, 1982）。しかしながら、それ以来、スウェーデンや多くの先進国におけるう蝕有病状況は明らかに減少した。唯一の病因因子である唾液中のミュータンス連鎖球菌数とう蝕有病や発病との間の関連性は、その集団においては弱くなる傾向にある。なぜならば、う蝕は多因子性疾患だからである。

　スウェーデンの子供（5歳から7歳と12歳から14歳）を対象とした最近の2年間の縦断研究によれば、Sullivanら（1989）は、唾液中のミュータンス連鎖球菌数と乳酸桿菌数の両方とう蝕発病との間の関連性は、個人レベルでは、特に混乱のもとになっている口腔清掃状態のような因子を修正した後は弱いことを報告した。他の研究では、Sullivanら（1996）は、ミュータンス連鎖球菌と乳酸桿菌は唾液中であるか、プラーク中にかかわらず、14歳から15歳児のう蝕予測には、十分有力な道具とはならない

ことを確認した。またKingmanら(1988a)は、アメリカの学童10歳と15歳の唾液中ミュータンス連鎖球菌と乳酸桿菌によるう蝕発現の予測値は、低いものであった(それぞれ、31%と39%であった)。唾液中のミュータンス連鎖球菌の中等度から低い程度の予測値は、ミュータンス連鎖球菌種の毒性の違いだけでなく、個人のS. mutansとS. sobrinusのクローンの違いによって一部は説明される(Bowden, 1997)。根面う蝕においても、ミュータンス連鎖球菌と乳酸桿菌の役割の重要性が疑問視されている(Schüpbach et al, 1995；う蝕リスクを予測するための重要な特異性菌についての最近のレビューについては、Bowden, 1997；Bowden and Edwardsson, 1994；Bratthall and Ericsson, 1994；Hausen et al, 1994；Hausen, 1997.を参照)。

　スウェーデンの学童を対象とした最近の横断研究によれば、唾液中のミュータンス連鎖球菌とう蝕発現間の関係の境界値は、ミュータンス連鎖球菌のCFUs/mL100万以上であるよりも、ミュータンス連鎖球菌の陰性・陽性であるとする結果を繰り返し認めている(図23参照)(Kristoffersson et al, 1986)。しかしながら、ジレンマは多くの集団においてわずか10%から30%の個人がミュータンス連鎖球菌は陰性であるという事実である(若年者で高く、高齢者で低い)。問題は5%から25%の割合でいるう蝕リスクが高い、非常に高い個人を、ミュータンス連鎖球菌の陽性集団70%から90%のなかから、いかに選び出すかということである。

う蝕リスク予測のため唾液中のミュータンス連鎖球菌試験とPFRIを組み合わせ法の合理性

　プラークに接する歯肉に発症した炎症のように、プラーク直下のエナメル質表面に発症するう蝕病巣は、次に述べるかなり複雑な相互作用の全体を反映した結果と見なすべきである。相互作用の内容は、細菌の害作用の有無、拮抗や共同関係にある細菌種、細菌の代謝産物にかかわる修飾因子である外因(発酵性炭水化物など)と、内因(唾液や他の宿主要因)との相互反応が関与している。これらについては、第2章、第3章で詳しく述べる。言い換えれば、エナメル質う蝕病巣は、酸産生菌や耐酸性菌を高い割合で有している厚いプラークが、長く付着している特定の歯面上に発現する。生成された酸が直下の歯面を脱灰することからう蝕は発現する。

　本章の冒頭で述べたように、清潔な歯面に一定時間の間に形成されるプラークの量は、病因間の、多くの内的・外的リスク指標やリスク因子と防護因子の間の相互作用での全体を反映した結果を示している。この所見は、Axelsson(1984, 1989, 1991)によるプラーク形成速度指数(PFRI)の開発にとって根拠となった。PMTC後24時間に蓄積するプラーク量に基づく指数は、本章の冒頭の部分に詳細に記載されている。

　初期の30ヵ月に及ぶ縦断研究は、隣接面う蝕病巣の発現とミュータンス連鎖球菌のコロニー形成とは大変強い関連性を示した(Axelsson et al, 1987)。他の研究では、唾液中のミュータンス連鎖球菌数は、ミュータンス連鎖球菌がコロニー形成した歯面数と関連のあることを示した(Lindquist et al, 1989；レビューについては、Bowden, 1997；Bowden and Edwardsson, 1994；Bratthall and Ericsson, 1994.を参照)。したがって、ミュータンス連鎖球菌が陽性でPFRIスコアが(それぞれ、4、5と)高い、あるいは非常に高い個人は、ミュータンス連鎖球菌が陰性の個人、あるいはミュータンス連鎖球菌が陽性でPFRIスコアが(それぞれ、1、2と)、非常に少ない、あるいは少ない個人よりも、う蝕感受性であるはずだ、と考えるのは理にかなっている。なぜなら、もっともう蝕病原性である細菌(ミュータンス連鎖球菌)の総数は、もしプラークにおけるミュータンス連鎖球菌の存在割合が同じ場合、PFRIスコアが4ないし5の個人は、PFRIスコアが1ないし2の個人よりは歯面で有意に高いはずである。

予測研究

　1984年に大規模な横断研究と縦断研究を組み合わせた研究が、次のような複数の目的のために開始された。

1. 大数例の学童におけるPFRIスコアの分布や上下顎の個々の歯面上でのプラーク形成の分布特性を決定する。
2. 唾液中S. mutans数、カリオスタット試験、PFRIスコアの相互が単独で、あるいは組み合わせることが、平滑面う蝕の有病状況と関連があるかどうかを決定する。

3．ミュータンス連鎖球菌数とPFRIスコアを組み合わせることが、これら単独の変数よりも、う蝕有病状況と密接な関連があるかどうかを決定する。
4．ミュータンス連鎖球菌数とPFRIスコアとは、どのような関連があるかを決定する。
5．個々の要因が、PFRIスコアにどのような影響があるのかを決定する（これに関係するデータは本書を執筆時の現在、利用できる状態でなく本書に含まれていない）。
6．唾液中 S. mutans 数とPFRIスコアの組み合わせが、う蝕発現を予測できるか否かを決定する。

スウェーデンのKarlstadにおいて、総数716名の14歳児が本研究に新規参加した。個々人は2回、正確には24時間後に2回目の口腔診査を受けた。最初の口腔診査時には、次の内容が実施された（対象と方法の詳細については、Axelsson, 1989, 1991. を参照）。

1．唾液分泌速度の計測。
2．圧舌子法による唾液中の S. mutans 試験の実施：KöhlerとBratthall（1979）によって記載されている方法。
3．カリオスタット試験の実施（隣接面プラークが試料）：pHの違いを示す試験管の色調と比色することで試料の酸産生能を評価。
4．GI：歯肉炎の評価。
5．PI：プラーク染色による評価（O'Leary et al, 1972）。
6．PMTC：専門家による機械的歯面清掃の実施：被験者には次の日の診査予定時まで口腔清掃を行わないよう指示。
7．次の診査基準に基づくすべての平滑面う蝕の診査：健全面、エナメル質う蝕、象牙質う蝕処置面：これらは被験者の平均・未処置歯面、あるいは処置歯面として記録された。

24時間後の2日目、口腔診査はプラーク染色による評価から始まる。付着プラークの有無が個々の歯の近心頬側、頬側、遠心頬側、近心舌側、舌側、遠心舌側の各面について記録された。付着プラークを有する歯面の割合は、次の式で計算された。

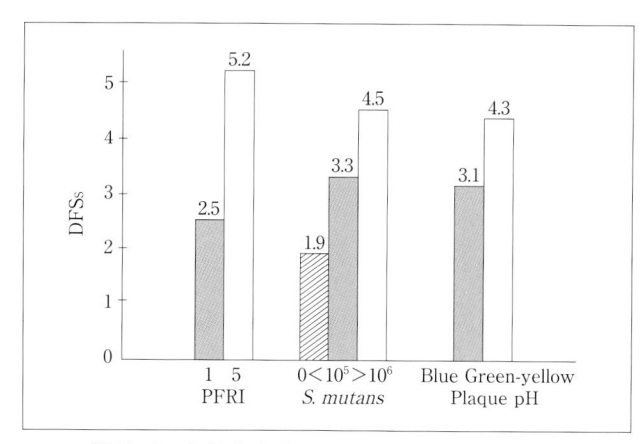

図42　隣接面のう蝕有病状況とPFRIスコア、S. mutans 数、プラークpHとの関連（Axelsson, 1989.）

$$\frac{\text{プラークを有する全歯面数} \times 100}{\text{歯数} \times 6}$$

次に個々の被験者のPFRIが、前述した評価法で記録された。口腔診査時に24時間の食事内容が、食事要因の影響を引き続き評価するために徹底して記録された。PFRIに関係する可能性がある多くの他の指標や要因についても、歯肉炎、唾液中のグルコース転移酵素のレベル、安静唾液中の凝集素のレベル、口腔清掃、食事、フッ化物の利用習慣を含めて評価された。

14歳児、716名のうち、667名がPFRIの検討に参加した。図12は、集団におけるPFRIスコアの度数分布を示している。図17は、各歯面におけるプラークの分布を示ている。

654名の子供（男児333名、女児321名）が、すべての検査を完全に終了した。本来の研究対象者716名のうち、62名は、主に不完全な検査、抗生剤の使用、矯正バンド、参加拒否、病気の理由により統計評価からは除外された。

予測研究の結果

う蝕診査結果は被験者の70％には象牙質う蝕、あるいは平滑面に処置の認められない状態であった。全う蝕病巣数のうち、これらの面の80％以上がエナメル質う蝕であった。図42は、両極端のグループ中、一人当たり平均の隣接面う蝕病巣数とPFRIスコア、唾液中の S. mutans 数、カリオスタット試験の結果を示している。

表1 一人当たり平均のう蝕有病状況、未処置歯面数あるいは処置歯面数と唾液中のStreptococcus mutans (SM)値やプラーク形成速度指数 (PFRI)

SMレベル*	PFRIスコア				
	1	2	3	4＋5	
0 (n)	2.6 (17)	2.4 (70)	2.4 (30)	1.8 (16)	リスクなし
1 (n)	3.1 (48)	3.6 (119)	6.5 (63)	6.5 (36)	リスク
2 (n)	3.2 (11)	4.2 (42)	6.7 (20)	7.2 (10)	ハイリスク
3 (n)	6.1 (9)	4.3 (33)	6.5 (34)	8.6 (12)	
	ローリスク		リスク		

*0＝唾液中のSMが0.0CFUs、 1＝同50万CFUs以下
2＝同50万から90万CFUs、 3＝同100万CFUs以上
n＝被験者数.

表2 Streptococcus mutans (SM)値とプラーク形成速度指数 (PFRI)とそれぞれの対象者数

SMレベル*	PFRIスコア			
	1	2	3	4＋5
0	18	78	33	18
1	52	139	72	39
2	13	49	26	11
3	9	40	40	17

*0＝唾液中のSMが0.0CFUs、 1＝同50万CFUs以下
2＝同50万から90万CFUs、 3＝同100万CFUs以上
X^2＝16.1, 0.8＝9, 0.05＜P＜0.10.

PFRIスコア5であるグループは、PFRIスコア1よりも平均で2倍多くのう蝕、あるいは修復歯面を有していた。唾液中のS. mutans数が10万CFUs/mLより少ないグループと100万CFUs/mLより多いグループとの間の差は、それほど際だっているわけではなく、カリオスタット試験の青（低い酸産生）と黄緑（高い酸産生）間の差と同程度であった。

その他のPFRIスコアとう蝕有病状況（平均DFS）との関連性の分析によれば、う蝕リスクの閾値はPFRIスコア2と3の間であることを示唆していた（図13参照）、このことは、5年以上に及ぶ縦断研究によっても確認されて

表3 敏感度、特異度と診断力

	う蝕有病状況		
リスクグループ	＞10DFS	0 DFS	合計
高う蝕リスク	70	34	104
低う蝕リスク	6	53	59
合計	76	87	163

表4 予測リスクごとの5年間平均での隣接面の新象牙質う蝕

予測	象牙質う蝕	全う蝕
リスクなし(SM＝0)	1.0DS	2.0DS
リスクあり(SM＞0, PFRI＝3～5)	5.0DS	7.4DS

SM＝Streptococcus mutans, PFRI＝プラーク形成速度指数
指数：DS＝未処置歯面数.

いる（Axelsson,1989,1991）。S. mutansの閾値は、0と10万CFUs/mLの間であった。カリオスタット試験は、予測診断において、S. mutans数をしのぐ好結果をもたらすものではなかった。

表1には、一人当たり平均のう蝕有病状況を、それぞれに異なる唾液中のミュータンス連鎖球菌の値やPFRIスコアとの関係でまとめている。唾液中のミュータンス連鎖球の値が0の被験者は、PFRIスコアにかかわらず、う蝕有病状況は平均値では約20％少ない状況である。一方、唾液中のミュータンス連鎖球菌陽性の個人における80％のうち、PFRIスコア3以上の被験者は、ほかよりも著しく高いう蝕有病状況を示した。唾液中のS. mutans数は、この研究では意義の薄い結果を示した。

これらの結果は、唾液中のS. mutans数とPFRIスコアとの関連性の低さによっても確認された（表2）。

分割表中の値、DFSの平均値は3.5であることから、0.0 DFSは、う蝕リスクが低い真に陰性、DFS10.0以上は、う蝕リスクが高い真に陽性として選ばれている。表2の結果はS. mutans数とPFRIスコアは独立であること、値は相互に関連性がないことを意味する。関連例数は0.16（上限0.87）と低かった。

表3のデータからS. mutans数とPFRIスコアを組み合わせた場合、敏感度、特異度、診断力はそれぞれ、92.1％、60.9％、67.3％と算出される。ローリスク群、ハイリスク群にとってはそれぞれ単独の指標（PFRIスコア、カリオスタット、S. mutans数＞0やS. mutans数＞

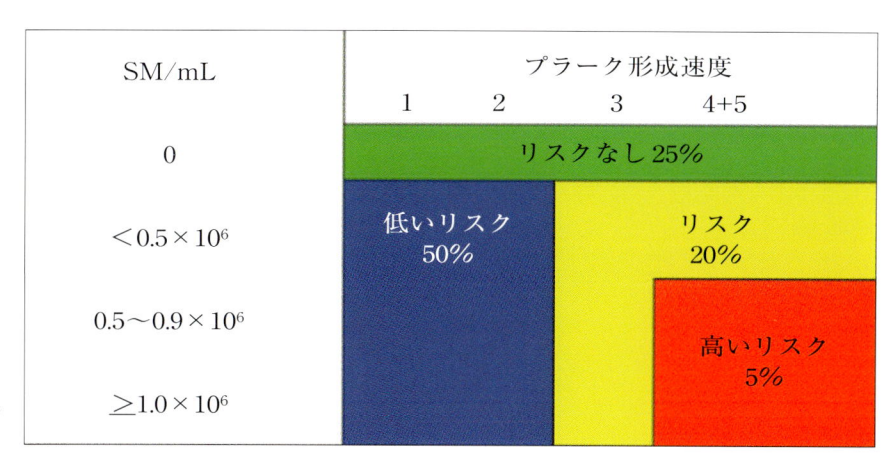

図43 S. mutansとPFRIに基づくう蝕リスク予測のための4段階尺度（Axelsson, 1991.）。

10^6 CFUs/mL）よりも良い結果であった。

子供たちは5年後、再診査された。表4は、リスクなしと予測された（S. mutans検出陰性）群とリスクありと予測された（PFRIスコア3〜5で、S. mutans検出陽性）群の隣接面の平均う蝕発病を示している。リスクあり群における5年間の一人当たり平均の隣接面での新象牙質う蝕は、予防プログラムが継続しているにもかかわらず、リスクなし群よりも5倍多い状況である。予防プログラムがなかったら、いかに大きな差となっていたであろうか、という疑問に対する回答はないままである。

被験者の14歳児は適切な方法で、この研究のために選抜された集団である。この年齢では特に隣接面の平滑面う蝕は2年以内に発現していたと思われる。すなわちこれらの面におけるう蝕有病状況は、この期間以上に及ぶ観察では、う蝕発病にほぼ一致することになる。そして、被験者はう蝕になるリスクをかかえた健全隣接面という、真に健全でない歯面をいまだ有していることになる。大臼歯咬合面は、この面に対する修復の適応条件に著しい変動があるという理由により恣意的に調査対象から除外された。

予測研究に由来する推奨

う蝕予防のためにS. mutans陽性で、PFRIスコア3以上の被験者は、他の14歳の被験者よりも、頻繁に口腔清掃を行うよう奨励されるべきである。これらの被験者は、他の被験者と同じように1日に2回は歯磨きをしていることだろう。すなわち、朝晩にフッ化物配合歯磨剤を有効に使いながら歯磨きをしていることだろう。う蝕のリスクが明らかに高い被験者には、食事直前の口腔清掃と毎食後のデザートとしてのフッ化物含有チューインガムの使用が推奨される。12時間までの舌側プラークは、10％ショ糖溶液での洗口後であっても決定的な低pHにはならない。しかしながら、隣接面の3日目のプラークは危険なpH低下をもたらす可能性がある。もし歯面が洗口前に清掃されれば、ショ糖溶液で洗口することは隣接面において危険なpH低下をもたらす原因とはならない（Imfeld, 1978）。Wrightら（1979）の口腔内を分割した研究法の結果において、1日1回の隣接面清掃は、隣接面でのう蝕の50％以上の減少をもたらした。

う蝕予防を目的とした人為的な口蓋面の清掃は不必要である。同部位における極低プラーク形成状況は、舌背のザラザラ面が常時摩擦している結果であろう。患者の口腔清掃についてニーズに基づく研究によれば、下顎大臼歯や小臼歯は舌側隣接面、対応する上顎では頬側隣接面に特段の努力を集中する必要性が明確に示されてきた。ニーズに基づく患者の口腔清掃指導のために、次の日に来院することは、経験的にも理想的な機会である。

唾液中のS. mutans数が100万CFUs/mL以上は、う蝕評価においては伝統的に決定的な値であるとみなされてきた。先の結果はこの考えを支持してはいない。唾液中のS. mutansの決定的な限度値はむしろ0 CFUs/mLである。同様な結果は、Karlstadでの同一年齢の学童の研究でも認められている（Kristoffersson et al, 1986）。しかしながら、同じ集団で隣接面を評価単位として分析すると、各種のS. mutans数とう蝕リスクとの間に明確な関連性が認められるようになる（Axelsson et al, 1987b）。

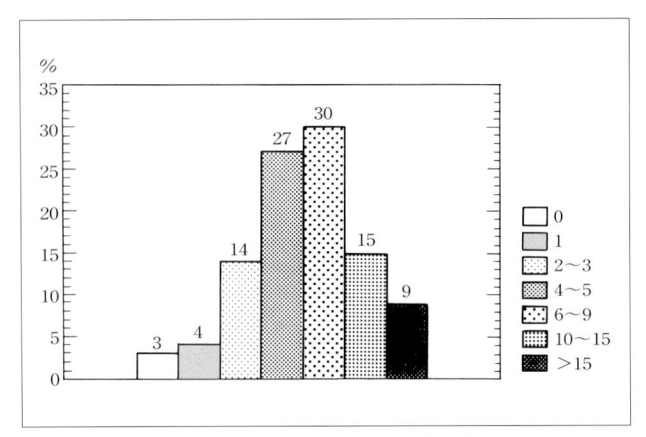

図44 ポーランドの12歳児における児童のう蝕有病。DFSsの度数分布（Axelsson et al, 2000a.）。

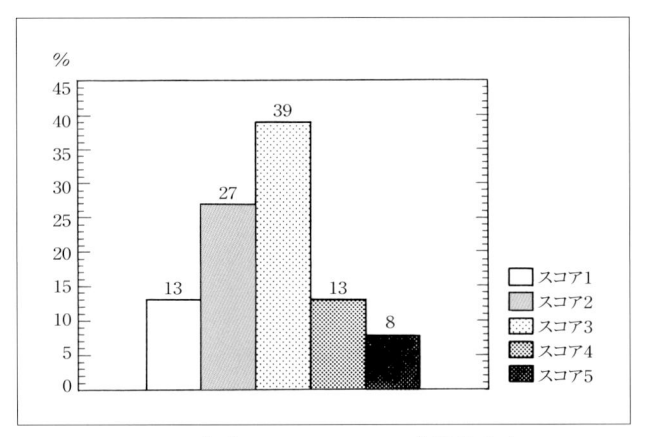

図45 ポーランド児童のPFRIスコアの度数分布（Axelsson et al, 2000a.）。

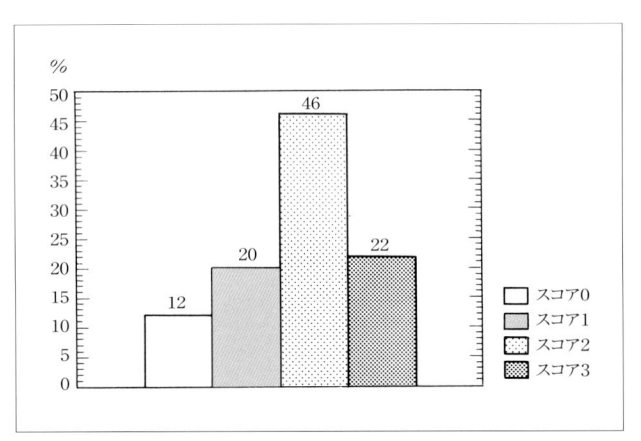

図46 唾液中Strip-SM値の度数分布（Axelsson et al, 2000a.）

表1は、個人についてリスクあり、なしの判断に使えるガイドラインである。唾液中のS. mutans試験は、S. mutans陰性の被験者（約25%）をリスクなしと選抜する。残り75%のうち（S. mutans陽性の被験者で）、PFRIスコア3以上の被験者は、リスクありとされる（約20%）。このうち、極端にリスクの高い被験者は、PFRIスコア4あるいは5で、S. mutans値が2あるいは3である（約5%）。このようなガイドラインは図43に図解してある。

一般的に言って、もしスクリーニングの目的がリスクの高い個人に予防処置を徹底するためならば、感度が高く、予測値の高いスクリーニング法は、個々の患者にも地域歯科保健計画のためにも望ましい。偽陰性診断は、リスクのある被験者が受けることになる追加の予防法を実施しないことになる。多くの偽陽性診断の発現は、地域歯科資源に対し不必要な需要をもたらす。本研究において、カリオスタットと唾液中の高S. mutans数は予測因子としては、唾液中のS. mutans陽性状況や高PFRIスコア（3～5）よりも信頼度がない状況である。

いくつかの個々のリスク要因がPFRIに与える影響の評価に関しては現在、進行中である。3ないしは4つの主要因が明らかにされるものと期待されている。PFRIスコア3以上の患者を特色づけるこれらの要因を同定することは、個人予防プログラムを立案することを実行可能にするはずである。そこでの予防法は、これらの要因の影響を特に最少化するために実施されることになる。

PFRIスコア1あるいは2の個人は、5年以上にわたって結果が安定していた。一方、PFRIスコア3～5の個人の結果は、経時的に変化した。このような事実は、PFRIスコア4あるいは5である個人のプラーク形成速度は、減少することを示唆している。そのような個人は、急激なプラーク形成に及ぼす要因を見いだすために徹底的に調査され、その後、ニーズに基づく予防方法が導入されることになる。

う蝕高発病性の予測研究

この研究はポーランドの子供対象に、3年間の縦断研究として追跡調査した（Axelsson et al, 2000a）。Warsawの選抜された12歳児は、無作為に実験群、対照群に割り付けられた。開始時にう蝕有病状況（DFSs）、唾液中S. mutans数（Strip-SM）、PFRI、PI（O'Leary, 1967）などが診査・記録された。図44から図46は対象者の初診時におけるDFSs、PFRIスコア、Strip-SM値それぞれの度数分布を示している。

開始時の診査結果に基づいた評価基準によって対象者をローリスク、リスク、ハイリスク群に区分けした。

1. ローリスク群：*Streptococcus mutans*陽性で、PFRIスコア1あるいは2の被験者（実験群＝46、対照群＝47）。
2. リスク群：*Streptococcus mutans*陽性で、PFRIスコア3の被験者（実験群＝30、対照群＝32）。
3. ハイリスク群：*Streptococcus mutans*陽性で、PFRIスコア4あるいは5の被験者（実験群＝14、対照群＝13）。

3年間の研究期間中、実験群の子供は、ニーズに基づいた間隔で、単純化したPMTC（専門家による機械的歯面清掃）を中心としたう蝕予防プログラムに参加した。倫理的理由により、対照群の子供は、通常の簡単な口腔清掃指導とフッ化物の局所応用を中心とした学校歯科保健プログラムに参加した。

3年後、ローリスク群の子供は、リスク群の子供よりも、3年間の一人当たり平均の新DFSsは、明らかに少ない状況にあり、またリスク群の子供は、ハイリスク群の子供よりも新DFSsは、明らかに少ない状況であった。しかしながら、全実験群の子供は対照群の子供よりも新DFSsは、明らかに少ない状況であった（図47）。本研究は大変に高いう蝕発現を有する集団においても、将来のう蝕発現については、唾液中の*S. mutans*数とPFRIを組み合わせることで予測できることを示している（Axelsson et al, 2000a）。

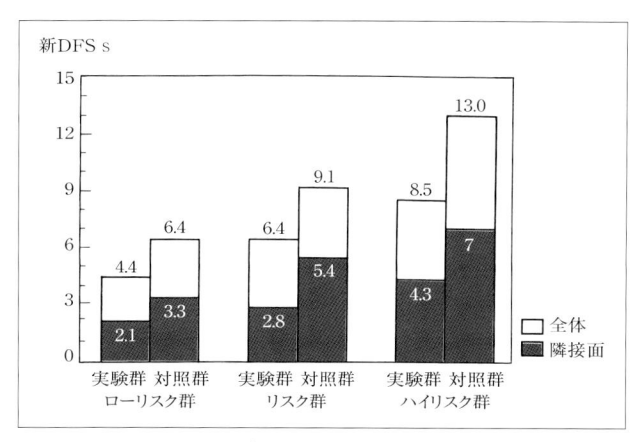

図47 ポーランドの学童におけるニーズに基づくう蝕予防プログラムの効果。3年後の結果（Axelsson et al, 2000a.）

結論

う蝕病因論

成熟した細菌プラークの直下で歯面に形成される臨床的う蝕病巣は、害作用のない細菌とある細菌、拮抗細菌種と相互依存細菌種間の、それらの代謝産物と唾液やその他の宿主要因との相互関係という、特別に複雑な相互作用の最終的な結果を示している。言い換えると、う蝕は多因子性疾患であるだけでなく、複雑な病因が関係し合っていることを示している。単一のう蝕病原性細菌と、う蝕有病状況の高い集団よりは、低いう蝕有病状況にある集団における将来のう蝕発現との明らかな関連性を実証するのはますます難しくなっている。

う蝕病因論に関して、3種類の異なる仮説が提唱されている。非特異的プラーク仮説、生態学的プラーク仮説、そして特異的プラーク仮説である。しかしながら、真の病因はこれらではなく、3つの仮説のプロセスを複雑に組み合せわたものである。う蝕病原性細菌の判断基準は、酸産生性であること、すなわち炭水化物の発酵、代謝産物として有機酸が生成されること。加えて、菌は耐酸性であること。プラーク中やう蝕病巣部位での酸性環境（低pH）でも活性を有すること。歯根セメント質や象牙質の有機質を崩壊し、歯根う蝕や象牙質う蝕の発現に関与する細菌が産生する酵素も基準に含まれるであろう。

非特異的プラーク仮説の基本的原則は、歯の表面に厚いプラークが存在することである。もし成熟したプラークが長期間残ったとしたら、このプラーク中に産生されたすべての量の酸がう蝕病巣の形成を開始する。したがって、非常に速いプラーク形成者（PFRIスコア4あるいは5）には、少ない、あるいは非常に少ないプラーク形成者（PFRIスコア1と2）よりも、もし口腔衛生の程度や口腔細菌叢の構成が両者で同程度であるならば、多くのう蝕病巣が期待されることになる。

加えて、う蝕病巣は、歯面清掃と次の歯面清掃の間（下顎大臼歯の近・遠心舌面と上顎大臼歯の近・遠心頬面）、また歯ブラシ使用の場合には、歯ブラシの届きにくいところ（大臼歯・小臼歯の隣接面）、というようにプラーク

のほとんどが再蓄積する特定の歯面に発現する傾向がある。

このことは、異なる集団におけるう蝕の有病状況についての研究でも確認された。

ニーズに関連した口腔衛生の実践の主な目標は、頻度だけでなくPFRIスコアとPFRIのパターンに基づくべきである。なぜならば、清潔な歯面上に一定期間で形成されるプラークの量は、病因因子、内的・外的リスク因子と防護因子間の相互作用の最終的結果を反映している。将来の研究は、個人において急速なプラーク形成の原因となっている主な因子を特定する方法に向かうべきである。可能ならば、これらの因子は縮小あるいは除去されるべきである。

生態学的プラーク仮説は、鍵となる環境要因（あるいは複数の要因）の変化は既存プラークのバランスの変化をもたらし、変化を起こしたその部位が病気になりやすくなる、という原則に基づいている。例えば、プラークが厚くなればなるほど、酸産生細菌によって炭水化物の発酵作用で産生した有機酸を、唾液が希釈したり緩衝したりする作用は影響を及ぼしにくくなる。易発酵性の炭水化物（例えば、ショ糖）が追加され続け、プラークが長く残り、成熟し続ければ、結果としてpHは減少し続ける。プラーク中の低下したpH（5未満）は、プラーク細菌、う蝕病原性細菌であるミュータンス連鎖球菌や乳酸桿菌のような酸産生性菌と耐酸性菌の組み合わせや菌の数の増加による組成変化を促進することになる。

この仮説によれば、う蝕予防戦略は、頻繁なプラークの除去によって、すべての歯面上（局所環境）のpHを高く維持することにある。したがって、成熟プラークを厚くせず、唾液分泌を刺激する食事を通じて"砂糖クリアランス時間"を短くさせ、特に唾液分泌量が減少した患者には、毎食直後にデザートとしてフッ化物含有チューインガムを使用することが予防戦略となる。将来の研究は高pH（6以上）に保つという、デンタル・プラークの恒常性を達成するために効率的な方法を目標に行わなければならない。

いわゆる特異的プラーク仮説は十分な支持を得ている。プラーク細菌叢のある特異的な菌種がう蝕の主な病因であるとされている。これらの菌のうち、もっとも重要な菌はミュータンス連鎖球菌のいくつかである。この菌種は7種からなり、このうちの2種類、*S. mutans*と*S. sobrinus*は、ヒトう蝕にもっとも密接な関連性を有している。縦断研究において、特に歯面レベルにおいては、*S. mutans*と新う蝕病巣の発現との間で大変に強い関連性が平滑面で示されている。しかしながら、低う蝕有病性の集団においては、各種の唾液中の*S. mutans*数レベルとう蝕発病との関連性は重要でないように思われる。閾値は*S. mutans*陰性、あるいは*S. mutans*陽性であろうと思われる。

う蝕の病因と密接な関連性を有する第二の属は*Lactobacillus*である。*Lactobacillus*は多くの場合、口腔における主な定住場所である歯冠部ならびに歯根部両方のう蝕象牙質から分離される。*Streptococcus*に比較して、*Lactobacillus*はあまり研究されていない。

Actinomyces odontologica、*Actinomyces naeslundii*やミュータンス連鎖球菌群で他の菌種についてもう蝕病因と関連があると考えられている。ただし、*S. mutans*、*S. sobrinus*や*Lactobacillus*よりはう蝕病原性は低いと考えられている。

DNAプローブや、いわゆるフィンガープリンティング法を含めた将来の研究は、(1) *S. mutans*はどのように個々人の間を伝播するか、(2) 口腔細菌はいかに安定しているか、(3) 個人が有している*S. mutans*タイプがどのくらい多いか、(4) 特定のクローン*S. mutans*は毒性（う蝕原性）が高いかどうか、(5) う蝕活動性の高い個人は特定のタイプの*S. mutans*が多いかどうか、といった評価のための道具になると思われる。

う蝕の予測と予防

集団における対象者の年齢が若く、う蝕有病状況が低いほど、カリエスフリーの者の割合が増える。このような集団においては、二次予防よりは"ハイリスクに対する戦略"と一次予防に集中する必要がある。

ハイリスクに対する戦略とともに一次予防を実践する場合、う蝕予測に用いる病因因子は可能な限り敏感度が高くなければならない。すなわち、費用効果に見合うように真にハイリスクの個人の割合を適正化できなければ

ならない。なぜならば、う蝕は病因が複雑にからんだ多因子性疾患であり、世界の多くの子供が置かれた状態、すなわちう蝕有病状況が低い子供のう蝕リスクを予測するためには、可能なかぎり多くの病因を組み合わせる必要がある。

このようなアプローチにおいて、プラーク形成速度の早い被験者（PFRIスコア4あるいは5）で、*S. mutans*のようなう蝕病原性細菌を高い割合で有する者は、非常に少ない、あるいは少ないプラーク形成速度（PFRIスコア1あるいは2）でプラーク中の*S. mutans*が、わずか、あるいはない被験者よりも明らかに多い新う蝕歯面を発現することになる。

唾液中の*S. mutans*数と*S. mutans*のコロニー形成が認められた歯面数との間には、関連が認められている。したがって、唾液中の*S. mutans*数とプラーク形成速度指数（PFRIスコア1～5）を組み合わせることが、次の基準でう蝕予測するためには推奨される。

1．無リスク群：*Streptococcus mutans*陰性の被験者。
2．ローリスク群：*Streptococcus mutans*陽性で、PFRIスコア1あるいは2の被験者。
3．リスク群：*Streptococcus mutans*陽性で、PFRIスコア3の被験者。
4．ハイリスク群：*Streptococcus mutans*陽性で、PFRIスコア4あるいは5の被験者。

第2章

う蝕に対する外因性修飾因子

　う蝕が多因子性疾患であることを認識するのは重要である。図48は、う蝕に関与するそれぞれの因子が相互依存していることを示している。う蝕の病因、予防、抑制因子以外にも、多くの因子がう蝕の有病率、発病、進行状況に影響を及ぼしている。これらの因子は外因性（環境）因子と内因性（内在性）因子（第3章参照）に分けられる。

　横断研究によって、ある特定疾患の有病を有意に増加することが明らかになった因子をリスク指標と呼ぶ。また、コントロールされた前向き研究から明らかになった、ある特定疾患の発病と有意に関与する因子をリスクファクター、進行と有意に関与する因子を予後のリスクファクターと呼ぶ。ある特定疾患の発病や進行に関与するリスクファクターと予後のリスクファクターは、通常オッズ比として示される。

　う蝕に対する外因性修飾因子であるリスク指標、リスクファクター、予後のリスクファクターとしては、発酵性の炭水化物の摂取、社会経済的な貧困、全身疾患、唾液腺機能に影響を与える薬物投与、定期的な歯科健診受診の欠如などがある。

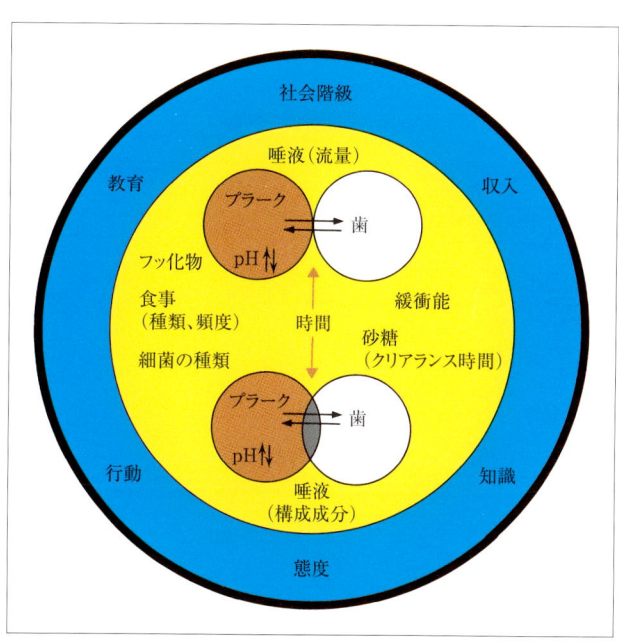

図48　う蝕における病因因子（プラーク）、直接影響因子（内側の黄色）、間接影響因子（外側の青色）の関係（Fejerskov and Manji, 1990. を改変）。

食事因子の役割

発酵性炭水化物の役割（砂糖とデンプン）

　口腔清掃習慣が不十分で、歯磨剤による局所的なフッ

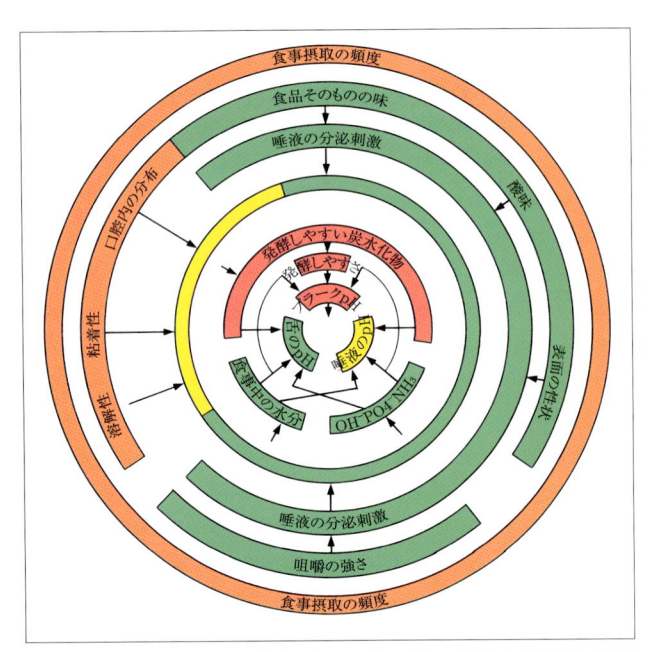

図49 食後、エナメル質表面における酸の侵襲に影響を及ぼす因子とその相互作用（Imfeld, 1983. を改変）。

Box2 発酵性炭水化物

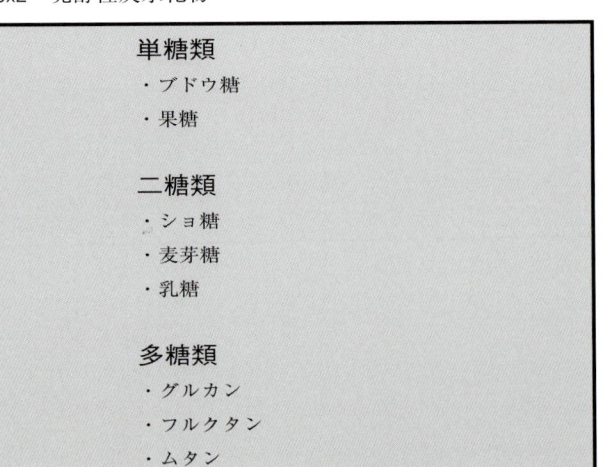

単糖類
・ブドウ糖
・果糖

二糖類
・ショ糖
・麦芽糖
・乳糖

多糖類
・グルカン
・フルクタン
・ムタン
・デンプン（ブドウ糖の多重合体）

化物の曝露が日常行われていない集団においては、発酵性炭水化物の摂取（頻繁な糖の摂取）は、う蝕を発生させる強いリスクファクターと予後のリスクファクターになる。しかし、口腔清掃習慣が良好で、フッ化物配合歯磨剤を毎日使用している集団においては、砂糖は非常に弱いリスクファクターと予後のリスクファクターでしかない。その理由は清潔な歯面は、う蝕になりにくく、フッ化物はう蝕に対する予防因子であるからである。ショ糖のような発酵性炭水化物が、プラークに覆われた歯面で、エナメル質う蝕を発生させる生化学的役割を図2に示す（第1章参照）。

食後、エナメル質表面における酸の侵襲に影響を及ぼす重要な因子とその相互作用を図49に示す。食事の結果が1回1回積み重なることで、すなわち食事の頻度が最終的な結果を引き起こす。消化中あるいは消化後には、唾液腺の働きにより食品の味、酸味、性状、咀嚼の強さによって一定量の唾液が分泌される。この唾液量とともに、唾液の流動性や粘稠性などの性状、個々の食品や宿主の特性に基づく口腔内の分布によって、その食品のクリアランスが決定される。

このように食物の摂取後、口腔内には発酵性炭水化物、酸、緩衝物質が存在し、その量が舌表面、プラーク、唾液のpHに一定時間影響を及ぼす。歯の表面のプラークの厚みや浸透性による影響を受ける、これら3つの要因の相互作用によって、pHの低下や酸による侵襲の持続時間が決定される。したがって、歯に潜在的な危険性をもたらすプラークによる酸の産生を調べるには、プラークの下におけるエナメル質表面のpHを測定しなければならない。

プラーク中のpHの測定方法は本章の後半で述べる。

発酵性炭水化物の種類

Box2に、発酵性炭水化物を構造の単純なものから順に並べて示す。これらすべての炭水化物は、プラーク中の細菌によって分解され酸を産生する。さらに、糖類は歯の表面におけるプラークの質と量、すなわちう蝕誘発能にも影響を及ぼす。

さまざまな理由から、ショ糖はう蝕発生における主犯と考えられている。サトウキビやテンサイから精製されたショ糖はもっとも一般的に摂取される糖であり、う蝕発生において重要な役割を演じている。キャンディー、ケーキ、デザート、ジャム、ドライフルーツ、清涼飲料水のような甘味製品以外にも、朝食用のシリアル類、乳製品、肉・魚加工品、サラダドレッシング、ケチャップなどの日常摂取する他の食品にもショ糖が添加されている。また、果物にもショ糖は含まれている。

第2章　う蝕に対する外因性修飾因子

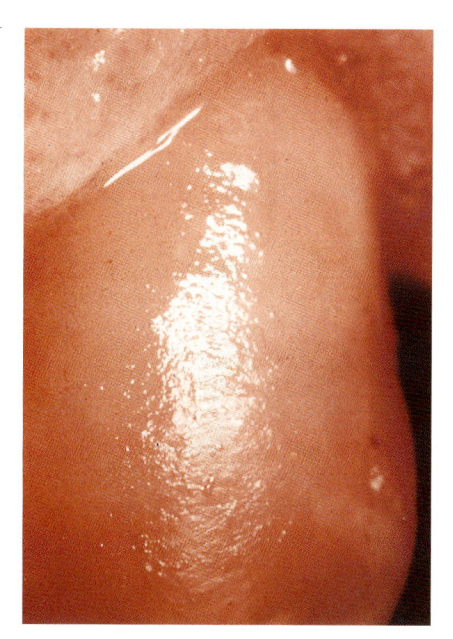

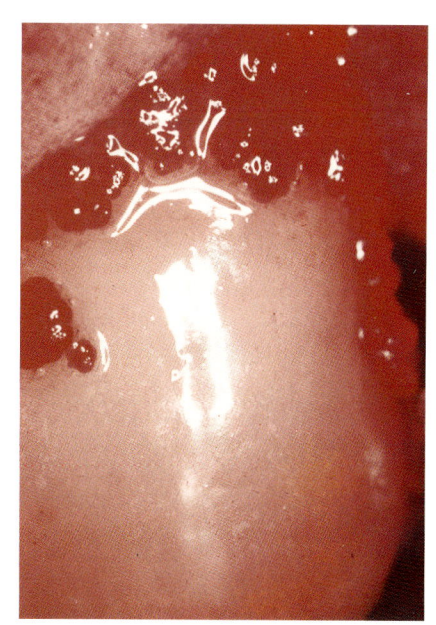

図50-a、b　同一の歯に蓄積したプラーク。aは砂糖なしの食事を1週間摂取後のプラーク。bは多量の砂糖入りの食事を1週間頻回摂取したときのプラーク（Egelberg, 1965. 許可により転載）。

　食品中の糖類はプラーク中に急速に拡散し、細菌の働きによって乳酸などの酸を産生し、菌体内多糖として貯留される。またpHの低下を持続させ、酸産生菌や酸耐生菌のもっとも適した発育環境を整える（第1章参照）。糖類のなかでもショ糖は特に、菌体外多糖（フラクタン、グルカン）や不溶性多糖（ムタン）を産生する基質となる点が特徴である。このようにショ糖は口腔内細菌のコロニー化を助長しプラークの粘稠性を高め、歯に多量のプラークを付着させる。

　図50-a、bは、同一歯における、砂糖なしの食事と多量の砂糖入りの食事をそれぞれ1週間ずつ摂取したときのプラークの付着状況を示す。砂糖なしの食事では、厚いペリクル（獲得被膜）と均一で、比較的薄いプラークが付着していた。一方、高頻度の砂糖を摂取した場合には、菌体外多糖の割合が高い、厚みのある粘稠なプラークが発育していた。このようにプラークの性質に影響を及ぼす作用があるため、ショ糖は他の糖類よりも、う蝕誘発性が高いと考えられている。

　ショ糖と他の糖類にう蝕誘発能の差は認められるが、食物に含まれるすべての単糖類と二糖類は強力なリスクファクターである。これらはすべて歯の表面を覆っているプラークによって急速に発酵される。ブドウ糖、果糖、麦芽糖およびショ糖はいずれも同じようなプラークpHの低下カーブを示すが、乳糖ではpHの低下はいくぶん少ないようである（Neff, 1967）。

　食事として摂取される糖類の大部分はショ糖である。乳糖はミルクに含まれる。麦芽糖は主にデンプンの加水分解後の産物である。ブドウ糖と果糖は、自然界では果物や蜂蜜に含まれ、またショ糖の酸性加水分解からも産生され、清涼飲料水、マーマレード、他の酸化しやすい食品を保存する働きがある。ある食品（スウェーデンのベビーフード）には、ショ糖を加水分解した転化糖が使われている。工業で生産される食品にはブドウ糖の使用が増えている。ブドウ糖は穀類やイモ類などのデンプンを加水分解して生産され、デキストロース、コーンシロップ、ブドウ糖シロップとして供給されている。したがって、世界各国においてショ糖消費量は減少しているが、これは糖類全体の消費量の低下を示しているわけではない。

　植物の多糖体として貯蔵されているデンプンは、主な摂取炭水化物である。世界の多くの国々では、小麦、コメ、トウモロコシ、オート麦、ライ麦などの穀物がカロリーの70％を占めている。一方、アメリカや西欧諸国では穀物からのカロリー摂取は25％である。他のデンプンの供給源としては、ジャガイモ、サツマイモ、キャッサバ、ヤマイモ、タロイモなどの根菜類やインゲンマメ、レンズマメ、エンドウマメなどの豆類がある。デンプンはブドウ糖の多糖体である。

　植物由来のデンプンの粒子は、不溶性の形で存在して

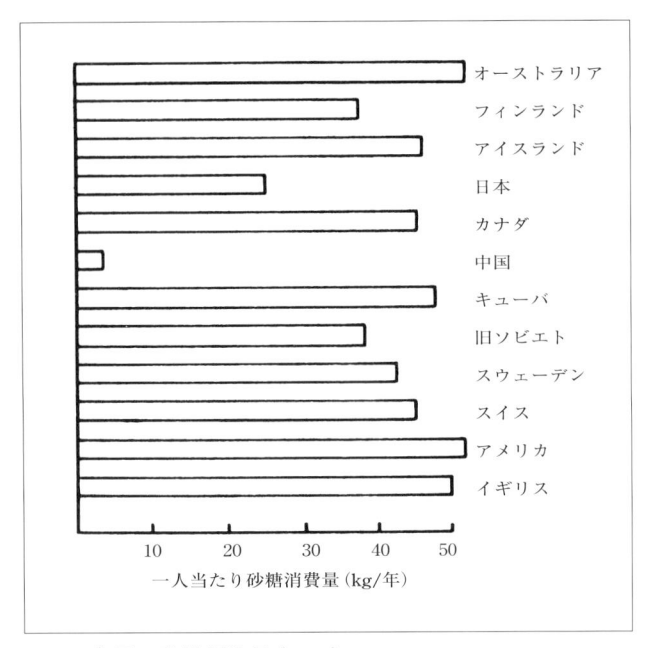

図51　各国の砂糖摂取量（1977）。

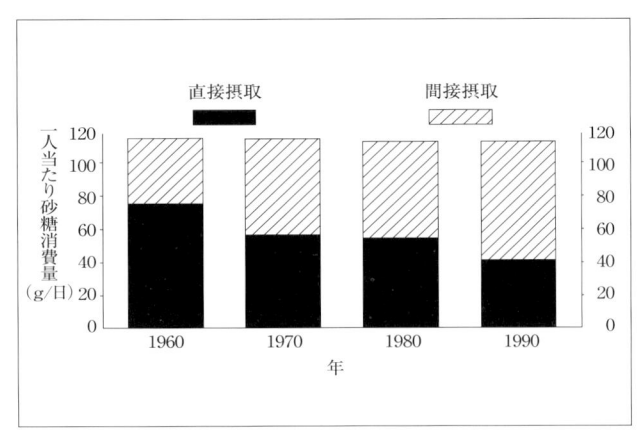

図52　1960～1990年のスウェーデンにおける砂糖摂取量。

おり、セルロースの膜によって保護されているので、唾液アミラーゼによって分解するのはきわめてわずかである。しかし、煮る、焼くなどの加熱処理を行うと、部分的に分解されて可溶性となる。さらに唾液中や細菌由来のアミラーゼによって分解され、麦芽糖、マルトトリオース、デキストリン、ブドウ糖などに分解される。多糖体分子は、非常に大きいので、プラーク中へ拡散しにくいが、プラーク表面や唾液中に拡散した低分子量の炭水化物は、細菌によって分解されるようになる。

加熱処理されていない生デンプンの摂取はプラークpHに対しては、ほとんど影響を及ぼさない。調理され可溶性となったデンプンや、パン、クラッカーのようなデンプン含有食品の摂食後に認められるpHの低下は、糖類ほど明らかではないが、根面う蝕発生の臨界pHであるpH5.5～6.0のレベルまで下がる。可溶型のデンプンとショ糖の組み合わせは、ショ糖単独より強力なリスクファクターになると考えられている。これは歯の表面に付着する食物量が増加すると、糖のクリアランス時間が延長するからである。

疫学研究からのエビデンス

20世紀に世界各国で行われた数多くの疫学研究によって、発展途上国およびショ糖以外のデンプンを基本にした炭水化物の多い食事を摂っている地域では、う蝕有病率は低いことが明らかにされた。図51は、1977年における世界各国の砂糖の消費量を示している。中国では、砂糖摂取量は極端に低く、12歳児のう蝕有病率は非常に低い。一方、日本では、砂糖摂取量は他の先進諸国の半分であるにもかかわらず、う蝕有病率は中等度から高度に分類されている。

スウェーデンにおける過去30～40年の砂糖摂取量は、1日当たり約120gと常に高かった（図52）が、同じ時期にう蝕有病率は、非常に高い状態から低い状態へと変化した。この背景には、スウェーデンでは1950年代初めより、甘い菓子を頻回に摂取することで、う蝕が発生するということが、人々の知識として普及したことが挙げられる。しかし、過去30年以上にわたり粘着性の菓子やケーキなどの形で間接的に摂取する砂糖摂取量は、全砂糖摂取量の30％から60％以上へと増加している（図52参照）。すなわち、スウェーデンにおけるう蝕有病率の劇的減少は、食事による砂糖摂取量の減少によるものではなく、口腔清掃習慣の著しい改善、毎日のフッ化物配合歯磨剤の使用、専門的な予防処置の提供などの普及と関連していると考えられている。

一方、国際比較データは、砂糖の摂取量とう蝕有病との関連を明らかにしている。Sreebny（1982）は、FAOのフードバランスシートのデータによる各国の砂糖摂取量の情報と、WHOによる23ヵ国の6歳児のう蝕有病率および47ヵ国における12歳児のう蝕有病率のデータから、12歳児のう蝕有病率と一人当たりの1日砂糖摂取量との間には有意な正の相関が認められたが、6歳児では認め

られなかったことを報告している。この2つの年齢層において、国民一人当たりの1日砂糖摂取量が50gより少ないならば、DMFTは常に3以下であった。しかし、6歳児あるいは12歳児における実際の砂糖摂取量は推定できないことから、この種の疫学的な比較研究には無理がある。それぞれの国において、異なる年齢層でのう蝕有病率と砂糖摂取量の関連は一定ではなく異なっている。

戦時中は一般的に砂糖の摂取が制限される。日本では砂糖摂取量は、国民一人当たり年間15kgであったが、第二次世界大戦直後の1946年には、0.2kgに減少した。戦前、戦中、戦後の砂糖摂取量と子供のう蝕有病率に関するいくつかの調査が行われている。ノルウェー、フィンランド、デンマークにおいては、子供の第一大臼歯のう蝕有病率と砂糖摂取量との間に関連が認められた。

Sognnaes (1948) は、戦時中に行われた27の研究をもとにヨーロッパ11ヵ国の75万人の子供について非常に詳細な文献レビューを行った。すべての研究は、う蝕有病率と重症う蝕が減少したことを報告していた。ヨーロッパでは、う蝕有病率が非常に高かったので、一般的には有病率の減少よりも重症う蝕の減少の方が大きかった。Sognnaesは、砂糖消費量の減少（または増加）から3年ほど遅れて重症う蝕の減少（または増加）が認められると報告している。

横断研究からのエビデンス

多くの横断観察研究では、小児のう蝕有病率と砂糖や菓子の摂取量との関連を調査するために、食事内容についての面接調査や質問票調査が実施されている。しかし、それらは矛盾する結果の場合もあった (Rugg-Gunn, 1989)。いくつかの研究においては、う蝕と砂糖摂取量との関連は有意であったが、それほど高くはなかったし、そのような結果の得られない研究もあった。ある研究においては、う蝕と摂取した菓子やケーキとの間に非常に強い関連が認められた。それは、これらの菓子製品が間食時や長時間にわたってだらだらと摂取され、う蝕誘発性を高めたからと考察された。一方、食事のときに多量の砂糖を摂取した場合には、う蝕への影響はほとんど認められなかった。

これらの所見に関しては、理由がいくつか考えられる。多くの研究報告では、砂糖の摂取とう蝕との関連は理論的な予想値よりも低かった。研究方法の弱点として、質問紙法や24時間想起法による食事調査では、調査期間を1日のみあるいは2～3ヵ月間しか調べていなかったが、う蝕の評価には何年間もの結果である、う蝕経験歯数を採用していたことが挙げられる (Birkhed, 1990)。また、肥満者は実際の砂糖摂取量よりも過少報告することが分かっている。

それぞれの研究の対象年齢、実施時期、国、対象集団などが異なっているため、研究結果を比較することは難しい。食事の記録方法も研究によって異なり、例えば、ある研究では、菓子を種類ごとに細分化し、そのなかの数種類のみがう蝕との関連を示していた。甘味食品 (Sugary food) という用語に対しても定義がなく、それがう蝕と砂糖摂取の関連分析を困難にしている。ある研究では、砂糖摂取習慣の一部である就寝時に食べる習慣だけを捉えて報告している。多くの研究では、それまでのう蝕経験レベルをもとに研究対象の子供を選択していない。極端なう蝕経験を有する2群の子供の食習慣のみを比較している研究もある。

多くの研究では相関係数を報告しているが、う蝕経験そのものを独立して報告しているものはない。ある研究では有意な相関が示されたが、う蝕有病率でみるとその差異は小さかった。また別のケースでは、砂糖の摂取習慣の大きな差が観察されたが、それらの結果を認めるには不十分なデータしか示されていなかった。

幼児の食行動がう蝕に及ぼす影響、いわゆるランパントカリエス（または前歯唇側面のう蝕）について調べた研究がある。イギリスにおける5つの研究 (Goose, 1967; Goose and Gittus, 1968; James et al, 1957; Winter et al, 1966; Winter et al, 1971) は、前歯唇側面のう蝕と甘い菓子を食べさせてあやすこと、特にほ乳瓶の使用との間には強い関係があることを明らかにした。このような関連が示されなかったのは、南アフリカのRichardsonら (1981a) による研究1つだけである。世界中で使用されているおしゃぶりとその口腔保健に対する影響について、Winterら (1980) は文献レビューを行った。

Granathら (1976, 1978) の2つの研究は、砂糖含有食品の摂取状況をう蝕の重症度と比較するだけでなく、他の

重要な因子であるフッ化物の供給状況と口腔清掃状況も考慮しており、非常に興味深い。179名の6歳児を対象とした最初の研究では、間食として多量の砂糖食品を摂取している子供に重症で、広範なう蝕が認められたが、統計学的な有意差は認められなかった。515名の4歳児を対象とした次の研究では、食事摂取とう蝕との関連に高い有意性が認められた。また、口腔清掃状況とフッ化物使用の効果を考慮に入れると、間食時の砂糖摂取が少ない子供は、多い子供と比較して、頰側および唇側面のう蝕が86％少なく、隣接面う蝕が68％少なかった。

フィンランドにおいて実施された7～16歳の2,000名以上の子供を対象としたHansenら（1981）の調査によれば、飲料水中のフッ化物イオン濃度、歯磨きの頻度、砂糖への曝露はう蝕有病を決定する重要な因子であったが、その重要性が一番小さかったのは、砂糖への曝露因子であった。同様に、フィンランドにおける5歳、9歳、13歳の3つの年齢層を対象として行われたKleemola-Kujala と Rasanen（1982）の研究によれば、口腔清掃状況の不良とう蝕との関連は、砂糖摂取量の多さとう蝕との関連よりも大きかった。さらに、不良な口腔清掃と高い砂糖摂取との組み合わせは、マイナスの相乗効果を示すことも判明した。同様な結果が、フランス系カナダ人の12～16歳児、159名の調査からも得られている（Lachapelle-Harvey and Sevigny, 1985）。

Holundら（1985）は、デンマークの14歳児の調査で、活動性う蝕を持つ子供は、非活動性う蝕を持つ子供より、砂糖含有の飲料水を頻繁に摂取していると報告した。Granathによって1970年代より継続して行われている研究がある。SchroederとGranath（1983）は、スウェーデンの3歳児における食習慣および口腔清掃習慣の不良は、ともに将来のう蝕予測ができることを示した。数年後にSchroederとEdwardsson（1987）は、食習慣および口腔清掃習慣の不良に、さらに唾液中の乳酸桿菌とミュータンス連鎖球菌数の評価を追加することでう蝕予測性を向上させることができると報告した。

スウェーデンの13歳児を対象とした別の研究では、唾液中のミュータンス連鎖球菌数の陽性は、う蝕との関連が有意であったが、う蝕のリスク指標としては弱いことが、また、ポイントスケールによって推定された粘着性の砂糖含有食品の摂取は、う蝕有病との関連がないことが報告されている（Kristoffersson et al, 1986）。

Stechsen-Blicksら（1985）は、スウェーデン北部の2地域と南部の1地域に住む4歳、8歳、13歳の3つの年齢層の子供を対象として食習慣、口腔清掃習慣、う蝕有病の関連について大規模な調査を行った。南部の子供には乳歯、永久歯ともにかなり大きなう蝕病巣が認められ、これは歯磨きの回数と歯磨きを開始した年齢の違いに起因すると考えられた。北部と南部の間で、食習慣に関する差異は認められなかったので、食事因子は重要でないことが示された。

アメリカにおいて、清涼飲料水の摂取とう蝕有病との関連について大規模な横断研究が実施された（Ismail et al, 1984）。9～29歳の3,194名のアメリカ人を調査した結果、食間の清涼飲料水の摂取頻度とDMFTとの間に有意な正の相関があることが明らかになった。他の砂糖含有食品の摂取やその他のさまざまな要因を考慮しても、この食間における清涼飲料水の摂取頻度とDMFTとの関連は認められた。

う蝕経験は対象者の過去何年間かの食習慣と関連していることを報告している研究もある。Perssonら（1985）はスウェーデンの子供275名を調査して、12ヵ月時点でのショ糖の含有量の多い食品の摂取量と3歳児の時点でのう蝕有病との間には正の相関が認められたと報告している。このどちらの要因とも母親の教育水準との関係が認められた。小児の食習慣やう蝕経験を決定する社会的要因の重要性は多くの研究で指摘されている。例えば、Blinkhorn（1982）は、Edinburgh、Scotlandにおける、社会的に貧困な階層の子供では、う蝕と砂糖の摂取量との関連が特に強く認められたと報告している。社会経済的な因子の役割は、本章の後半で述べることにする。

Silver（1987）は、イギリスのHertfordにおいて、3歳児の食事とう蝕有病状況のデータを同じ対象者が8～10歳になったときの食事とう蝕のデータと比較検討した。その結果、幼児期における貧困な食事（砂糖含有の食品や飲み物の摂取を含む）は、3歳児の時点および8～10歳児の時点のう蝕有病率との間に正の相関が認められた。幼児期にほ乳瓶に甘い飲料水を入れて摂取していた子供は、8～10歳児の時点において砂糖を含む菓子の摂取量

が多かった。これは、幼児期の甘味志向が成長して、学童となったときにも影響を及ぼすことを支持している。

できるだけ早い時期に良好な口腔保健習慣を身につけ、不良な習慣はできるだけ遅くなるよう延期することの重要性が、Wendt（1995）による2年間の前向き研究によって指摘された。約700名の1歳児を対象に調査が行われ、その1年後、2年後に再調査が行われた。ベースライン時にはプラークの量、歯肉の状況、う蝕の有病、唾液中のミュータンス連鎖球菌レベルが調査された。その後の毎年の調査では、同伴した親に子供の口腔清掃状況や食習慣について質問した。カリエスフリーの割合は、99.5％から3歳時点では、71.7％に減少した。しかし、両親が移民である子供（n＝61）のカリエスフリーの割合は、35％であった（Wendt et al, 1992）。

唾液腺機能がほぼ停止している夜間に、頻繁にほ乳瓶に甘い飲料を入れて摂取したり、1歳を超えても母乳を飲んでいる子供では、規則的な食習慣の子供よりも新生う蝕の発生が有意に多かった。移民の子供のほとんどが甘い飲料をほ乳瓶に入れて飲んでいた（Wendt and Birkhed, 1995）。これは前向き研究であったため、甘い飲料をほ乳瓶に入れて頻繁に飲むことや、夜間の授乳習慣は乳幼児期におけるリスクファクターであることが確認された。

3歳児の時点でカリエスフリーであった子供は、定期的に規則正しく歯の清掃が行われていた。この子供たちの1歳あるいは2歳児の時点でのプラークの量は、う蝕有病者と比較して非常に少なかった。移民の子供では、規則正しく口腔清掃を行う者やフッ化物配合歯磨剤の利用者が少なく、また、移民でない両親の子供と比較して、1歳児の時点におけるプラーク量の付着量が多かった（Wendt et al, 1996）。

もし1歳児の時点において、う蝕発生にとって危険な食行動を行っている場合には、2歳までに良好な口腔清掃習慣を確立することが、3歳においてカリエスフリーでいるために必要である。う蝕と関連した口腔清掃習慣や食習慣などの行動様式は、早期乳幼児において形成され、それが子供時代を通じて継承されていく（Wendt et al, 1994）。

このような意味で大変興味深いのは、スウェーデンのVärmlandの母子福祉センターが行った良好な口腔清掃習慣と食習慣の早期確立を目指した大規模な予防プログラムである。このプログラムによって、1973～1993年までの20年間に3歳児のカリエスフリーの割合は、35％から97％に増加した。

幼児食から砂糖摂取量を分析する調査のように、生涯における砂糖摂取量を評価する試みが、いくつかの研究で行われてはいるが、ほとんどの横断研究は、現在のう蝕有病状況と現在の砂糖や菓子の摂取量、あるいは多くても3～7日前までの砂糖の摂取量との関係を調査している。前述したように、このような調査方法は、歯がすでに萌出し、ここ数年間にう蝕発生の可能性があり、歯の萌出後からの砂糖の摂取習慣がほぼ一定であるような低年齢の子供では有効である。しかし、年齢より高い集団では、その妥当性は疑問である。12歳の子供において、う蝕経験といえば6歳の頃に萌出した第一大臼歯が典型的であるが、この歯は早い時期に萌出しており、う蝕の発生ももっと早い時期に起こったかもしれない。また、砂糖の摂取量が6歳から12歳の間に変化しなかったとは判断できない。

したがって、例えば、12歳というある一時点での食習慣と、6～12歳の長い期間にわたるう蝕経験とが関連する、と断言することは妥当ではない。しかし、ほとんどの横断研究は、このような方法で実施されている。Mansbridge（1960）による研究が典型的である。その報告では、1週間あたり8オンス（227g）以上の砂糖摂取をしていた12～14歳の子供のう蝕有病率は、砂糖8オンス以下の摂取量の子供より13％高かった。その差は大きくはないが、統計学的に有意であった。2群の第一大臼歯のう蝕有病率は同じであったが、小臼歯と第二大臼歯に関しては、違いが認められた。これは、第一大臼歯は、この甘味摂取習慣の調査が実施された時期よりずっと以前の6～8歳頃に萌出しているが、小臼歯と第二大臼歯は、12歳を遡ること4年以内に萌出しているからである。

数十年前に実施された数多くの横断研究によると、その当時は、砂糖含有食品の過剰摂取は、子供における高いう蝕有病のリスク指標とされていた。しかし、近年の12歳以上の子供を対象とした研究では、う蝕の有病には、適切な口腔清掃習慣と毎日のフッ化物配合歯磨剤の使用

が関与しており、一般的に砂糖含有食品の摂取との関連は弱いか、相関はないとされている。しかし、口腔清掃が不十分のうえに高頻度の砂糖摂取が行われると、う蝕発生に対して相乗効果を発揮するようである。

ヒトを対象とした長期介入実験研究からのエビデンス

　ヒトを対象とした食事とう蝕に関する介入研究がほとんど行われていないのには、さまざまな理由がある。例えば、非常に長期間にわたって、厳密に食事に関する規制を行う研究に参加する人を説得することは、非常に困難である。そのような研究のほとんどは、被験者に対して砂糖の過剰摂取を強いるので、歯学研究のために貢献はするが、今日では倫理的に問題があるとされている。こうした研究が実施された25～50年前は、一般的に口腔清掃も不十分であり、フッ化物配合歯磨剤は利用されておらず、ほとんどの先進諸国において、う蝕発生率も有病率もともに高かった。

Vipeholm 研究

　Vipeholm研究は、う蝕研究に関する歴史的な記録である。Vipeholm研究以前やそれ以降に実施された疫学研究や横断研究は、すべて被験者の食事想起法に基づき、う蝕と食事の関係を検討している。そのような研究は介入研究ではなく、研究者は砂糖摂取量や摂取頻度をコントロールしていない。したがってVipeholm研究の結果は、他の研究にはみられない非常に重要な価値がある。

　Vipeholm研究は、1946～1951年の5年間にわたってスウェーデンで実施された。研究の目的は、砂糖摂取とう蝕発生の関係を明らかにすることであった（Gustavsson et al, 1954）。対象者は、施設入居の436名の成人精神障害者、知的障害者である。1946年のベースライン調査では平均年齢32歳であった。

　被験者の口腔清掃状態は不良で（規則的に口腔清掃を行っている者は20％以下であった）、プラーク量はとても多く、う蝕発生に必要な条件が備わっていた。したがって、一般的な集団を代表しているとは言えない。研究の目的は、う蝕誘発性基質（有・無）、砂糖量（少ない・通常量・通常の2倍量）、砂糖の形態（非粘着性・粘着性）、砂糖の摂取頻度（食事のとき・食間時）などの変化により、砂糖消費量とう蝕発生との関連を検討していくことであった。

　この研究は大きく3つの時期に分けられる。初めの準備期間（1945～1947年）には、すべての被験者の砂糖摂取量は通常量の半分程度であり、食事はシュガーレスであった。ベースラインにおけるう蝕発生は少なく、1年で一人当たり約0.34歯面であった。次の2年間は炭水化物Ⅰ研究期間（1947～1949年）で、ほとんどの群は、通常量の2倍量の砂糖摂取を食事と一緒に行った。最後の2年間は炭水化物研究Ⅱ期間（1949～1951年）で、ほとんどの群は、通常量の砂糖摂取量であったが、ある群では食事のときのみ摂取し、ある群では食事のときと食間に摂取した。被験者は次の7群に分けられた。

1．対照群：食事のときに低砂糖含有食を摂取する。
2．ショ糖群：食事のときに高砂糖含有飲料を摂取する。
3．パン群：食事のときに菓子パンとして半分、または通常量の砂糖を摂取する。
4．キャラメル群：22個の粘着性の飴を、炭水化物研究Ⅰでは、食事のときに2回に分けて、炭水化物研究Ⅱでは、食間に4回に分けて摂取する。
5．トフィー8個群：炭水化物研究Ⅰでは、食事のときに2回に分けて、炭水化物研究Ⅱでは、食間に4回に分けて摂取する。
6．トフィー24個群：毎日好きなときに24個のトフィーを摂取する。砂糖摂取量は通常量の2倍である。
7．チョコレート群：食間にミルクチョコレートを4回に分けて摂取する（炭水化物研究Ⅱ）。

　炭水化物研究Ⅰでは、毎日の食事における非粘着性の砂糖摂取量は、30～300gまで広範囲にわたっていたが、新しく発生したう蝕はベースラインと比較して、1年当たり0.3～0.5歯面であり、ほとんど変化は認められなかった。炭水化物研究Ⅱでは、砂糖の摂取はう蝕発生を増加させる結果となったが、その増加は砂糖の摂取方法によって異なることが判明した。食事のときに甘い飲料を摂取した群や、食事に甘いパンを摂取した群では、砂糖量はう蝕の増加にほとんど影響しなかった。う蝕の増

加が中等度であったのは、食間に4回チョコレートを摂取した群であった。う蝕が劇的に増加したのは、キャラメル22個群、トフィー8個群、トフィー24個群で、食間および食後に摂取した群であった。このようにう蝕発生のリスクが高まるのは、食間に砂糖を摂取すること、口の中に長時間砂糖が留まる形態であること、砂糖濃度が高いことであった（図53）。しかし、個人差もかなり存在した。実際、毎日24個のトフィーを摂取していても、約20％の被験者には、新たなう蝕発生は認められなかった。

Vipeholm研究において、被験者が摂取した砂糖量は一般的なスウェーデン人の2倍の量であり、プラークの付着量も、今日の一般の人よりかなり多かった。砂糖以外のう蝕に影響する因子も現在と50年前とではかなり異なっている。したがって、この結果を直接現代社会に応用することはできない。Vipeholm研究の結果は以下のようにまとめられる。

1. 砂糖の摂取量が、もし多量であったとしても、砂糖の摂取方法が食事と同時である、あるいは1日に多くても、4回までと制限されるならば、う蝕の増加は非常に少ない。
2. 口腔清掃状態が不良な被験者では、砂糖の摂取が食事のときも、食間のときも、う蝕を著しく増加させる。
3. 同じ一定の条件であっても、う蝕発生の増加には個人差がある。
4. 食事から高砂糖含有食品がなくなると、う蝕活動性は低下する。
5. 口腔清掃が不良な被験者では、砂糖をなくしても、う蝕は発生する。

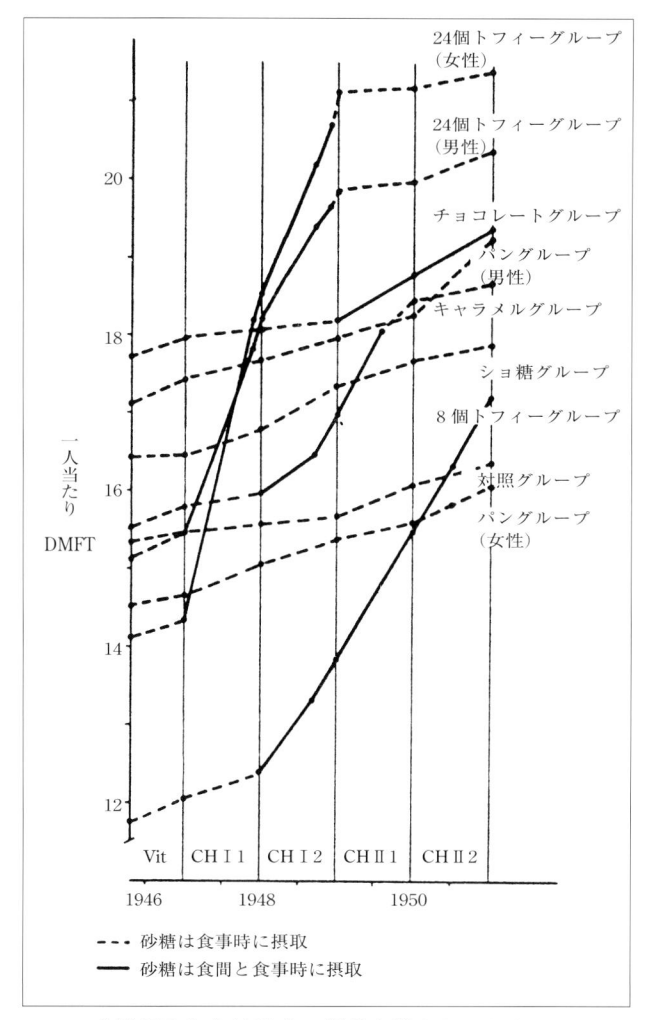

図53 砂糖摂取とう蝕発生の関係を明らかにしたVipeholm研究の結果。
DMFT：未処置歯、喪失歯、処置歯
Vit：準備期間
CH I.1：炭水化物研究 I その1
CH I.2：炭水化物研究 I その2
CH II.1：炭水化物研究 II その1
CH II.2：炭水化物研究 II その2
（Gustafsson et al, 1954より）。

Turku 砂糖研究

1970年までに、プラーク細菌による酸の産生は糖の種類によって異なる、ということが証明されていた。例えば、甘味の多価アルコール（ソルビトール、キシリトール、マンニトール）では酸は産生されない。動物実験においても、糖の種類によってう蝕誘発性が異なっていることが実証されている。ヒトにおいても、そのような相違が認められるかを調査するために、フィンランドのTurkuで1972～1974年にかけて、臨床研究が実施された（Scheinin and Mäkinen, 1975）。研究の目的は、普通の食事において摂取するショ糖のほぼ全量を、果糖またはキシリトールに代えて、う蝕発生への影響を調べることである。

被験者の全面的な協力が必要であり、広範な生化学検査および細菌学的検査を実施しなくてはならなかったため、成人被験者が選ばれ、その多くはTurku大学の歯学部あるいは医学部の関係者であった。被験者は最初125名であり、2年後まで継続して調査できたのは115名で

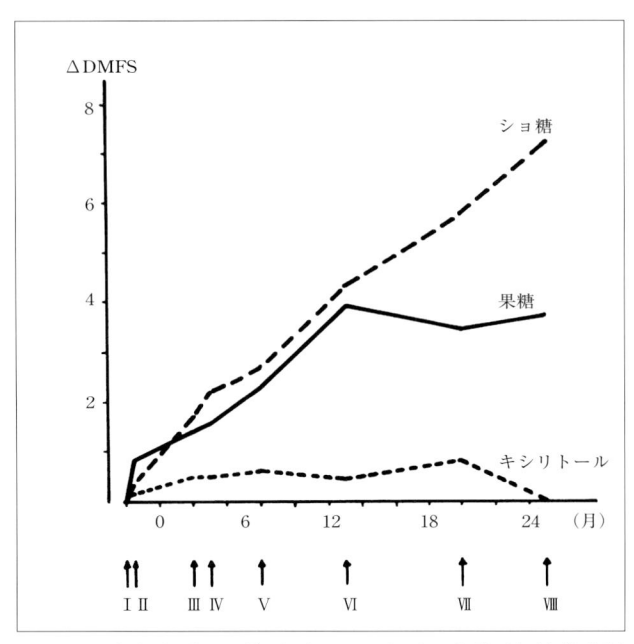

図54-a 臨床診断とX線診断による初発のう蝕（う蝕前病巣とう蝕病巣）の累積的増加（Scheinin and Makinen, 1975.）。

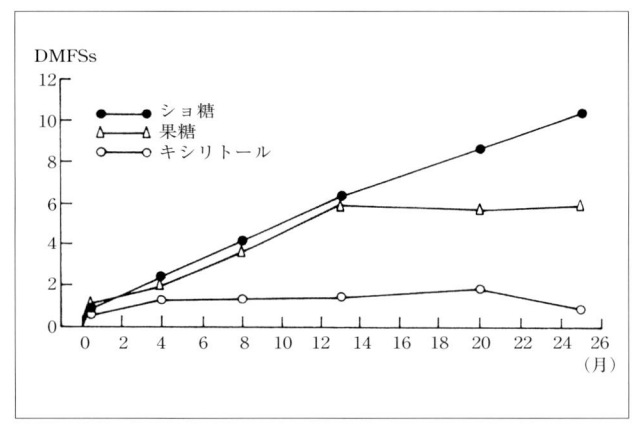

図54-b う蝕有病には、初発のう蝕と二次う蝕を含む（Scheinin and Makinen, 1975.）。

あった。被験者はショ糖群（S）、果糖群（F）、キシリトール群（X）の3集団に分けられた。被験者の全面的な協力が不可欠だったので、被験者はみずから希望した群に配分された。臨床的なう蝕の診断は、研究期間中を通して、第3者によりブラインドで行われた。また、規格化されたバイトウイングX線写真を片側1枚ずつ、計2枚撮影した。初発のう蝕および二次う蝕の両者について、う蝕前病巣とう蝕病巣が記録された。

ショ糖を含むすべての食品を果糖、またはキシリトールで代用して作られなければならず、3群の被験者を厳しく規制された食事内容に管理していくのは非常に困難であった。図54-aに、臨床的診断とX線的診断によるう蝕の累積的増加を示す。これは、う蝕前病巣およびう蝕病巣の両方を含んでいる。24ヵ月後のう蝕発生歯面数は、S群、F群、X群において、それぞれ7.2、3.8、0.0であった。これらは初発のう蝕のみの結果である。図54-bは、初発のう蝕と二次う蝕を含んでいるが、24ヵ月時点でのDMF歯面数を比較すると、S群、F群、X群において、それぞれ10.5、6.1、0.9となっており、う蝕発生はかなり大きくなっており、成人の場合には、二次う蝕を考慮することが重要であることを示している。

1987年にRekolaは、Turku研究における隣接面う蝕病巣の大きさの変化を、平面測定法を応用したX線写真を用いて再調査した。ベースライン時でのう蝕病巣の平均的な大きさは、X群とS群は同じであったが、研究開始2年後の時点では、X群では明らかに小さくなっていた（$p<0.01$）。S群のう蝕病巣の大きさは、1年当たり0.12mm^{2}ずつ、ほぼ直線的に増加していたが、X群では、ほとんど変化が認められなかった。

フィンランド人の食事は、一般的に高ショ糖食であるが、2年間にわたってショ糖に代えて、キシリトールを代用糖として利用した結果、う蝕前病巣とう蝕病巣の発生は非常に低くなった。S群では、F群よりもう蝕前病巣が増加し、F群では、う蝕病巣が拡大したものが多かった。キシリトールは明らかにショ糖や果糖よりもう蝕誘発性が低かったが、果糖はショ糖よりもう蝕誘発性が低いとは結論できなかった。

う蝕の評価と同時に包括的な生化学的および細菌学的な検査が実施された。プラーク重量の減少は、S群とF群ではわずかであったが、X群では、かなり大きな減少が認められ（$p<0.005$）。ショ糖をキシリトールに代えた代用食により、細菌層の割合に大きな変化は認められなかったが、細菌数、特に*S. mutans*を含む酸産生菌および耐酸性菌の数は減少した。X群の被験者のプラークか

らは、ショ糖加水分解物の割合が減少した。キシリトールから酸を産生するよう適応したプラーク細菌は認められなかった。

実験的う蝕研究

ヒトを対象として、頬側歯頸部のエナメル質う蝕の拡大を、顕微鏡で精密に分析する実験的研究が行われた（Von der Fehr et al, 1970）。歯科学生が10mLの50％ショ糖溶液で、1日9回の洗口を23日間行った結果、う蝕指数は高値となり、対照群よりも明らかに初期病巣が増加した。実験群、対照群ともに口腔清掃は行わなかった。実験後、口腔清掃と毎日のフッ化物洗口を30日間行うことで、う蝕指数は実験前の水準まで回復した（図55）。

この実験では、ショ糖とプラークが組み合わさると、急速なう蝕誘発作用があることが明らかになった。ショ糖水溶液が高いう蝕誘発性を示したことは、う蝕発生の要因としてショ糖を含む食品の物理的な形態ではなく、ショ糖に曝露されている作用時間とその頻度が重要であることを意味している。しかし、23日間口腔清掃を行わなかった対照群にもエナメル質う蝕が増加した。

次の実験では、ショ糖溶液での洗口を3週間にわたり繰り返した。これと同時に被験者は1日2回、0.2％クロルヘキシジン溶液で化学的プラーク・コントロールを実施した。フッ化物は使用していない。その結果う蝕は増加しなかった（Löe et al, 1972）。

ヒトを対象としたこれら2つの研究は、次のことを示している。

1. 砂糖はう蝕のリスクファクターに影響を及ぼすが、う蝕の病因因子ではない。
2. う蝕の病因因子はプラークである。
3. 頻回に砂糖を摂取しても、歯を清掃すればフッ化物の有無にかかわらず、う蝕は増加しない。

これらの北欧の成人における縦断的、介入的、実験的研究から、砂糖はう蝕増加を外因性に修飾するリスクファクターであることが判明した。しかし、北欧において25～50年前は、う蝕発生もう蝕有病も、ともに大変高かった。また、Vipeholm研究と実験的う蝕研究において

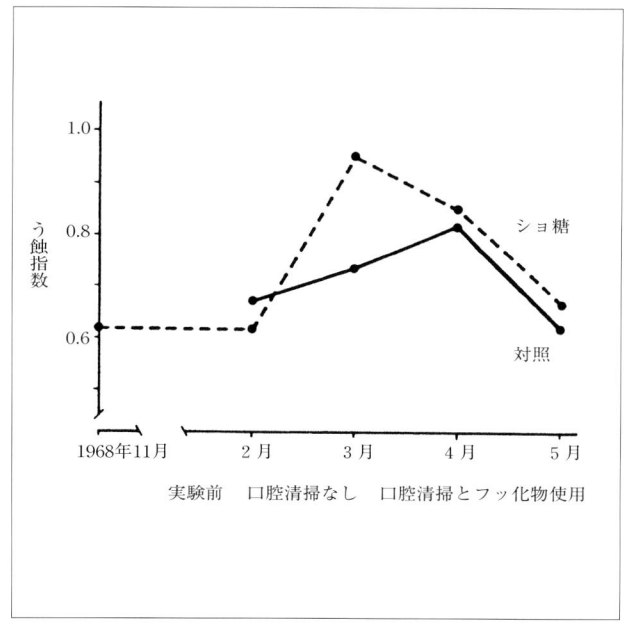

図55　ショ糖とプラークが急速なう蝕誘発性を示す実験的研究（Von der Fehr et al, 1970. 許可により転載）。

て、1日に8回から24回という頻繁な砂糖摂取は、極端すぎるし、またプラークのコントロールやフッ化物応用という主な予防因子を考慮していなかった。言い換えれば、病因因子（厚く堆積した破壊されていないプラーク）は、常にほとんどの歯面に蓄積しており、プラークpHの低下に影響するフッ化物の供給もなかったのである。

ヘルシンキ宣言のもとでは、倫理的な問題として、上述したようなヒトに対する介入的研究は認められない。したがって、北欧における今日の状況下では、う蝕の有病を外因性に修飾するリスクファクターとしての砂糖の役割を比較実験することはできない。その後、30年間にわたり粘着性のある含糖食品が多量に摂取されているにもかかわらず、徹底したプラーク・コントロールの普及と歯磨剤によるフッ化物の局所応用によって、北欧の子供のう蝕発生とう蝕有病は大変低くなっている。

観察研究

ヒトを対象として、頻繁に砂糖を摂取させるような介入的縦断研究は、今後認可されないであろうが、ヒトを対象した長期にわたる観察研究は、今でも認可されており、過去20年間にいくつかの研究が実施されている。Wendtら（1992）、Wendt（1995）、WendtとBirkhed（1996）、

表5 う蝕-食事研究の比較

	Northumberland*	Michigan**
研究形態	介入的研究ではない	介入的研究ではない
研究期間	2年間	3年間
対象集団の年齢	11.5歳	11歳から15歳
被験者数	456名	499名
水道中フッ化物濃度	0.1ppm	0.1ppm
食事記録の日数	15日	3～10日
1日の摂食回数	6.8回	4.3回
1日当たりの砂糖の総量	118g	142g
1年当たりのう蝕発生歯面数	1.21DMFSs	0.97DMFSs

*：Rugg-Gunn et al (1984). **：Burt et al (1988). DMFSs：未処置歯、喪失歯、処置歯の歯面数

そしてWendtら（1996）の研究がそうである。いずれの研究も、1～3歳における口腔清掃習慣および食習慣とう蝕発生との関連について述べている。

AxelssonとEl Tabakk（2000b）は、飲料水中のフッ化物イオン濃度が1mg/L以上あるエジプトのある地域で、口腔清掃習慣が非常に悪い12歳児、685名の集団（毎日歯磨きしている者の率が10％以下）を対象に、食習慣とう蝕との関係を2年間にわたって追跡調査した。食事の評価には、う蝕誘発性スケールを使用した。その結果、糖含有が高い食事は、う蝕発病のひとつの危険因子であることが示されたが、因子としての関連性は、弱いものであった。一人当たりのう蝕発生率を2年間調査したところ、新しくできたう蝕歯面数は、う蝕誘発性スコアが1～8、9～13、14～17に対して、それぞれ0.8、1.0、1.9であった。

イギリス、NorthumberlandのRugg-Gunnら（1984）とアメリカ、MichiganのBurtら（1988）によって、2つの大規模な縦断かつ観察研究が、学童を対象に行われた。2つの研究から得られたデータを、表5に比較して示す。交絡因子を避けるために、2つの調査は飲料水中のフッ化物イオン濃度が低い地域で実施された。1979～1981年まで行われたイギリスの研究は、被験者は当初11.5歳であった。アメリカの研究は1982～1985年まで行われ、被験者は、当初11～15歳であった。両研究における食事の評価方法は異なっていた。イギリスのRugg-Gunnらは、5つの時期に分けて3日間の食事日記を記録させ、その後面接を行って、模型を使って摂取量を評価する方法を採用した。アメリカのBurtらは、食事模型を利用して、3～4回に分けて24時間想起法の面接を行った。両研究は、食事頻度を評価する際に食事のタイミングと摂取した食品のグループ化に着目して行われた。う蝕の評価に関しては、Rugg-Gunnらは、臨床的診断と一部X線写真診断を行い、Burtらは臨床的診断のみであった。両研究とも、小窩裂溝う蝕と隣接面う蝕はそれぞれ別々に算出された。

Rugg-Gunnらの研究においては、砂糖摂取の高低、また、う蝕発生歯面数が0か、7以上かといった極端な集団を比較した場合に、う蝕発生には、食事要因が大きく影響していた。1日の砂糖摂取量とう蝕発生に関する相関係数は低かったが、小窩裂溝う蝕に限定すると相関係数は高くなった。平滑面う蝕の発生との関連は非常に小さかったので、統計的には有意な結果は得られなかった。

Rugg-Gunnらが後に行ったデータ解析（1987）では、う蝕発生におけるデンプンと砂糖の相互作用について、調査が行われた。被験者は、高砂糖かつ低デンプン集団と、低砂糖かつ高デンプン集団に分けられた。前者のほうが後者よりも新しいう蝕発生が多かったが、有意差が認められたのは、裂溝う蝕のみであった。デンプン摂取とう蝕発生との間には有意な関連は認められなかった。高砂糖かつ低デンプン集団の食事頻度（7.8回）は、低砂糖かつ高デンプン集団（5.7回）より多かった。

Burtら（1988）は、う蝕発生と食事因子との相関係数は報告しなかったが、被験者をう蝕発生および食行動の差異が区別できるような集団に分類して検討を行った。表6に3年間の研究期間に新たな隣接面う蝕が2面以上発

表6 子供の隣接面う蝕発生の高低と食事因子との関係

変数	新しいう蝕発生０歯面	新しいう蝕発生２歯面数以上
エネルギー（MJ）		
全砂糖	2.31	2.41
食事とともに摂る砂糖	1.66	1.63
食間に摂る砂糖	0.64	0.78*
エネルギー（％）		
食事とともに摂る砂糖	18.5	18.4
食間に摂る砂糖	7.1	8.4*
家族の収入＄25,000以上	49.6	24.4**

Burt et al (1988). ＊：P＜9.05　＊＊：P＜0.05

生した集団と、全く発生しなかった集団とに分けて比較した食事因子を示す。間食中の砂糖（炭水化物）のエネルギーと、全エネルギーに対する間食中の砂糖におけるエネルギーの比率に関して有意差が認められた。イギリスの研究結果とは異なり、食事と間食からのすべての砂糖からのエネルギー摂取量は、２群間に違いが認められなかった。これらは、ベースライン時の年齢を考慮しても変化なかった。社会的因子は食事因子との関連はみられなかったが、う蝕発生との関連では、高い有意性を示した。

被験者を砂糖摂取量の高低をもとにして分けたとき、総砂糖摂取量が高い群では、新しいう蝕をより多く発生させたが、その差は小さく、隣接面う蝕においてのみ有意差が認められた。食事の頻度、あるいは間食における砂糖摂取量によって集団を分けても有意差は認められなかった。しかし、間食として大量の砂糖摂取を行う被験者では、新しい隣接面う蝕の発生が多く認められ、これは有意であった。この平滑面う蝕の影響で、すべてのう蝕発生においても有意になったと考えられた。Rugg-Gunnら（1984）の調査とは対照的に、裂溝う蝕に関する分析では、差異は何も認められなかった。

これらは良く管理された縦断研究であったが、データ収集方法や分析方法が異なるため、直接比較することは困難である。しかし、両研究の結果からう蝕発生と砂糖摂取には関連があることは確認できた。両研究は食事頻度が、う蝕発生を予測する重要な因子であることに疑問を投げかけた。

研究結果の相違はすでに示した。裂溝のほうが砂糖摂取や食事因子の影響を受けて、う蝕は増加し、その関連は有意であろうと予想されていたが、イギリスの研究では、確かに砂糖摂取や他の食事因子の影響は、隣接面よりも裂溝に感受性が強いことが判明した。しかし、アメリカの研究では、新しいう蝕病巣の80％以上が小窩裂溝に発生していたが、これらの部位のう蝕は砂糖摂取や食事頻度の影響を受けてはいなかった。

さらに、アメリカの研究においては、う蝕と間食中の砂糖量との間に関連が認められたが、う蝕と総砂糖摂取量あるいは、１回以上の高含糖食品の摂取との関連は認められなかった。イギリスの研究では、う蝕と摂取砂糖量との間に高い相関が認められ、また、う蝕と高含糖食品との間にも有意な関連があると報告された。両研究において観察されたう蝕発生は、どちらも少なく、新しいう蝕歯面の増加は、１年間に一人当たり１未満であった。

Rugg-Gunnら（1987）は、う蝕と砂糖に関連する因子との間の相関係数が低い原因として、データ収集方法の問題（特に食事のデータ）、被験者自身の変化、う蝕発生率が低いことを指摘しており、これを解決するためには、より長い研究期間と、集団間の比較を行うことが望ましいとしている。これらの指摘は、う蝕発生の明らかな増加が認められなかったアメリカの労働者を対象とした研究に適用された。この意味で、スウェーデンのVärmlandにおいては、毎年の全人口を対象とした総合的な疫学調査が実施されているが、イギリスと同じ年齢集団において、新しいう蝕発生歯面数（DS）は、1979年の1.2から1997年の0.1に減少したが、その期間に砂糖含有食品の消費量が減少することはなかったことは非常に興味深

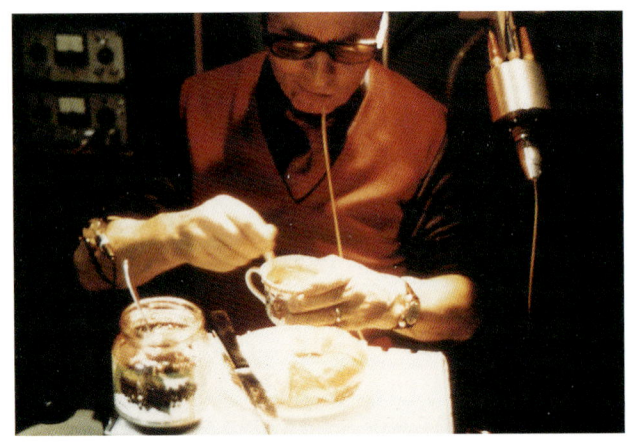

図56-a　ボランティアがファラデー箱(訳者注:接地された導体網の箱で、外部静電界の影響を遮へいする)に座り、ヨーロッパ式の朝食を食べながら、歯間部プラークpHを測定しているところ (T.Imfeldの好意による)。

図56-b　記録用ケーブルが接続、挿入された口腔内在電極遠隔測定用補綴物 (T.Imfeldの好意による)。

図56-c　6日間プラークが蓄積した歯間部のpH電極の先端 (T.Imfeldの好意による)。

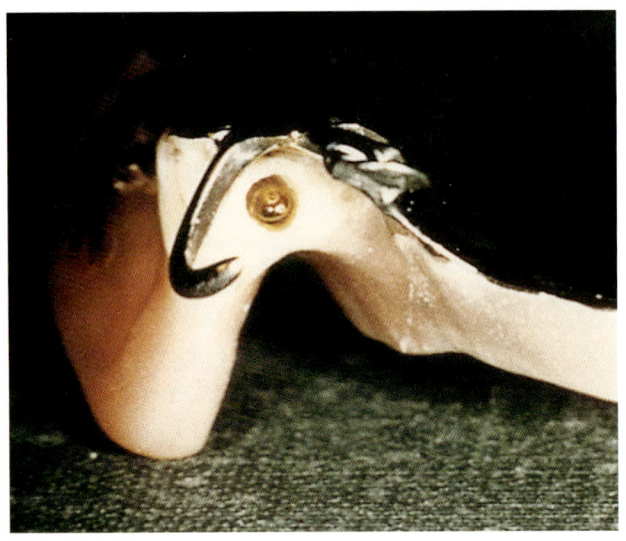

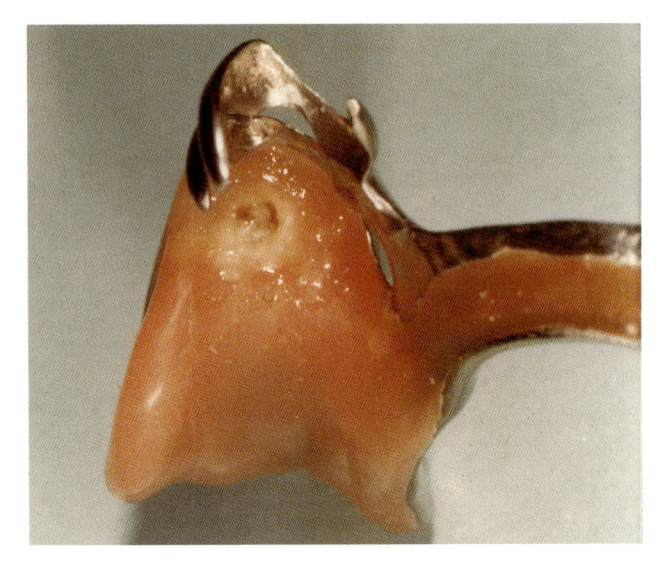

い(Axelsson, 1998)。

　動物実験ならびにヒトの口腔内の生化学的検査(特にプラークのpH)の結果から、食事要因のう蝕誘発性の予測因子は、摂取頻度とプラークの酸性度を高める砂糖含有食品であるとされている。前述の2つの臨床方法は適切であったと思われるが、これら2つの因子、特に食事の頻度については、う蝕発生との関連を明らかにすることができなかった。このことは、現在行われている患者に対する食事助言が適切であるかにも影響する。例えば、Rugg-Gunnら(1987)の研究において、低砂糖かつ高デンプン群(おそらく研究期間中、被験者はショ糖を減らして、食事のデンプン量を増加させなさいという助言を受けていたと思われる)のう蝕の減少は31.7%にすぎなかった。この値は、歯科関係者が承認できないようないい加減な食習慣を送っていた集団と比較しても、それほど大きいものではない。

　Burtら(1988)の研究では、う蝕発生リスクをもっとも有意に予測する因子は、両親の収入や教育といった社会的要因であった。外部影響因子としての教育水準の役割は本章の後半で述べる。

プラークの水素イオン濃度(pH)の影響

　エナメル質う蝕は、エナメル質のハイドロキシアパタイト(HA)とエナメル質表面を覆うプラーク中のカルシウムイオンおよびリン酸イオン濃度の平衡が崩れた結果生じると考えられている。中性のpHのときには、プラーク中のカルシウムイオンとリン酸イオンは過飽和となっている。しかし、プラーク中の細菌が炭水化物を発酵して、pHを低下させると、濃度の均衡が崩れ、エナメル質の溶解が始まる。エナメル質を溶解させる臨界pHは4.5〜5.5の範囲である。プラークやエナメル質結晶

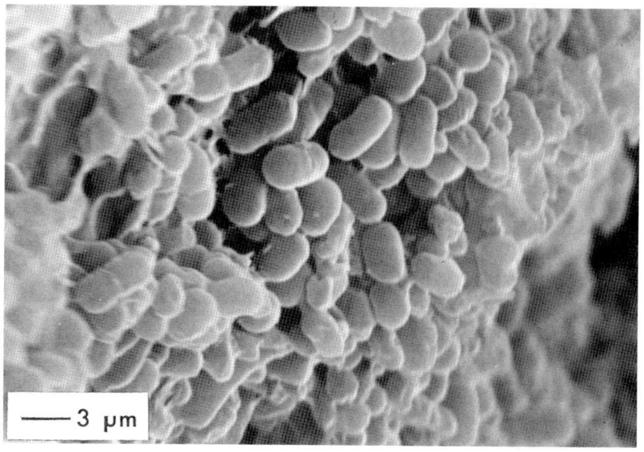

図57　電極の先端に7日間、自由に蓄積したプラークの拡大写真（T.Imfeldの好意による）。

内のフッ化物の存在がpH低下に影響を及ぼす。

う蝕は多因子性疾患であり、多くの因子がプラークpHに影響する。

1. プラークの量、粘稠性、成熟度、部位、構成成分。
2. 発酵しやすい炭水化物の量、濃度、構成成分、クリアランス時間、プラーク中への浸透性、プラークを貯留しやすい歯列の状態、唾液や歯肉溝滲出液。
3. 唾液の量と質、プラークへ浸透する能力。
4. プラーク中のフッ素イオン、カルシウムイオン、リン酸イオン濃度。

もしう蝕発生に関して、酸による脱灰理論を受け入れるなら、食品摂取の際の食前、食事中、食後のプラークpHの変化を測定することは、う蝕誘発性を測定する指標となりうる。患者の食事がう蝕誘発性であるか否かを助言する際の基本として、一定条件のもとに食事や飲み物の酸産生能や食事パターンを比較することが必要である。もし食品に酸産生能が認められたとき、これはう蝕誘発性ではないが、低pHの条件下でもエナメル質が溶解されないように防御するフッ化物が存在する場合以外には、この2つの因子間には強い相関がある。

pHの測定

プラークpHの測定には、主に3つの方法がある。オリジナルの方法はプラークを採取して測定するもので、Fosdickら（1941）によって開発され、続いてスウェーデンのFrostell（1969）やアメリカのEdgarら（1975）、そしてイギリスのRugg-Gunnら（1975, 1978）によって使用され、現在も利用されているものである。その方法は、特定歯の表面からプラークを採取し、蓄積しておいたサンプルを研究室においてpHメーターで測定するものである。

第二の方法は、ステファンカーブの実験で有名なStephan（1940, 1943, 1944）によって開発されたtouch-on/microtouch電極法である。これは金属製もしくはガラス製の微小電極をヒトのプラーク中に挿入して、測定する方法である。この方法は広く普及し、その後、新しく薄い酸化パラジウム微小電極へと改良され、プラークの構造をできるだけ破壊せずに厚みのあるプラークへの到達性が良くなった。しかし、この方法の欠点は、電極をプラークの外側から突き刺すことで、歯の表面とプラーク最深部における真のpHが、例えば、唾液によって変化してしまう可能性が考えられることである。

第三の方法は、GrafとMühlemann（1966）によって開発されたテレメトリー内蔵電極法である。この方法は高度な技術であり、また、高価ではあるが、プラークを破壊せずにプラーク深部の真のpHを正確に測定できる方法である。この方法は、抜去した歯を補綴する際にクラウンやパーシャル・デンチャーにガラス電極チップを、例えば、隣接面部位などに組み込み、プラークが電極の先端部分に蓄積することで、その信号を有線もしくは無線電信にて中継して、口腔外へ表示する方法である（図56-a～c）。

図57は、抜去した歯の歯冠部隣接面に組み込んだ

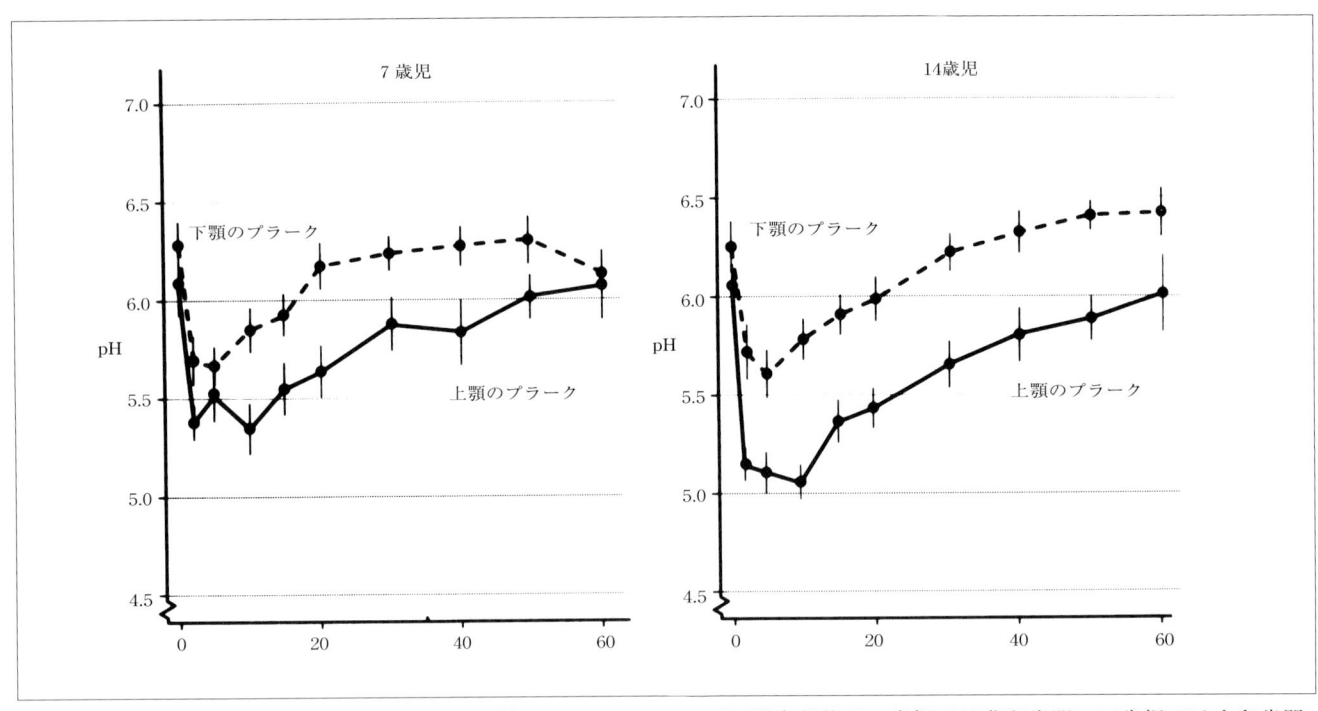

図58 上下顎隣接面部におけるショ糖溶液洗口後のステファンカーブ。測定部位は7歳児では乳臼歯間、14歳児では小臼歯間。下顎では予想されたpHよりも低下が少なかった。縦線は標準誤差を示す（Fejerskov et al, 1992. 許可により転載）。

パーシャル・デンチャー内蔵電極の表面に7日間、自然に蓄積したプラークの拡大写真である。このテレメトリー内蔵電極法によって、金属またはガラス製のtouch-on電極の応用ではもっとも届きにくかった隣接面においても、ガラス電極-歯の表面-プラークの境界面のpHを持続的に表示することができるようになった。

touch-on電極法の新しい薄い酸化パラジウム微小電極は、少し改善が見られたが、測定のたびに電極をプラーク中に挿入するので、唾液の浸透などによって、細菌層に影響を与える可能性がある。一方、この微小電極法は、口腔内のどの部位においても測定でき、多数を対象としたフィールド研究にも利用できるという利点がある。

3つのpH測定方法に対する最近の比較研究（レビューについては、Nyvad and Fejerskov, 1996. を参照）によれば、microtouch法とテレメトリー法は、標本採取法と比較して、より正確なpH測定ができ、異なる食品間の酸産生能の違いも、より適切に判定することができるとされている。しかし、使用される方法にかかわらず、Stephan (1944)による最初の観察がいまだに支持されている。プラーク細菌がショ糖のような発酵性炭水化物に接触すると1～2分という短い時間でpHは下降し始める。その後、すぐにではないが、徐々にpHは上昇を始め、30～60分後にベースラインまで戻る。pH低下の程度と持続時間は、歯面を覆うプラークの発育状況とその成熟度に依存している。

テレメトリー法とステファン法を同じ条件で同じプラークに応用した比較研究によれば、異なる食品のテストの結果、テレメトリー法のpHカーブは標準的なステファンカーブより鋭敏であり、特異性がはっきりしていた。テレメトリー法は、歯磨きを行っている集団においてもっともう蝕になりやすい臼歯の隣接面の部位でよく使用され、プラークのない舌側面部が対照として使われることが多い。被験者がパラフィンワックスを数分間噛んだ後で、10%ショ糖溶液を使うことがプラスの対照として、一般的に用いられている。3日以上の成熟したプラークでは、10%ショ糖溶液で臨界pHまで下降する。Imfeld (1977, 1983)は、多くのテレメトリー法による研究を行っている。

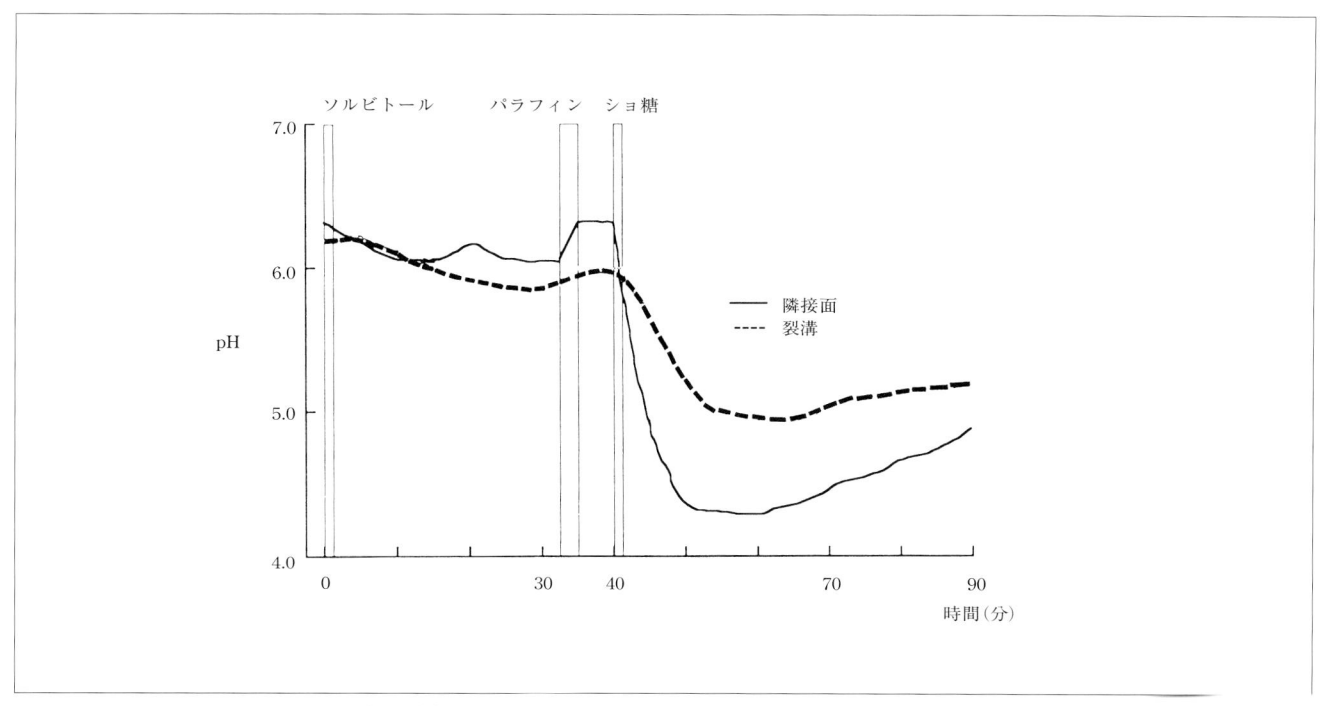

図59 有線型テレメトリー法における裂溝プラークと比較して、隣接面プラークのpH低下を示す（Igarashi et al, 1989. 許可により転載）。

プラークの付着部位とpHの関係

隣接面プラークから得られたステファンカーブは、口腔内の部位の違いにより、有意な差異を示している。下顎のプラークでは、上顎のプラークよりpHの低下が少なかった（図58）。同じ上顎のプラークにおいても、唾液の到達性が異なるので部位によりステファンカーブに違いが認められた。pHがもっとも低い値を示したのは、前歯部であった。ベースラインのpHへの緩やかな戻りは、おそらくプラーク外への酸の拡散、プラーク内の緩衝作用、プラーク表面を覆う唾液フィルムの影響によるものであろう（Fejerskov et al, 1992）。

唾液のプラークへの到達性は、それぞれの唾液腺からの流出に対する歯の形態、部位の違いやその他の唾液分泌要因によって影響される。小窩裂溝や隣接面部は唾液の到達が不十分で、プラーク内が酸性になりやすい（Kleinberg and Jenkins, 1964）。他の歯面に対する唾液の到達性は良く、結果として酸性になりにくい（図11参照）。

例えば、下顎切歯部は唾液の豊富な部位である。上顎切歯部のプラークは、下顎切歯部と比べて、酸産生度が高く、う蝕を発生しやすい。一方、下顎切歯部は、歯石形成が起きやすい部位である。大唾液腺から分泌される唾液量は個人によりかなり異なる。最大の分泌は顎下腺と舌下腺からである。その導管の開口部は口腔底にあり、それは下顎切歯部の舌側である。

砂糖を摂取する場合に、液体の場合と固形の場合とでは口腔内の分布に大きな違いが生じる。水溶液として摂取する砂糖は、唾液が歯の表面を流れるように拡散し、その後、砂糖濃度が非常に濃いとか、唾液腺疾患があるとかの特殊な条件下でない限り、急速に口腔内から除去される。一方、固形食品として砂糖を摂取した場合は、咀嚼され、小窩裂溝に入り込み、隣接面の空隙や歯列不正のある部位に貯留する。

Igarashiら（1989）は、4日目の成熟したプラークにおいて10％ショ糖溶液の洗口をし、有線型のテレメトリー法を利用して1分後にpHを測定したが、隣接面プラークのpHの低下は裂溝プラークより低いことを示した（図59）。

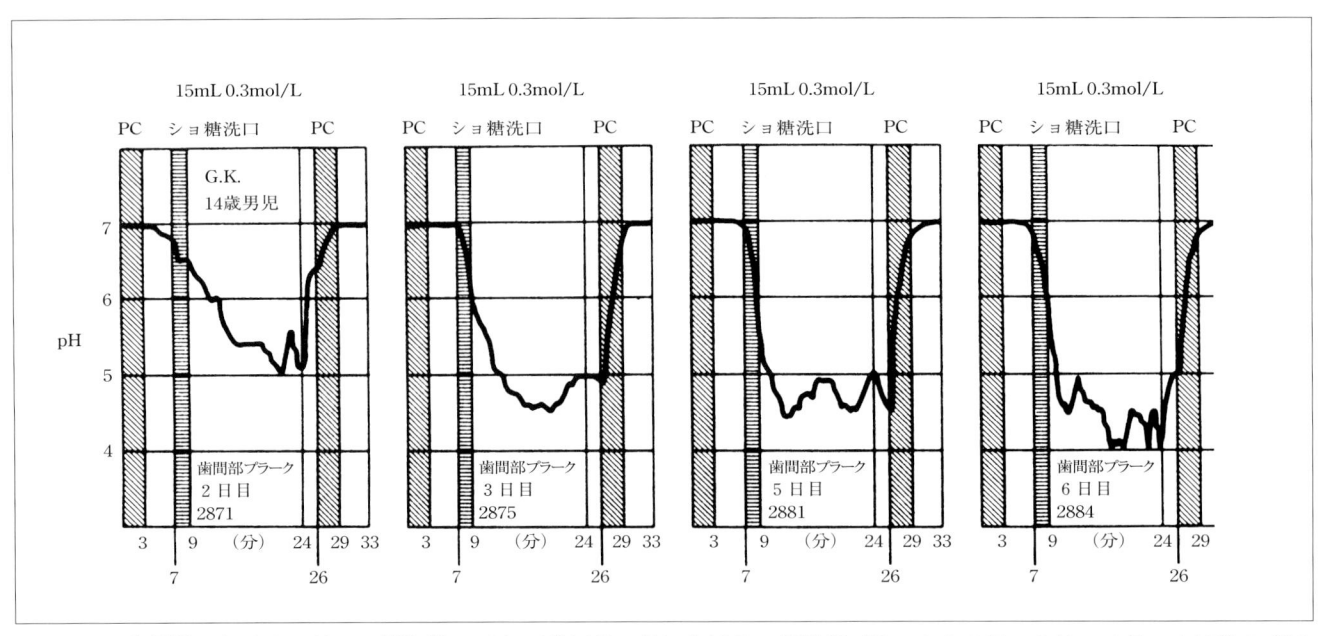

図60-a　14歳男児における10％ショ糖溶液15mLにて洗口後15分における、歯間部プラークの2日、3日、5日、6日後のpHのテレメトリー測定結果。PC：3分パラフィン噛み（Imfeld, 許可により転載）。

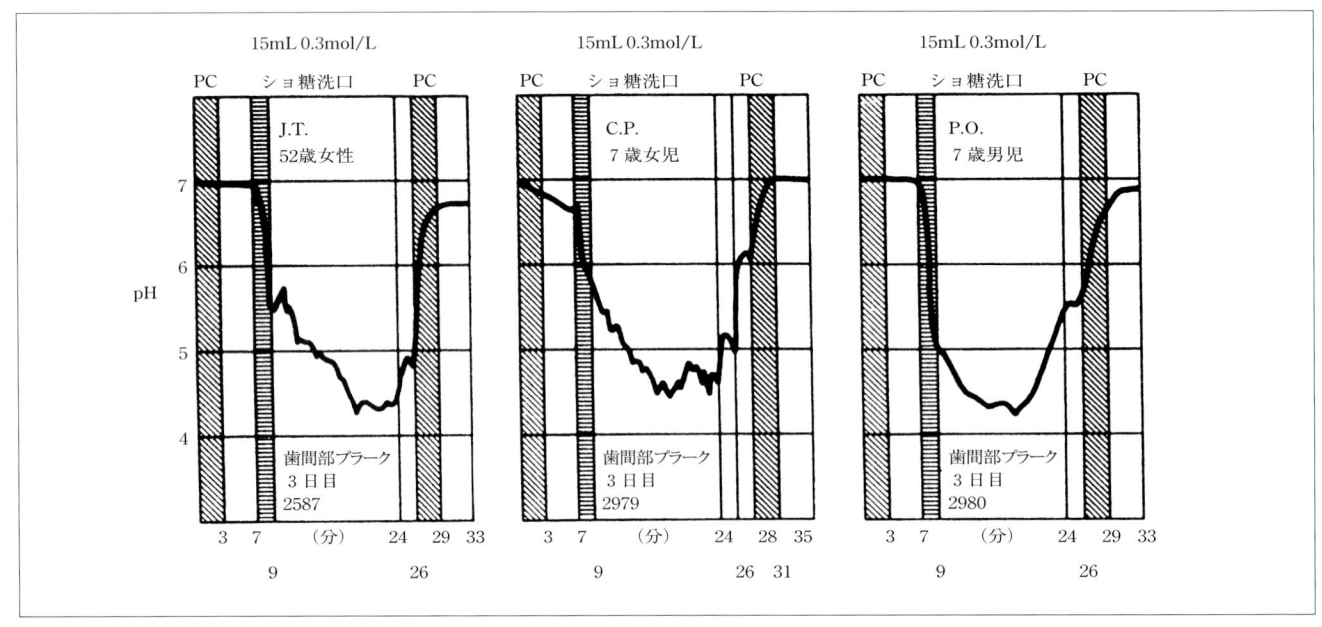

図60-b　52歳女性、7歳女児、7歳男児における、ショ糖2分間洗口後15分におけるテレメトリー法により記録された3日目の歯間部プラークのpH比較（Imfeld, 許可により転載）。

pHに対するプラークの成熟度と構成成分の影響

　10％ショ糖溶液による2分間の洗口後のpHに影響を及ぼすプラークの成熟度について評価するためにテレメトリー法が実施された。図60-aは、14歳男児における歯間部プラークのpHの2日、3日、5日、6日後の様子である。同様の実験を2年間にわたり実施した結果、被験者の年齢にかかわらず、臨界pH（pH5）以下に低下するのは、3日目以降のプラークであった。図60-bは、52歳女性、7歳女児、7歳男児におけるショ糖溶液洗口後の3日目のプラークにおけるpHの低下を示す（Imfeld, 1978, 1983）。

　歯磨きを行っている集団で、このような成熟したプ

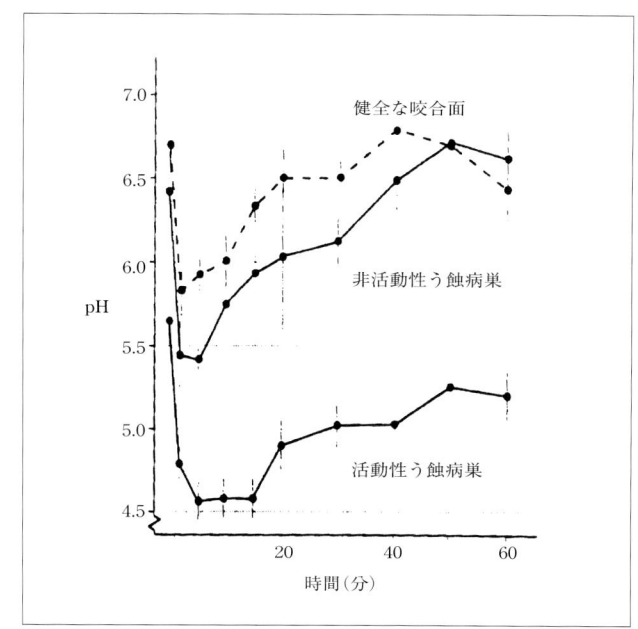

第2章 う蝕に対する外因性修飾因子

図61 14歳児の集団における健全な咬合面、非活動性う蝕病巣、活動性う蝕病巣の各部位のプラークにおけるショ糖溶液洗口後のステファンカーブ（Fejerskov et al, 1992. 許可により転載）。

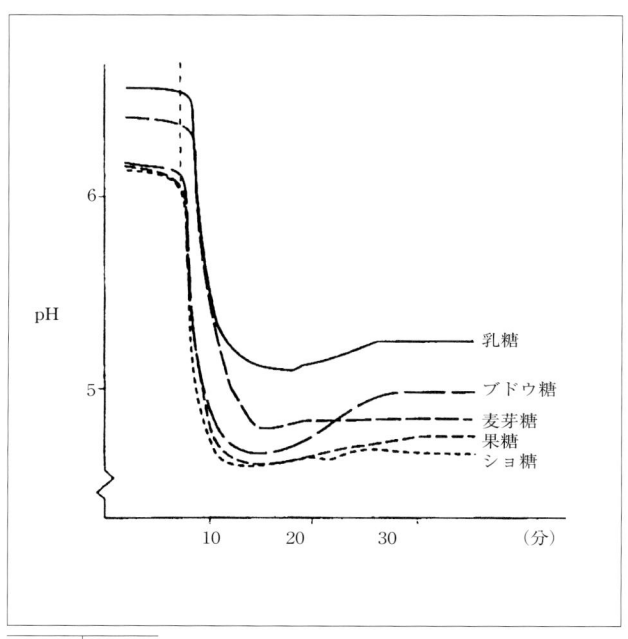

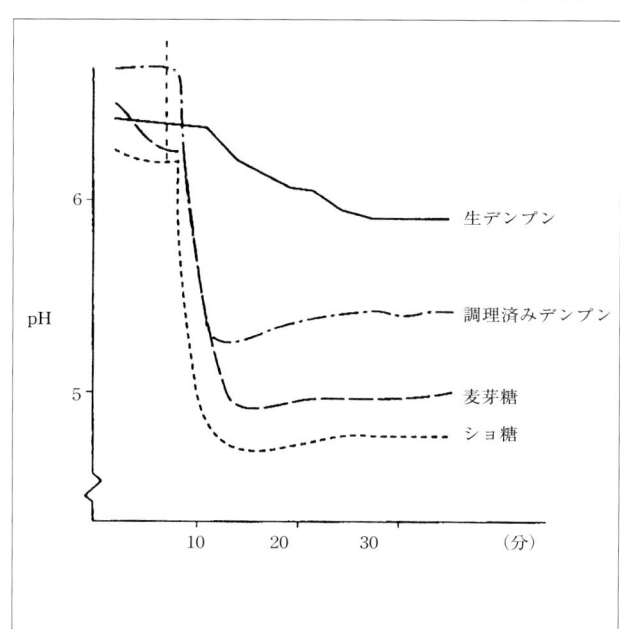

図62-a 図62-b 炭水化物の違いによるプラークpHのステファンカーブ（Neff, 1967. 許可により転載）。

ラークが見られるのは、臼歯部や小臼歯部の隣接面のみである。このため、この部位がもっともう蝕に罹患しやすいのである。

プラークを構成する細菌などの成分もプラークpHに影響を及ぼす。ショ糖溶液洗口後のpHの低下は、非う蝕誘発性プラークよりも、酸産生菌が多いう蝕誘発性プラークのほうが大きいことが予測される。このことは、図61に示されている。14歳児の集団において、健全な咬合面のプラーク、非活動性の咬合面う蝕のプラーク、活動性の咬合面う蝕におけるプラークの3部位のプラークにおいて、ショ糖溶液洗口後のpHの低下（ステファンカーブ）が測定された（Fejerskov, 1992）。しかし、この場合はプラークの成熟度も被験者により異なっていた。

pHとクリアランス時間に影響を及ぼす炭水化物の種類と糖の濃度

Neff（1967）は、さまざまな種類の発酵性炭水化物によるプラークpHの変化を、ステファン法を使って調べた。

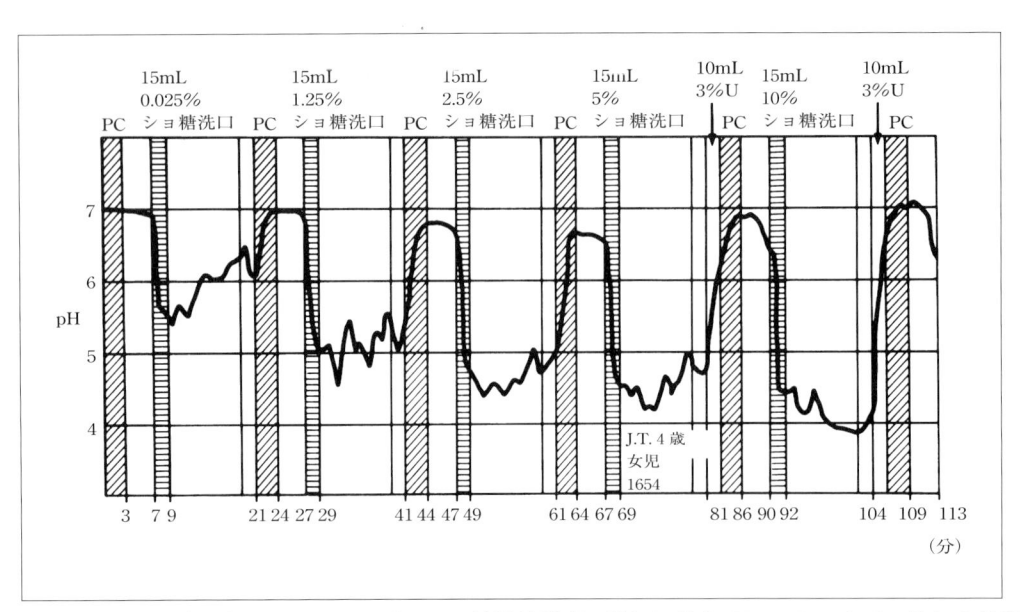

図63 4日目の歯間部プラークにおけるショ糖溶液濃度の増加に伴うpHのテレメトリー法による測定記録。U：3％尿素にて2分間洗口。PC：パラフィン3分間嚙み（T.Imfeldの好意による）。

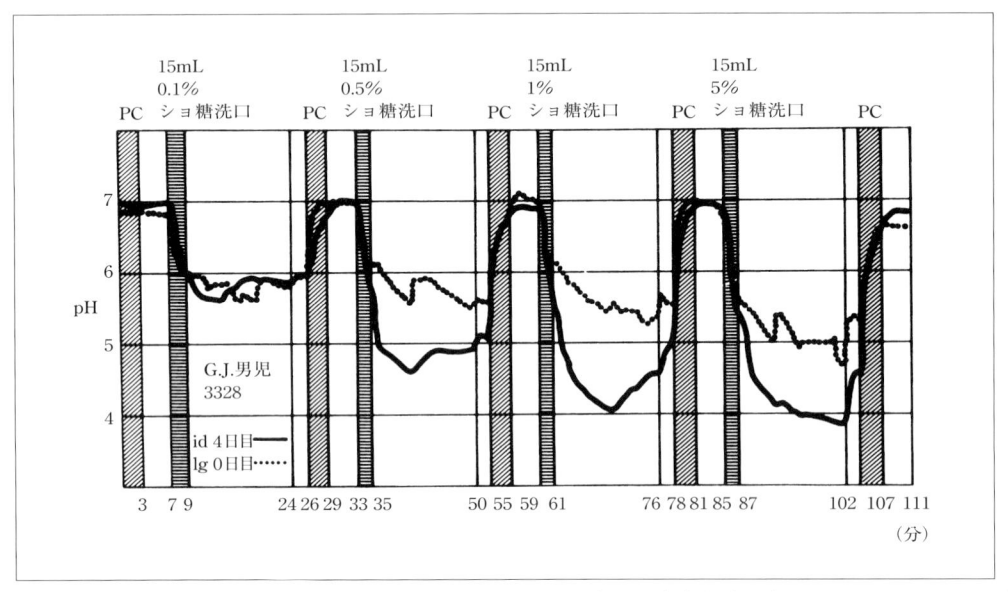

図64 濃度の異なるショ糖溶液洗口後のプラークのない舌側面（lg）と歯間部の4日目のプラーク（id）のpHの下降（T.Imfeldの好意による）。

図62-aは、乳糖、ブドウ糖、麦芽糖、果糖、ショ糖におけるpHの低下、図62-bは、生デンプン、調理済みデンプン、麦芽糖、ショ糖におけるpHの低下を示している。これらの実験から、生デンプンは、う蝕誘発性はないとされた。しかし、条件がそろえば、乳糖と調理済みデンプンは歯根面う蝕を発病させる臨界pHまで下降する可能性がある。ブドウ糖、麦芽糖、果糖、ショ糖はすべて、う蝕誘発性プラークが存在すれば、エナメル質う蝕の発生する臨界pHまで下降する可能性がある。

Imfeld（1978, 1983）は、一連のテレメトリー実験において、それぞれ0.025％、1.25％、2.5％、5％、10％ショ糖溶液で洗口した2分後の4日目における歯間部プラークのpH測定を行った。どの実験においても、実験開始時と終了時にパラフィンを嚙ませることで、刺激唾液の流出によって酸性に傾いたプラークを中和した。また、解糖によってプラークpHが非常に低下した場合は、3％カルバミド（尿素）溶液の洗口を行ってプラーク内でのアンモニア形成を通して、プラークの中和を行った。

表7 主なスウェーデン食品のブドウ糖、果糖、ショ糖の濃度（2～10個の平均値）

食品の種類	砂糖の含有量（%）			
	ブドウ糖	果糖	ショ糖	合計
ジャム	22	23	5	50
マーマレード	16	14	30	60
果物（生）	3	5	3	11
ドライフルーツ	25	25	23	73
マスタード	3	2	11	16
ケチャップ	4	5	12	21
サラダドレッシング	2	2	13	17
コーンフレーク	2	1	23	26
ミューズリー	5	6	8	19
ビスケット	0	0	21	21
ヨーグルト（加糖）	2	1	8	11
チョコレートミルク	0	0	5	5
アイスクリーム	1	1	13	15
アイスキャンディー	0	0	25	25
清涼飲料	1	1	8	10
生ジュース	3	5	2	10
キャンデー	4	2	40	46
チューインガム	3	3	50	56
チョコレートバー	0	0	37	37

Johansson and Birkhed（1994）．

カルバミド（尿素）は急速にプラークから除去されるが、さらにパラフィンを噛むことで、除去が確実となる。この一連のプロセスは生理的条件下でのプラークpH測定において大切なことである。

図63は、ショ糖濃度を段階的に増加した水溶液で洗口後のテレメトリー法により記録された1人の被験者の4日目におけるプラークのpHの変化である。その試験溶液は被験者に洗口後、毎回吐き出させた。

ショ糖は急速にプラークにより発酵される。歯間部プラークのpHの下降は、ショ糖濃度にかかわらず、ショ糖摂取後、すぐに下降し、2分間の洗口中も下降し続ける。0.025%ショ糖溶液15mLが吐き出された後に残っている、非常にわずかのショ糖の量でもプラークpHを5.7に下げるのに十分な量である。10%ショ糖溶液15mLの条件までは、発酵しやすい基質の量と最低値に達したpHとの関係は負の相関を示した。ショ糖濃度がこれ以上高濃度になっても、pHをさらに低下させない。このことは、多くのテレメトリー実験において、プラスの対照として利用されてきた10%ショ糖溶液が理論的に正しかったことを示している。

図64は、0.1%、0.5%、1%、5%の各ショ糖溶液洗口後におけるプラークのない舌側面部と4日目の歯間部プラークとのpHの下降を示す（Imfeld, 1978, 1983）。2.5～5%といった薄いショ糖溶液でさえ、エナメル質う蝕発生の臨界値以下の4.2～4.5にpHが下降する。

表7に一般的なスウェーデンの食品におけるブドウ糖、果糖、ショ糖の濃度を示す。あらゆる食品に糖類は含まれているので、成熟したう蝕誘発性プラークが臨界pH以下にならないように、食品から砂糖を除外したり、食品の濃度を減じることは現実的でない。う蝕を予防しコントロールするために、より現実的な方法として次のことが挙げられる。

1. 1日に1度か2度、フッ化物配合歯磨剤を使用して、歯磨きを行いすべての歯面からプラークを除去する。
2. 間食を含む食物摂取回数を1日に4～6回に制限し、糖含有の粘着性食品は摂取しない。そうすることで1日の糖クリアランス時間を減少できる。

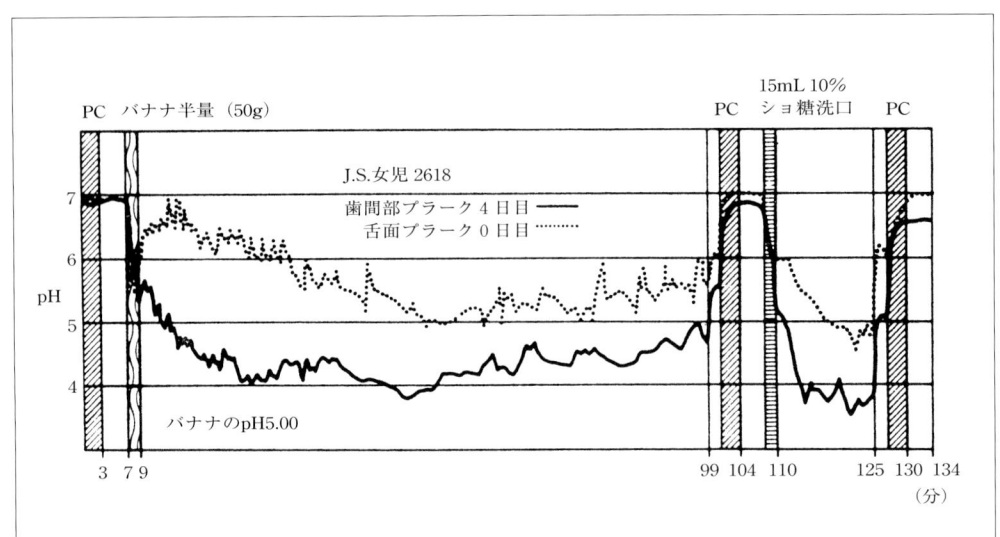

図65

図65〜69 テレメトリー法により最初の口腔内の炭水化物濃度とクリアランス時間個々の大きな変化をプラークpHで示す。クリアランス時間の延長は、う蝕リスクを増加させる。PC：パラフィン3分噛み。D：プラークの成熟度（日数）（T.Imfeldの好意による）。

図66

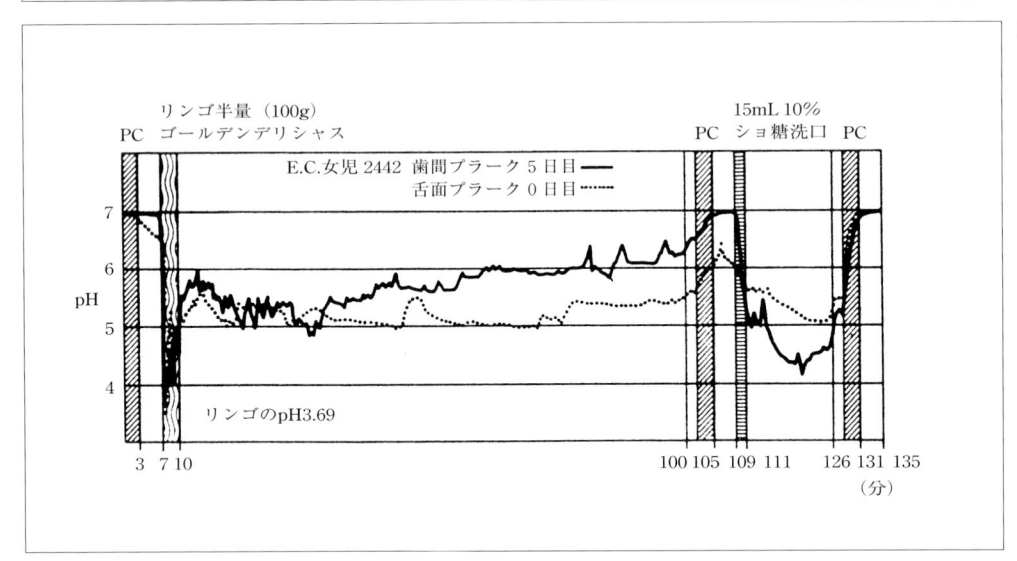

図67

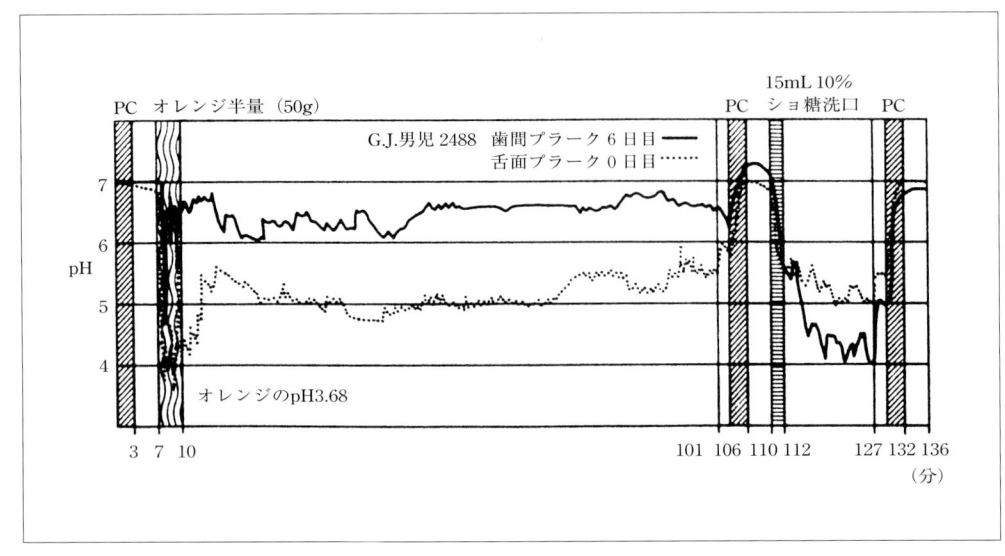

　食品の化学的成分に加えて粒の大きさ、溶けやすさ、粘着性、表面性状、味といった物理的、感覚的な性状もう蝕誘発性にとって重要な意味がある。なぜならば、それらの性状が食習慣や口腔内における食物の貯留に影響

図68

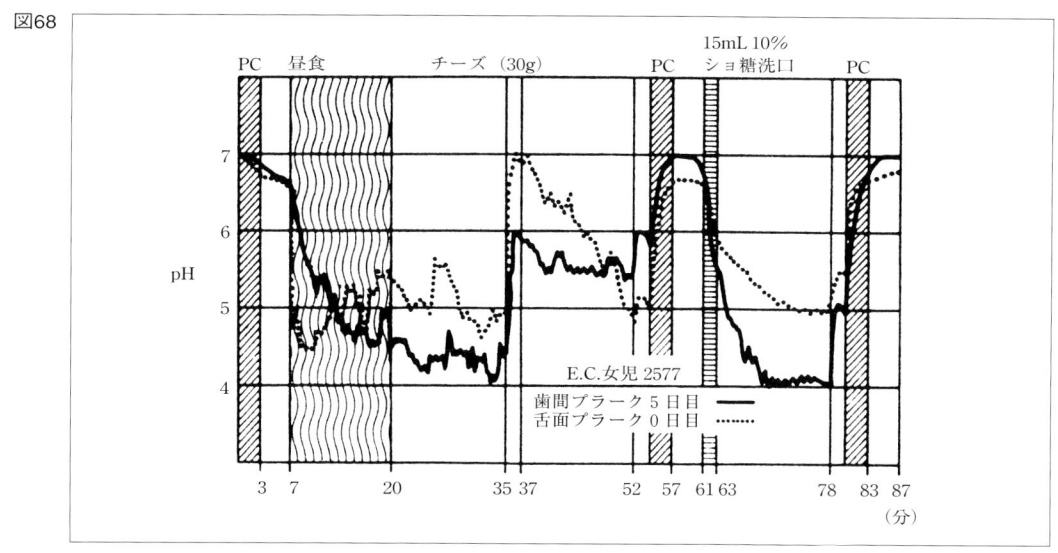

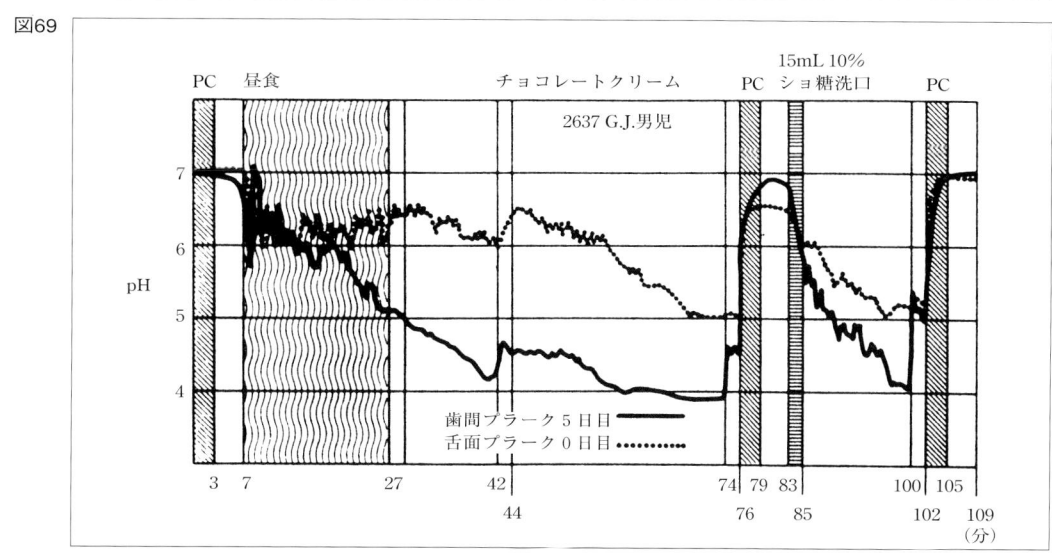

図69

するからである。食事中および食後を通じて、口腔内における炭水化物の濃度や残存時間は重要な要素である。

食物は咀嚼中および咀嚼後を通じて、唾液の流出や咀嚼筋、舌、口唇、頬の動きによって除去されていく。食物のクリアランス時間は、う蝕病巣、不良補綴物、固定式義歯、可撤式義歯といった歯列に関する要因や唾液分泌量の減少、粘稠性などで延長する。テレメトリー法によると、口腔内での炭水化物の濃度やクリアランス時間には大きな個人差があることが示されており（Imfeld, 1983）（図65～69）、クリアランス時間が延長されれば、う蝕リスクは高まることになる。

食品が異なれば、口腔内での初期の炭水化物の濃度やクリアランス時間も大きく変わる。リンゴやオレンジのような、酸の含有量の多い果物、野菜、また飲料水中の炭水化物は5分以内に除去された（図67、図66参照）。チューインガム、キャラメル、トフィー、チョコレート、飴のような甘い菓子は、口腔内でのショ糖濃度が高く、クリアランス時間はチューインガムで40分、他の菓子では15～20分であった。

一方、毎食後にシュガーレスフッ化物含有チューインガムを利用することは、非常に有効なう蝕予防手段であり、特にハイリスクの口腔乾燥症患者には効果的である。パンやクラッカーは、粗い表面形状なので、咀嚼が活発に行われ、その刺激が大量の唾液を流出させる。そのためクリアランス時間は減少する。活発な咀嚼によって唾液の分泌を促進されると、物理的な洗浄効果が向上するだけでなく、唾液による緩衝能も増加して、プラーク中の酸が中和される。

表8 ショ糖の甘味を1としたときの糖類と代用糖の甘味について

種類	ショ糖に対する甘さの割合
糖類	
ブドウ糖	0.7
果糖	1.2
ソルボース	0.9
ショ糖	1.0
乳糖	0.3
麦芽糖	0.4
転移糖（カップリングシュガー）	
グルコシルシュクロース＊	―
マルトシルシュクロース＊	―
トリクロロシュクロース＊	2,000
スクラロース	600
糖アルコール	
キシリトール	1.0
ソルビトール	0.5
マンニトール	0.7
マルチトール	0.75
ラクチトール	0.35
複合体	
還元ブドウ糖シロップ＊	0.75
イソマルト（分岐オリゴ糖）＊	0.5
ジペプチド（アミノ酸系）	
アスパルテーム＊	180
ポリペプチド（アミノ酸系）	
モネリン（植物由来）	3,000
タウマチン（植物由来）	4,000
その他の砂糖	
サッカリン＊	500
サイクラメート（チクロ）＊	50
ステビオサイド（ステビア）	200
アセサルファムカリウム	130
カンゾウ（甘草）	50

Rugg-Gunn（1989）．＊：人工甘味料　―：未測定

　プラークとショ糖の接触時間が長くなると、歯間部プラークのpHは持続的に低下するので、う蝕誘発性が高まる（図65のバナナの例参照）。ドライフルーツやケーキのような食品は、よりいっそうう蝕誘発性を高めると考えられる。これらと反対の作用を示す食品はチーズである（図68参照）。

　バナナは性状がペースト状で、15％の糖（ショ糖、果糖、ブドウ糖）を含んでいる。4日目のプラークにおいては、約10％ショ糖溶液の洗口をした場合と同様にプラークpHを低下させ、その時間も延長され1.5時間に及ぶ。リンゴ（10％糖含有）とオレンジはう蝕誘発性がないように思えるが、それ自体に酸を含有しているので、脱灰を引き起こす傾向がある。しかし、酸による刺激で唾液の分泌量が増加し、脱灰傾向は相殺されるようである。

食事パターンとpHの関係

　プラークの酸産生に影響する食事パターンに関する研究がある。砂糖含有食品摂取後のプラークpHの低下は、砂糖を含有しない他の食品の摂取によって、摂取前、摂取中、摂取後にかなりの影響を受ける。Imfeld（1983）は、テレメトリー法を使って、食事摂取後のプラークpHが降下しているときに、続けて別の食品を摂取したときのpHの変化を調べた。食事の後に30gのカマンベールチーズを摂取すると、食事中から下降が続いていた歯間部の5日目の成熟プラークpHは上昇した（図68参照）。しかし、デザートとしてチョコレートクリームを摂取した場合は、プラークpHの低下は延長し、さらに悪化した（図69参照）。

　チーズの効果に関しては、他の研究（Schachtele et al, 1982）でも同様の結果が出ている。また、ラットによる動物実験においても、チーズがう蝕発生を減少させることがEdgarら（1981）によって示された。チーズを食べることは唾液の分泌を刺激するだけでなく、カルシウムやリン酸も遊離し、緩衝能や再石灰化能を高める。

代用糖とpHの関係

　数千年前より、人類は甘い食品を好んできた。幼児はすぐに甘味を覚えるが、これは先天的に獲得されたものともいわれている。

　菓子や清涼飲料水といった間食の摂取頻度が高まるにつれて、発酵しにくい非う蝕誘発性の代用甘味料が、う蝕誘発性の高い糖類（単糖類および二糖類）に代わって、使用されるようになった。これらの代用糖は、カロリーありとノンカロリーに分類されることが多い。カロリーありの代用糖には、糖アルコール（ソルビトール、キシリトール、マンニトール）と還元ブドウ糖（ライカシン）がある。ノンカロリーの代用糖には、サッカリン、チクロ、アスパルテームがある。表8は、Rugg-Gunnら（1988）に

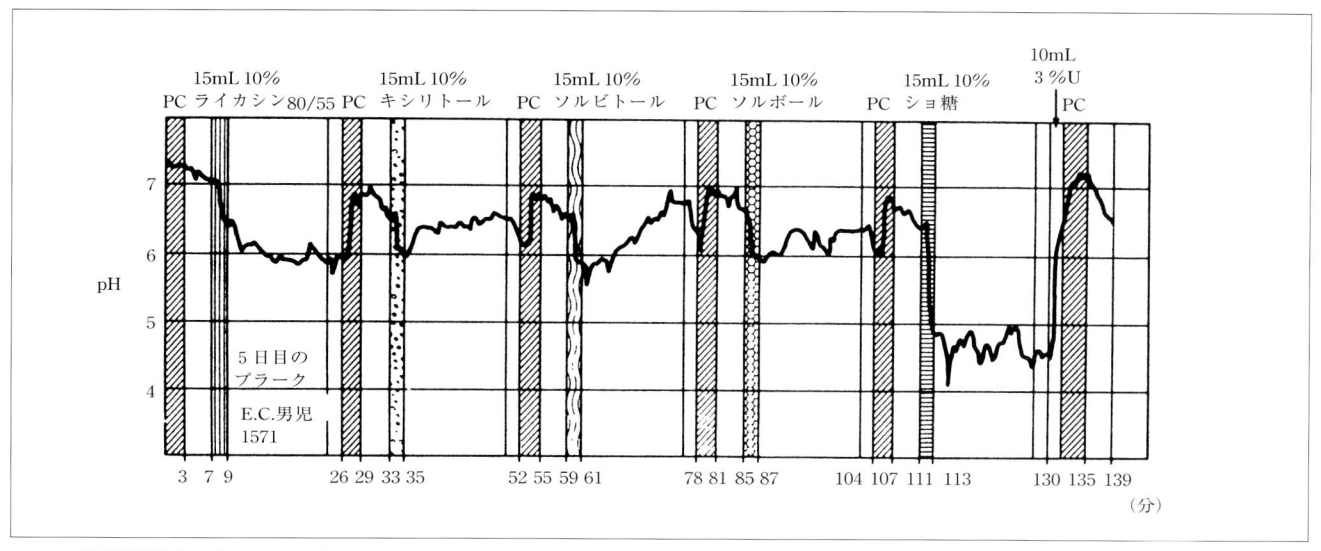

図70　各種糖類（ライカシン、キシリトール、ソルビトール、ソルボース、ショ糖）溶液洗口中および洗口後の歯間部5日目成熟プラークのテレメトリー法による測定記録。U：3％尿洗口2分間。PC：パラフィンチューイング（T.Imfeldの好意による）。

よる、砂糖と代用糖の甘さの相違をショ糖の甘さに対する割合で示している。

　ほとんどの代用糖によるプラークpHの変化は、テレメトリー法によって確かめられている（Imfeld, 1983, Imfeld and Mühlemann, 1987）。図70は、ある1人の被験者を対象に、ライカシン80/55、キシリトール、ソルビトール、ソルボース、ショ糖のそれぞれ10％溶液を用いて洗口した後の歯間部の5日目における成熟プラークのpHの変化である。

　スイスの保健局による基準では、代用糖のライカシン80/55、キシリトール、ソルビトール、ソルボースは、歯に対して安全と発表されている。代用糖やソルボースと同様の方法で、コントロールであるショ糖を投与したところ、プラークpHは4.5以下まで降下した。また前述した長期的かつ臨床的なTurku研究（Scheinin et al, 1975）では、さらにチューインガムの研究を行い、キシリトールにはう蝕誘発性はないと報告している。すべてのノンカロリー甘味料にもう蝕誘発性はない。それらは酸産生菌によって発酵されることがないからである。

食事因子の評価

　前述したヒトを対象とした縦断介入研究では、プラーク・コントロールがほとんど、あるいは全く行われておらず、またフッ化物の利用もない者においては、砂糖含有食品の頻回摂取がう蝕に対する重要なリスクファクター、予後のリスクファクターであることが明らかになった。

　さらに、生体におけるプラークpHの測定から、プラーク（2日以上の成熟プラーク）pHの下降と糖クリアランス時間は、砂糖の濃度と食品の粘稠性に関係していることが示された（図63から図69参照）。粘着性のある砂糖含有食品の頻回摂取は、砂糖のクリアランス時間を延長し、破壊されていないう蝕誘発性プラークに覆われた歯面すべてのpHを下降させる。

　プラークpHの長期下降は、エナメル質の脱灰とう蝕病巣の拡大をもたらすので、食習慣と食事方法に基づく糖のクリアランス時間は、う蝕の活動性の高い人を見つけるための大切な情報である。食習慣の評価から得られた情報は、う蝕のリスク評価に有用なだけでなく、う蝕を抑制するための食事に関するカウンセリングの際や、一般の健康な人々に対しての適切な食習慣を奨励する際にも利用できる。

　歯科臨床現場での食事評価は、炭水化物によって引き起こされるう蝕誘発性の検討と一般的な栄養状況の評価を目的としている。これは食事パターンや発酵性炭水化物の摂取に関する情報は、エネルギーや他の栄養素の情報とともに収集され、評価されることを意味している。

Box3　う蝕誘発性が高い食事

時間	月曜日
7：00	朝食：コーヒー2杯、角砂糖6個、マーマレードを塗ったパン2枚
8：00	バナナ1本
9：30	コーヒー1杯、角砂糖2個、ケーキ2個
10：00〜12：00	トッフル5個
13：00〜14：00	昼食：ジャムを塗ったホットケーキ、コカコーラ2杯、パン1枚、バナナ1本
15：00	コーヒー1杯、角砂糖2個、クッキー2枚
15：30〜17：30	ドロップ3個
18：00〜19：00	夕飯：ポテト3片、ソーセージ2本、からし、ケチャップ、パン2枚、清涼飲料2杯、ジャム入りアイスクリーム
22：30	スプーン4杯の蜂蜜の入った紅茶2杯、マーマレードを塗ったパン2枚

Box4　健康的なう蝕誘発性が低い食事

時間	火曜日
7：45	すべての歯面からプラークを除去、フッ化物配合歯磨剤の使用
8：00	朝食：低脂肪ヨーグルト、ミューズリー（シリアル、ナッツ）、紅茶1杯、チーズをはさんだ全粒食パン1枚、グレープフルーツ1個
10：00	生オレンジジュース1杯、チーズをはさんだ全粒食パン1枚
12：30〜13：00	昼食：オリーブオイルをかけた生レタス、煮魚200g、ポテト3片、チーズをはさんだ食パン1枚、ミネラルウォーター2杯、シュガーレスフッ化物含有チューインガム20分噛む
15：00	コーヒー1杯、チーズをはさんだ全粒食パン1枚、ミネラルウォーター2杯、オレンジ2個
18：00〜19：00	夕飯：生ドレッシングをかけた生野菜サラダ、エンドウ豆のスープ、生魚をはさんだ全粒食パン2枚、ミネラルウォーター2杯、チーズ、赤ワイン1杯、シュガーレスフッ化物含有チューインガム20分噛む
22：30	就寝前にすべての歯面からプラークを除去、フッ化物配合歯磨剤の使用

評価の目標は、可能な限り測定エラーを少なくして、これらの食事指標を絶対値として示すものを確立することにある。この目的が方法選択の際の基本となる。利用可能な方法はいくつかあるが、食事歴、24時間想起法、食事記録、そして食品の頻度調査は歯科臨床現場に適している。

食事歴

すべての方法が歯科の臨床現場で利用可能だが、オリジナルの食事歴の採取方法では、1時間から2時間は必要である。この方法は尿中窒素排泄量とも妥当性があるので、正確であると考えられているが、一般の歯科臨床では時間がかかりすぎる。通常、他の面接法と組み合わせて修正された方法で利用されている。

24時間想起法

この方法は幅広く応用されている。歯科チームの訓練されたスタッフが患者に、24時間前に遡って、食事や飲み物の摂取を面接調査するものである。面接者の技術や技能の一貫性は、患者とのコミュニケーションや協力姿勢に大きな影響を与える重要な因子であり、結果をも左右する。食品模型や実物大のイラストの利用は、多くの研究者によって、摂取量を推定する際に役立つと推奨されている。一所帯の調査を行う場合には、グラス、カップ、スプーン、計量カップ、計量スプーンのような、1人分の大きさを指示できるものを準備すると良い。

24時間想起法調査を行う際には、調査の偏りを減らすために事前の通告なしに行うのが望ましい。そして、食事パターンとエネルギー供給の栄養素を立証するために、少なくとも、4日間の調査が必要である。日によって大きく変動する栄養素を調査したい場合は、調査日数をさらに増やさなければならない。例えば、ビタミンAの摂取を正確に評価するには、およそ40日間が必要である。調査する4日間は普通の生活の典型例となるように、週末と平日から選択される。Box3とBox4は、それぞれ高う蝕誘発性食と非う蝕誘発性食の24時間想起法調査の

ご存知のように、食事はあなたの健康に大きく影響します。また、歯の健康にも大切です。この質問票をできるだけ正しく記入してください。次の食品についてあなたが食べたり、飲んだりした回数に×印を記入してください。例えば、毎日朝食にポリッジ（訳者注：オートミールなどを水やミルクでどろどろに煮た粥）を食べたならば、ポリッジの1日に1回を×印をつけて下さい。		成人用の調査票	
		氏名	
		職業	
		交替勤務	□あり・□なし
		勤務時間が不規則	□あり・□なし
		無職	□あり・□なし

食事 \ 頻度	食べない	月に1回	月に2回	週に1回	週に2〜3回	1日に1回	1日に2〜3回	1日に4回以上
バター、マーガリン								
チーズ								
ミルク、発酵乳、ヨーグルト								
パン								
ポテト								
ニンジンなどの根菜								
緑色の野菜								
果物、木の実								
果物のジュース								
ポリッジ（お粥）								
ライス								
スパゲッテー、マカロニ								
豆類								
肉類								
タマゴ								
魚類								
ブラッドソーセージ								
腎臓、肝臓								
ソーセージ								
ロールパン、ラスク								
ケーキ、クッキー								
スープ、煮込み果物								
マーマレード、ジャム								
清涼飲料								
お菓子、のど飴								
コーヒー紅茶（砂糖入り）								

食事のときに何を飲みますか？
食間に何を飲みますか？　□水　　　　□果物のジュース　□砂糖入りのコーヒー・紅茶
　　　　　　　　　　　　□ビール　牛乳　□炭酸飲料　　　□砂糖なしのコーヒー・紅茶
主食は何ですか？

タバコをすいますか？　□すわない　□1日に1〜5本　□1日に6〜15　□1日に15本以上

図71　成人用の調査表（Holm et al, 1983.）。

1例を示している。

食事記録法

　食事記録法は食事日記とも呼ばれ、患者が通常3〜7日間の指示された期間に食べた、すべての食品と飲み物の量とその形態を記録するものである。1人分の量や調査する日の選択は、24時間想起法と同様である。患者には次に示すような細かな指示が与えられる。

1. 評価をできるだけ正確に行うために、いつもと同じ食事習慣を続けること。注意深く、正確に記録すること。
   a. サンドイッチにどんな種類のパンを何枚使用したか。どんな種類のスプレッドを使い、何をはさんだ

I. あなた、普通どんな種類の食物を食べますか？　　　　氏名 _____ 年齢 _____

日付 _____

時間 _____

時間 _____
_____
_____

時間 _____
_____

時間 _____

時間 _____

夜食 _____

食事時の飲み物 _____

食間の飲み物 _____

II. 食物を食べる回数

食品＼回数	めったに食べない	毎週食べる	毎日食べる	1日に2〜3回食べる	1日に3回以上食べる	その他のコメント
チューインガム						
キャンディー						
トッフル						
チョコレートバー						
のど飴						
ロールパン						
ケーキ、クッキー						
ラスク						
パイ、タルトの焼菓子						
ヨーグルト（加糖）						
ジャム、ゼリー						
コーヒー（砂糖入り）						
紅茶（砂糖入り）						
清涼飲料						
果物ジュース						
果物スープ						
チョコレートドリンク						
アイスキャンディー						
アイスクリーム						
ポテトチップ						
果物						
甘い医薬品						

図72　食習慣調査票（D.Birkhedの好意による）。

のか。
　b. 食事や食間に何を飲んだのか。
　c. ミルク、バターミルク、ヨーグルトなどにジャムや砂糖を入れたか。
　d. 紅茶やコーヒーに角砂糖を何粒入れたか。
　e. 野菜は生のままか、茹でたのか。
2. すべての間食も記録すること。清涼飲料水、菓子パン、フルーツピューレ、サンドイッチとミルク、果物か菓子、チューインガム、のど飴など。

この食事記録法は不完全な記入や、意図的あるいは不注意な食事の変化があると、調査エラーが生じる可能性が増大する。食事記録法と24時間想起法の両者では、食事歴や尿中窒素排泄量と比較して、摂取量の過少評価が

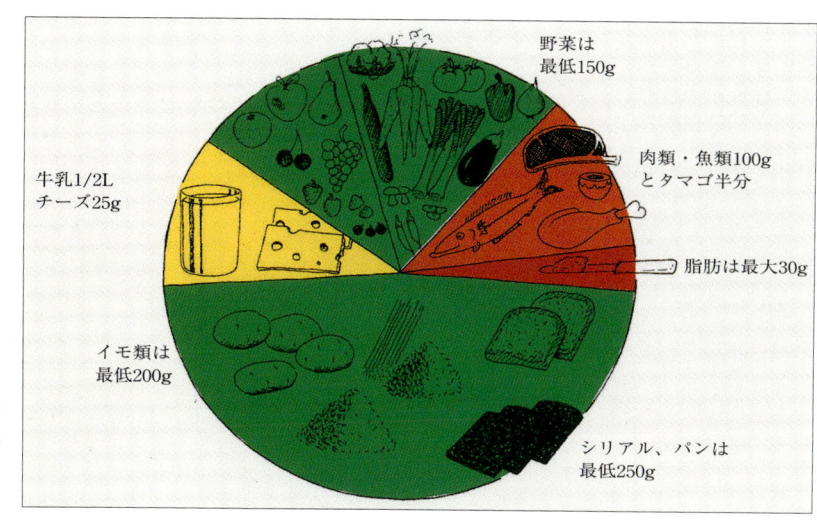

第 2 章 う蝕に対する外因性修飾因子

図73 平均的な成人に対して推奨される 6 大食品群の 1 日摂取量の割合（the Danish Government Home Economics Council, Copenhagen, 1989.）。

表9　若者と成人の推奨される毎日の食事摂取量

食品グループ	毎日の摂取量	
	10歳代の青少年	成人
1．パン、シリアル	275g以上	250g以上
イモ類	200g以上	200g以上
2．乳製品	0.50～0.75L	0.50L
チーズ	25g	25g
3．野菜	150g以上	150g以上
4．果物、木の実	100g以上	100g以上
5．肉類、魚類	100g	100g
タマゴ	半分	半分
6．脂肪	30g以下	30g以下

the Danish Government Home Economics Council, Copenhagen, 1989.を改変。

表10　6大食品群の推奨される摂取頻度

食品グループ	1日当りの摂取回数
1．パン、シリアル	3～4回以上
イモ類	1～2回以上
2．乳製品、チーズ	2～3回
3．野菜	1～2回以上
4．果物	1～2回以上
5．肉類、魚類、タマゴ	1～2回
6．脂肪	できるだけ少ない回数にする
7．砂糖、アルコール	できるだけ少ない回数にする
食事様式	主食を3回
	1～2回の軽食

the Danish Government Home Economics Council, Copenhagen, 1989.を改変。

あると報告されている。

食品頻度調査法

　食品頻度調査表には、50～150種類のリストが、食品あるいはショ糖といった特定の栄養素として挙げられている。患者は1日に食べた食品を、「全くなし」から「数回」とスケールに記入する。この1例が図71であり、食品の摂取回数を測る目的で作られた調査票である。患者は食品の摂取頻度を空欄に×印で記す。図72で示した調査票は、砂糖含有食品の摂取頻度を調査する目的で作成されている。

　この食品の摂取頻度の調査は、栄養素の摂取を推定する際にも使われる。食べる頻度とエネルギーや栄養素との間には強い相関がある。食品頻度調査法は、簡単で安価であるので、スクリーニングの手段として集団レベルでの食事データを得るために有用である。

食事データの分析

　種々の調査法の長所と短所を考えると、繰り返し行う24時間想起法や4～7日間の食事記録法は、歯科臨床現場でもっとも適したものと考えられる。24時間想起法は、青少年や年配者に対しても利用しやすく、コミュニケーションが不十分な場合でも利用可能である。ビタミンやミネラルといった微小栄養素を正確に調査する場合には、調査期間は延長されるが、う蝕の場合には4日間の記録で十分である。

　データ収集終了後、報告された記録の不備をチェックしてから、食品摂取の評価を行う。う蝕誘発性の食事評価では、発酵しやすい炭水化物を含む食品の摂取頻度、夜間の間食や砂糖含有飲料の摂取の有無、う蝕誘発性食品の口腔内残留性などが調べられる。子供や青少年の場合には、ショ糖摂取をスコア化する簡単な調査が適切であろう。

Box5　健康を増進する食事の具体例

- エネルギー摂取を減らすか、身体的活動を通じてエネルギーを消費しなさい
- 全粒穀物パン、シリアル、ポテト、根菜、果物といった多種類の炭水化物を摂取しなさい
- 上述のような多くの食品から食物繊維を増やしなさい
- 特に飽和の脂肪摂取を減らしなさい（このことは低年齢の子供にも当てはまる）
- 全エネルギー摂取の最大10％以内のショ糖摂取にしなさい

食事のエネルギーや栄養素の評価ができる安価なコンピュータソフトウェアプログラムが北欧で使用され、コンピュータによる食事記録の分析が一般的に行われるようになってきた。これは、摂取した栄養を評価する便利な方法であり、食事の変化に対する結果がすぐに表示され、患者への教育にも大きな価値がある。

また、図73に示す6大食品群の摂取数のスコアによる食事の栄養評価方法もある。この図に示されている見本の食品は表9や表10に示された食品評価を利用している。

う蝕誘発能や栄養価を評価するときは、食品の特性、すなわちう蝕の進行に影響する食品、例えば、何回も咀嚼しなければならない食品も考慮にいれなくてはいけない。また、唾液の分泌や拡散を刺激すると、プラークpHの下降時間を減少することができる。

全身の健康増進のための食生活指針

一般的な指針

エネルギーと栄養素摂取のための一般的なガイドラインが、1989年から北欧の指針として示され、それぞれの国における独自の指針が作成されている。この指針には、3歳以上の健康な人が必要とする最小限のエネルギー量や栄養素別摂取量が年齢別、男女別に示されている。ある一定基準にエネルギー摂取を保てば、肥満の予防となることや、1日を通じて均等な間隔で、5～6回食品摂取をすることなどが示されている。最新の研究では、頻繁に食事をすると、生理学的に血清コレステロール値を減少させるのに有効と報告されている。しかし、この最新情報は広く一般に普及する前に十分に検討を行わなければならないだろう。

毎日の推奨されるエネルギー摂取は、炭水化物を主とすることが望ましい（全エネルギー摂取量の55～60％）。脂肪は全エネルギー量に対して、最小でも20％は必要であり、最大30％までが望ましい。脂肪摂取が全エネルギーの20～25％以下になると、必須脂肪酸の欠乏を招くであろう。タンパク質は毎日のエネルギー量の10～15％以内にするのが良い。食物繊維、塩分、アルコール、微小栄養素についても具体的に示されている。

これらの指針を満たしていくための北欧諸国の平均的な食事がBox5に具体的に示されている。これらの指針は歯科臨床の現場だけでなく、医学分野においても有用なガイドラインであり、う蝕発生リスクを低下させるために適用することができる。糖尿病患者に対する食事勧告もこのガイドラインの内容を支持するものである。

個人に対する指針

食事情報の評価から、個人にも助言できる方法が定型化された。頻繁な食物摂取がう蝕のハイリスクに関連することを提示するのに有効な手法が"砂糖時計"である（図74）。

う蝕の発生は、例えば、砂糖の豊富な飴を頻繁に食べるとか、夜間に間食や清涼飲料水を摂ることといった、1つの習慣のせいである、と考える患者がいる。この場合には、そのような習慣はすぐに特定でき、改善することも難しくはない。一方、主食を全く摂らないで間食を摂るだけの食行動を示す患者もいる。このような症例には基本的な食習慣の変更が必要となる。

人は変化を好まないという事実から、このような場合の食習慣の変更は難しい。したがって、変更することにより、すぐに効果が現われ、その利点が提示されなければ、食事変更を強制しても成功しない。例としては、体重減少プログラムや尿毒症患者への低タンパク食の推奨が挙げられる。他に、食行動を変容させる秘訣は、小さな変更を繰り返し行っていくことである。成人に対しても子供に対しても、新しい食品の紹介や新しい習慣を少しずつ提案していく方法がある。

できるだけ疾患の状況や個々の患者の薬物療法と矛盾しない説明や助言を行い、変化が患者にとって受け入れ

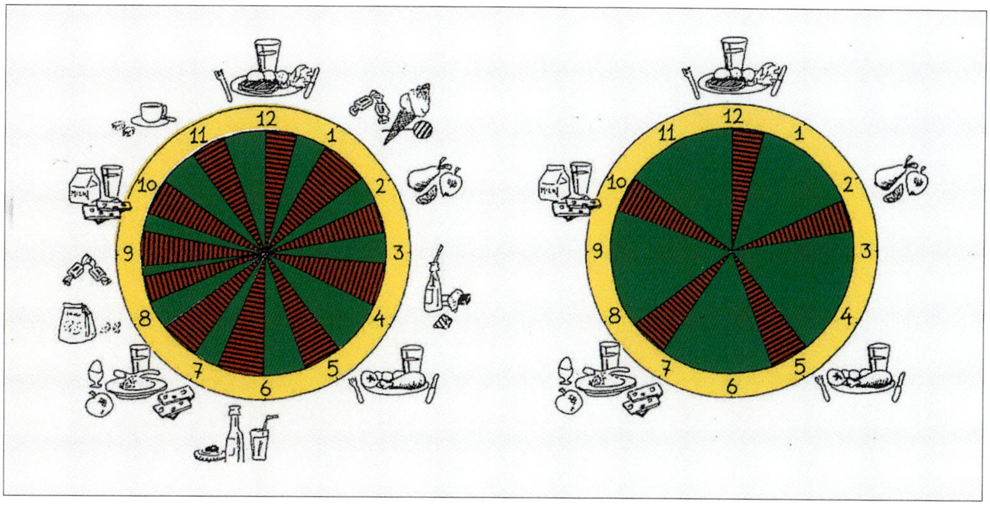

図74 砂糖時計。（左）頻繁な食事がプラークの酸産生時間が長くなることを示している（赤い部分）。（右）1日に5回の食事であり、結果として酸を産生しない期間（緑色の部分）が長い（Johansson and Birkhed, 1994.を改変、許可により転載）。

Box6　う蝕予防のための食事ガイドライン

> ・朝食－新しく始まる1日の最初である、とても重要な食事です。食材としては、穀物と果物と乳製品の調和の取れた構成が大切です。これと対比できるものは、コンチネンタル式朝食（パンにバターかジャムを塗って、コーヒーぐらいの軽い食事）です。これらは主に砂糖と脂肪と水分であり、血糖値を急激に上昇させます。そのことが、1日中、砂糖を頻繁に摂取することにつながります。たいていの人は、朝食に変化を求めませんが、健康な朝食習慣を過小評価してはいけません。
> ・毎日の食事回数は、おやつやスナックも含めて、4回以内にすべきです。このことが全砂糖クリアランス時間とプラークpHの下降を減らします。5％ほどの薄いショ糖溶液でさえも、隣接面部などに存在する2日目から3日目の成熟したプラークpHは、摂取後5分以内に臨界pHに下降します。
> ・粘着性の砂糖含有食品は、砂糖のクリアランス時間を延長するので、食べることを控えるべきです。そこでキシリトール、ソルビトール、サッカリン、アスパルテームの代用糖で作られた菓子にすべきです。
> ・それぞれの食事において、繊維の豊富な食品は噛むことを刺激するので、いつも食べると良いでしょう。もし可能ならば、食事はチーズを食べて終わらせるべきです。
> ・プラーク形成指数が3～5の範囲にあり、唾液分泌率が減っている高う蝕リスク者は、食事の前にいつも、歯をきれいに磨くべきです。というのは、食事中および食事後すぐにpHが下降するからです。毎食後のシュガーレスフッ化物含有チューインガムやフッ化物入りトローチはお勧めです。唾液の流出を刺激するばかりでなく、酸によって侵襲された後の再石灰化においてフッ化物レベルを増加させるからです。

やすいものであることが重要である。さらに、食事カウンセリングにおいては、患者の社会的立場も考慮することも大切である。エネルギーや栄養素の摂取に関する知識や適切な助言について、本書では詳しく述べることはできないので、栄養学の教科書を利用されることを推奨する。

食事評価の目的とう蝕に関連する食事助言は、1日におけるすべての砂糖クリアランス時間を減らすことである。一方、根面う蝕はpH6程度でも発生するので、粘着性でデンプンを含む食品は、露出した根面を有する高齢者や唾液腺機能の低下している者にとって、う蝕発生に関する強力なリスクファクターとみなされる。唾液中の乳酸桿菌レベルが高いのは、多量の砂糖摂取と口腔内pHの低下を意味する。したがって、乳酸桿菌数を調べることは、食品調査票の評価を客観的に補足する価値がある。

う蝕の予防とコントロールに関しては、Box6の食事指針を守ることが重要である。

う蝕に影響を及ぼす食関連の他のリスクファクター

ある状況においは、食事と関連したう蝕に罹患しやすくなるリスクファクターが存在する。全身疾患や薬物の常用がう蝕のリスクに影響することもある。また、疾病や薬剤によってう蝕リスクが増加しなくとも、その治療がう蝕に影響を及ぼすことがある。疾病に罹患している間は、必要なエネルギーや栄養の増加ニーズが不十分で

あり、患者は栄養不良になっているかもしれない。砂糖を含む薬物、例えば、便秘のための繊維補助食、咳止め、抗生物質などは記録されるべきである。

さらに、入院している患者では、清涼飲料と菓子の頻繁な摂取がよく観察される。食事療法によって、病気の兆候が改善される疾患もある。例えば、低脂肪食はクローン病に関連する下痢や腹部消化管の放射線治療による下痢を和らげる。低タンパク食は、尿毒症患者において、血液透析の期間を延長する。しかし、この低脂肪食や低タンパク食が炭水化物の摂取量を増加させ、う蝕リスクを増大させることもある。なぜならば、食事量が大きくなりすぎないように、一般的に単糖類や二糖類が利用されているからである。

精神障害のある患者のう蝕について、説明を行うのは難しい。炭水化物は脳へのトリプトファンの取り込みにプラスに働き、セロトニンの産生を高める。このように炭水化物は鎮静効果を得ることができるので、その頻繁な摂取は、リラックス効果を生じる。向精神薬は唾液腺機能を低下させるので、継続的に向精神薬の治療を受けているとう蝕抵抗性が低下する（第3章参照）。

ハシッシュのような官能作用のある薬物の乱用は、甘味食品に対する強い志向と関連している。このような患者は常に高いう蝕活動性が認められ、典型的な平滑面う蝕が観察される。

20～30年前には、妊娠すると、う蝕になって歯を喪失するとされていた。今日では妊娠したから歯を喪失するのではないことは分かっているが、妊娠はう蝕リスクの増加に関連がある。妊娠初期の3ヵ月間はつわりのために、口腔清掃が難しい。妊娠するとまた、甘味志向となり高頻度で甘味食品を摂取するようになる。妊娠の最終月までの間のホルモンの変調もまた、唾液の量と質を低下させる。

肥満とう蝕とが関連しているという研究報告がある。しかし、食事との関連は明らではない。肥満者はエネルギー、脂肪、ショ糖の摂取を過小報告し、ビタミンCや繊維は過剰報告する傾向があるとされている。したがって肥満者のショ糖摂取は、患者により自己申告されたものよりも高いと考えられている。

頻繁に食品を試食する職業がある。また、う蝕に対するリスクを増加せざるを得ない一面をもった職業もある。そのような職業の例としては、製菓工場やレストランの従業員がある。パン職人もかつてはう蝕に対するリスクが高いとされていた。（う蝕に関連する食事因子のレビューについては、Imfeld, 1983；Rugg-Gunn, 1989, in Murray, 1989；Edgar and Higham, 1991; Geddes, 1991；Bowen, 1994；Geddes, 1994； Imfeld, 1994a, b；Marsh, 1994； Johansson and Birkhed, 1994； Nyvad and Fejerskov, 1994；Carlsson and Hamilton；1994, Rugg-Gunn1994. を参照）

社会経済的および行動的因子の役割

集団や人口レベルの社会経済的因子として、特に教育レベル（educational levels）は、う蝕に関連するもっとも重要な外的要因（external factors）である。

社会的特性とう蝕有病パターンとの関連は、歴史的にみても明らかであり、特に社会の変化は、その地域のう蝕有病状況に影響を及ぼす。これまでに、少なくとも戦争、都市化および工業化は、う蝕有病状況に影響を与えてきた。社会的因子としては、まず社会階層（social class）を捉える場合が多い。社会階層には、いくつかの区分があり、通常は、世帯主の収入や教育を受けた年限と内容に基づいて分類される。

社会階層とう蝕との関連は、これまでに多くの研究結果が報告されてきた（Antoft et al, 1988；Beal, 1989；Holm et al, 1975；Koch and Martinsson, 1970；Milen, 1987；Schwarz, 1985；Zadik, 1978)。20世紀における、温帯地域の工業化された国々における乳歯のう蝕有病の状況は、社会経済的状態が低い者ほどう蝕が多いとされてきた。それに対して永久歯のう蝕は、今世紀の前半までは、社会階層の高い者ほど多いとされていたが、現在では、先進国の永久歯う蝕の有病状況と社会経済的状態との関係は逆転し、社会階層の高い者ほど少ない（Milen and Tala,1986)。一方、熱帯地域の発展途上国では、ほとんどの場合、社会経済状態が高いほど、う蝕は増加傾向にある、と報告されている（レビューについては、Enwonwu, 1981. を参照）。

社会的因子と行動的因子は、密接に関連しており、多

くの日常生活における行動のなかで、特に保健行動には、社会階層によって明確な特徴が認められる。社会的因子の他の指標には、例えば、世帯主が読む新聞、家族の自家用車所有の有無、風呂を持たない世帯数、家屋内のトイレの有無、共同トイレの使用、一部屋当たりの居住人数などがある。これらの指標を用いることで、その地域の特性が明らかになる。しかも、これらの指標を組み合わせることで、その地域がどの程度、恵まれているかを示す尺度を設定することができる。これらの尺度は、通常の対象者に比べて、ハイリスク集団のような特殊な場合の調査に適している。

PalmerとPitter (1988) は、このような指標を用いて、異なった社会的背景を持つ8歳のイギリスの小児を対象に、う蝕有病状況と歯科治療の状態に関する調査を行っている。その結果、社会的に恵まれない小児は、社会階層の高い者に比べて、明らかに高いう蝕有病傾向を示した。社会的に恵まれず、不利な個人や集団の特徴を示す社会的および行動的指標は、まだ明確にされていないものが多い。この点は、今後さらに必要なケアの程度と合わせて追究されるものであり、その指標は、現状に対してばかりでなく、時代の推移に対応できるものでなければならない。

最近、Korner報告 (Department of Health and Social Security [DHSS], 1982) は、社会階層の持つ健康に関連する因子としての信頼性について調査し、選択式の質問票を作成した。Sarllら (1984) は、国勢調査に基づいた複合的な指標であるACORN (A Classification of Residential Neighborhoods＝近隣居住地分類) を、歯科保健医療サービスの計画立案に利用する場合の利点と欠点ついて検討した。その結果、イギリスの北部工業地域で、社会経済的なACORN分析は、う蝕有病状況の差異を示す効果的な指標となることが明らかにされた。この指標を用いて得られたデータは、単純であり、対象者の大部分を分類することができる。しかも、ACORN分類を用いることで、居住地を明確に把握でき、さらには小児を対象とした場合には、調査が難しい両親の職業や経済的環境の質問を省略することができるという特徴がある。

イギリスにおける小児の歯科保健に関する国の調査では、歯科保健に関する地域的な較差が示されている (Todd and Dodd, 1985)。う蝕有病状況は、England在住の小児がもっとも少なく、Ireland北部では、もっとも高い。この結果は、国レベルで検討した場合、小児のう蝕経験を決定する因子として、社会階層よりも、居住地域が重要な要因となることを示している。

社会経済的状態の及ぼす影響

社会階層

両親の社会的状態とその子供の歯科保健状況との関連性は、これまで非常に多くの先行研究で示されている。また、西欧先進諸国での研究で、両親の歯科保健状態、歯科保健に関する知識および歯科受診・受療行動と、その子供のう蝕有病状況との関係を指摘した報告も数多く示されてきている (Martinsson, 1973 ; Martinssonn and Petersson, 1972)。例えば、MartinssonとPetersson (1972) は、う蝕の少ない小児よりも、う蝕の多い小児の両親に無歯顎者の割合が高くなることを示した。Asherら (1986) は、両親の甘味食品摂取とその子供における歯の健康に有意な相関あったと報告している。

Beal (1989) は、低い社会経済的背景にある小児を対象にした調査で、う蝕有病傾向が高くなるリスクファクターについて報告した。乳幼児のほ乳瓶う蝕を引き起こすのは、幼児の食習慣が関係しており、両親の衛生習慣や口腔保健に関する知識、さらにはフッ化物の局所応用やフッ化物錠剤の使用よりもその関連性は高い。

アメリカでは、学童のう蝕有病と母親の教育レベルとの関連性についての検討が行われている。その対象地域は水道水フッ化物添加地域であるので、う蝕有病状況は、一般的に低い。それにもかかわらず、教育レベルの低い母親よりも教育レベルの高い母親の子供のほうが、さらにう蝕が少ないことが示された。約500名のアメリカの学童を対象とした3年間の縦断研究で、Burtら (1988) は、それまでに他の研究者から報告されていた甘味食品の摂取頻度と隣接面う蝕 (0か2歯面以上) との関連を見いだすことはできなかった。そして社会的因子 (両親の収入と教育レベル) は、う蝕有病ときわめて高い関連があった。しかし、これらの社会的因子と、食事因子との関連は認められなかった。

表11 う蝕ハイリスクの要因に関する多重ロジスティック回帰分析

変数	カテゴリー	オッズ比
学習能力	弱い	3.0*
	普通	1.0
	良い	
甘味菓子に使う小遣いの額	多い	2.6*
	少ない	
家族からの支援	弱い	4.3*
	普通	1.8*
	良い	
歯科保健に関する会話	ほとんど、あるいは全くない	-6.5*
	ときどき	
	毎日	
歯科保健に対する態度	消極的	13.5*
	普通	3.7*
	積極的	
健康な食生活に対する態度	消極的	
	普通	3.0**
	積極的	
教育	基礎	6.1***
	10グレード	3.2*
	その他	
	高等	
家計への経済的圧迫	圧迫あり	-2.7*
	圧迫なし	

Poulsen (1988). を改変　*＜0.05、**＜0.01、***＜0.001

縦断研究において、Gryttenら (1988c) は、低年齢児のう蝕経験に対する予測因子として、社会的要因と行動的要因の影響を調査した。調査方法は6、18、36ヵ月の乳幼児の両親への質問紙調査と36ヵ月の幼児の歯科検診である。その結果、36ヵ月児のう蝕は、対象者の砂糖摂取量との間に統計的に有意な関連が認められた。また、母親の歯の健康状態、歯科受診状況、教育レベルとの間にも有意な関連が認められた。しかし、多変量解析の結果からは、小児のう蝕有病に有意な関連因子としては、母親の喪失歯数だけが挙げられ、他の説明変数は認められなかった。

Primosch (1982) は、小児のう蝕有病に関連する要因として、家族構成との関係を調査した。多重ロジスティック回帰分析の結果からは、家族構成を小児のう蝕有病のもっとも大きなリスクとして選択することはできなかった。しかしながら、母親の結婚年齢と家族数は、う蝕のリスクファクターとして、予測性が高いものであることが示された。小児のう蝕有病と家族構成との関係は、以下のように要約できる。

1. 結婚年齢の若い両親の小児 (20歳以下の母親と22歳以下の父親) は、有意に高いう蝕有病傾向がある。
2. 23歳以下の母親から生まれ、父親が28歳以下の小児のう蝕感受性は高い。
3. 出生率の程度や家族構成のいずれかが、極端な場合 (子供が一人だけあるいは3人以上の兄弟姉妹数) には、有意にう蝕感受性が高まる。
4. 兄弟姉妹の年齢差が、う蝕有病の傾向に与える影響は少ない。

Poulsen (1988) は、デンマークにおける公立小児歯科サービスにおける研究で、社会的、行動的因子の有効性について検討した。オッズ比で、う蝕リスクが表現される多変量ロジスティック回帰分析の結果、う蝕ハイリスクは以下に示した場合に認められた (表11)。

1. 小児の学習能力が弱い。
2. 甘味菓子に使う小遣いが多い。
3. 家族の支援がほとんどない。
4. 歯の健康に関する会話が、ほとんど、あるいは全くない。
5. 歯科保健に対する消極的な態度。
6. 健康的な食生活に対する両親の消極的な態度。
7. 低い教育レベル。
8. 家計の経済的な圧迫。

このモデルの敏感度は、66%であり、特異度は80%、予測力は71%であった。しかし、疫学的変数と社会的変数を含めると、敏感度は95%に上昇し、特異度で91%、予測力では91%となった。この結果は、家族の支援と生活レベルが、う蝕予測モデルに明らかに有用であることを示している。このモデルの妥当性と有用性は、他の小児集団での研究でも確認されている。

人種

う蝕有病傾向が人種間で有意に異なることは、これまでにいくつかの研究で報告されている (Clerehugh and

Lennon, 1986)。イギリスのCoventryにおける調査で、PaulとBradnock（1986）は、アジア人小児の歯の健康状態が、イギリス生まれの小児に比べて、明らかに悪いことを示した。スウェーデンでは、WindstromとNilsson（1986）は、歯科を受診した移民の人数は、スウェーデン人に比べて、有意に少なく、その治療内容は抜歯、歯内療法、義歯が一般的であった、と報告している。

イギリスでは、歯科施策検討評価グループ（DHSS, 1981）が"特殊なケアが必要な集団"への地域歯科保健サービスを推奨している。GelbierとTaylor（1985）は、若いアジア系の小児と人種的マイノリティー（ethnic minorities）が、歯科的な不利益を受けているのは、言葉の問題、乳幼児期の社会化の問題、マイノリティー文化が正当に評価されていないこと、人種的に多数を占める人々のニーズなどに起因していると報告している。地域におけるアジア系住民と他の住民との間に食習慣の相違は確かに認められるが、それは文化的背景が異なっているためばかりでなく、社会的な権利の喪失やコミュニケーションの問題に関連しているといった実態がある。

イギリスの一地域のおける、5歳のアジア系学童を対象とした社会的権利の喪失に関する研究（Bedi, 1989）で、3つの歯科的ハイリスク集団が定義されている。すなわち、(1)英語を話す母親のイスラム教徒の子供、(2)英語を話せない母親のイスラム教徒の子供、(3)イスラム教徒なく、英語を話せない母親の子供の3集団である。Birmigham西部では、アジア系の子供は白人の子供に比べて、約2倍のう蝕（DMF歯）を有しており、この集団の必要度に合わせた特別のプログラムが推奨されている（Bradnock et al, 1988）。

移民の人々の間における言葉や文化の問題や低い教育水準の問題は別にして、移民の人々は、伝統的な食習慣を新たに変えることを余儀なくされる。これまでの研究では、朝食や間食の食形態が象徴的であり、これらが最初に変化するとされている。そのため、口腔衛生状態が悪く、フッ化物配合歯磨剤の使用も不十分な移民の人々は、西欧諸国に移住すると、う蝕ハイリスクとなる。そして、それに加えて、食習慣の変化がハイリスクへの要因となる。

乳幼児のう蝕増加における移民の両親の問題は、最近、Wendtら（1994）やWendtとBirkhed（1995）らによる縦断研究によって指摘されている。これらの研究の目的は、まず、2歳児および3歳児におけるう蝕有病と移民との関連を調査することで、スウェーデン在住の乳幼児における口腔衛生の要因を検討するものであった。この研究デザインは、前向き研究かつ縦断研究であり、1歳児671名をもって開始された。歯科検診は、2歳児の時点では、無作為抽出された298名に行われ、3歳児の時点では、すべての対象者が歯科検診を受けている。その調査の際、親を対象にその子供の口腔保健習慣に関する聞き取り調査を行っている。

3歳児でう蝕を有する小児と比較して、カリエスフリーの小児は、1歳、2歳のときに、すでに日常での歯磨きの回数が多く、2歳児の時点で、フッ化物配合歯磨剤をより高頻度に使用していて、1歳および2歳でのプラークの付着も少なかった。それに対して、移民の小児は、歯磨きの習慣が定着せず、フッ化物配合歯磨剤の使用頻度は少なく、1歳の時点でのプラーク付着が著明であった。また、両親が移民ではない小児のカリエスフリーの割合は、3歳児で78%であったのに対して、移民の小児は50%にすぎなかった。これらの結果から、早い時期に習得された良い口腔衛生習慣と規則的なフッ化物配合歯磨剤の使用が、就学前の小児における口腔保健の達成には重要であると結論づけられている。しかし、これらの課題は移民という背景をもつ両親の小児に対しては、まだ十分には解決されていない（Wendt et al, 1994）。

この研究の第二の目的は、2歳児、3歳児におけるう蝕有病と移民との関連を調査することで、スウェーデン在住の乳幼児の食習慣を検討するものであった。研究方法は、1歳児からの追跡調査であり、3歳児の時点では、すべての対象者に歯科検診が実施された。調査時に親には、その子供の食習慣について聞き取り調査が行なわれた。

2歳児および3歳児の時点で、う蝕を有する子供と移民の子供は、2、3歳児の時点でカリエスフリーの子供や移民でない子供に比べて、1歳児の時点で、う蝕誘発リスクの高い飲食物を摂取しており、しかも、それは夜間であり、ほ乳瓶に含糖飲料を入れての摂取であった。乳幼児の習慣には非常に個別性があるが、スウェーデン

では、低年齢の幼児に含糖食品が一般的に摂取されていた（Wendt and Birkhed, 1996）。しかし、多くの移民の両親とは対照的に、ほとんどの移民でない両親は大学卒業レベルの教育を受けており、規則的な歯科予防プログラムを生まれたときから受けている集団であった。

したがって、人種的なマイノリティーに関するもっとも大きな問題点は、ハイリスクの予測や確定ではなくて、特別なケアが必要な人々への予防プログラムの欠如にある。発展途上国におけるこの種の研究は、きわめて少ない。小児のう蝕に関連する両親の特性は、固有の文化によって規定されるものであるので、これらの研究は、今後さらに追究される必要がある。

社会的および行動的因子の影響

本章の冒頭で考察したように、う蝕の発現は、生態学的な要因、多くのリスクファクター、予防的要因などの複合的な相互作用で引き起こされる。社会的因子は、う蝕に直接関連する保健行動に影響を与える。例えば、口腔衛生習慣であり、食習慣であり、歯科受診・受療行動である。社会的および社会行動的要因に加えて、砂糖摂取状況は、いわゆる口腔衛生として、う蝕発現に大きな影響を及ぼす。一般的には、砂糖を高頻度に摂取した個人は、う蝕感受性が高まり、歯の表面にプラークが蓄積されてう蝕が発生する。

口腔清掃状態とう蝕発生との関係を直接証明することは難しいが、その理由のひとつとしては、後ろ向き研究かつ縦断研究や前向き研究かつ縦断研究であっても、う蝕の有病状況の調査には多くの因子が複雑に関連していることが挙げられる。いくつかの研究で、砂糖摂取と口腔清掃状態との関連が指摘されている。Kleemola-KujalaとRasanen（1982）は、フィンランドにおける543名の小児の調査で、砂糖摂取量の多寡にかかわらず、プラーク付着量は、う蝕発生に有意に関連していると報告されている。口腔衛生状態が悪い場合には、砂糖摂取量が増加するにしたがって、有意にう蝕の発現リスクが高まる。さらに別の分析結果から検討すると、この砂糖摂取と口腔清掃状態の2つの因子は、個々の効果よりも複合した要因として評価されるものであり、う蝕の決定要因として相乗作用を示すものである。

Granathら（1976）も、口腔衛生と食習慣との関連性の検討で、う蝕有病状態が良好な個人では、2つの因子の間に有意な関連性は認められないと報告している。Rajalaら（1980）は、成人男性を対象とした調査で、う蝕有病は、歯磨きの習慣が定着していない者に常に高いという結果を示した。これらの結果は、う蝕リスクの高い集団には、日常的な歯磨きの習慣とう蝕有病との関連性について、さらに啓発する必要性があることを示している。リスクの高い集団とは、例えば、教育レベルや収入の低い者、歯科受診頻度が不規則な者、ショ糖摂取量が多い者、フッ化物利用が不十分な者などである。

しかしながら、最近の調査で、12歳のブラジル人の小児を対象とした良くデザインされた3年間の縦断研究によって、以下の結果が示された。すなわち、口腔衛生習慣は改善することが可能であり、そのことで、う蝕発生に50％以上の抑制率があるという事実である。この調査対象者は、テスト群も対照群も水道水フッ化物添加地域であり、フッ化物配合歯磨剤が1ヵ月に1回供給されていた人々であった（Axelsson, 1994）。

すでに考察したように、う蝕に関連する社会的因子としては、社会階層、社会経済的状態が一般的であり、行動因子としては、口腔衛生と食習慣が挙げられる。食習慣と口腔衛生は、う蝕発生に直接関連しているので、この結果は妥当なものである。社会経済的因子は、これまでの間、全身の健康状態や口腔保健にみられる較差に影響する因子として認められている。しかし、この問題に関する研究はきわめて少なく、う蝕予測因子としての他の社会的および行動的因子については、まだ不明な点が多い。

しかしながら、他の社会的および行動的因子について、いくつかの間接的な根拠は示されている。Scotlandの大規模な質問票調査で、11歳、13歳および15歳児、4,935名を対象に歯磨き行動と他の保健行動との関連が検討された（Schou et al, 1990）。その結果、歯磨き行動は、主観的健康状態の評価、喫煙習慣、飲酒、朝食、就寝時間、甘味摂取、果物摂取、ビデオを見る習慣に有意に関連するという結果が示された。また、歯磨きをあまり行わない小児は、ここに挙げた他の保健行動にも消極的である

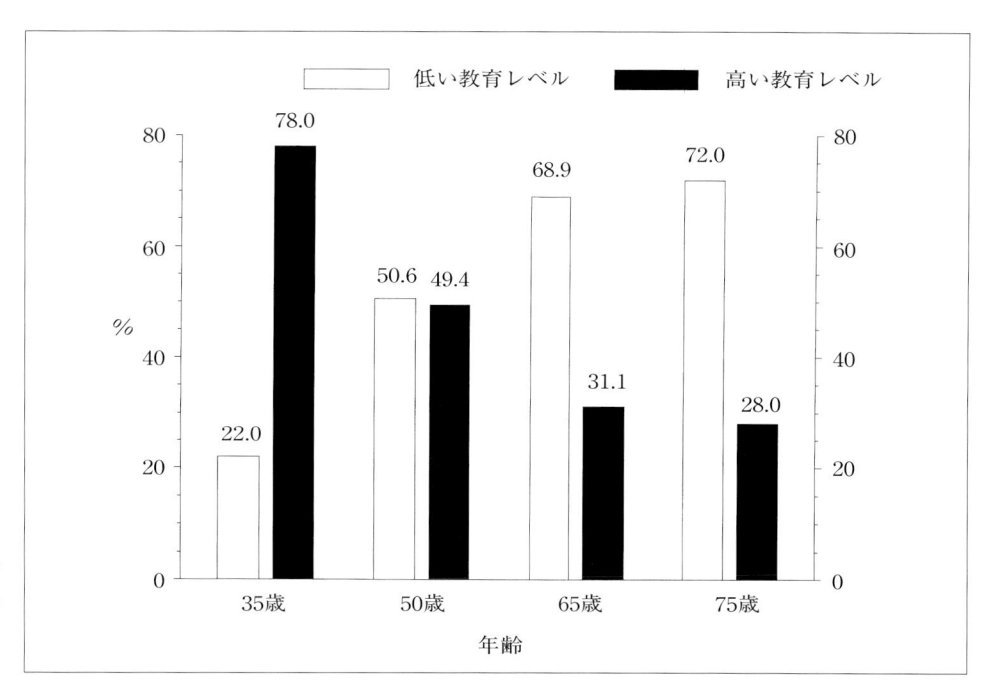

図75〜図79 歯科保健状態と教育レベルとの関連性を評価するための疫学研究(Axelsson et al,1990.)。
図75 年齢と教育レベル。

という結果が示された。

　個々の人々が、多くの保健行動は相互に関連しており、しかも、個人の健康に影響を与える環境因子にも作用する、という事実にまず気づくこと(awareness)から、ヘルスプロモーションのための生活習慣の改善が始まる。生活習慣の健康に対する影響度を調査する際に、歯科保健に関する項目が分析されることはきわめてまれであり、逆に言えば、歯科保健状態の決定要因や予測因子に関する研究では、その人の生活習慣に関して、ほとんど考慮されない実態がある。著者らは、成人を対象とした最近の疫学調査で、35歳および50歳の喫煙者にう蝕有病が多いことを報告した(Axelsson et al, 1998)。また、他の50〜55歳の人々、おおよそ600名の無作為抽出調査では、運動習慣のない者は、規則的に運動している者に比べて、有意に高い歯の喪失率を示した(Axelsson and Paulander, 1994)。

　若年者の歯科保健状態における両親の社会階層と教育レベルの影響については、すでに本章で考察してきた。スウェーデンのVärmlandにおける35歳、50歳、65歳および75歳を対象とした無作為抽出による疫学調査で、歯科保健状態と教育レベルとの関連性が示された。歯科保健状態の評価には、以下の臨床データが用いられた。すなわち、無歯顎者の割合、現在歯数、改良Eichner指数を用いた咀嚼機能評価、可撤式および固定式補綴物の装着状況、付着歯肉の幅の計測、根分岐部病巣の有無、CPITN (Community Periodontal Index of Treatment Needs＝地域歯周疾患治療必要度指数)、う蝕有病状況 (D、M、F歯面の評価と歯根面う蝕)、歯内療法の頻度と根尖性歯周炎、口腔粘膜病巣、プラーク指数 (O'Leary et al, 1972)である。またさらに、教育レベル、その他の社会経済的状態、全身疾患の有病状況、服薬状況、肥満度 (Body Mass Index)、歯科受診状況、口腔衛生および食習慣に関する質問調査が行なわれた。教育レベルの評価では、対象者は初等教育レベルを"低い群"とし、初等教育以上の学齢を有するものを"高い群"とした。

　図75は、1988年に調査され、4つの年齢集団における教育レベルの低い群と高い群の分布をパーセントで示したものである。教育レベルの低い群は、35歳の年齢集団では、22%であったのに対して、65歳、75歳の群では、その割合は68.9%および72.0%を示した。しかしながら、今日では、35歳のほとんどは、大学卒業か高等教育レベルの学歴を有している。この20年間で、スウェーデンでは、中等教育まで(少なくとも12〜14年間の教育年限)が義務教育となっている。また、現在の50歳の状況を推定し

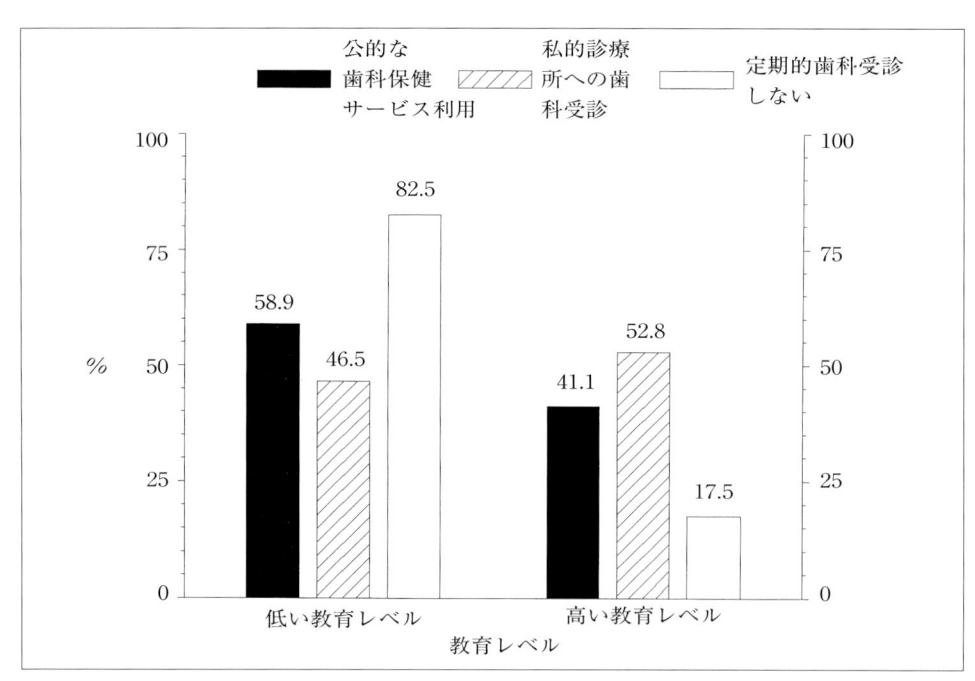

図76 教育レベルと定期歯科受診。

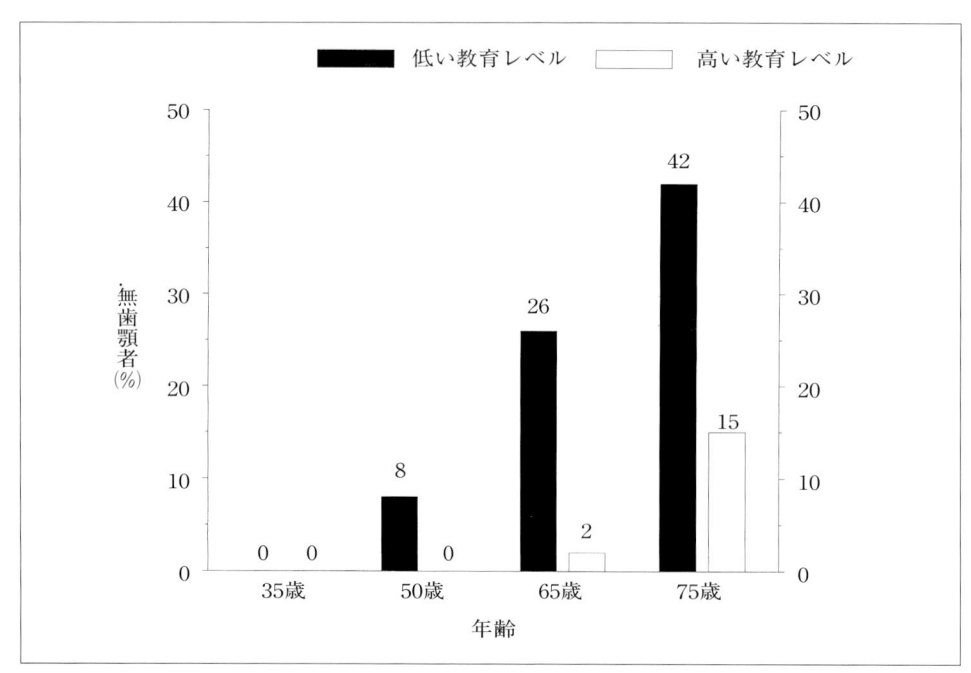

図77 教育レベルと無歯顎者の割合。

ても、低い教育レベルの者は25％にすぎない。これは、これまでのあらゆる年齢層を対象にした継続的な取り組みによって、成人の教育プログラムの利便性が著しく改善されたためである。

図76に、教育レベルに関連した対象者の歯科受診行動を示した。定期的に歯科を受診しない者は、低い教育レベル者に多く（82.5％）、高い教育レベルの者ではその割合は17.5％にすぎない。

図77に、1988年の調査結果による、教育レベル別の4つの年齢集団における無歯顎者の割合を示した。高い教育レベルを有する者では、75歳の年齢集団を除いて、無歯顎者の割合はきわめて少ない。低い教育レベルの者

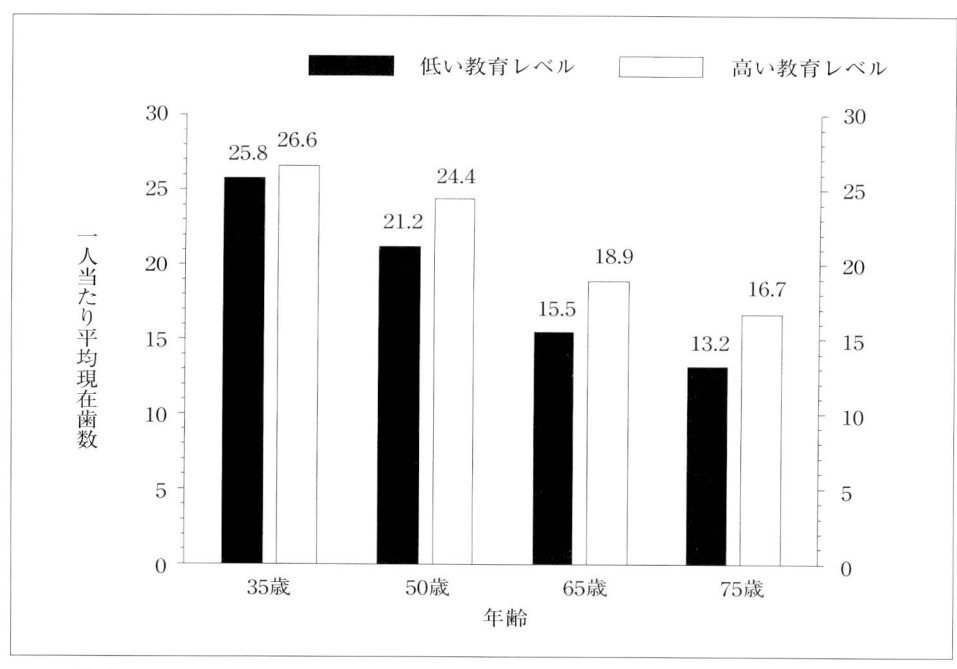

図78 教育レベルと一人当たり平均現在歯数。

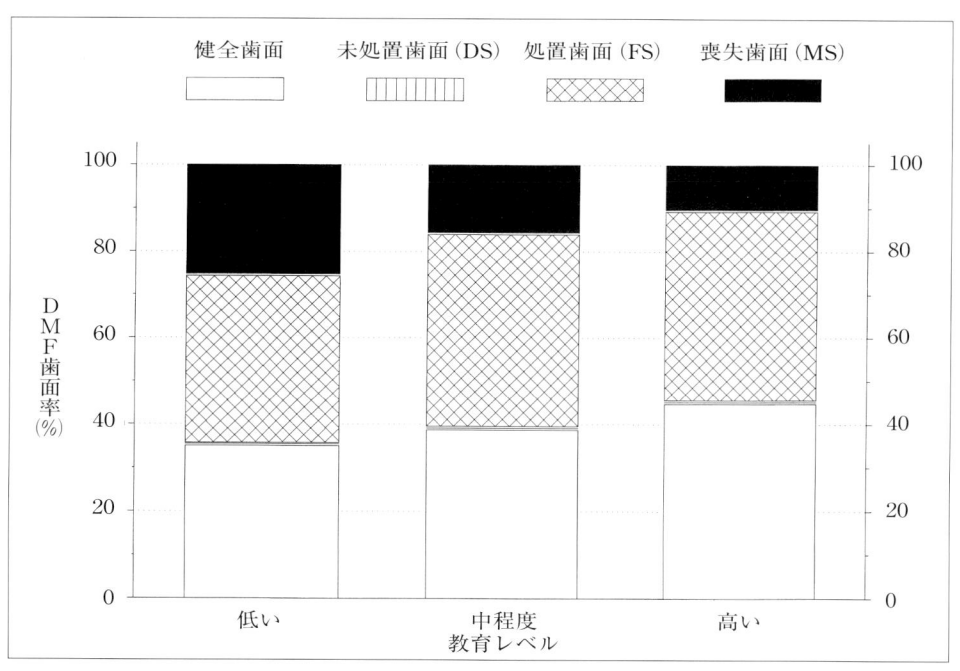

図79 教育レベルと50歳成人の健全歯面率およびDMF歯面率。

においても、この無歯顎者の割合は、減少傾向にある。この要因としては、抜歯の基準が変化したことと、1973年からのすべてのスウェーデン住民を対象とした国の歯科保険制度の導入によるものと考えられる。図78は、教育レベルの高い群と低い群の一人当たり平均現在歯数（第三大臼歯を除く）を示した。

図79には、50歳の年齢集団における初等教育レベル（低い群）、中等教育レベル（中等度群）、高等教育レベル（高い群）による健全歯、未処置歯、喪失歯、処置歯の歯面率を示した。高い教育レベルの群では、低い教育レベル群に比べて、健全歯面が多く、喪失歯面は少ない。しかし、未処置歯面をもつ群の割合はいずれの群でも、き

わめて少なく、少なくとも歯科治療の観点から歯科医療供給数が適正であることを示している。

この大規模な横断調査結果から言えることは、教育レベルが低いことは、歯の喪失、う蝕、歯周病の明白かつ有意なリスクファクターとなる。しかし、一方で、必ずしも教育レベルの高い者が、知的水準が高く、経済的に恵まれているとは限らない（スウェーデンでは、税制によって、教育レベルの低い労働者と教育レベルの高い教師のような職種による収入の較差は少ない）。すなわち、教育レベルによる歯科保健状態の較差は、文字情報からの学習態度、自分のヘルスプロモーションのために健康情報を検索すること、セルフケアなどの理論的な情報を日常生活での実践に生かそうとする態度など、教育レベルの高い人々にみられる一般的な傾向が作用して、生じてくると考えられる。

結論

う蝕に関連するもっとも重要な外因性修飾因子は、発酵性炭水化物の頻回摂取と社会経済的因子である。

食事因子

発酵性炭水化物は、その構造から単糖類（ブドウ糖、果糖）、二糖類（ショ糖、麦芽糖、乳糖）、多糖類（グルカン、フルクタン、ムタン）およびデンプンに分類される。

う蝕誘発性プラークが歯の表面に付着している場合、いずれの発酵性炭水化物でも、プラークとそれに接する歯の表面のpHを低下させ、脱灰を引き起こす可能性がある（図2参照）。pHのもっとも急激な低下を引き起こすのは、ショ糖であり、次いで、ブドウ糖と果糖である。生デンプンの影響は少ない。すなわち、ショ糖、ブドウ糖および果糖は、高う蝕誘発性と考えられる。

"砂糖（ショ糖）"は、世界中で広く甘味食品に用いられ、しかも安価なエネルギー源である。中国といくつかの発展途上国を除けば、年間砂糖消費量は、一人当たり約50Kgである。例えば、スウェーデンは、この40年間継続して高い年間砂糖消費量（一人当たり約120Kg）を示している。この間、飲料や粘着性菓子などの形で間接的に摂取する砂糖の量は、30％から60％以上へと2倍の増加を示した。にもかかわらず、この期間にスウェーデンでは劇的なう蝕減少が達せられた。

無菌動物を用いた実験的な研究結果からは、砂糖の摂取頻度とう蝕との関連は認められなかった（Orland et al, 1954）。しかし、う蝕誘発性細菌（ミュータンス連鎖球菌）が、発酵性炭水化物で飼育されているグループの1匹の口腔内に接種されると、そのグループ全体に広範性う蝕（ランパントカリエス）が発生する（Fitzgerald and Keyes, 1960）。言い換えれば、う蝕は感染性であり、伝播性であり、しかも多因子性疾患である。高頻度の砂糖摂取は、う蝕原性プラークに覆われた歯表面のう蝕発生の病因というよりも、外因的（環境的）修飾性リスク因子である。

砂糖摂取とう蝕有病との関連を調査したヒトの横断臨床研究では、これまで相反した結論が報告されている。初期の多くの研究からは、高いう蝕有病傾向を示す集団では、砂糖含有食品の高頻度の摂取が、う蝕の有意なリスク指標になるという結果が示された。しかし、最近の調査では、口腔衛生状態が良好であり、定期的なフッ化物配合歯磨剤を使用した結果、う蝕有病傾向が低下している地域（例えば、スカンジナビア）では、砂糖摂取とう蝕との関連は明らかではない。なぜなら、"清潔な歯は、決してう蝕にならない（clean teeth never decay）"ためであり、う蝕有病（経験）は、歯の萌出後の累積的なう蝕の発生（増加）を示しているからである。

ヒトを対象とした縦断介入あるいは観察研究において、砂糖含有食品とう蝕発生との間に正の相関があったとする結果がいくつか報告されている。これまでのヒトの実験的介入研究は、プラーク・コントロールとフッ化物応用が行われずに実施されている（Gustavsson et al, 1954 ; Scheinin and Mäkinen, 1975 ; von der Vehr et al, 1970）。これらの成人を対象とした初期のスカンジナビアでの介入研究からは、以下の結果が示されている。

1. プラーク・コントロールとフッ化物応用が行われないという条件では、砂糖含有食品の頻回摂取はう蝕の有意なリスクファクターであり予測因子である。
2. もし砂糖の代用として、非発酵性甘味料を使用すれば、顕著なう蝕減少が達成される。

しかしながら、小児を対象とした最近の縦断観察研究では、砂糖含有食品の摂取とう蝕発生の間の相関は、全くか、あるいはほとんど認められない。

生体のプラークpHの低下とプラーク下の歯表面の脱灰には強い相関があるので、異なったいくつかの発酵性炭水化物を含んだ食品がプラーク中pHに及ぼす影響について、広範囲な研究が行われてきた。しかしながら、う蝕を発生するほどのプラークpHの低下は、プラーク中のフッ化物、カルシウム、リン酸イオン濃度と、プラーク中の細菌叢によって影響される。

これまでの生体プラーク中pHの測定から、以下の結果が明らかにされている。

1．ショ糖溶液洗口後のプラークのpHには、プラークの成熟度と口腔内への付着部位が関連している。プラークのpHがもっとも低くなるのは、上顎部と臼歯部の隣接面中央部である。プラーク形成後3日以上経過しているが成熟はしていない歯間部のプラークでは、そのpHは5以下に低下する。歯磨きを行っている集団では、3日以上経過した歯間部のプラークが認められるのは、小臼歯部から大臼歯の隣接面である。

2．発酵性炭水化物のなかで、プラークのpHがもっとも低くなるのは、ショ糖によってであり、次いでグルコース、フルクトース、麦芽糖によって引き起こされる。乳糖や調理されたデンプンによって生じるpHの低下（pH5.5～6.0）は、それほど大きくないが、根面う蝕の臨界pHとなる。

3．プラークpHは、砂糖濃度に影響される。ショ糖溶液（2.5%～5.0%）での1週間の洗口でも、3日以上経過した歯間部プラークでは臨界pH以下（5以下）になる。10%ショ糖溶液で、明らかなpHの低下が認められる。ショ糖溶液の濃度が10%以上になっても、プラークのpHがさらに低下することはない。多くの食品、マスタード、ケチャップ、サラダドレッシング、ソフトドリンク、アイスクリームなどは、8～13%のショ糖を含んでいる。そのため2%以上のショ糖含有食品を除外することは非現実的であり、その意味では毎日の食品摂取回数を制限しなければならない。

4．プラークpHは、食品中に含まれる砂糖濃度だけでなく、食品の硬さ（歯ごたえ）と消費パターンによって影響される。例えば、砂糖を含んだ食品を摂った直後にチーズを食べると、プラーク中pHは速やかに上昇する。これは、バナナペーストや甘いデザートを摂った場合と対照的である。う蝕予防として推奨される習慣は、南部ヨーロッパにおける食事の最後にチーズを食べる食習慣と、スカンジナビアで行われている食後にフッ化物含有チューインガムを使用するという勧告を組み合わせることである。

5．カロリーのある代用糖（ソルビトール、キシリトール、ライカシン、ソルボース）もノンカロリーの代用糖（サッカリン、チクロ、アスパルテームなど）のいずれも臨界pHまでの低下は引き起こさない。しかもそれは、根面う蝕の臨界pHにも達しない。これらの代用糖は、食間に頻回に菓子を食べる者に広く用いられているが、食事のなかの砂糖をすべて代用糖に置き換えることは、栄養学的にも経済的にも非現実的である。

ヒトの臨床的な横断研究、縦断介入研究および観察研究においては、動物実験でも生体と同様に、プラークpHの測定結果は、歯表面に対するプラークと発酵性炭水化物（特にショ糖）との相乗的なう蝕誘発効果を示している。

食習慣の評価は、う蝕感受性の高い個人には特に重要である。う蝕は多因子性疾患であるので、臨床の場面、あるいは生活歴から得た食事記録は、患者のリスク背景を知る資料となる（第4章参照）。う蝕に関連した食習慣の評価でもっとも一般的な方法は、食事歴と24時間想起法である。特に留意する点は、砂糖クリアランス時間を延長する粘着性の砂糖含有食品の摂取頻度である。

う蝕コントロールのための食生活指針は、非う蝕誘発性または低う蝕誘発性食品の摂取習慣の習得が重要であるが、栄養学的な指針に合致したものであり、全身的健康増進のための指針でもあるべきである。幸いなことに、健康的な食事は、う蝕誘発性ではない。糖尿病患者に推奨される食事は、一般的に以下の点が推奨されている。

すなわち、新鮮な野菜や果物をよく摂取し、ショ糖の代わりにデンプンから炭水化物を摂取し、脂質を控えることである。

う蝕の予防とコントロールのためには、下記の5項目に留意した食生活が推奨される。

1．朝食は乳製品、穀類、果物のバランスを良くする。
2．菓子を含めて毎日の摂取回数は、約4回までにする。
3．粘着性の砂糖含有食品は、砂糖クリアランス時間を延長するので、避けるべきである。シュガーレスの菓子と清涼飲料は、代用糖として利用できる。
4．毎回の食事には、繊維性食品を摂取する。これらは、咀嚼と唾液流出を促進する。チーズを食後に摂取することが勧められる。
5．明らかにう蝕感受性の高い者、特に唾液流量が少ない者には、毎回の食事後に20分間のシュガーレスフッ化物含有チューインガムが推奨される。

今後、生体のプラークpHを測定するための有線型内臓テレメトリー法およびmicrotouch電極法の改良が期待される。これは、う蝕誘発性食品のよりシステマチックな分類につながる。例えば、1点から5点までのスコアリングシステムである。数年前、口腔内有線型テレメトリー法で評価する同様の菓子評価システムがスイスで考案された。倫理的な理由から、ヒトの介入型臨床縦断研究を行うことはできない。そのため、生体プラークpH測定が、食品のう蝕誘発能を評価するための唯一、利用できる方法となる。

また、代用糖がさらに改良されることが期待される。それはカロリーのある代用糖とノンカロリーの代用糖のいずれでも、味と副作用に関する改良である。そうなれば、菓子、清涼飲料のような間食にさらに広く利用されることになるだろう。

乳幼児が甘味食品から甘さを覚えることを防ぐための一致協力が必要である。動物実験からは以下のことが示されている。妊娠中にショ糖を高頻度に摂取することで、甘さの味覚が胎児期に獲得される。WendtとBirkhed（1996）の研究で、甘味飲料をほ乳瓶で摂取すること、特に夜間での摂取は、1歳から3歳の幼児で有意にう蝕増加を引き起こすことが示されている。

最後に、国際的なレベルでは、専門家は過去から現在までに明らかにされた砂糖食品とう蝕との関係をどう理解しているのであろうか。Bratthallら（1996）は、最近の質問紙調査で、この30年間の多くの西洋諸国における、特に20歳から25歳の成人でのう蝕減少の主たる要因について、う蝕と予防歯科の国際的な専門家55名の意見を調査した。回答者は、砂糖消費量の減少、砂糖摂取頻度の減少、フッ化物配合歯磨剤、学校でのフッ化物応用プログラム、口腔内のプラーク付着量の減少、フィッシャー・シーラントの6項目のう蝕減少に対する影響度について質問された。回答者から得られた順位は、影響度の大きい順に以下のとおりであった。

1．フッ化物配合歯磨剤。
2．プラーク付着量の減少。
3．学校でのフッ化物応用プログラム。
4．砂糖摂取頻度の減少。
5．フィッシャー・シーラント。
6．砂糖消費量の減少。

しかしながら、世界レベルでみれば、フッ化物配合歯磨剤を使用している者はまだ10％以下であり、西欧先進国の人口は、地球人口の30％から40％であることを忘れてはならない。また、学校でのフッ化物応用プログラムを受けることができる学童は、世界的にみれば1％以下である。

社会経済的および行動的因子

良好な口腔衛生と食習慣およびフッ化物配合歯磨剤の規則的な使用を、小児期に習得することは、口腔保健にもっとも重要である。これまでのいくつかの乳幼児に関する研究で、このような乳幼児の習慣形成と口腔内状態は、両親の社会階層（特に教育レベル）、口腔内状態、定期的な歯科受診（特に予防プログラムの受診）、および人種的背景（移民）と強い相関があることが明らかにされている。すなわち、母親と子供の健康を目的とした系統的な口腔保健教育プログラムは、人々の間の健康較差を解

消するための重要な施策となる。特に、移民などの人々のように、社会的に不利な状態にある両親には、その人種的背景、言語、文化、食事の慣習、口腔衛生習慣、教育レベルに配慮した特別な口腔保健プログラムが提供される必要がある。

両親の社会経済的および教育レベルは、甘味摂取頻度以上に、その子供のう蝕有病に有意に関連している。一方で、食事、歯科受診行動、フッ化物利用のようなう蝕の増加に影響する保健行動は、両親の社会経済的状態や、とりわけ教育レベルに強く関連している。乳幼児や学童期のう蝕リスクの予測には、行動的および社会的因子だけで解析するよりも、この2つの因子にさらに臨床的歯科検診を組み合わせることで、その信頼性は向上すると考えられる。

社会階層、口腔衛生と食習慣、およびフッ化物の利用は、う蝕有病に関連する指標として用いることができる。しかしながら、その他の社会的、行動的因子もまた、口腔保健状態に影響する。子供の歯の健康状態に対する両親の教育レベルの影響については、すでに考察してきた。この教育レベルの口腔保健に対する影響度は、成人集団にも重要な課題である。一般的に、先進国の傾向として、20歳から50歳までの成人の教育レベルは向上してきている。また、セルフケアと健康状態の自己判断に関する保健情報や健康教育の機会は、健康・口腔保健の専門家やメディアを通して、増加してきている。そのような状況は、あらゆる年代の歯科保健状態の改善や口腔ヘルスプロモーションを促進し、好ましい結果を生んでいる。

口腔保健状態に関連する他の行動的因子としては、喫煙習慣、規則的な運動習慣、菜食主義の食生活などのいわゆる生活習慣が挙げられる。

精神的、身体的な障害を持つ人々のう蝕に関する調査では、相反した結果が報告されている。すなわち、障害児・障害者のう蝕の有病状況は、しばしば健常者に比べて、う蝕有病が低い傾向を示している。しかし、その一方で、障害者のう蝕は、治療がされないまま放置され、多くの歯が抜歯されている実態もある。精神発達遅滞の小児にとって、もっとも重要なう蝕リスクの決定要因は、口腔衛生状態が低いことである。精神的および身体的障害は、それ自体がハイリスクの予測因子ではない。しかし、障害を持った人々には特別なケアが必要であるにもかかわらず、健常者の基本的なケアに比べて、整備されていない現状がある。

多変量解析の手法は、いかなる社会的および行動的変数の単純解析よりも優れた分析方法である。そして、このモデル構築には、社会的および行動的変数ばかりでなく臨床データも含めたモデルが良い。しかし、この手法の相対的に高い特異度と敏感度にもかかわらず、実際にその分析手法を適用した研究はきわめて少ない。

ハイリスクに対するプログラムの決定には、単に学問的な追究だけでなく、むしろ政策的および理念的にみたプログラムの影響度が考慮されなければならない。社会的資源を平等に分配するという理念だけでは、すべての人々が健康になるという健康の平等性は、決して実現されない。人々の健康較差を是正するために、ハイリスクの個人や集団に、より多くの社会資源を優先的に分配する施策が求められる。また、ハイリスク集団やハイリスク者の要因に関する最新の知見や調査結果を常に適用することが、健康の平等性を確保していくうえで望まれる。しかしながら、個人レベルのう蝕リスクの予測はう蝕ハイリスク集団と比較して、容易ではない。社会的および行動的指標は、集団のリスク確定にきわめて有用であるが、個人レベルでの適用には、まだ不十分な点がある。公衆歯科衛生施策は、歯科疾患の罹患パターンに関する最新の知見に基づいて、集団や個人レベルの必要度を考慮しない一律的な対処よりも、まずターゲットを絞り、ケアの必要性の高い特殊な集団を対象にして実施されなければならない。

第3章

う蝕に関する生体の修飾因子

　第2章で論じたように多くの因子が、う蝕有病率、発症ならびに進行に影響を及ぼしている。う蝕に関係する主な内的（内因性）リスク指標、リスク因子、予後のリスク因子は、唾液分泌速度（SSR）の低下、低品質の唾液、宿主因子の障害、慢性疾患、歯の好ましくない肉眼的解剖構造および組織構造、ならびに萌出段階であり、これらはすべてプラークの保持、エナメル質の品質低下と成熟不良、ならびに歯根セメント質もしくは象牙質の露出などを生じやすくする。唾液機能の障害、とりわけSSRが十分にないことが、このなかでもっとも重要である。

唾液の役割

　唾液の分泌速度と唾液の質が、う蝕の発生だけでなく、再石灰化にも重要である。

唾液の機能

　唾液は、感染症、侵食、咬耗ならびに口腔粘膜の外傷から口腔を非特異的ならびに特異的に第一線として防御する働きをする。
　唾液は、石灰化組織（歯）の維持にも軟組織にも非常に重要であり、食物を消化するための選択、摂取ならびに調製、さらにはコミュニケーション能力に対しても重要である。口腔組織を正常に維持することが、非刺激（安静時）唾液の基礎分泌の主な機能である。消化に関係する機能は、食物を摂取することにより刺激された唾液で行われる。食物残渣や食物のかす、細菌から口腔を正常に保つのに、唾液は以下のような種々の作用を発揮する。

1．強酸や強塩基に対して唾液は、pH緩衝作用を有している。
2．歯を再石灰化させるのに必要なイオンを唾液が供給する。
3．唾液には、抗菌、抗真菌、抗ウイルス作用がある。

　唾液の成分は、その他にも、咀嚼、嚥下、発話の運動機能を促進し、また、口腔内の知覚ならびに化学知覚機能も促進する。これらの機能については、表12にまとめてある。

表12 唾液の主な機能

機能	唾液成分
防御機能	
滑沢	ムチン、プロリンリッチ糖タンパク、水
抗菌	唾液タンパク、リソジウム、ラクトフェリン、ラクトペロシターゼ、ムチン、シスタチン、ヒスタチン、分泌型免疫グロブリンA、プロリンリッチ糖タンパク
粘膜障害防止	ムチン、電解液、水
洗浄	水
緩衝	重炭酸、イオン、リン酸イオン
再石灰化	カルシウム、リン酸塩、スタテリン、陰イオンプロリンリッチ糖タンパク
食物、発話に関係した機能	
食物調製	水、ムチン
消化	アミラーゼ、リパーゼ、プロテアーゼ、水、ムチン
味	水、グスチン
会話	水、ムチン

Sreebny et al(1992).

唾液分泌

　唾液腺が通常産生する唾液の量は、およそ0.5～1.0Lであり、このうち睡眠中に分泌されるのは、わずか2～10％である。咀嚼により刺激されるおよそ80％は、食事中に産生される。すなわち、唾液の産生機序は、生理的要求に迅速に応答することができる。分泌される唾液全体の約90％は左右に対称的に存在している3対の大唾液腺すなわち、耳下腺、舌下腺、顎下腺で産生される（図80）。

　ヒトにおいては唾液腺は、分泌の性質により漿液腺、粘液腺、もしくは混合腺に分類されている。例えば、耳下腺のような漿液腺は、酵素を多く含む、薄い水様性物質を分泌する。軟口蓋の小唾液腺のような粘液腺では、粘液を産生する。顎下腺や舌下腺のような混合唾液腺では、腺内の漿液細胞に対する粘液細胞の比率の違いで分泌物の内容が異なる。顎下腺は主に漿液を産生し、舌下腺は主に粘液を産生する。

　唾液腺は、また、唾液腺の導管システムによって単純唾液腺と複合唾液腺にも分類できる。唾液腺は主に唾液腺管と腺房から構成されている（図81）。顎下腺と耳下腺の導管システムは良く発達し分岐しており、介在導管、横紋管ならびに排出管を含んでいる。舌下腺では、介在導管と横紋管が点在している。小唾液腺は、単純に分岐した管状腺に分類されている。

　大唾液腺のうち（図80参照）、耳下腺がもっとも大きく、重さは左右それぞれ20～30gある。耳下腺管（ステンセン管、ステノン管）は、長さが約5cmあり、上顎第二大臼歯の頰側表面と向かい合った口腔内に開口する（耳下腺乳頭）。顎下腺は耳下腺よりも小さく、境界の明確な被膜で囲まれている。

　顎下腺管（ホウォートン管、ワルトン管）は長さが約5cmあり、舌小帯の付け根のすぐ外側の舌下腺乳頭の頂部に開口する。舌下腺は、いくつかの小さな腺から構成されており、大舌下腺管（バルトリン管）は顎下腺管に近い位置に開口する。小唾液腺は、200～400の腺からなり、全唾液量の約10％を産生する。歯肉と硬口蓋の前方部以外の口腔粘膜全体に分布している。その存在する位置によって、口唇、頬、口蓋、舌、口蓋舌、ならびに小舌下腺という名称が付けられている。

　大唾液腺と小唾液腺からの唾液分泌は、交感神経系と副交感神経系の両方の刺激によってコントロールされている。刺激の性質によって、唾液の組成にも影響を及ぼす。一般的に、副交感神経刺激では、水と電解質の排出

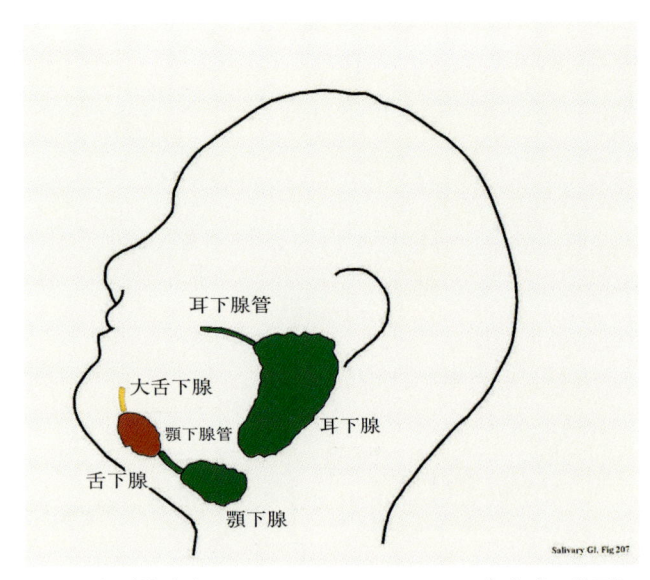

図80　大唾液腺（Tenovuo and Lagerlöf, 1994.を改変、許可により転載）。

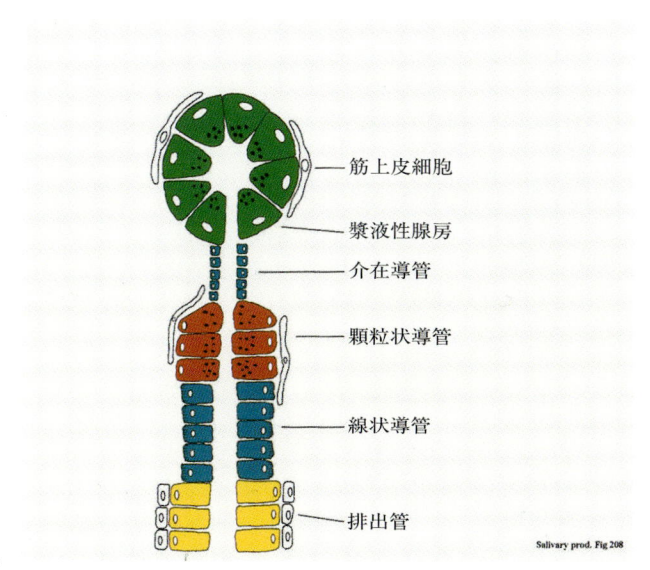

図81 大唾液腺の分泌ユニットの簡略図解。導管は枝分かれしていくつかのaciniになっている（Tenovuo and Lagerlöf, 1994. を改変、許可により転載）。

表13 非刺激および刺激全唾液（mL／分）の閾値

	正常 平均	正常 範囲	低 範囲	低 口腔乾燥症
非刺激	0.30	0.25〜0.35	0.10〜0.25	＜0.10
パラフィン刺激	2.00	1.00〜3.00	0.70〜1.00	＜0.70

量が多くなるのに対して、交感神経刺激では、タンパク質合成と分泌が多くなる。臨床的には、この違いは重要であると思われる。う蝕のような細菌性疾患に対して防御するには、唾液の量に加えて、唾液タンパク質の濃度や性質が重要であるからである。クリアランス過程では、水-電解質比が重要であり、実際の抗菌活性は、タンパク分画によって決まる。

　神経伝達物質の刺激に応答して唾液が分泌される。1日の大半では、神経伝達物質の萌出レベルは低く、唾液分泌は、基礎分泌レベル（非刺激レベル）である。食物摂取中には、味覚刺激と（歯周靱帯の神経が機械的に刺激されることによる）咀嚼刺激に応答して、神経伝達物質の放出量が著しく多くなり、唾液分泌が刺激される。安静時分泌は、主に保護的なものであると考えられるが、食物摂取を促進させ（食塊の形成と嚥下）、会話を促進するには、多量の刺激唾液が必要となる。多量の刺激唾液が耳下腺から分泌される。耳下腺からの分泌は、非刺激唾液のおよそ10%であるが、刺激唾液全体のなかでは50%以上を占める。

唾液分泌速度（SSR）
"正常"値と閾値
　さまざまな国で行われた健常者と思われる被験者での

SSRに関する多くの研究で、もっとも注目すべき知見は、ばらつきが非常に大きいということである。安静時唾液については、SSRは0.08〜1.83mL/minと23倍の開きがあり、刺激唾液に関しては0.2〜5.7mL/minと30倍近くの開きがある。このように分泌速度に大きな開きがあっても、主観的な症状や、唾液腺管の機能障害を示す客観的兆候は一般にはない。これらの研究は、唾液産生量に大きな個人差があっても、正常な口腔機能が維持できることを示すものである。このような不均質性があるため、SSRを1回測定しただけで、患者の唾液腺の機能状態を評価することは困難である。症状や兆候がなければ、唾液腺疾患が存在していることを確認するのは困難である。

　さらに、1回のSSRの測定結果を、集団の標準と比較する際には、注意する必要がある。患者のSSRの時間的変化を記録した測定データのほうが、口腔衛生のより信頼性の高い指標であろう。臨床医が患者全員の唾液産生を継続的に調べておけば、患者の正常なSSRレベルを決めることができ、そのレベルが低下すれば警戒することが可能になろう。このようにすることで、早期に介入を行うことができ、唾液腺機能障害による悪影響を予防し、悪影響を最小限に留めることができるであろう。

"全唾液"すなわち、口内に存在する液体すべては、大唾液腺と小唾液腺からの純粋な唾液物だけで構成されているのではなく、歯肉溝滲出液、微生物およびその産生物、上皮細胞、食物残渣、そして一部には鼻汁も含まれている。全唾液は、う蝕への感受性およびう蝕活動性の点で臨床的に重要な意味を有している。

　しかし、SSRとう蝕活動性の間には比例関係はなく"閾値効果"がある。臨床目的では、表13に示すような閾値に関して意見の一致がみられているが、これは、明らかに単純化しすぎのものであり、特に個人レベルではそうである。非刺激SSRならびに刺激SSRのいわゆる正常値は、大きな生物学的ばらつきがあり、性別、体重、

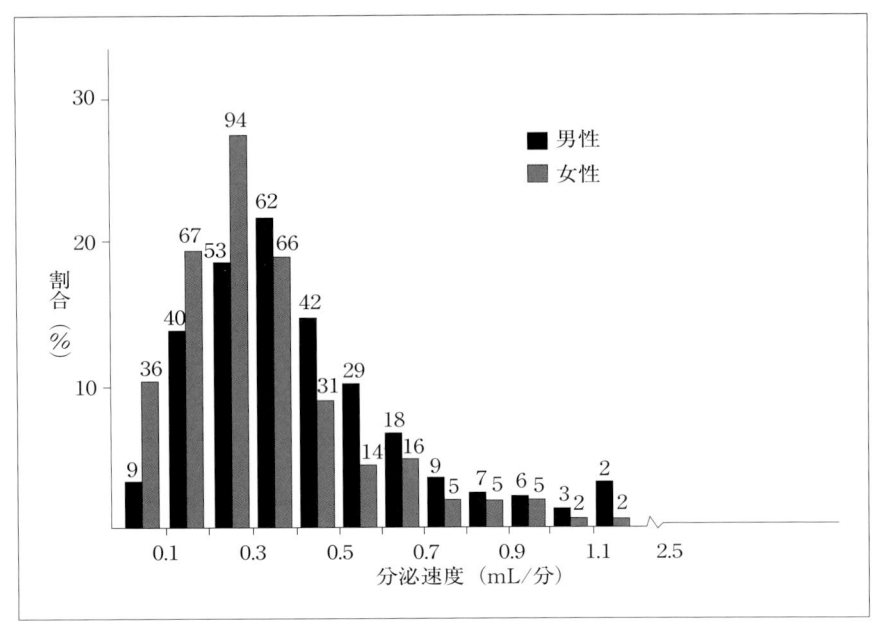

図82 男女別平均非刺激全SSR（Heintze et al, 1983. 許可により転載）

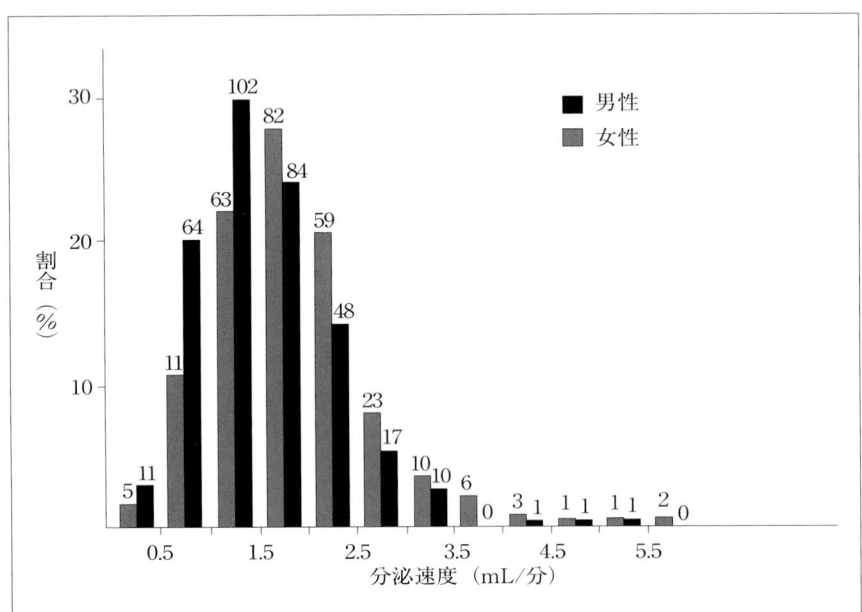

図83 男女別平均刺激全SSR（Heintze et al, 1983. 許可により転載）

年齢との関係で考えるべきものである。例えば、3～4歳の小児では、あまり多様な味を経験しておらず、体重1kg当たりのSSRは非常に高く、10歳の小児のものより約5倍高いレベルである。一方、健常成人では、刺激SSRの年齢による低下は非常に少ない。

Heintzeら（1983）の研究で、非刺激全SSR（図82）ならびに刺激SSR（図83）の、性別の範囲が明らかにされ、それぞれ0.3～0.4mL/minと1.5mL/minにピークがあった。しかし、非刺激唾液と刺激唾液の分泌速度は、女性のほうが男性よりも有意に低かった。ほとんどの研究で、刺激SSRについて報告されている平均値は、女性で約1.5mL/min、男性で約2.0mL/minであり、この違いは、主に男性の体重が重いことに起因するものである。分泌速度を評価する際には、体重（唾液腺のサイズに反映）を考慮する必要がある。Heintzeら（1983）は、非刺激（安静時）SSRと刺激SSRの間に有意な相関関係があることを見いだしたが、個人差が非常に大きく、一方のSSRのデータから、他方のSSRのデータを容易に予測することはできなかった。

Percivalら（1994）の研究で、"健常"成人（薬剤投与されていない）での年齢および性別の、非刺激全唾液と耳下腺からの刺激唾液のSSRを比較した。平均値は女性のほ

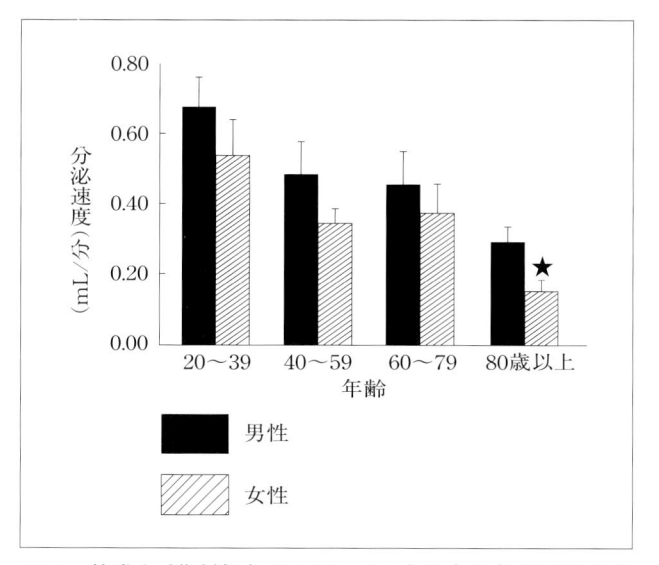

図84 健常な(薬剤投与されていない)男女の年齢別平均非刺激SSR。統計上は80歳以上の女性群に他群との有意差が認められる(Percival et al, 1994)。

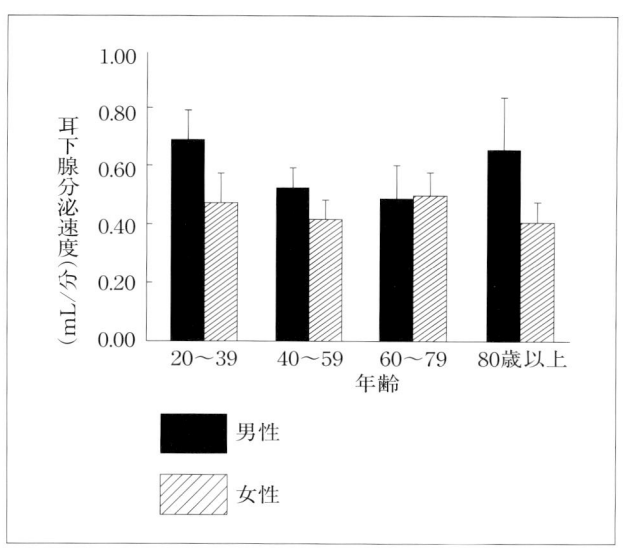

図85 健常な(薬剤投与されていない)男女の年齢別平均刺激SSR。(Percival et al, 1994)。

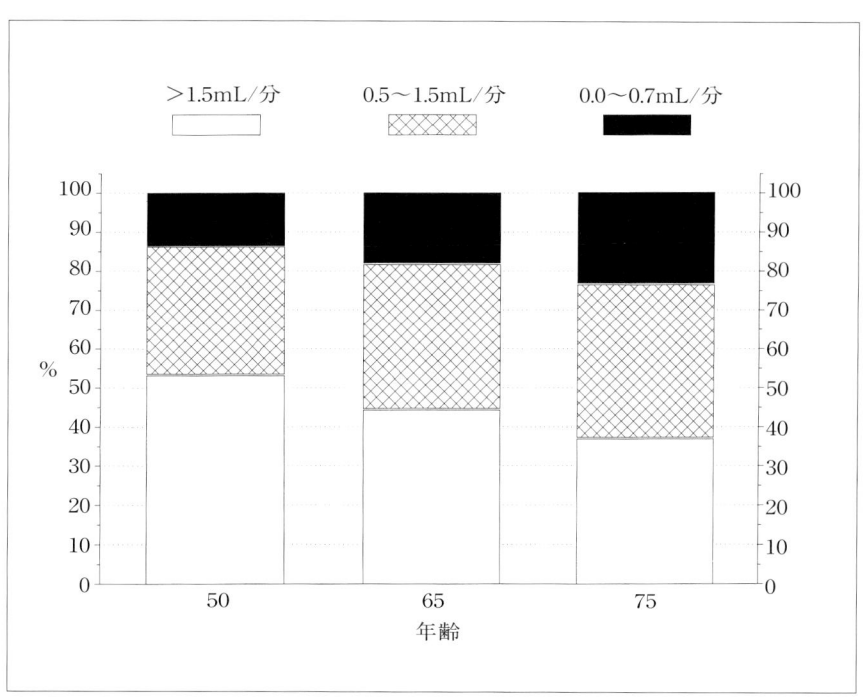

図86 年齢別刺激SSRの割合分布(Axelsson et al, 1990.)。

うが男性より低かった。しかし、非刺激全SSR(図84)は、高年齢群(80歳以上)のほうが若年群(20～39歳)よりも有意に低かったが、刺激耳下腺SSRについては、それに対応するような有意差は認められなかった(図85)。

しかし、成人の無作為抽出サンプルには、健常者と健常でない被験者の両方が含まれているものと思われる。特に高齢者では、SSRに対して全身性の抑制作用や、唾液の質に影響を及ぼすような医薬品を常用している場合が多い。歯の喪失も年齢と非常に関係が高い。無歯顎あるいは部分的無歯顎であるため、高齢者では咀嚼刺激が比較的高率で低下している(65～90歳で約20～50％)。

約1,000例の50歳、65歳、75歳の無作為抽出サンプルで、調べた多くの臨床変数および既往変数のなかのひとつが刺激全SSRであった(Axelsson et al, 1990)。図86に、この3年齢群での0.0～0.7mL/min、0.8～1.4mL/min、ならびに1.5mL/min以上の範囲に入った被験者の割合を

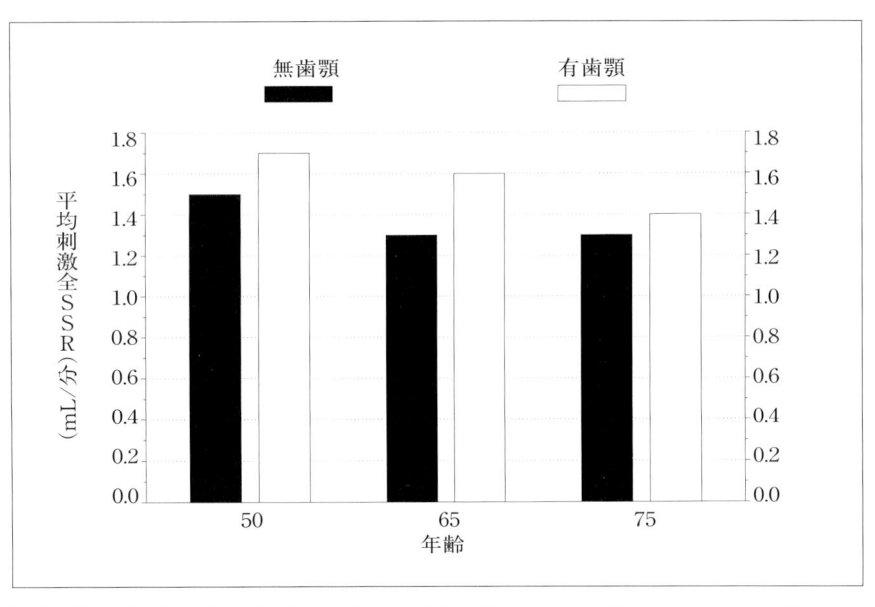

図87 年齢別有歯顎者対無歯顎者の平均刺激全SSR（Axelsson et al, 1990）。

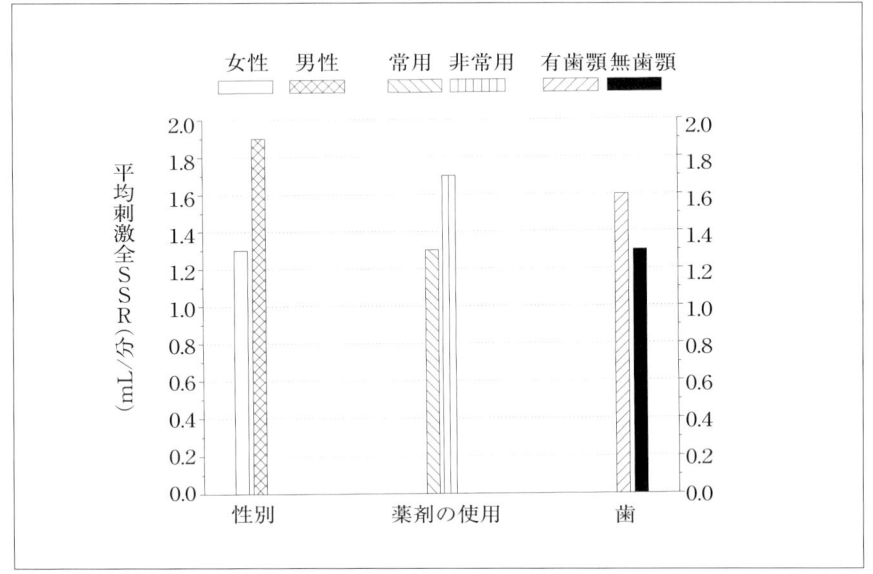

図88 性別、薬剤の常用ならびに無歯顎対有歯顎の平均刺激全SSR（Axelsson et al, 1990）。

示している。

う蝕のリスクとの関連

刺激SSRとう蝕の発生間の関係について、これまで広範に研究されてきた。唾液分泌がない場合や、分泌速度が非常に低い場合には、う蝕のリスクが非常に高いが、はっきりした比例関係があるようにはみえない。刺激SSRと、エナメル質う蝕と歯根う蝕の両方について、う蝕有病率の間には負の相関関係がほとんどの研究で認められており、一部の横断研究では、統計的有意性があることも示されている。0.7mL/min未満の刺激SSR値が、今後、う蝕を生じるリスクが、かなり高くなる閾値であ

るとされている。したがって、50歳、65歳、75歳の無作為抽出サンプルには、そのような低い値の被験者が、それぞれ15％、20％、25％おり、50歳以上の5人中1人の割合であることは興味深い（図86参照）（Axelsson et al, 1990）。

しかし、SSRは定性的に評価することができない。う蝕の感受性に影響を及ぼす唾液のもっとも重要な臨床的変数として、成人では、刺激全唾液の簡単な定性的アセスメントを日常の臨床処置として実施すべきである。同じ唾液検体を、唾液のpH緩衝能や唾液中の*Streptococcus mutans*や乳酸桿菌の量を測定するのにも使える。

臨床では、以下の場合に、唾液の測定（唾液測定）を行うことが特に必要である。

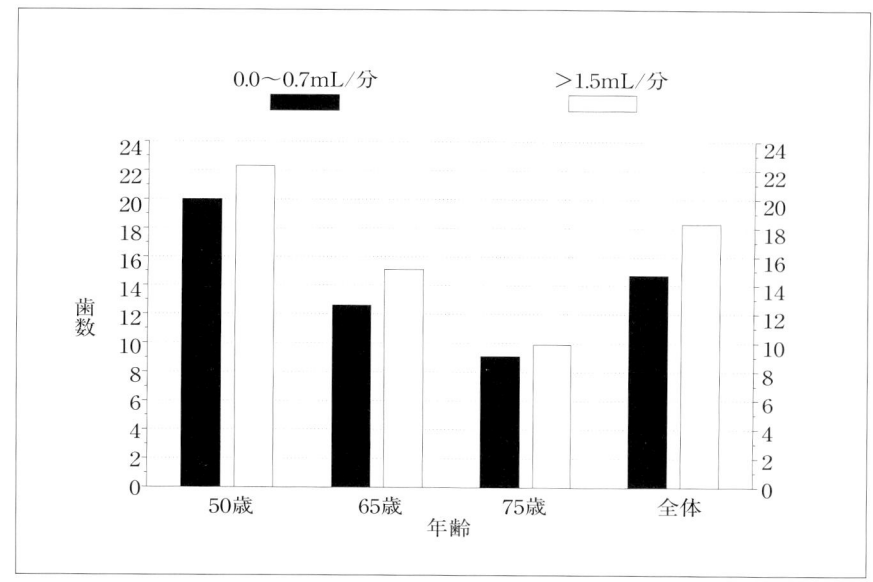

第3章 う蝕に関する生体の修飾因子

図89 低い刺激および高い刺激SSR群における年齢別平均残存歯数（第三大臼歯は除く）（Axelsson et al, 1990.）。

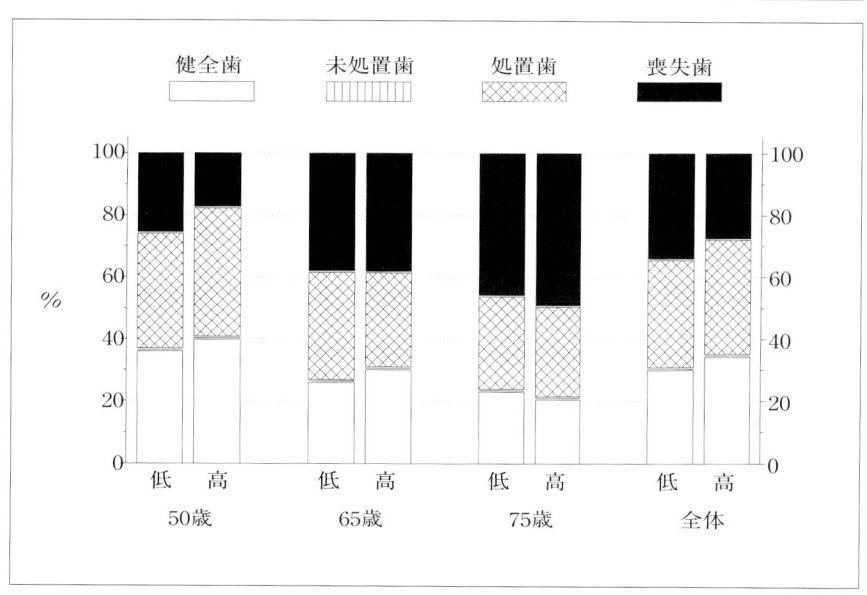

図90 低い刺激および高い刺激SSR群における年齢別正常値、未処置歯、処置歯、喪失歯の歯面割合の分布（Axelsson et al, 1990.）。

1．う蝕の治療の初診患者での初回検査の一環として。
2．う蝕の予防的ならびに補綴的治療の評価時に、治療が全体として、口腔衛生にどのような影響を及ぼしたかを調べるため。
3．高齢患者で、薬剤を常用しており、歯根表面が露出している場合。
4．SSRの全身性抑制作用を有する薬剤の常用、シェーグレン症候群（Sjögren's syndrome）、その他SSRの低下が伴う疾患、あるいは頭頸部領域へのX線照射などに伴う唾液分泌減退の疑いに対する検査の一環として。

Axelssonら（1990）が集めたデータを用いて、SSRと歯の健康の関係について分析した。図87に有歯顎者と無歯顎者での刺激全SSRを示している。図88に、性別、薬剤の常用ならびに無歯顎対有歯顎の平均刺激全SSRレベルを示している。図89に、低い刺激SSR群および高い刺激SSR群（それぞれ0.0〜0.7mL/minと1.5mL/min以上）の50歳、65歳、75歳の患者での平均残存歯数を示している（第三大臼歯は除外）。得られた結果からは、刺激SSR値が、喪失歯数に影響を及ぼしていると思われることが示されている。

同じ研究（Axelsson et al, 1990）の図90には、低い刺激SSR群および高い刺激SSR群の50歳、65歳、75歳の患者

101

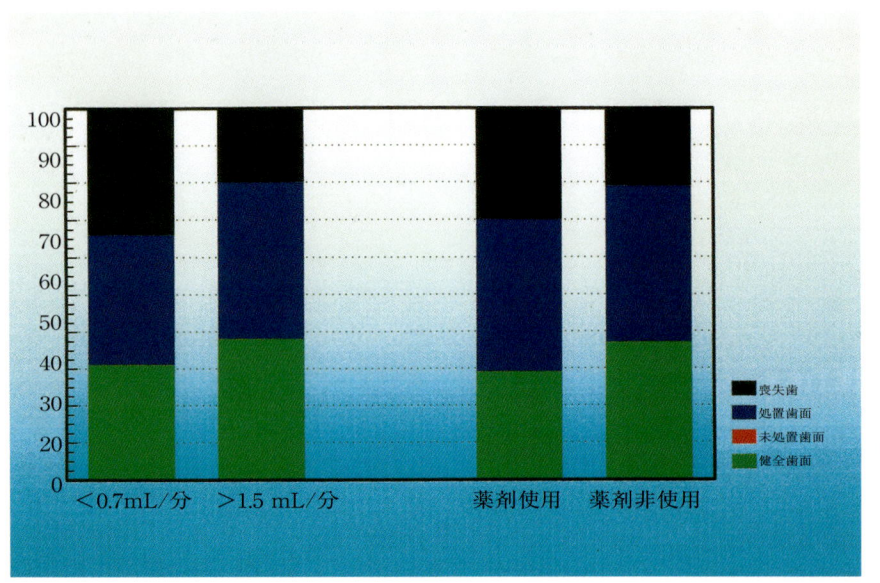

図91 低い刺激および高い刺激SSR群の被験者ならびに唾液機能に障害をもたらす薬剤使用被験者および非使用者間の喪失歯、処置歯面、未処置歯面、健全歯面の割合（Axelsson and Paulander, 1990.）。

Box7 唾液分泌減退に関係する口腔と全身の障害唾液腺の機能低下と関係する口腔内の症例

主な症例
・口内乾燥（口腔乾燥症）
・渇き
・嚥下障害（談話困難）
・会話障害（発声困難）
・乾物摂取障害
・食事中の水分補給
・義歯装着困難
・口を湿らせておくための頻繁な方法
・扁桃腺炎に似たのどの慢性的な痛みや刺激
他の症状
・焼けつくようなヒリヒリする感じ（特に舌に感じられる）
・味覚障害
・夜間の口渇
・口角の裂傷、腫物
口腔乾燥症や唾液腺の機能低下と関係する口腔以外の症状
・のどの渇き
・目：かすみ目、ヒリヒリした痒い感じ、ごそごそする感じ
・膣：乾燥、痒感、ヒリヒリ感、再発性膣炎
・乾燥肌
・慢性便秘
・鼻の乾燥

Sreebny et al (1992).

Box8 口腔乾燥症や唾液腺機能低下に関連した臨床的兆候

・光沢のない口腔粘膜
・口腔粘膜の乾燥
・薄く蒼白な口腔粘膜
・舌背部の裂形成、小葉形成
・口角症/口角唇炎
・カンジダ感染症（とりわけ舌や口蓋上）
・歯骨瘍、有病率の増加、異形性
・濃厚で粘りのある大量の唾液
・大唾液腺導管からの唾液分泌障害
・唾液腺の膨張

Sreebny et al (1992).

での健全歯、未処置歯、処置歯、ならびに喪失歯の歯面の割合を示している。

最近行われた、50歳から55歳までの無作為抽出サンプル600名以上での横断研究で、多くの臨床変数および病歴変数のなかで、う蝕有病率は刺激全SSRならびにSSRに全身性の影響があることが知られている薬剤の常用と相関関係が認められた（Axelsson and Paulander, 1994）。被験者のうち29％が薬剤を常用しており、22％がSSRに障害をもたらす薬剤を使用していた。図91に、刺激SSRが0.7mL/min未満の被験者と1.5mL/min以上の被験者、ならびに唾液機能に障害をもたらす薬剤を使用している被験者と、薬剤を使用していない被験者間での健全歯、喪失歯、ならびに処置歯の割合を示している。

以上のデータは、う蝕の重篤度にSSRが重要な因子であり、う蝕のリスクを評価する際にはSSRを考慮すべきであることを明確に示すものである。刺激SSRのレベルが非常に低い場合（唾液分泌減少）（0.7mL/min未満、とりわけ0.4mL/min未満）にはう蝕のリスクが高くなる。したがって臨床的には、SSRが正常であるか、問題があるかを明らかにすることが重要である。

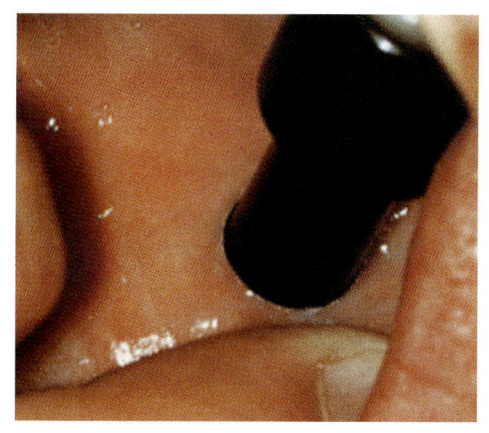

第3章 う蝕に関する生体の修飾因子

図92 赤外線に粘膜の光学的測定（T. Axellの好意による）。

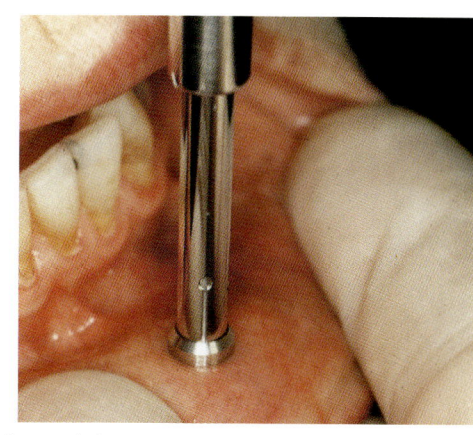

図93 唾液の出ない患者に対する乾燥して薄くなった口腔粘膜の機械的摩擦測定（T. Axellの好意による）。

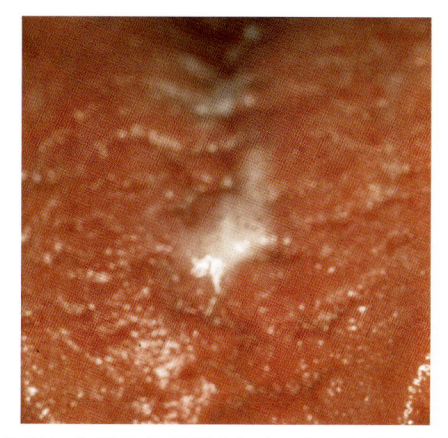

図94 口腔乾燥症患者に典型的な舌背（T. Axellの好意による）。

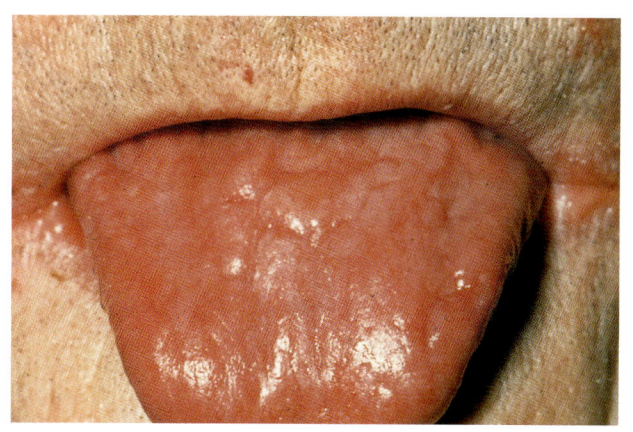

図95 口腔乾燥症患者の口角と舌背（T. Axellの好意による）。

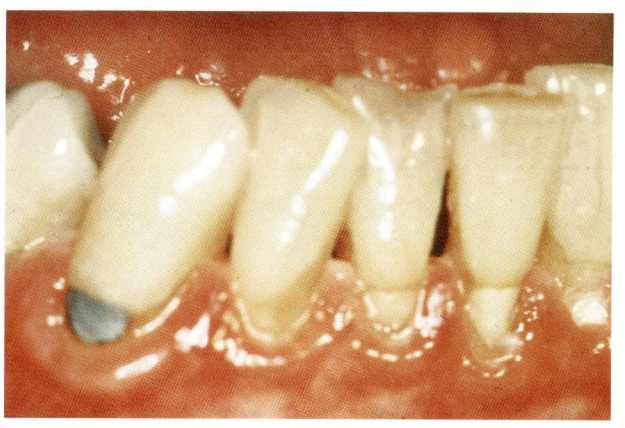

図96 口腔乾燥症を患う高齢者の下顎の前歯に生じたう蝕病巣と修復の典型的症例（T. Axellの好意による）。

唾液分泌減退に至る唾液腺の機能低下の症状

う蝕の感受性が高くなること以外に、他の口腔内障害や全身障害も唾液分泌減退と関係がある（Box7）。

唾液分泌減退あるいはSSRの低下は、口腔乾燥症と同じ意味ではない。口内乾燥は、純粋な唾液の流入、蒸発、口腔粘膜への吸着、および唾液の流出におけるプロセスの最終結果を反映する症状である。口腔に入ってくる唾液のうち、0.20～0.25mL/minもの唾液が蒸発し、口内が乾燥したという感覚が生じる。これは特に口呼吸者に顕著である。喫煙者も口内乾燥を経験する場合がある。歯の健康状態を喫煙状態と関係づけた研究で、喫煙者は非喫煙者と比較して刺激SSRの平均値が高かったが、口内乾燥の症状を訴えたのは、喫煙者が有意に多いことがわかった（Axelsson et al, 1998）。

Dawes（1987）の行った実験で、正常なSSRを一時的に50%減らすと（例えば、刺激SSRを2mL/minから1mL/minに、あるいは非刺激SSRを0.4mL/minから0.2mL/minに）口内乾燥の感覚を被験者が感じることが示された。"正常な"唾液流出速度の健常被験者であっても、口内乾燥の症状を経験する場合がある。研究からは、30歳の被験者の20%、55歳の被験者の50%が、口内乾燥の不快感が強く、唾液刺激もしくは口内洗浄を行って、それを和らげてい

103

Box9　唾液機能低下、口腔乾燥症の主要な原因

- 薬剤/唾液分泌率に影響を及ぼす投薬
- X線照射治療（特に頭部や頸部）
- 全身疾患
- リウマチ様（膠原病や結合組織病）例えば、シェーグレン症候群
　　免疫組織機能障害（エイズなど）
　　ホルモン異常（糖尿病など）
　　神経異常（パーキンソン病など）
　　脱水
- 精神異常（うつなど）
- 食欲不振、栄養不良、頻繁な断食
- 月経閉止
- 唾液腺結石
- 加齢（寄与的要因）
- 咀嚼運動の低下（流動食、軟らかい食べ物）

Sreebry et al (1992). を改変

ることが報告されている。

　口内乾燥の感覚は、大唾液腺の機能低下よりも、主に小唾液腺の機能低下が原因である。小唾液腺はムチンを多く含み粘性の高い分泌物を産生する。口内乾燥の主観的訴えと実際の唾液流量の間に、もしあったとしても、低い相関関係しかないので、それぞれの患者でSSRを測定することが重要である。表13に示したデータは、集団レベルではこれらの数値は比較的信頼性が高いが、個別の診断を適切に行うことは、ほとんど不可能であることを示している。う蝕への感受性あるいはう蝕活動性について評価するには、個別の患者でSSRを定期的にモニターする必要があり、1回の検査結果だけをもとにして、"正常"や"異常"の評価を行うべきではない。

　SSRレベルが非常に低い、とりわけ非刺激唾液の場合、口腔に臨床的変化が生じる（Box8）。唾液腺機能低下のもっとも著しい特徴は口腔組織のライニングが乾燥することである。口腔粘膜が薄く、色が蒼白になり、光沢がなくなり、乾いた感じになる。舌圧子や鏡などを粘膜に押し付けると、付着してしまう。そのように乾燥して、薄くなった粘膜は赤外線による光学的測定（図92）もしくは機械的摩擦測定（図93）で診断することも可能である。

　その他の臨床的変化としては、う蝕の増加、口腔感染症、とりわけカンジダ症、舌背部もしくはまれに口唇の裂形成ならびに小葉形成、口角症（図94、95）そして、ときに唾液腺の腫大がある。唾液腺を絞り出しても、唾液が全く出ない場合がある。う蝕病巣が新たに生じることが多く、数年以内というより、数週間とか数ヵ月といった早期に生じ、しばしば、下顎の前歯、最近補綴した箇所の歯頸部縁（図96）ならびに切縁のような非定型的な部位に生じる。

　カンジダ症は、滑らかな赤色のパッチもしくは濃い赤色のびまん領域（紅斑性もしくは萎縮性）、白ないし淡褐色（ベージュ）の除去可能なプラーク（偽膜タイプもしくは鵞口瘡）、あるいは擦過では除去できない白色プラーク（肥厚タイプ）として現われる。これらの病巣は、舌背部や口蓋にしばしば出現する。粘膜表面や唾液中にカンジダ菌が存在するかどうかは、簡単なdip-slide試験で容易に確認できる。

　口腔乾燥症の患者も、さまざまな口腔以外の臨床的兆候を有する（Box7も参照）。眼球の変化としては、眼球乾燥症、角結膜炎、流涙減少、ならびに結膜嚢に高い粘性の分泌物が蓄積されることが含まれている。外分泌腺にも障害が生じると、咽頭炎や喉頭炎、嗄声の持続、空咳、ならびに発話困難が生じることがある。鼻腔が乾燥すると、痂皮形成、鼻出血あるいは嗅覚喪失が生じる。唾液産生量が低下し、同時に消化管からの分泌も少なくなると、逆流性食道炎、胸やけ、便秘を招く。

唾液分泌減退ならびに口腔乾燥の原因

　唾液腺の唾液は循環血液に由来する。血液からの液体と電解質、小さな有機分子が、唾液腺で修飾され、唾液腺の細胞で合成された巨大分子と一緒に、口腔内に分泌される（図80、81参照）。神経刺激に応答して分泌が生じる。唾液腺への血液供給や分泌装置、あるいは分泌を誘発させる刺激に障害が生じると、唾液の産生量が低下する。

　前述したように、唾液分泌量が正常な分泌量の約半分になると、口内が乾燥したような感覚を生じる。口内乾燥のもっとも極端な形である口腔乾燥症では、唾液の分泌量の低下が著しい。唾液の安静時分泌量がそのように低いレベルになるには、複数の唾液腺に障害が出ているはずである。唾液腺腫瘍や唾石患者にみられる1つの唾液腺による活動の消失だけでは、口内乾燥にはならない。したがって口腔乾燥症は、複数の唾液腺の機能が低下した結果生じるものであり、しばしば、口腔乾燥症を誘発

Box10　唾液分泌を抑制する副作用のある薬

麻酔剤
・塩酸メペリジン
・アルプラゾラム
・ジアゼパム
・トリアゾラム

食欲減退剤（アンフェタミン）
・塩酸メタンフェタミン

食欲減退剤（非アンフェタミン）
・酒石酸フェンジメトラジン

抗瘡薬
・イソトレチノイン

抗関節炎薬
・ピロキシカム

抗コリン作用薬：鎮痙薬（胃腸系）
・硫酸アトロピン
・臭化クリジニウム
・塩酸ジシクロミン
・グリコピロレート
・硫酸ヒオスシアミン
・臭化プロパンテリン
・コンビネーション薬

抗コリン作用薬：鎮痙薬（泌尿器系）
・塩酸オキシブチニン
・コンビネーション薬

抗うつ剤
・三環系

止しゃ剤
・塩酸ジフェノキシラートと塩酸アトロピン（ロモチル）

抗ヒスタミン剤
・塩酸ジフェンヒドラミン
・マレイン酸ブロムフェニルアミン
・コンビネーション薬

血圧降下剤
・塩酸クロニジン
・塩酸プラゾシン

血圧降下剤と利尿剤
・塩酸クロニジンとクロルタリドン
・ナドロールとベンドロフルメタザイド
・塩酸プロパノロールとヒドロクロロチアジド

抗パーキンソン薬
・塩酸ビペリデンと乳酸ビペリデン
・メシル酸ベンズトロピンMSD

抗精神病薬
・炭酸リチウム
・塩酸チオリダジン
・トリフロペラジン

利尿剤
・コロロチアジド
・ヒドロクロロチアジド
・トリアムテレンと塩酸チアジド

向精神剤
・アルプラゾラム
・ジアゼパム
・トリアゾラム

Sreebny et al (1992).

する薬剤を服用したり、X線照射治療を受けたり、ある種の全身状態の結果から生じるものである。加齢や咀嚼量の低下も、口内が乾燥した感覚に関与している。唾液腺機能低下および口腔乾燥症のもっとも一般的な原因をBox9にまとめた。

薬剤

唾液分泌減退および口腔乾燥症におけるもっとも多い原因は、口腔乾燥症を誘発する薬剤を使用することである。400種以上の医薬品が、口内乾燥の原因となり、唾液腺機能低下を誘発できると考えられており、そのなかには一般的に用いられている薬剤がいくつかある。その

ような薬剤としては、抗コリン作動薬、食欲抑制薬、抗ヒスタミン剤、抗うつ薬、抗精神病薬、降圧剤、利尿薬、ならびに抗パーキンソン薬がある（Box10）。多くの医師は、いまだに、このような副作用があることを認識しておらず、う蝕のリスクが高くなることを患者に説明してない。

したがって、歯科医師は、患者が使用している薬剤について詳しい情報を患者に尋ねる必要がある。使用している薬剤に唾液分泌抑制作用があることが判明している場合には、医師に問い合わせる必要がある。全身疾患の管理が優先されるべきであり、歯科の理由だけで投薬の変更を行うべきではないが、医師が代替薬の使用もしく

は用量の変更などの意見を出してくれる場合がある。

放射線照射

　口腔癌や頭頸部癌の治療のため放射線照射を受けている患者は、しばしば重篤な唾液分泌減退（さらには唾液分泌の消失）、口腔乾燥症、粘膜炎、味覚異常を経験する。放射線照射の影響は線量、照射時間、ならびに分泌線に依存する。放射線腫瘍医師は、可能な限り、唾液腺に全量照射されることのないように遮へいするべきであるが、唾液腺に対して両側性に照射することが回避できない場合には、口腔乾燥症が慢性的に持続する可能性がある。

　患者は、治療の初期段階で口内の乾燥をしばしば経験し、治療が進むにつれて増悪する。ある研究で、わずか2.25Gyを照射してから24時間後に、耳下腺の安静時唾液分泌量が50％低下したことが記録されている。6週間治療した後（60.00Gy/fraction）、分泌速度は、75％以上低下した（Sreebny et al, 1992）。ほとんどの患者では、唾液腺機能障害とそれに伴う口腔乾燥症は不可逆的である。治療から3年経過しても、唾液分泌が95％以上低下していることがわかっている。

　唾液腺機能に対する放射線照射の急性作用の背景にある機序については判明していない。早期の作用は、血液供給に障害が生じること、あるいは神経インパルスの伝達が干渉を受けることの結果であると思われる。晩期の作用は、分泌装置が破壊され、その後に線維性結合組織になったことによるか、特異的な血管損傷（動脈内膜炎）によるものである。分泌細胞、血液供給ならびに神経は、すべてイオン化放射線の影響を受ける可能性がある。粘液細胞よりも漿液細胞のほうが放射線に対する感受性が高い。したがって唾液の漿液成分において多くの部分を産生している耳下腺が損傷をもっとも受けやすく、一方、小唾液腺はまだ正常に機能する。このため、唾液の分泌量が著しく減少するだけでなく、唾液の組成も変化する。唾液は粘性の高い、白色、黄色あるいは褐色の液体になり、pHが低く、pH緩衝能力が低下し、電解質やタンパク質の含有量に変化が生じる（図94参照）。

　口内の放射線により誘発された変化として、非う蝕性細菌が減少して、酸産生性のう蝕原性微生物の数が著しく増加する。臨床的には、もっとも目立つ変化は、*Streptococcus mutans*や乳酸桿菌、カンジダ菌の増加である。唾液が定量的、定性的に変化することが、照射患者においては、極端な口腔乾燥症や、Box7に示したその症状などのさまざまな口腔内の問題の素因となり、積極的なう蝕予防策を講じなければ、短期間に広範囲にう蝕が生じる素因となる（図96参照）。短期間に発症し、短時間に進行するということに加え、放射線によるう蝕は、通常であれば、比較的う蝕が生じない部位（舌側、切歯表面）に特徴的に生じる。咬合部位の直下の領域、通常であれば、う蝕をもっとも受けやすい部位に、しばしば、最後に病巣が生じる。

　放射線の治療に用いる線量では、歯の構造に直接の損傷はもたらさないので、う蝕性が非常に高まることは、微生物的変数、化学的変数、免疫的要素、ならびに食物の要素に唾液分泌減退に関係する変化が生じることが原因である。唾液腺は通常、頭頸部癌の治療ポータルの範囲内に位置しており、現時点では、臨床的に受け入れられるような適切な放射線防護策はない。したがって、その結果、生じる重篤な唾液分泌減退の治療は、一部は一過性であり、一部はう蝕予防に向けたものである。すなわち、それは機械的プラーク・コントロール、抗菌剤や緩徐放出フッ化物製剤の使用、咀嚼ならびに味覚刺激による残存している唾液腺の刺激、フッ化物含有チューインガムなどやフッ化物を含有している人工唾液による口内乾燥の症状緩和である。これらの対策は、放射線照射患者に限定されるものではなく、重篤な唾液分泌減退や口腔乾燥症の患者すべて対して使えるものである。

全身疾患

　全身疾患、ならびにその治療に用いる薬剤は、しばしば唾液分泌を著しく減少させる。口腔乾燥症や唾液腺機能低下は、多くの全身疾患や状態と密接な関係があり、そのなかの一部は、唾液腺実質に進行性の、通常は非可逆性の破壊をもたらす。別の疾患では、血管や神経に一過性に、可逆的に作用するものがある。そのような疾患としてはリウマチ様状態（しばしば、膠原血管病、結合組織病、自己免疫疾患と呼ばれている）、低分泌状態、ある種の一般的な疾病（例えば、高血圧、糖尿病）、囊胞性線

維症、ある種の神経疾患、うつ、脱水、神経性食欲不振ならびにホルモン変化が挙げられる（Box9参照）。

リウマチ様状態の古典的例としてシェーグレン症候群がある。原発性のシェーグレン症候群は、唾液腺ならびに涙腺に障害があり、通常は口内乾燥やドライアイの症状が生じるという特徴を有している。続発性シェーグレン症候群は、これらの器官のいずれか1つ以上に障害が生じ、それに加えて、膠原病、多くは慢性関節リウマチが伴っている。全身性エリテマトーデス、強皮症、皮膚筋炎、ならびに原発胆汁性肝硬変も、続発性シェーグレン症候群に伴って生じる場合がある。

初期段階では、SSRにはほとんど変化がないであろうが、疾病が進行するのにつれて、唾液腺実質がリンパ性細網性の細胞浸潤により次第に加害される結果、SSRも次第に低下する。腺房細胞の変性や萎縮が多量に不可逆的に生じる。シェーグレン症候群の結果、生じる変化は、口と眼だけに限定されるものではない。消化器、腎臓、泌尿器、ならびに呼吸器にも腺外の症状発現が生じる場合がある。この状態では、偽リンパ腫ならびに悪性リンパ性細網内皮症のリスクが高い。

シェーグレン症候群の診断は、発病から数年経過してなされるのが通例であり、多くの患者では、確定診断がなされる前に歯に重篤な損傷が生じる。歯科医師が唾液分泌速度を注意深くアセスメントすると、このような患者を早期発見するのに役立つ。シェーグレン症候群であることの診断は、しばしば、下唇の小唾液腺の生検で確認される。

シェーグレン症候群は人口のおよそ1％に発症するものと考えられている。男性よりも女性の罹患率が高く、ほとんどは45歳以上である。高齢女性には非常にジストレスとなるものであるが、ほとんどが見過ごされており、驚くべきことに、医学ならびに歯学の文献には情報がほとんどない。

口腔乾燥症が、高血圧や糖尿病などの一般的な疾病のいくつかにも関係していることを示すエビデンスが次第に集まりつつある。糖尿病と口腔乾燥症を結ぶエビデンスには2つのタイプがある。第一に、口腔乾燥症の患者では、口腔乾燥症がない対照被験者と比較して、糖尿病の罹患率が高い。第二に、糖尿病以外に疾患がなく、イ

ンスリン以外の薬剤を服用していない糖尿病患者では、マッチさせた非糖尿病対照被験者と比較して、口腔乾燥症の有病率がはるかに高い（Sreebny et al, 1992）。しかし、インスリン依存型（1型）糖尿病では、唾液腺にそれほど重大な損傷を及ぼさず、唾液分泌減退が一般的な合併症であるとは考えられない。唾液分泌量の低下は、糖尿病の状態が不安定で、疾病の発病時期にのみ典型的に生じるものである。この期間には、唾液分泌物のグルコースレベルが上昇する場合が多く、う蝕のリスクを高めている。このことが、糖尿病患者が非糖尿病患者と比較してう蝕が生じやすくなる理由のひとつである。

SSR低下に伴うその他の状態

慢性うつに伴うSSRの変化は、一般的には持続性である。口内乾燥が、器質性の変化が原因でない場合には、心理医師もしくは精神科医師を受診して精神性の因子の可能性を探ってもらうよう、患者にアドバイスしなければならない。精神病の状態で口内乾燥が誘発される場合があるが、その機序についてはまだよく解明されていない。うつ病はしばしば三環系抗うつ薬を投与して治療する。三環系抗うつ薬は口内乾燥の重篤度を高める傾向がある。

重篤あるいは長期間の栄養不良や神経性食欲不振の患者では、SSRならびに唾液の質の低下は、う蝕、侵食、口内乾燥などの口腔症状にかかりやすくする場合がある。短期間の絶食でもSSRを著しく低下させるが、真の唾液分泌減退には至らず、絶食が終わると、分泌量は正常に戻る。

ホルモン変化もヒトの唾液のSSRや唾液組成に影響を及ぼす場合がある。もっとも大きな変化は閉経であり、多くの研究で、閉経後の女性では、若年女性と比較して唾液分泌量が少ないことが確認されている。しかし、個人差が非常に大きい。閉経女性のなかには、SSRに目立った変化のない女性もいれば、口内乾燥（それに伴って"burning mouth"口の焼けるような感覚、舌のただれ感、発話ならびに嚥下困難、真菌感染などの多くの症状がある）を経験する患者もいる。エストロゲン補充療法は、閉経後のSSRにあったとしても、わずかな影響しかない。

年齢は、SSRに対して臨床的に明白な効果を有してい

BOX11　全唾液の標準採取法

- 患者は唾液採取の少なくとも1時間前からは水以外の飲食をしない
- 唾液は同じ対象者からは同時刻に採取することが望ましい
- 患者が唾液採取前に喫煙するか重度の肉体的ストレスを受けないこと
- 固定した採取時間（刺激唾液5分、非刺激唾液15〜20分）を用いる
- 1分間の事前サンプリング時間を取ることを推奨する
- 患者は、普通のいすにリラックスした状態で着席する。歯科用治療いすで行わないこと
- 急性疾患、慢性疾患および薬剤の影響を考慮する。もし、細菌学的試験を行うのであれば、抗生物質治療が終了してから2週間後まで遅らせてサンプルを採取するべきである
- もし、唾液の化学分析を行うなら目に見えるほどの血液が混入した唾液は捨てるべきである

ない。健常者では、刺激全SSRは加齢により低下しない。小唾液腺と顎下腺の両方からの加齢に伴う分泌量の低下が認められている。耳下腺でのそのようなSSRの低下は、これまでに見つかっていない。高齢者と若年成人での刺激小唾液腺分泌量を比較した研究で、分泌量が加齢とともに50%以上低下していることが報告されている。この機能の低下は、加齢とともに腺房細胞の数が40〜50%低下することを示した形態学的研究と合致するものである（Percival et al, 1994）。

これらの生理的変化は、パラフィン刺激全唾液の分泌速度が正常であっても、高齢者が、口内乾燥を訴えることの説明と考えられる。顎下腺ならびに耳下腺の機能を変化させることが、口内乾燥の知覚にもっとも大きな影響を有している。これらの変化は、歯列性口内炎の発症のリスクも高め、無歯顎高齢者での義歯の保持力が低下する。

ヒトならびに動物での研究で（Dawes, 1987）、咀嚼活動が低下すると、唾液腺の萎縮が生じることが示されている。ヒトでは、流動食を摂取している患者や、外科的歯科矯正で顎を固定されている患者に生じることが報告されている。咀嚼活動が低下したことが、ヒトでの唾液腺の機能低下や口腔乾燥症にどれほど影響しているかについては不明である。一方、本章の後半で述べるように、咀嚼を刺激するような製剤を用いることで、唾液分泌減退患者のSSRを増加させる可能性があることが研究で示されている（Axelsson et al, 1997a）。

唾液分泌減退の評価

"状態については臨床の検査で明らかにできるが、説明するのは既往歴である"という原則に則って、唾液分泌減退を適切に診断する際には、以下の点について考慮する必要がある。

1. 刺激唾液分泌速度。
2. 安静時SSR。
3. 病歴データ：投薬の副作用の可能性、唾液腺機能低下を生じさせることがわかっている全身疾患、水分の少ない食物の嚥下が困難、発話困難、口腔粘膜の痛み、喉の痛みをしばしば経験する、可撤性義歯使用の困難さ。
4. 触診での唾液腺の圧痛あるいは唾液腺の腫脹。
5. 口腔粘膜もしくは舌の炎症性変化。
6. 指示検査：検査鏡が頰粘膜に貼り付くか。
7. 非定型パターンのう蝕（平滑面もしくは切歯、咬頭の先端の病巣）。

これらの特徴のほとんどが存在しており、安静時SSRが低ければ、診断にはほぼ確実に唾液分泌減退が含まれ、患者はう蝕が生じるリスクが高いと考えるべきである。SSRの測定以外の、その他の既往変数や臨床変数については、すでに詳しく説明している。それぞれの患者、とりわけう蝕が生じやすい患者でSSRの繰り返し測定を行うことが重要であることは、強調しすぎることはない。

全唾液だけでなく、大唾液腺と小唾液腺それぞれからの唾液を採取する非侵襲的で痛みの伴わない方法がある。全唾液は容易に入手可能であり、ほとんどの場合、口全体の乾燥を示す良い指標である。大唾液腺の疾患は、唾液腺から分泌物を直接採取することで診断できる。

唾液採取の目的と方法を、採取の前に患者に説明して

おく必要がある。食事から約1時間半ないし2時間後、もしくは前夜絶食の後に唾液を採取する。患者には、食物の咀嚼やチューインガムやキャンディーを食べること、喫煙、歯磨き、洗口、あるいは液体摂取など、SSRを刺激するようなものは、採取の前に摂取しないように指示する。検査は周囲が静かなところで実施する。SSRの標準化された測定法についての指示の詳細については、Box11に示してある。

平均SSRを得るには、サンプリングを2回以上、別の日のほぼ同じ時刻に行う必要がある。患者の基礎分泌量がすでにわかっている場合には、今回得られた値を患者の現在における唾液の状態を示す比較指標として用いることができる。多くの場合のように、基礎分泌量がわかっていない場合には、SSRを集団の標準値と比較する（表13参照）。どのような検査でも同じであるが、患者の既往歴、現在の疾病の兆候、ならびに他の検査結果を参考にしながら結果を解釈するようにする。

さまざまな容積測定法や重量測定法を用いて全唾液を採取し測定することができる。ドレイン法（drooling）、喀出法、吸引法、スワブ法などである。これから説明する、容積測定法とりわけドレイン法と喀出法を組み合わせた方法は、歯科あるいは内科診察室で容易に実施できる。サイアロメーターか、正確に測定したメスシリンダーのいずれかの測定装置が使える。サイアロメーターは、専用に作られている再使用可能な装置で、安静時唾液と刺激唾液を1個の容器に採取できる。別の方法として、以下のような器具は化学実験器具を取り扱う店で購入することができる。すなわち、漏斗2個、メスシリンダー2本。メスシリンダーは、容積が約12mLで、0.1mL単位で測定されているものである。

刺激全SSRの測定

診察室で通常行うことは、咀嚼刺激を与えている間にSSRを測定することである（すなわち、パラフィンの塊を患者に咀嚼させる）。信頼性の高い標準化された結果を得るため、患者に詳しい指示を与える（Box11参照）。患者には、1gのパラフィンを1分間噛んで、パラフィンを軟らかくさせ、唾液をすべて飲み込むか、あるいは喀出させる。次に、患者に、軟らかくしたパラフィンの塊を一定時間（5分間）噛むように指示し、今度は唾液をメスシリンダーに喀出させる。氷冷ビーカーを用いるか、オクタノールを1滴たらして、泡が生じないようにするとともに、泡をできるだけ少なくする。分泌速度は、1分当たりのミリリットル値として算出する。

チューイングによって機械的刺激を加える代わりに、クエン酸の2%溶液（近くの薬局で調製）を、30秒間隔で2分間、舌の背外側表面に塗布することで化学的に刺激することも可能である。次に患者は唾液を受け皿に吐き出す。この手順をさらに2回繰り返し、全体で6分間の分泌量を採取する。先の場合と同様に、SSRは1分当たりのミリリットル値で表現する。

非刺激（安静時）SSRの測定

覚醒時にはさまざまな刺激の影響をSSRは必ず受けているので、真の"安静時"唾液をサンプルすることは不可能である。しかし、意図的な物理的、化学的刺激を何ら与えずに受動的なよだれの垂れ流し（drooling）をして採取したサンプルは、SSR低下ならびに唾液分泌減退を示す指標として刺激唾液よりは信頼性が高い。

安静時分泌を採取する際には、患者には、楽な姿勢で座るように指示し、肘を膝の上に置き、頭を両腕の間に沈めるいわゆる御者の姿勢をとらせる。この姿勢は、刺激唾液を採取するのにも適している。舌や頰、顎、唇をわずかでも動かさないようにする。唇を少し開けて、患者には、唾液が下唇を超えてメスシリンダーに自然に入っていくようにさせ、積極的に吐き出すことのないようにする。

健常成人であれば、安静時SSRは0.1mL/minであるはずである。唾液分泌減退の疑いのある患者では、サンプリング期間を15分にしてSSRの変動により生じるバイアスを避ける。明確にするため、結果は1分当たりのミリリットル値と、15分当たりのミリリットル値で表現する。

大唾液腺からのSSRの測定

耳下腺唾液は、通常、改良2チャンバーCarlson-Crittendenコレクターに集める。内部チャンバーをステンセン管の開口部の上に置き、外部チャンバーはチューブを介して、ゴムに取り付け、これを押さえると、わず

Box12 唾液構成物質

タンパク質	低分子有機物質	電解質
アルブミン	クレアチニン	アンモニア
アミラーゼ	グルコース	重炭酸塩
β-グルクロニダーゼ	脂質	カルシウム
糖	窒素	塩素
シスタチン	シアル酸	フッ素
EGF	尿素	ヨード
エステラーゼ	尿酸	マグネシウム
フィブロネクチン		緩衝液
ガスチン		リン酸塩
ヒスタチン		カリウム
IgA		ナトリウム
IgG		硫酸塩
IgM		チオシアン酸塩
カリクレイン		
乳酸脱水素酵素		
ラクトフェリン		
リパーゼ		
リゾチウーム		
ムチン		
NGF		
耳下腺凝集素		
ペプチダーゼ		
ホスファターゼ		
プロリンリッチプロテイン(PRP)		
リボ核酸		
唾液ペルオキシダーゼ		
分泌成分		
分泌型IgA		
血清タンパク(痕跡)		
チロシンリッチタンパク		
ビタミン結合タンパク		

Sreebny et al (1992).

かに陰圧が発生して、装置を周囲の粘膜に密着できるようにする。この装置を用いることで、耳下腺唾液だけを非侵襲的に採取することが可能になる。

顎下腺唾液と舌下腺唾液を容易に採取するための簡単な方法も報告されている。ホウォートン管の領域をガーゼで隔離し、ステンセン管の開口部を覆う。一定期間に採取した安静時唾液ならびに刺激唾液を、プラスチック製マイクロピペットで吸い取る。流速は1対の顎下腺もしくは耳下腺の1分当たりのミリリットル値で表現する。

小唾液腺のSSRの測定

下唇あるいは口蓋の小唾液腺から唾液を採取できる。ガーゼもしくは脱脂綿で小唾液腺を乾かし、アイソレートする。安静時唾液については、2分後にこれらの小唾液腺の1つあるいは複数の開口部に存在していた液体を濾紙(Perio-Paper)に吸着させる。特別な装置(Periotron)を用いて、それぞれの濾紙の液体量を電気的に読み取る。刺激小唾液腺唾液については、先に述べたように、2%クエン酸溶液を示した綿棒で舌を刺激する。得られた結果は、1分当たりのマイクロリットル数で表現する。サンプルした小唾液腺の数と面積にはばらつきがあるので、小唾液腺のSSRの測定結果は半定量的なものである。

唾液の組成

主成分は水であるが、唾液は複雑な分泌物である。先に論じたように、いわゆる全唾液は、主に大唾液腺と小唾液腺からの分泌物で構成されている。全唾液にはまた、唾液以外が起源の成分もいくつか含まれている。歯肉溝滲出液、血清、および血球細胞、細菌ならびに細菌産生物、落屑した上皮細胞ならびに細胞成分、ウイルスおよび真菌、食物残渣、フッ化物、ならびに気管支分泌物である。全唾液1mLには、およそ7億個の生きた細菌、50万個の白血球(90%以上が多形核好中球)、数千個の落屑上皮細胞、2mgのタンパク質、800mgの脂質、100mgの免疫グロブリン、さらにカルシウム、リン酸、重炭酸、ナトリウム、塩化物、フッ化物イオンなどの無機電解質が含まれていると推定される。耳下腺、顎下腺あるいは舌下腺の主分泌管の開口部から直接採取した純粋な分泌物であっても、分泌細胞で合成された唾液を、循環血液から供給された物質と一緒に含んでいる。

全唾液の組成は、いくつかの生理的因子の影響を受けている。このなかで重要なものは、唾液の発生源、採取法、ならびに刺激の程度である。前述のように、大唾液腺では、腺房細胞の構成がそれぞれ異なっており、きわめて多様な分泌物を合成するようデザインされている。耳下腺には、漿液腺房細胞があり、タンパク質の多い、水様の分泌物を産生する。舌下腺から分泌される分泌物

は粘液であり、そのため、粘性が高い。顎下腺には、漿液腺房細胞と粘液腺房細胞の両方が存在しており、耳下腺からの唾液と比較してタンパク質含有量が少なく粘性が高い唾液を産生する。小唾液腺は、純粋な粘液腺であり、きわめて粘性の高い唾液を産生し、分泌型免疫グロブリンA（IgA）を多く含む。

刺激に応答して、唾液分泌量が大きく増加し、その成分や成分の濃度が著しく変化する。唾液のおよそ99％は水である。残り1％は主に、分子量の大きな有機分子（例えば、タンパク質、糖タンパク質、脂質）、分子量の小さな有機分子（例えば、グルコース、尿素）、ならびに電解質（主に、ナトリウム、カルシウム、塩化物、リン酸イオン）から構成されている。有機分子のほとんどは、腺房細胞が産生したものであるが、一部は導管で合成されたものであり、また一部は血液から唾液に輸送されたものである。タンパク質、低分子量有機分子、ならびに電解質に分類した唾液の構成成分のリストをBox12に示した。唾液腺の主なタンパク質は腺房細胞で産生され、ファミリーとして存在している。それぞれのファミリーには、異なるが、互いに関連性の高いメンバーが存在する（遺伝的多型）。そのようなものとして、プロリンを多く含むタンパク質（少なくとも13種）、ヒスタチン類（ヒスチジンを多く含むタンパク質5種）、シスタチン（シスチン含有タンパク質）、チロシンを多く含むタンパク質（スタテリン、その他）、高分子量、低分子量のムチン類、グリコシル化、非グリコシル化アミラーゼ、およびいくつかの唾液ペルオキシダーゼが挙げられる。

他の唾液タンパク質は、単一のものとして存在しており、一部は腺房細胞から、一部は導管細胞で産生される。腺房細胞で産生されるタンパク質は、上皮増殖因子、分泌性コンポーネント、ならびにラクトフェリンである。リゾチームは導管細胞で産生されていることが知られているが、その他の多くの構成成分については産生源がまだ解明されていない。血液から輸送されて唾液に分泌されるものとしては、主要な電解質、アルブミン、IgA、免疫グロブリンG（IgG）、免疫グロブリンM（IgM）、ならびにビタミン類、薬剤、ホルモン、水がある。

いくつかのホルモンや薬剤の血漿中レベルと唾液中レベルの間には高い相関関係が存在している。このような相関関係が存在することが、ホルモン類ならびに、治療薬と禁制薬をモニターする非侵襲的手段として、唾液採取を用いるという考えが提出されている基礎となっている。ヒト免疫不全ウイルス（HIV1）に対する抗体の存在をスクリーニングする方法として、唾液サンプリングが現在テストを受けている（訳者注：ヒト免疫不全ウイルスにはHIV1とHIV2がある）。しかし、そのような方法は、唾液腺に炎症が生じると、唾液中の血清成分の数と濃度が著しく増加するという問題を抱えている。

う蝕の修飾因子としての唾液の役割

唾液が十分な量で分泌されることと、高品質の唾液であることが、口腔衛生に不可欠のことであることは疑いない。唾液は、う蝕に対して特異的保護作用を有することが知られている。このことを示すもっとも直接的なエビデンスは、頭頸部腫瘍の放射線治療を行ったことにより、唾液機能が消失した結果生じることがある広範性う蝕（ランパントカリエス）である。放射線照射から数週間以内に、通常であればう蝕を受けない歯の表面に損傷が生じ、完全に環状に破壊される。う蝕から歯を保護する唾液の主な特性は以下のものである。

1．食物の糖分の希釈とクリアランス。
2．プラーク中の酸の中和と緩衝。
3．再石灰化のためのイオンの供給。
4．内因性、外因性の抗プラーク形成、抗菌因子。

各種の唾液の構成成分の主な機能を表12に示す。

食物成分の希釈とクリアランス、微生物のクリアランス

唾液にある多くの機能のうちで、もっとも重要なものは口腔微生物と食物成分を口から胃に洗い流すことである。したがって、有害で片利共生の微生物を口腔内から流し出すのに十分な量の唾液を得ることが、口腔内での宿主防御と内因性、外因性の微生物による攻撃の間に健全な均衡をとることの前提条件となる。

このバランスは、口腔衛生が不良であることや、発酵

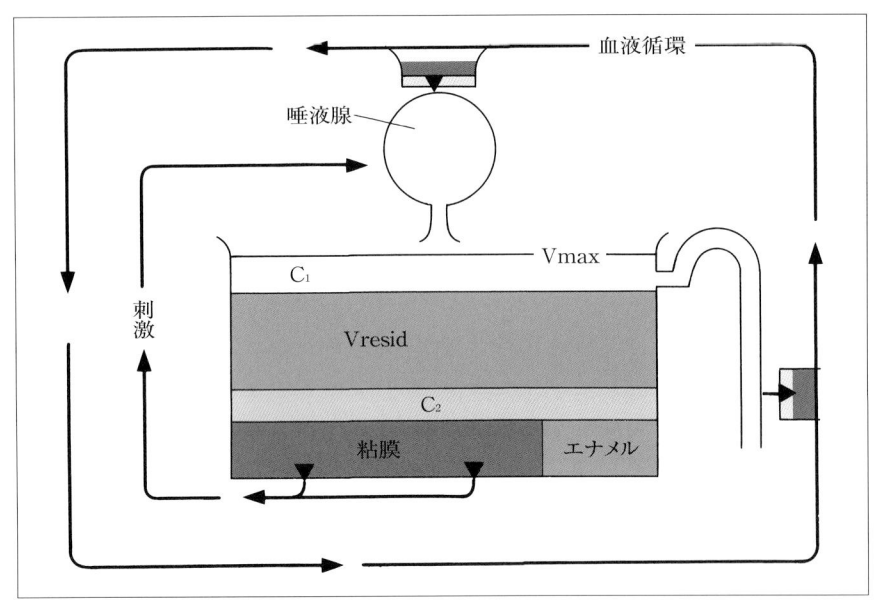

図97 唾液によるショ糖洗浄を論証する口腔の生理モデル。C_1：嚥下前の多量の唾液（Vmax）と嚥下後の少量の唾液（Vresid）。C_2：歯と粘膜上の外被量と斑点数（Lagerlöf and Olieby, 1990. 許可により転載）。

性炭水化物を食物で過剰に摂取することにより細菌が過剰に増殖するか、あるいは全身疾患SSRの低下（唾液分泌減退）などにより崩れてしまう可能性がある。う蝕感受性がもっとも高い者では、これらの因子が複合して存在していることも一般的である。う蝕に関する研究は、ショ糖やフッ化物のクリアランスに集中していたが、ショ糖クリアランスに適用される原理は、口腔内に入ってくるどのような物質に対しても当てはまる。糖とフッ化物に加え、その他の物質も臨床医にとって関係がある。化学的プラーク・コントロール剤（クロルヘキシジンなど）、アマルガムを侵食する塩化物イオン、ならびに歯の侵食に関係すると思われるクエン酸その他の酸性物質がそうである。

糖クリアランスの研究のパイオニアはSwenander-Lanke（1957）である。彼は、個体炭水化物食を摂取した後、唾液中の糖の濃度が指数関数的に減少すること、最初は急速に、後にゆっくりと減少することを見いだした。Sreebnyら（1985）は、糖溶液が2段階でクリアされることを指摘し、短時間のクリアランスは最初の6分間に生じ、その後のゆっくりしたクリアランスは、SSRの変化に比例するものであったと述べている。1983年に、Dawesは、以下のことを仮定して、糖クリアランスのコンピュータモデルを開発した。すなわち、クリアランスに重要な因子は、（1）嚥下直前と後の唾液の量、ならびに（2）非刺激SSRであるというものである。この仮説に基づいたコンピュータモデルでの予測が正しいことが、"人工口腔"系を用いた研究とヒトでの実験で確認された。このコンピュータモデルでは、嚥下直前と後の唾液の量が少なく、非刺激SSRレベルが高いとクリアランスが短時間で行われることを予測していた。

図97に、クリアランス過程を解明するのにもっとも重要な特性を含む口腔の生理モデルを示している。ショ糖を摂取した後に生じるイベントは、以下のように記述できる。口腔では、嚥下後の唾液の量が少ない。これが残存唾液量である。薄いフィルム状に広がっており、この唾液量は平均0.8mLであると推定されているが、個人差が大きい。この少量の唾液のなかに少量のショ糖が溶け込むと、ショ糖濃度が非常に高くなる。例えば、残存唾液のなかに角砂糖1個の1/10（0.3g）を溶解させると、ショ糖濃度は、通常のショ糖含有飲料に含まれる濃度よりもはるかに高い濃度になる。ショ糖の味覚と香料も加えて、唾液腺を刺激し、数秒で分泌量を増加させる。唾液の量が増加して最大値に達する。この最大値はおよそ1.1mLである（すなわち、正常な嚥下量が0.3mLと推定できる）。嚥下反射が刺激され、ショ糖の一部は排出される。残りのショ糖は、口腔内に入ってくる唾液により、最大量に達するまで次第に希釈され、次の嚥下の引金が引かれ、同様のことが繰り返される。

しばらくすると、ショ糖と甘味料の濃度が低レベルになり、唾液腺の刺激が、非刺激状態まで低下する。この

結果、非刺激SSRに依存するゆっくりしたクリアランスプロセスとなる。検出可能な低レベルに達するまでにかかる時間が、クリアランス速度を示す尺度として用いられてきた。クリアランス速度には、いくつかの変数が重要である。そのうちもっとも重要なものがSSRと嚥下前、嚥下後の口内の唾液量である。SSRが高ければ、迅速なクリアランスが得られ、これに対してSSRが低いと、クリアランスも遅くなる。クリアランス速度に大きな違いがあることから、低SSRではう蝕のリスクが非常に高くなることは明白である。

クリアランス速度は、時間的に一定である。しかし、健康状態が変化してSSRが低下すると、クリアランス速度の劇的な変化を招く。口腔の流動学（rheology）は複雑であるため、クリアランス速度は部位によってもかなり異なる。粘膜は、歯を覆っているフィルムは0.8～8.0 mm/minというばらつきのある速度で移動する。例えば、唾液フィルムが迅速に移動すると予想される導管開口部の近くでは、クリアランス速度は唾液が停滞する部位よりも、かなり大きい（例えば、上顎前歯ならびに下顎臼歯の頬側領域）。このことは、歯や歯の表面よりう蝕の生じるパターンがあることを一部説明するものと思われる。

唾液中ならびに唾液フィルム中のショ糖は、ただちにプラークに拡散する。ショ糖を摂取してから数分後に、プラークには多量のショ糖が含まれ、唾液に存在する糖の濃度よりも高くなる。プラークが唾液のアクセスを妨害するほど厚くないとすると、ショ糖の流れが逆転することになる。したがって、プラーク内のpH変化と、ショ糖の唾液によるクリアランスには相関関係がある。迅速にクリアランスされることとは対照的に、唾液のアクセス可能性が低いことから生じる遅いクリアランスでは、急峻なステファンカーブとなる（第2章参照）。ショ糖が洗い流された後、臼歯の隣接面のプラークでのpHの降下は、舌側にある表面の中心部よりも大きい。隣接部は唾液がアクセスしてプラークの酸を希釈し、緩衝することができないからである。

酸の中和ならびに緩衝

糖クリアランスを促進する唾液の作用で、唾液がプラーク酸の形成を減らし、そのためう蝕を減らすことができることが一部説明できるが、唾液の中和作用やpH緩衝作用のほうがもっと劇的である。これらは主に唾液の重炭酸イオンによるものであり、主に耳下腺から分泌される。非刺激唾液では、重炭酸イオンレベルは低く、刺激唾液では分泌量が多くなり、濃度が高くなるほどpHが上昇し、唾液のpH緩衝能力が劇的に増加する。唾液にはその他に、巨大分子タンパク質のような、重要でない緩衝系もいくつか存在している。

糖を摂取すると、プラークのpHが低下する。実験的に唾液が口内に入り込まないようにすると（分泌導管にカニューレを挿入し、唾液を口腔外に排出させる）、糖を摂取した後のプラークpHの低下は、唾液分泌が正常な場合と比較して、低下量が大きく、低下の持続時間も長くなる。糖を摂取した後に、パラフィンやチーズを噛むことで唾液分泌を刺激すると、プラークでは、pHが短時間に劇的に上昇し、乳酸濃度が低下する。これに合わせてアミノ酸構成にも変化が伴う。同様の効果は、シュガーレスチューインガムでも生じるし、ショ糖を含むガムであっても、糖が溶け出すのにかかる時間以上に長時間噛み続ければ、同様に得られる。

う蝕耐性患者のプラークと、う蝕感受性患者のプラークは、糖負荷に対して同様の応答を示すが、これらの応答の生じるレベルがきわめて異なっている。う蝕耐性被験者のプラークでは、糖負荷を行う前のpHが高く、糖負荷後のpHの降下量が少ない。プラーク酸の緩衝能力もう蝕耐性患者のほうが、う蝕感受性被験者のものより大きいことが研究で示されている。

唾液のpH緩衝作用は、ほとんどの場合検査室法もしくはチェアサイド法で*in vitro*で測定されている。検査室では、唾液1.0mLに3.0mLの塩酸と混合される（安静時唾液の場合には0.0033M、刺激唾液の場合には0.005M）。次に、この混合液に20分間通気させ、pH（"最終pH"）を測定する。二酸化炭素を除去する空気の通気を行わなかった場合には、同様の結果が、低緩衝作用の唾液では、最終pHが5以下の同様の結果が得られる。

チェアサイド法が開発されており、臨床医が、採取した後に直接に唾液の緩衝効果を評価でき、結果を患者と検討することが可能である。Dentobuff Stripシステム（図98-a～c）では、一滴の刺激唾液を酸ならびにpH指示

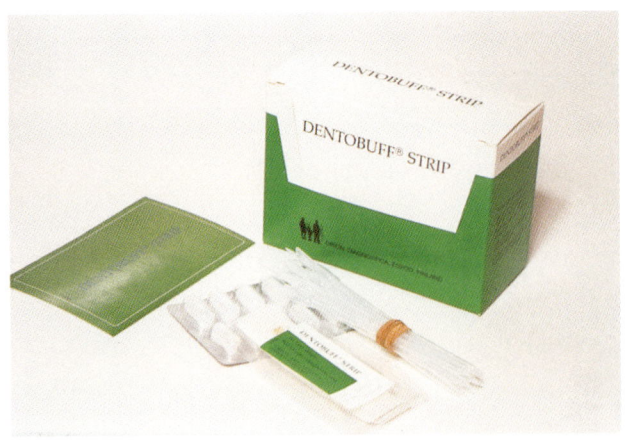

図98a〜c　Dentobuff Stripシステムによる唾液pHのチェアサイド。一滴の刺激唾液を酸ならびにpH指示薬を含む検査法。チャートを比較し、最終pH値を求める。

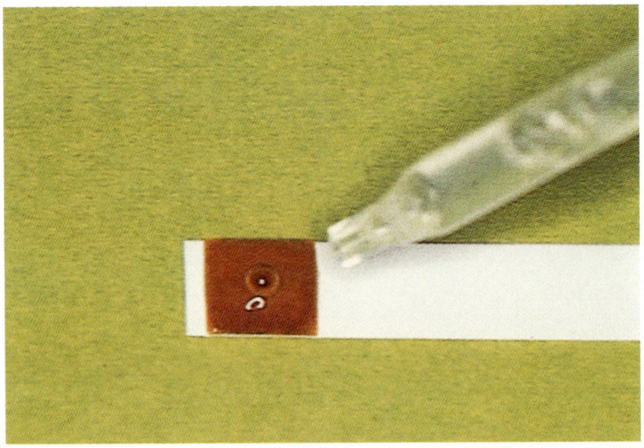

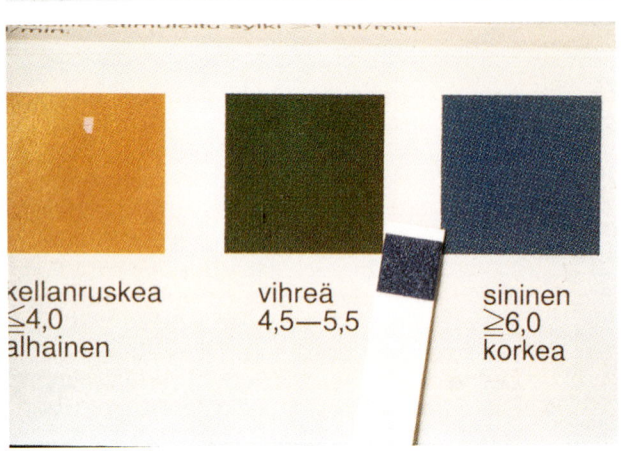

薬を含む試験紙に滴下させる。唾液と酸を反応させた後、試験紙の色をチャートと比較し、最終pH値を求める。この検査は非常に単純化されており、緩衝能力が低い、中等度、高いものを判別する。この方法は、ハイリスク、すなわち、緩衝能力の低い（最終pHが4以下）患者を同定するのにとりわけ有用である。分泌速度の場合と同様に、緩衝能力には正常範囲があり、う蝕のリスクと明確な関係がない。しかし、ある閾値以下（最終pHが4以下）になると、う蝕プロセスが促進されるように思われる。

　図99に、Heinzeら（1983）による成人での前述した唾液に関する研究から得られた男性ならびに女性での緩衝効果の頻度分布を示している。女性のほうが、安静時唾液と刺激唾液の両方で、低値（最終pHが4以下）の被験者が多かった。注目すべきは、妊娠の最後の1ヵ月間に、唾液の緩衝作用が劇的に低下していることが他の研究で示されている。このことが、妊娠中にう蝕の有病率が高まることを一部説明しているものと思われる。

　集団ベースでは、SSRと緩衝作用の間に正の相関関係があるが、例外の者も多数存在する。低SSRに加えて緩衝作用が低レベルもしくは中等度である場合には、微生物の攻撃に対して唾液の抵抗性が低いことを明らかに示すものである。微生物の洗い流しがゆっくり行われ、個人による0.5〜1.0mLの残存唾液が、口腔表面に薄いフィルム状に広がる。この少量の唾液に溶けた発酵性炭水化物の中和は、緩衝作用が低いため、ゆっくりとしか行われない。

　分離した状態で行った唾液の緩衝試験の結果についての解釈には疑問が残る。ほとんどの研究では、う蝕のさまざまな側面を測定した変数との相関関係が低いかあるいは全くない。このことを説明する重要な点は、う蝕攻撃の決定的なイベントが、プラーク内およびエナメル質の下で行われているということである。これらの部位での、緩衝機序は、唾液の場合と全く異なっている。唾液の緩衝物質が、プラークの深い部分、とりわけ、例えば、大臼歯の隣接表面などのアクセスが悪い領域にあるプラークのpH変化に大きな影響を及ぼすとは考えにくい。

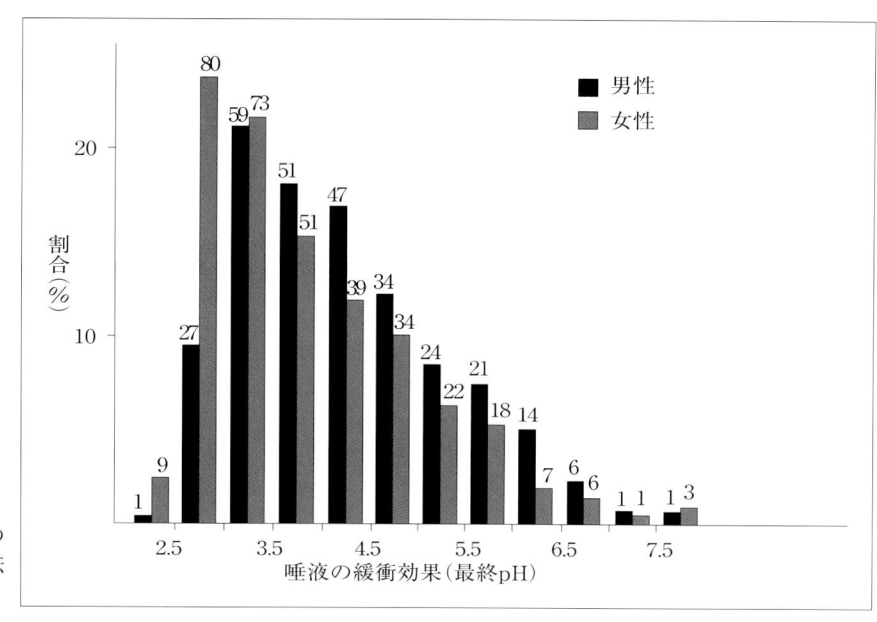

図99 男女別唾液（最終pH）の緩衝効果の割合分布（Heinze et al, 1983. 許可により転載）。

プラークの緩衝能力のほうがより大きな意味を有するものと考えられるが、検査方法がまだない。よりアクセス性の高い下顎舌側表面では、薄いプラークで覆われているだけであり、唾液の緩衝効果が、病巣発生の修飾因子としてより重大な役割を果たしているものと考えられる。

ヒトの口内は、唾液（6.5〜7.5）とは異なるpHを有し、歯（侵食）あるいは粘膜を損傷する可能性の高い物質に頻繁に曝露されている。このような条件では、唾液内の緩衝成分の役割は、pHをできるだけ迅速に正常範囲に戻すことである。

歯の表面の脱灰と再石灰化

口腔環境内でエナメル質の物理化学的完全性が維持されるのは、周りにある液体、すなわち唾液とプラーク液の組成と化学的作用に完全に依存している。エナメル質アパタイトの安定性を決める主な因子は、pHと、唾液に由来するカルシウム、リン酸、フッ化物イオンの溶液中の遊離活性濃度である（Box12参照）。

臨床的う蝕病巣の形成には、口腔環境内および歯の硬組織の多くの因子が複雑に絡み合っている。炭水化物を細菌が発酵させ、さまざまな有機酸を酸性し、pHを降下させることでう蝕プロセスが始まる。最初の段階では、プラークならびに唾液内の緩衝物質にH^+イオンが取り込まれる。しかし、pHが降下し続けると（H^+イオンレベルの増加）、H^+イオンと反応してH_2OならびにHPO_4^{2-}イオンを形成するOH^-ならびにPO_4^{3-}イオンが液体培地のなかで枯渇する。完全に枯渇すると、pHは5.5の臨界レベル以下になり、ハイドロキシアパタイト（HA）に関して、水溶液相が不飽和状態となる。したがって、微生物の沈着物で覆われているエナメル質の表面では、このバイオマス中で生じる代謝過程で、pHの変動を招き、場合によっては、pHが低下し、石灰化した表面が溶解する結果になる場合がある。この過程での唾液の果たす役割は、唾液が歯面へ接近できるかどうかに強く依存しており、唾液が歯面へ到達できるかどうかはプラークの厚さと密接な関係がある（レビューについては、Pearce, 1991 ; Tenovuo, 1997. を参照）。

う蝕対侵食

先に論じたように、エナメル質が溶解すると、う蝕病巣もしくは侵食病巣のいずれかが生じる。う蝕は、細菌の分解産物、すなわち、食物中の低分子量の糖を細菌が代謝することにより産生する酸によって、歯の硬組織が化学的に溶解された結果生じたものと定義される。侵食（蝕）はその他の酸を含む製剤により歯の実質が化学的に溶解されたものと定義される。混合病巣も生じることが十分ある。とりわけ、侵食により象牙質が露出し、知覚過敏が生じた場合にその可能性が高い。このような状況では、プラーク・コントロールが十分に行えなくなり、その結果、う蝕に至る。このような状況は、歯根表面が

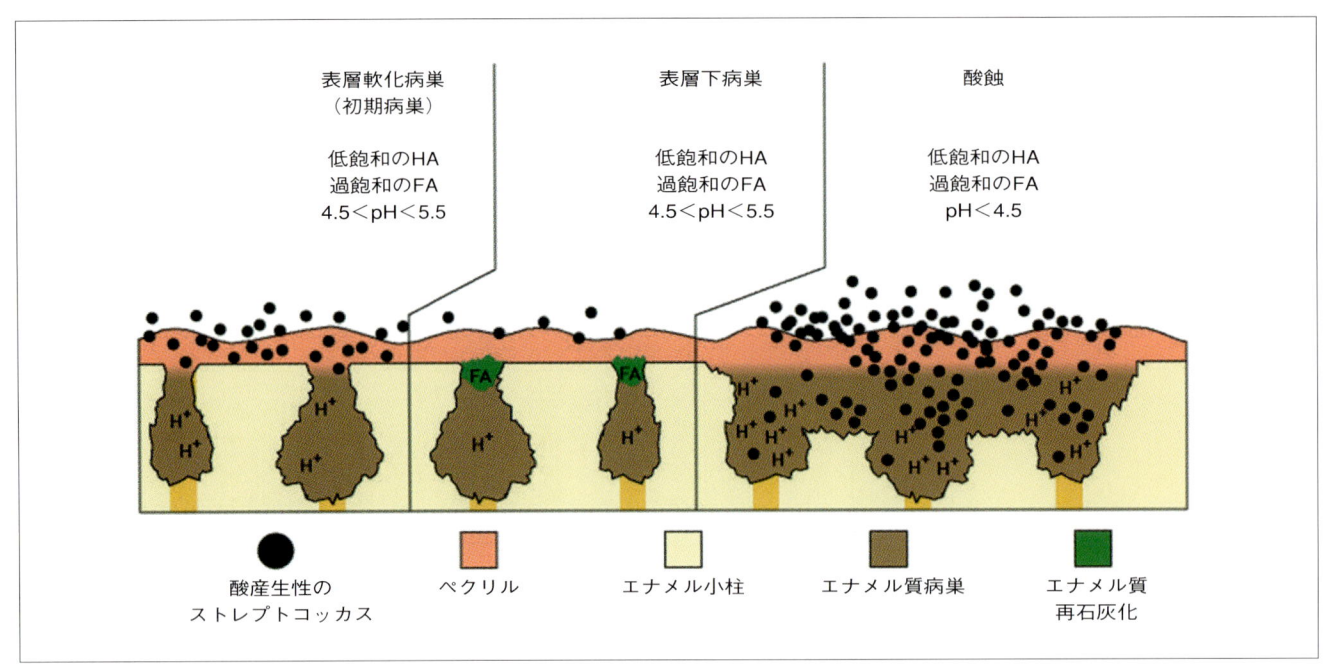

図100　ミネラル飽和状態でのpH別エナメル溶解機序。

露出している場合に頻繁に生じる。

　2つの病巣は外見が異なっている。う蝕病巣は、表面よりも下部に脱灰した病巣の本体があり、それを良好に石灰化した表面の層が覆っているという特徴を有している。侵食では、表面の層が次々にエッチングを受けており、表面下の脱灰は認められない。正常な条件下で、厚いしっかりしたプラーク層がない場合や、酸性の食物をそれほど高い頻度で摂取しない場合には、唾液には、歯の無機質の構成成分と同じカルシウムやリン酸、ハイドロキシイオンが過飽和状態になっているため、歯が唾液のなかに溶け出すことはない。過飽和の程度は、プラーク内ではさらに高く、歯の表面と直接接する細胞外液相ではとりわけ高い。加えて、フッ化物（例えば、フッ化物配合歯磨剤）を毎日摂取している者では、唾液にもプラーク液にもフッ化物イオンが多量に存在している。う蝕プロセスの動的平衡では、唾液が過飽和状態であることが、脱灰の障壁となり、一方では、再石灰化に対して駆動力となる。この平衡は、フッ化物による影響を強く受ける。フッ化物が存在すると脱灰が減少し、再石灰化が強くなる。プラークのpHが低下して、ハイドロキシイオンとリン酸イオンの濃度が、（PO_4^{3-}イオンから、HPO_4^{2-}ならびに$H_2PO_4^-$イオンに変化することにより）ある臨界値以下になった場合にのみ唾液の飽和状態に打ち勝った状況が生じる

　基本的には、エナメル質は、2つの異なる化学的条件下で溶解する。周囲の液体相のハイドロキシアパタイトが未飽和状態であり、フルオロアパタイト（FA）については過飽和状態になると、ハイドロキシアパタイトが溶解し、フルオロアパタイトが形成される。その結果生じる病巣は、う蝕病巣であり、表面下のエナメル質のハイドロキシアパタイトが溶解し、表面エナメル質層にフルオロアパタイトが形成される。フルオロアパタイトの過飽和度が高いほど、フッ化物がエナメル質表面により多く取り込まれ、表面エナメル層の石灰化がより高くなるほど、表面下の病巣本体の脱灰は少なくなる。

　一方、ハイドロキシアパタイトもフルオロアパタイトも未飽和状態である場合には、両方のアパタイトとも同時に溶解し、歯の層が次々に消失していくことになる。この結果、侵食病巣が生じる。生の酸性の果物やフルーツジュース、炭酸飲料ならびに一部のシャンペンは、ハイドロキシアパタイトとフルオロアパタイトの両方のアパタイトが、未飽和状態であり、歯に侵食性の脱灰を生じさせることができる。エナメル質溶解に関する以上のような機序については、図100に示してある。

116

カルシウムの役割

　これらの過程でもっとも重要な無機イオンは、カルシウム、リン酸ならびにフッ化物イオンである。カルシウムイオンは二価のイオンで、チモーゲンタンパク質と一緒に、腺房腔内に放出される。したがって、唾液中に存在するカルシウムイオンの濃度はSSRに依存する。非刺激状態から"幾分刺激された"状態になると、カルシウムイオンの濃度が少し低下する。しかし、それぞれの唾液腺から分泌されるカルシウムイオンの濃度が異なるため、分泌パターンは複雑なものとなる。顎下腺や舌下腺から分泌される唾液中のカルシウムイオン濃度は、耳下腺のものの約2倍高い。刺激を受けて、唾液の全体のなかで、耳下腺から分泌される唾液の比率が高まるので、その結果生じる全唾液中での分泌パターンは、カルシウム濃度に比例して増加する。

　pHに依存して、カルシウムはイオン状態あるいは結合状態で唾液中に存在する。遊離したカルシウムイオンが、う蝕過程にとりわけ重要である。カルシウムイオンは、歯の硬組織と周囲の液体の間にあるリン酸カルシウムの平衡を確立するのに関与しているからである。pH値が正常レベルに近い場合には、イオン化したカルシウムが、カルシウム全体のおよそ50％を占めるが、唾液のpHが低下すると、カルシウムイオンの比率が高くなる。pHが4以下であれば、唾液中のカルシウムのほとんどは、イオンの状態になっている。

　イオン化していないカルシウムは、多様なリガンドを、さまざまに異なる結合定数で結合している。すなわち、カルシウムは、無機リン酸イオンや重炭酸イオン、フッ化物イオンと結合し（pHやSSRに依存するが、全カルシウム濃度の10～20％）、クエン酸イオンのような小さな有機イオン（10％未満）、ならびに多くの巨大分子（10～30％）とさまざまな程度の強さで結合している。一部の唾液中の巨大分子が、口腔内のカルシウムの恒常性に特別な役割を果たすものとされてきた。

　遊離しているカルシウムと結合しているカルシウムの分配に対するSSRの影響は複雑である。すでに指摘したように、唾液のpHはSSRに強く依存しており、また、ほとんどのカルシウムと錯体を作る物質の濃度にも依存している。低SSRでは、重炭酸イオン濃度が非常に低く、それに対応して、重炭酸カルシウム錯体の濃度が低い。

　歯は、通常の場合、ペリクル（獲得被膜）やプラークの被膜の中間層で唾液とは隔てられている。これらのコンパートメントの総カルシウム濃度は、唾液中と比較して、わずかに高く、ときには非常に高い。カルシウムの結合部位の密度が高いからであり、カルシウム塩が沈着しているからである。唾液とプラーク中では総カルシウム濃度とイオン化したカルシウム濃度の間には強い相関関係があり、既存のカルシウムイオンの拡散勾配によって、プラーク-唾液境界面にカルシウムの流れがあることを示している。この勾配は、糖摂取後に高くなるものと思われ、結合しているカルシウムを切り離す。プラークのpHがゆっくり上昇するにつれて、唾液、ペリクルならびにプラークでのカルシウムイオンの濃度は、ゆっくり平衡に到達する。

無機リン酸の役割

　唾液中の無機正リン酸は、リン酸（H_3PO_4）と、第一（$H_2PO_4^-$）、第二（HPO_4^{2-}）、第三（PO_4^{3-}）無機リン酸イオンからなる。これらのイオンの濃度は、唾液のpHに依存する。イオンと分子リン酸の合計が、全リン酸濃度となる。pHが低いほど、第三リン酸イオンの濃度が低くなっており、pHが低下するにつれて、ハイドロキシアパタイトのイオン産生物が相当に低下することを示している。この現象が、歯の脱灰の主な原因である。カルシウムの場合と同様に、唾液中の無機リン酸の内容が、口腔環境中で歯の無機質が安定する前提である。SSRが増加するとともに、総無機リン酸の濃度も低下する。カルシウムの場合と同様に、唾液腺ごとに、リン酸分泌には違いがある。顎下腺唾液のリン酸濃度は耳下腺唾液の1/3にすぎないが、歯の表面にもっとも近い腺である小粘液腺のものと比較すると、約6倍高い。したがって、無機リン酸の濃度は、微小環境では大きなばらつきを示すものと考えられる。

　pHによるが、無機リン酸の10～25％は、カルシウムイオンなどの無機イオンと錯体を形成し、またタンパク質と結合している。一部（10％未満）は、二量体であるピロリン酸（$H_4P_2O_7$）となっている。この物質は、リン酸カルシウム沈着の強力な阻害物質であり、歯石の形成に影

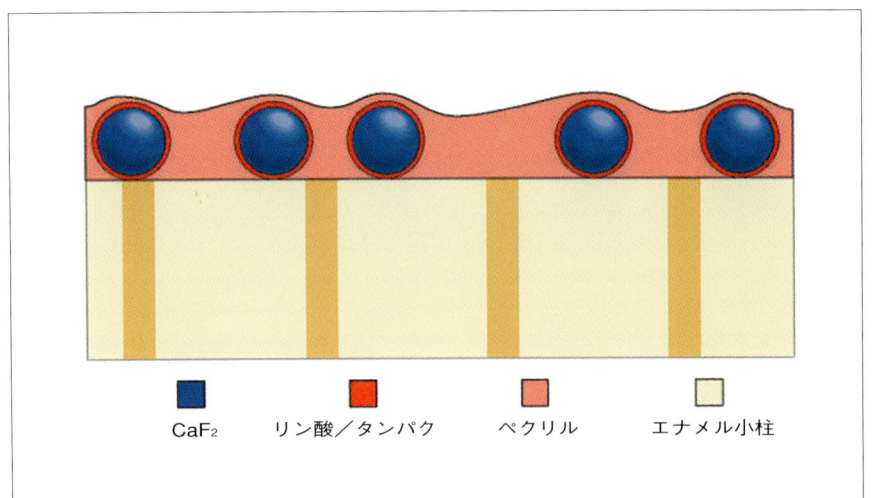

図101 フッ化物局所応用後の歯面(pH7.0)。

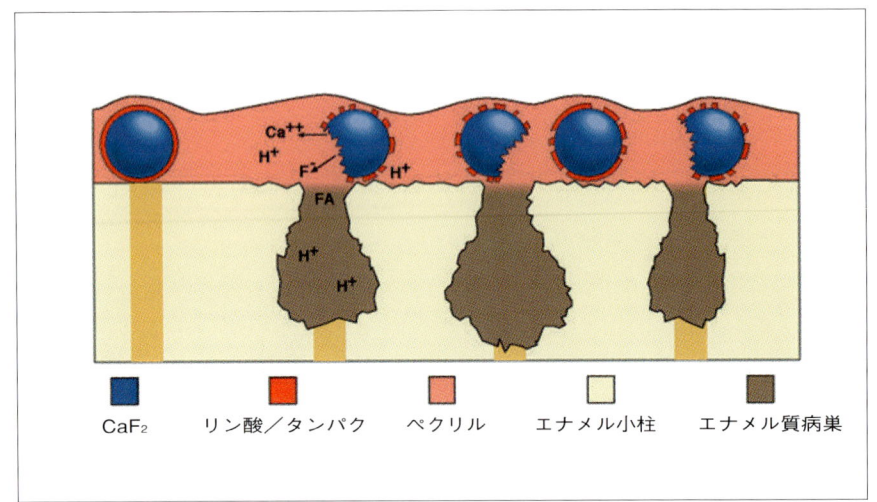

図102 う蝕侵襲中の歯面(4.5＜pH＞5.5)。未飽和のHA、過飽和のFA。

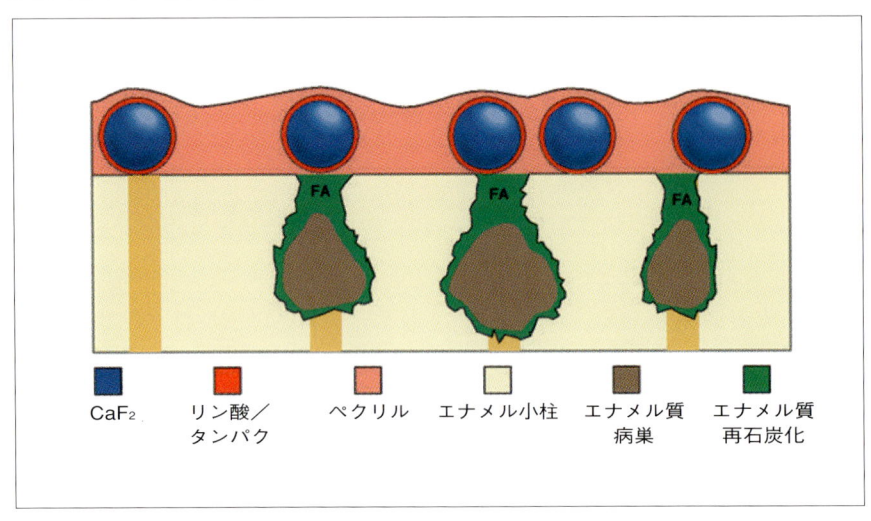

図103 う蝕侵襲後の歯面(pH7.0)。

響を及ぼす。このことが、歯石形成予防を目的とした歯磨きにピロリン酸を加えることの根拠である。しかし、唾石が短期間に形成されるヒトでのう蝕有病率と罹患率は平均よりも低い傾向を示している。

最近行われた11〜12歳の被験者4,000名以上での、フッ化物配合歯磨剤の3年間の縦断的二重盲検法では、唾液由来の歯石の生じた被験者では、その他の被験者と比較して、新しいう蝕表面の形成が有意に低かった

（Stephan et al, 1994）。数年間う蝕予防プログラムを行っており、口腔衛生の程度が非常に高い成人被験者では、唾液由来の歯石が非常に短期間に形成された被験者だけを選ぶと、歯石形成が全くないか、あるいは、わずかしかない被験者よりも歯の表面が正常である割合が高かった（Axelsson et al, 1995, 未発表）。

唾液中の無機リン酸には、いくつかの重要な生理機能がある。う蝕の観点から、そのなかでもっとも重要なものは、リン酸カルシウムに関して可溶性産生物に関与しており、したがって歯の構造の維持に一定の役割を果たしていることである。唾液のpH緩衝においても少し役割を果たしていることについては、すでに論じた。

フッ化物の役割

エナメル結晶を取り巻く液体中のフッ化物が、脱灰を減らす能力があることが示されている。再石灰化において液体相に存在すると、フッ化物はエナメル結晶に取り込まれ、エナメル質の脱灰に対する耐性が強くなる（図103）。プラーク内での酸の産生もフッ化物が減らすことが示されている。したがって、う蝕予防プログラムでは、フッ化物投与の目的は、口腔液内のフッ化物レベルが、う蝕予防ならびに抑制に十分なものであるようにすることである。プラークで覆われた歯の表面を浸漬している液体は、唾液、プラーク、ならびにエナメル結晶を覆っている液体であり、ときに歯肉溝滲出液の影響を受ける。これらの液体は連続系を形成しており、イオンは、その濃度勾配に従って拡散する。口腔内に取り込まれたフッ化物は、唾液中に分布し、したがって、プラークやエナメル結晶のフッ化物濃度に影響を及ぼす。

環境中、とりわけ飲料水のなかのフッ化物濃度に依存した濃度でフッ化物が唾液中に存在している。もう１つのフッ化物の重要な供給源は、フッ化物配合歯磨剤や、う蝕の予防やコントロールに使われているその他のフッ化物製剤である。飲料水中のフッ化物濃度が低い地域（10μmol [0.2 ppm]未満）では、全唾液中のフッ化物の基礎濃度は、通常の場合1μM未満である。飲料水中のフッ化物濃度の高い地域では、この濃度は、はるかに高いものとなる。

フッ化物を摂取した後、血液中のフッ化物レベルが上昇し、30分ないし１時間で最大値に達する。フッ化物は、腺房細胞の膜を通じた単純拡散で唾液中に入る。導管唾液内のフッ化物濃度は、したがって、血漿中レベルに従い、血漿中のレベルよりも30〜40％低いものとなる。この結果、全唾液中のフッ化物濃度が上昇するが、唾液から分泌されるフッ化物は、摂取したフッ化物の0.1〜0.2％にすぎない。

ある種の食品や飲料では、フッ化物は主にイオンになっており、唾液中に容易に溶け出すが、その他のものでは、フッ化物がしっかりと結合しており、曝露後にフッ化物濃度がどのようになるかを予測することが困難である。この点は、う蝕予防塗布剤の調製を行うときに考慮しておく必要がある。例えば、フッ化物錠剤やフッ化物含有チューインガムでは、溶出率が非常に異なる。加えて、フッ化物バーニッシュのような徐放性フッ化物剤には、最大２〜５％のフッ化物が含まれており、グラスアイオノマー・セメントには、フッ化物が間欠的に再充填され、その結果、変動する量のフッ化物を放出する。

口腔内には、唾液は薄いフィルム状にわずかな量しか存在していないので、貯留唾液中にごくわずかな量のフッ化物が溶出しただけで、その結果生じる濃度上昇は非常に高いものとなる。例えば、0.25mgのフッ化物錠剤が唾液１mLに溶けるとすると、その結果生じるフッ化物濃度は、約13モル（約200ppm）となり、基礎フッ化物濃度よりも１万倍以上高いものである。フッ化物源に近い部位では、フッ化物濃度がさらに高くなる可能性もある。例えば、フッ化物錠剤を口腔の片側に置くと、口腔内の曝露側と非曝露側の間の唾液中におけるフッ化物濃度に非常に大きな違いが認められる（Sjögren et al, 1993）。したがって、徐放性フッ化物錠剤やフッ化物含有チューインガムは、すべての微小環境にできるだけフッ化物を分布させるために、口腔のなかの各所に動かし続ける必要があり、徐放性フッ化物製剤は、ハイリスク歯やハイリスク表面に塗布するようにする。

フッ化物曝露後に唾液フィルム内のフッ化物濃度がまず高くなると、歯の被膜とプラークの間に濃度勾配が形成される。フッ化物が唾液からペリクルならびにプラークに拡散し、プラーク液中のフッ化物濃度が急速に上昇

する。唾液、ペリクルおよびプラーク液中に鉱物のフッ化カルシウム（CaF$_2$）が形成される（図101参照）（Ögaard et al, 1983a, b）。

CaF$_2$形成の律速因子は、口腔液中のカルシウムの量である。したがって、食事の後にフッ化物含有チューインガムを噛むと、唾液刺激効果と、フッ化物製剤としての複合効果として、唾液からのカルシウム放出量が増加し、フッ化物が放出され、pH緩衝効果が強くなるので、食事の後にフッ化物含有チューインガムを噛むことが、pHが降下した直後のう蝕抑制の合理的な自己対処手段となる。フッ化カルシウムは、フッ化物をゆっくり放出する（図102）。微生物に拡散していくフッ化物はまた、酵素エノラーゼが最適に機能するのに欠かせないマグネシウムと結合することで、解糖系にエノラーゼが関与するのを抑制する。しかし、このことは、プラークのない歯の表面では生じない。

最初にフッ化物に曝露された後、フッ化物の唾液中濃度は、糖クリアランスに関与しているものと同じ機序で、急激に低下する。フッ化物クリアランス速度でのもっとも重要な因子は、糖の場合と同様に、唾液分泌速度である。これは、刺激の程度に依存する。幸いなことに、唾液分泌減退の患者では、正常SSR者と比較して、フッ化物クリアランスが有意に遅い。口腔内の部位によって、クリアランスが大きく異なり、舌側のほうが頬側よりも迅速であり、舌の下がもっとも速い。

しかし、唾液のフッ化物クリアランスと唾液の糖クリアランスの間にはいくつか重要な違いがある。唾液には、ある基底レベルのフッ化物が含まれており、その結果、理論的には無症候性に、基底レベルまでフッ化物のレベルが次第に低下することになる。このゆっくりした適応は、いくつかの理由で、時間がさらに多くかかる場合がある。第一に、嚥下したフッ化物が一部唾液中に再び入り、フッ化物の濃度を上昇させる場合がある。しかし、フッ化物濃度に対する影響は少ないものと思われる。第二に、数分後に、ペリクルとプラーク内のフッ化物濃度が唾液中よりも高くなり、逆方向の濃度勾配が生じる。したがって、一部のフッ化物が、ペリクルから唾液に逆拡散する。第三に、ペリクル内のフッ化物濃度が、フッ化カルシウムに関して、未飽和状態になるレベルまで低下すると、この塩はゆっくり溶解しはじめ、フッ化物イオン濃度を高める。

この最後の因子は、ペリクルのpHに依存することで、複雑なものとなる。正常範囲でのpH値では、吸着したリン酸イオンによって、フッ化カルシウムの溶解が阻害されるからである。pHが5に近づくと、フッ化カルシウム粒子によるコートが消失する（図102参照）。pHが再び上昇すると、リン酸ならびにタンパク質でコートされたCaF$_2$がペリクル内に再形成される（図103）。

抗菌作用その他の保護特性

唾液にはさまざまなタンパク質や、低分子の有機タンパク質が含まれており、それらが一緒になって、口腔（軟部組織ならびに歯）を摩耗や乾燥、侵食、病原体から保護している（Box12参照）。

潤滑その他の保護特性

唾液タンパク質のほぼすべてが糖タンパク質である。すなわち、タンパク質のコアに、さまざまな程度に炭水化物が結合している。糖タンパク質は、細胞の起源にしたがって分類されることがしばしばあり、生化学特性をもとに、さらに細かな分類が行われている。特徴的なことは、複数の形態で生じることがあり、いくつかのファミリーを形成することであるが、これらのファミリーは、機能的に非常に異なる。

粘液糖タンパク質であるムチンは、腺房細胞が起源であり、分子量が大きく、40％もの炭水化物を含んでいる。ムチンは、口蓋の小唾液腺で産生され、摩擦のない潤滑層を形成し、軟部組織の摩耗を防ぎ、食物の嚥下を促進する。ムチンには強い負の電荷があるので、多くの口腔内細菌の細胞壁に含まれているような、その他の負に帯電した分子は、ムチンで覆われた口腔粘膜から退けられる。その他の特性として、ムチンは水とも結合し、それによって、口腔粘膜が乾燥するのを防いでいる。

漿液糖タンパク質は、ムチンよりも分子量がはるかに小さく、炭水化物は50％未満である。多くはPRPs（プロリンリッチ糖タンパク質）と呼ばれているグループに属しており、そのうちの多くはリン酸化されている。これらのタンパク質は耳下腺ならびに顎下腺から分泌される。

糖タンパク質という総称は、炭水化物が結合したタンパク質すべてを指すものであり、そのためこのグループが非常に不均質であり、大きなグループとなっている。分泌型免疫グロブリンIgA、ラクトフェリン、ペルオキシダーゼならびにアグルチニンなどの多くの唾液タンパク質がこのグループに属する。ヒトの唾液は、ほとんどのリン酸カルシウム塩に関して過飽和状態になっているので、唾液腺ならびにその分泌物で自然に沈殿するのを防止するタンパク質が必要である。そのようなタンパク質としてスタテリンやPRPsがある。その結果生じる、リン酸カルシウム塩に関して安定ではあるが過飽和状態の唾液が、歯を健全に維持するのに重要な保護性ならびに修復作用を持つ環境となる。

スタテリンは、顎下腺唾液と耳下腺唾液の両方に存在している。PRPsは、多数の遺伝的変異のある複雑なグループを形成しており、そのうちのいくつかは、リン酸カルシウム塩の自然沈着を阻害する能力も有している。PRPsの分子の大きさは、106～150個のアミノ酸残基からなる。スタテリンと同様に、PRPsは、構造的ならびに荷電的非対称性が非常に高いという点が特徴である。PRPsは、唾液からハイドロキシアパタイト表面に短時間に吸着され、これらの吸着されたPRPsがリン酸カルシウム塩の結晶成長を阻害する可能性が非常に高い。全唾液中に存在しているが、PRPsは、口腔微生物によるタンパク分解を受けやすい。

α-アミラーゼは、唾液の酵素のなかでもっとも重要なもののひとつであり、唾液腺が産生するタンパク質全体の40～50％を占めている。ほとんど(80％)は耳下腺で合成されており、残りは顎下腺で合成される。唾液アミラーゼの生物学的役割は、デンプンを麦芽糖、マルトトリオース、ならびにデキストリンに分解することである。麦芽糖は、口腔細菌により、さらに発酵される場合がある。したがって、唾液中のアミラーゼは、デンプンを含む食物残渣を口中からなくすが、この過程で酸が形成される。このようにして、デンプンにはう蝕能力がある。唾液中のα-アミラーゼは消化器の酸性部分で不活化される。したがって、アミラーゼの作用は口腔領域に限定される。

Box13　ヒト全唾液中の主な抗菌性タンパク質

非免疫グロブリンタンパク
・リゾチーム
・ラクトフェリン
・唾液ペルオキシダーゼシステム（酵素-SCN$^-$-H$_2$O$_2$）
・ミエロペルオキシゾームシステム（酵素-SCN$^-$/halide-H$_2$O$_2$）
・アグルチニン
　　耳下腺唾液の糖タンパク質
　　ムチン
　　分泌型IgA
　　β2-ミクログロブリン
　　フィブロネクチン
・ヒスチジンリッチタンパク（ヒスタチン）
・PRPs

免疫グロブリン
・分泌型IgA
・IgG
・IgM

Tenovuo and Lagerlöf (1994).

抗菌特性

前述のように、歯の表面に関連した生態系の適切なバランスを維持するのに、唾液が重要な役割を果たしている。このバランスは、う蝕のコントロールに非常に重要である。唾液は、ある種の細菌の生存能力を高め、別の細菌については競争力を減らすことになるからである。口腔フローラのコントロールを唾液は、その成分によって達成する。これらの成分は、構成的に存在する場合もあれば、特異的な宿主応答で活性化される場合もある。

主な抗菌性タンパク質をBox13に示してある。このようなタンパク質のほとんどは、う蝕原性微生物の代謝、付着、あるいは生存可能性を*in vitro*で阻害できることが多くの研究で示されている（レビューについては、Tenovuo, 1997.を参照）。しかし、*in vivo*での役割は、ほとんどが解明されていない。口内での微生物の過増殖を抑制するのに重要であるように思われるが、病原体に対する選択性については、まだ明らかになっていない。

PRPsに存在するものとして、あらたに提唱されている機能は、吸着したPRPsが、歯の表面への細菌付着を選択的に媒介する能力である。この酸性PRPsの負の電荷が、静電気的に歯の表面のカルシウムと結合し、一方、

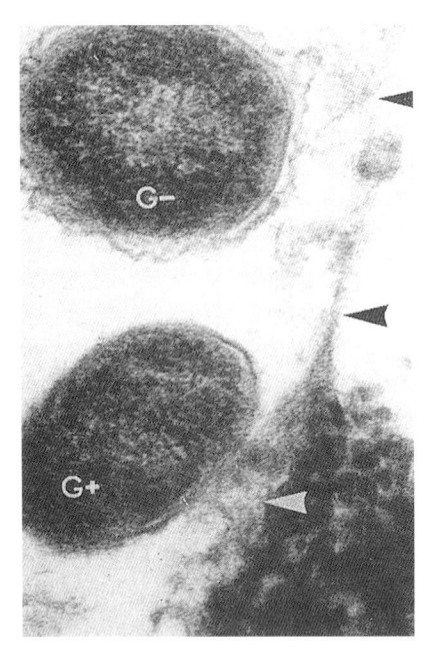

図104 ペリクルで覆われた歯の表面に付着したグラム陽性"パイオニアコロナイザー"細菌（白矢印）と付着しなかったグラム陰性菌（黒矢印）（Lie, 1978. 許可により転載）。

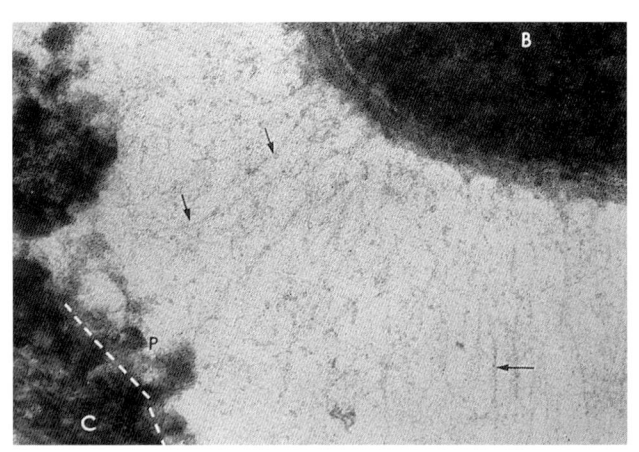

図105 グラム陽性菌（B）をペリクル（P）付着部分（矢印）の拡大写真（Lie, 1978. 許可により転載）。

プロリンやグルタミンアミノ酸から構成されるもう一方の端が、歯の無害で予後作用のある正常な微生物叢（Streptococcus oralis, Streptococcus sangius, ならびにStreptococcus mitis）を引きつけ、非常に強く結合することが、最近示された。このことが、グラム陽性"パイオニアコロナイザー"細菌がペリクルで覆われた歯の表面に付着し、一方、グラム陰性菌とペリクルは付着しないことを示した、Lie（1978）による走査型電子顕微鏡写真を説明するものであろう（図104、105）。

保護作用のある正常な微生物叢の最初のコロニー形成は、クリーニング後の最初の24時間に生じる。しかし、より病原性の強い微生物（グラム陽性菌ならびにグラム陰性菌）によるいわゆる二次コロニー形成は、正常な微生物叢における表面のガラクトースアミン構造の間、ならびに二次コロニー形成細菌の間の結合に強く関係していることが最近の研究で示されている。酸性PRPsおよびガラクトースアミンの産生と個別の構造は、遺伝的に関係があり、プラーク形成速度にそれぞればらつきがあることが一部説明できるものと思われる。これについては現在研究中である（Strömberg, 1996）。

全唾液中のリゾチームは、大唾液腺ならびに小唾液腺、歯肉溝滲出液、ならびに唾液の白血球（多形核好中球）。

唾液リゾチームは、成人と同じレベルで、新生児に存在しており、歯の萌出前の抗菌機能を有していることを示唆するものである。リゾチームの抗菌作用の古典的な考え方は、そのムラミダーゼ活性に基づくものである。すなわち、細菌の細胞壁のペプチドグリカン層にあるN-アセチルムラミン酸とN-アセチルグルコースアミンの間の結合を加水分解する能力である。グラム陰性菌のほうが、外側にリポポリサッカライド（LPS）層があって保護しているため、リゾチームに対する抵抗性がより高い。そのムラミダーゼ活性に加えて、リゾチームは陽イオン性が高く、細菌の"オートリシン（autolysins）"を活性化できる。このオートリシンは、細胞壁コンポーネントを破壊できる。

ラクトフェリンは、鉄結合性糖タンパク質で、大唾液腺と小唾液腺の漿液細胞から分泌される。多形核白血球にもラクトフェリンが多く含まれており、歯肉溝滲出液や全唾液中に放出される。ラクトフェリンの生理機能は、鉄との親和性が高いこと、および、その結果として、病原体から必須金属を奪うことによるものである。ラクトフェリンが鉄の飽和状態になると、静菌作用が消失する、これは、鉄を多く含む飲料水を引用している地域では考慮しなければならない要素である。鉄が結合していない

状態では（アポラクトフェリン）、ミュータンス連鎖球菌を含むさまざまな微生物に対して殺菌の不可逆的作用を有している。アポラクトフェリンはまた、ミュータンス連鎖球菌*Streptococcus mutans*細胞を凝集させることができる。

　唾液ペルオキシダーゼは耳下腺や顎下腺の腺房細胞からは産生されるが、小唾液腺からは産生されない。唾液ペルオキシダーゼ系は、主に2つの生理機能を有している。すなわち、(1) 抗菌活性と (2) 宿主のタンパク質や細胞を過酸化水素の毒性から防御することである。唾液アグルチニン（凝集素）は付着していない細菌と相互作用する能力があり、その結果、細菌を大きな凝集物に取り込み、大きな凝集物になり、唾液で容易に洗い流して嚥下することが可能になる。したがって、*aggregation*という用語はしばしば*agglutination*と同義語として扱われる。Box13に示したものは、凝集能力を有する唾液タンパク質である。もっとも強力なアグルチニンは、ヒトの耳下腺唾液から単離された高分子量糖タンパク質である。耳下腺唾液内の濃度が0.001％ときわめて低いにもかかわらず、非常に強力である。ムチンも細菌を凝集させることができる。高分子量糖タンパク質では、糖残基とシアリン酸（シアル酸）が細菌との相互作用に重要である。

　分泌型免疫グロブリン、特に分泌型IgAが、細菌を凝集させることで作用する。接着因子などの特定の細菌分子や、グルカン合成酵素などの酵素をこれらのグロブリンは標的にする。分泌型IgAレベルとう蝕有病率の間の相関関係を調べた研究では、異なる結果が報告されている (Riviere and Papaginnoulis, 1987)。唾液には、血清由来のものや歯肉組織で局所的に産生されるIgGならびにIgMも含まれている。う蝕発生についての、抗菌唾液成分の相対的予測価値に関する最近の縦断研究で、一致した結果が得られなかったのは (Tenovuo et al, 1997)、う蝕が多因子性疾患であることが原因であろう。

ペリクルの形成と機能

　唾液が歯の表面と直接接触することはほとんどなく、多くはペリクルで隔てられている。ペリクルはエナメル質表面に吸着された、およそ10μmの厚さの唾液タンパク質、その他の巨大分子からなる無細胞層と定義される。ペリクルは、その後に微生物が付着する基礎となり、ある条件が整えば、う蝕を生じる可能性がある。ペリクル層は薄いが、エナメル質を摩耗や咬耗から保護する重要な役割を果たしている。しかし同時に拡散バリアとしての働きもある。

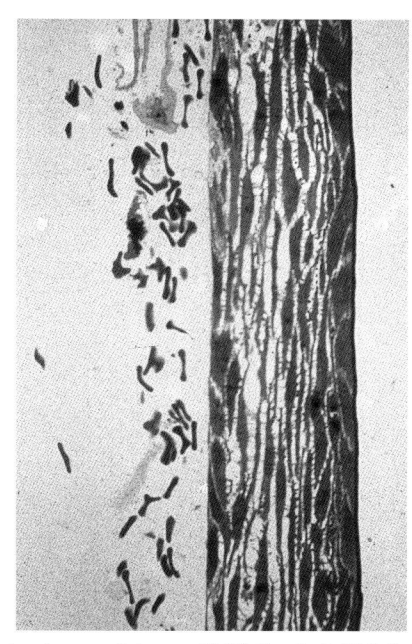

図106　障害を受けていないペリクルの横断面。さまざまな層に形成されている。ペリクル（写真右）の外表面に近い場所には付着していない細菌（写真左）が多く存在している (Saxton, 1976. 許可により転載)。

　図106に、障害を受けていないペリクルが、さまざまな層に形成されていることを示す。ペリクルの外表面に近い場所に付着していない細菌が多く存在している。例えば、歯磨きなどで磨くことで、ペリクルの厚さは、歯磨きの頻度により2〜10μmの厚さになっている。Saxton (1976) は、ペリクルを完全に除去するには、回転ラバーカップに軽石をつけておよそ5分間クリーニングする必要があることを示した。

　図107に、ナイフを用いてペリクルに溝を作ったものを示している。そのような溝は、研磨性歯磨剤による研磨によってエナメル質表面に研磨欠損が生じたものであると以前には考えられていた。図108に示したペリクルは、約5分間、強くクリーニングすることによって除去したものである。ペリクルを含まないエナメル質表面を、一部はマニュアで覆ってあり、外側の部分を、数時間

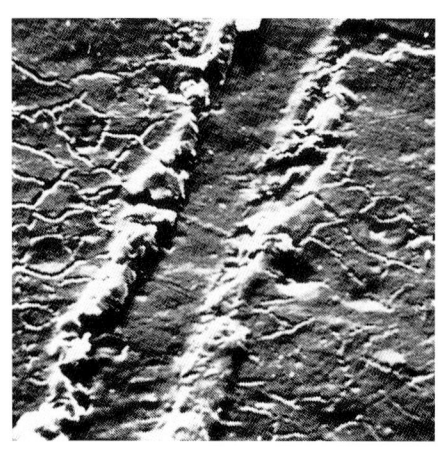

図107 エナメル表面下のペリクルにナイフで作った溝（Saxton, 1976. 許可により転載）。

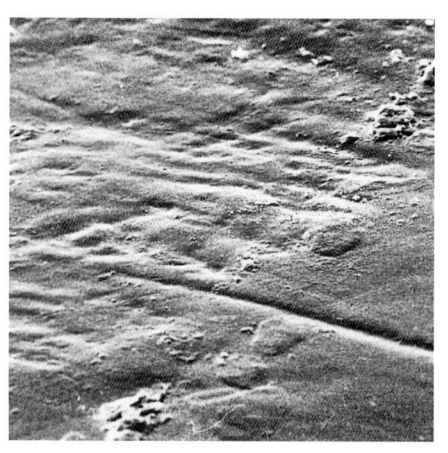

図108 新しいペリクルの厚さ（右）とマニキュア除去後の露出したままのエナメル質表面（左）との比較。図107に示された溝は5分間の集中的なクリーニングにより除去されている。ペリクルを含まないエナメル質表面を一部（左）はマニキュアで覆ってあり、他は（右）は数時間唾液に曝露された。その表面はマニキュア除去後のものである（Saxton, 1976. 許可により転載）。

*in vivo*で唾液に曝露させた。図108には、新しいペリクルの厚さと、マニキュアを除去した後の露出したままのエナメル質表面を示している。

　拡散以外の力で、分子が移動するのは、ペリクル内では、唾液フィルムの他の領域と比較して少ない。ペリクルの比較的外乱を受けない液体層が、エナメル質表面の可溶性に影響を及ぼす。通常の場合、唾液を起源とする巨大分子のエナメル質への吸着は選択的であり、ある種の巨大分子は、他の分子と比較して無機質表面への親和性が高い。

　正常な口腔内のpH範囲では、エナメル質には負のネットの電荷がある。これはハイドロキシアパタイトの構造によるものであり、リン酸基が表面に近い位置に配置されているからである。例えば、カルシウムイオンなどの（反対電荷の）対イオンが表面に引きつけられ、不均一に電荷が分布した水和層が形成される。この層の正確な組成は、いくつかの因子によって決まる（例えば、pH、イオン強度、ならびに唾液中に存在するイオンのタイプ）。通常は、エナメル質表面に近い水和層には、主にカルシウムイオンとリン酸イオンが10：1の割合で含まれているが、ナトリウムイオン、カリウムイオン、フッ化物イオン、ならびに塩化物イオンなどの他のイオンも存在する（ペリクル内のリン酸ならびにタンパク質でコートされたCaF_2結晶の形成を参照。図101〜103参照）。カルシウムが

多いので、エナメル質とその水和層のネットの電荷は陽性になる。このことは、Waerhaugが25年以上前に示したように、水和層が、負に荷電した巨大分子を引きつけることを示している（図109、110）。

　巨大分子の負の電荷は、端にリン酸基もしくは硫酸基を持つ酸性側鎖に存在している。これらの側鎖が歯の表面に高い親和性を有している。最近の研究では、ペリクル塊は、唾液のミセル様の構造を有しており、ペリクルを通じた拡散を減らし、歯と他の口腔内組織の間における摩擦を減らすのに非常に重要な役割を果たしていることが示された。

　ペリクルの形成に関与しているタンパク質がすべて解明されているわけではない。しかし、アミラーゼやリゾチーム、ペルオキシダーゼ、IgA、IgGならびにグルカン合成酵素のような唾液タンパク質が、ムチンや、唾液および細菌起源の巨大分子の分解産物とともに、ペリクルマトリックスの形成に関与している。とりわけ興味深いのが前述の酸性PRPsである。酸性PRPsはアミノ酸末端セグメントを介して歯の表面と結合し、カルボキシル末端領域を口腔側に向けており、ここで口腔微生物と相互作用するものと考えられる。

　最初の1時間は、ペリクルの形成が迅速に行われ、その後はゆっくりしたものになる。クリーンな表面に対して1番目の分子層が吸着するのは瞬間的に行われるもの

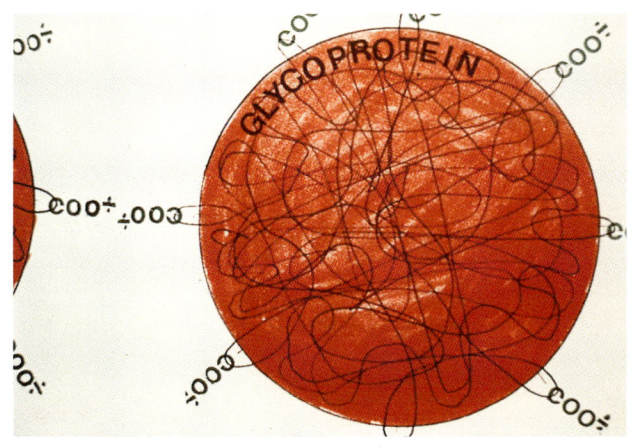

図109 負に荷電した唾液の巨大分子（イラストはJ. Waerhaug、Department of Periodontics, University of Oslo. の好意による）。

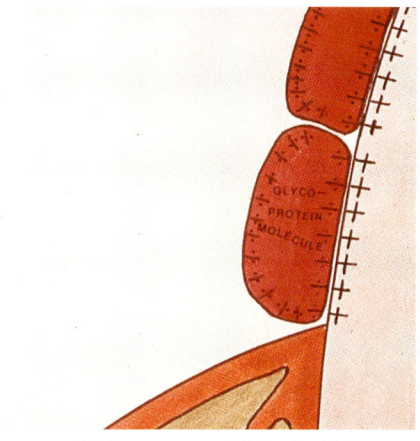

図110 陽性のエナメル質表面に付着した陰性の唾液分子（イラストはJ. Waerhaug、Department of Periodontics, University of Oslo. の好意による）。

と思われる。形成速度には個人差があり、おそらくは、唾液組成の違い、口腔衛生の実施頻度ならびに食事内容の違いによるものであろう。

唾液刺激ならびに唾液分泌減退や口腔乾燥症の患者に対する代用品

唾液の刺激

正常な口腔機能を維持するのに、唾液が重要な役割を果たしていることが認識されるようになってきたため、う蝕に対する唾液の防御特性や、口腔乾燥症や唾液分泌減退患者での治療に関する研究が活発に行われるようになってきた。唾液のクリアランス能力、pH緩衝能力、ならびに歯の無機質に関する飽和度が、主な保護作用であり（レビューについては、Sreebny et al, 1992；Tenuvuo, 1997.を参照）、唾液を刺激することで効果が増加する。発酵性炭水化物を消費することで唾液が刺激されると、脱分極を招く可能性のあるプラークのpHの低下を減らし、再石灰化の能力を高める。炭水化物を摂取した後に唾液が刺激されると、プラーク内に産生した酸が中和され、エナメル質に実験的に作った病巣で再石灰化が生じる。pH-上昇作用は、炭水化物のクリアランスよりも、刺激唾液のpH緩衝作用で容易に説明できる。再石灰化は、フッ化物の存在に依存する。

以上の知見は、適切な唾液刺激によって唾液の保護作用が増強することを示唆するものである。慎重な口腔衛生の実施や、フッ化物剤の処方を行うなどの、すでに確立している処置に加えて、う蝕予防に関する一般的な推奨には、したがって、唾液分泌を刺激するような食事パターンを採ることを含めるべきである。

現在では、唾液機能が十分でないことにより生じる壊滅的な影響から口腔を保護し、また患者の不快感を緩和させるのにいくつかの管理法が存在する。治療法は、機能障害がどの程度であるかによって決まる。唾液腺の機能が一部残っている患者では、分泌を刺激することが適正なアプローチである。本来の機能がほとんどない患者では、対症療法を行って、口腔乾燥を緩和させることができる。いずれの患者カテゴリーについても、具体的な治療法の選択は、患者の内科的状態を含むいくつかの因子によって決まる。臨床医は、唾液分泌減退の合併症、すなわち、う蝕の発生率の増加、口腔カンジダ症、口腔機能の変化ならびに痛みについても対処できなければならない。局所的にせよ全身性にせよ分泌を刺激することが、本来の唾液の恩恵を得るという大きな利点を有している。

全身治療

唾液機能を全身的に薬剤により刺激することへの関心が次第に高まってきている。3つの薬剤、すなわち塩酸ブロムヘキシン、アネトール トリチオン、ならびに塩酸ピロカルピンについて、これまで少し詳しく研究されてきた。これら3種の薬剤は、すべて専門医師の監督下

で、医学的検査を行った後にのみ使用すべきものである。シェーグレン症候群に伴うドライアイの対策に用いることには意見が分かれている。唾液機能障害に対しては有効でないことがすでに示されている。

アネトールトリチオンが、向精神薬、放射線照射ならびにシェーグレン症候群により生じる唾液機能障害の治療薬として提案されている。治療の有効性に関しては、異なる結果が報告されている。ある研究で、シェーグレン症候群の患者の74%が、非刺激全唾液の量が増加したのに対して、唾液機能障害の程度がより強い患者に関するスウェーデンの研究では、唾液機能の改善を示すことが何らできなかった。放射線照射後口腔乾燥症の患者では、対照群と比較して、薬剤投与後に改善が認められなかった。アネトールトリチオンに唾液機能を改善させる能力があることを明確に示すには、さらに臨床試験が必要である（レビューについては、Pearce, 1991；Edgar et al, 1994.を参照）。

塩酸ピロカルピンは、副交感神経作用薬であり、軽いβ-アドレナリン性刺激作用のある、ムルカリン作動性-コリン作動性アゴニストとして主に機能する。強力な外分泌刺激薬として100年以上使われてきた。過去10年間に、慎重にデザインされた研究で、正常被験者で塩酸ピロカルピンが唾液排出量を増加させることができ、唾液腺機能低下の患者での口腔内の乾燥を有効に緩和できることが示されている。放射線照射により誘発された唾液機能低下患者ならびにシェーグレン症候群の患者でのFoxら（1986）による6ヵ月の臨床試験で、ピロカルピン5mgを1日3回投与することが有効であった。副作用に対する忍容性が良好で、心拍数や血圧、心電図パラメータに有意な変化は認められなかった。GreenspanとDaniels（1987）は、ピロカルピンを投与することで、放射線照射後、口腔乾燥症の患者の約80%で主観的、客観的改善が認められたと報告した。ピロカルピンとアネトールトリチオンを併用することで、唾液刺激に相乗作用があることがEpsteinとSchubert（1987）により報告されている。

ピロカルピンが、現在もっとも有効な全身投与（sialagogue）であるように思われるが、唾液機能低下の管理には、限定的にしか使えない。シェーグレン症候群の進行期や、頭頸部放射線照射の後のように、残留している機能組織の量が少ない、場合によっては効果がない。他の薬剤との相互作用が考えられることや、心血管系ならびに肺に対する有害作用が考えられるため、適格性を満たす患者がさらに限定される。ピロカルピンの適正用量、投与スケジュール、ならびに全身作用を解明するには、さらなる臨床試験が必要である。口腔乾燥の長期治療あるいは生涯を通じた治療を必要とする不可逆的な状況にある患者については、持続作用のある製剤が理想的であろう。

局所投与

唾液腺は、味覚や咀嚼活動、粘膜や歯周の知覚神経に対して高度に応答するので、局所刺激が妥当である。唾液分泌速度は、通常の場合、食事中に増加するので（生理的応答）、唾液の分泌量を増加させる重要な第一段階は、果物などの繊維質に富み、味の良い芳香食品を摂取することであるはずである。加えて、熟成チーズ（例えば、チェダーチーズ）で味つけすると、SSRが増加し、プラークpHが有意に低下することが示されている（Imfeld, 1983）。

先進社会では、非活動性萎縮のため、高度に加工された現代の食品を摂取するのに必要な咀嚼活動が減少し、唾液機能の低下が生じやすくなっているものと思われる。動物実験（Johnson and Sreebny, 1982）ならびにヒトでの研究（Axelsson et al, 1997a；Dodds et al, 1991；Jenkins and Edgar, 1989）で、食事内容を変化させて唾液刺激のレベルを長期間増加させると唾液分泌量が多くなることが示された。正常な唾液分泌が生じるには、水分を適切に摂取することも必要である。う蝕を適正に予防し、発生したものをコントロールするには、容易に発酵する炭水化物、とりわけショ糖を摂取するごとに、直ちに、局所的な唾液刺激を補助的に行って、糖クリアランスやpH緩衝作用、プラークpH、ならびにカルシウムイオンとリン酸イオンのアクセスを高めるようにするべきである。前述のように、脱灰がそれによって低下し、再石灰化が強まる。

フッ化物を含む局所唾液刺激剤が、再石灰化能力をさらに高め、したがって、同様の薬剤でフッ化物を含まない薬剤よりもこちらのほうを推奨すべきである。特別に

調製したトローチ剤ならびにチューインガムがあり、フッ化物を含有しているものと含有していないものがある。頻繁に使用することが推奨されるので（1日に4～6回、毎食および間食後）、これらの薬剤は糖分を含んでおらず、侵食性のないことが重要である。これらの製剤のほかに一般に用いられている甘味料は、ソルビトール、キシリトール、サッカリンであり、これらが単独であるいは組み合わせて用いられる。

0.25、0.50、0.75、ならびに1.00mgのフッ化物を含有するフッ化物トローチ剤も市販されている。0.25mgトローチ剤が5歳以上の小児に推奨され、0.25～1.00mgの口中錠が、一部の若年成人および成人、とりわけ、唾液分泌減退症の症例で、食後の唾液刺激と、フッ化物を直接供給するという複合的目的のために推奨される。Sjögrenら（1995）による最近の研究で、SSRが低下した被験者では、フッ化物口中錠ならびにチューインガムは、SSRを改善させるばかりでなく、フッ化物クリアランス時間も有意に延長されることが示された。これは、う蝕のリスクが高いこのような患者で、う蝕の予防や抑制を行うのに重要な因子である。

現在のところ、局所唾液刺激でもっとも有望なシステムは、最近導入されたフッ化物含有チューインガムである（FluoretteならびにFludent。スカンジナビア諸国で広く使用）。シュガーレスであり、キシリトールとソルビトールで甘味がつけてある。ガム1枚には0.25mgのフッ化物が含まれている。チューインガムは、長期間、およそ30分間噛み続けられるが、そのカロリー値はほとんど無視できる程度であるという点でユニークであり、これらの2つの特徴は、唾液刺激の点で両方とも重要な点である。チューインガムは、長時間咀嚼を行っている間、唾液が流れ続けることが示されているが（Dawes and Macpherson, 1992）、刺激レベルは次第に低下する。風味料が放出され嚥下されると、唾液の刺激コンポーネントが短時間で枯渇し、咀嚼刺激の強度は、ガムが軟らかくなるために低下する（Rosenhek et al, 1993）。チューイング期間を変化させるだけでなく、う蝕チャレンジ（pHの低下）とその後のチューインガムの使用までの間の期間も変化させることの効果について調べられている。プラークpHの中和を最大限に達成するには、ガムをう蝕

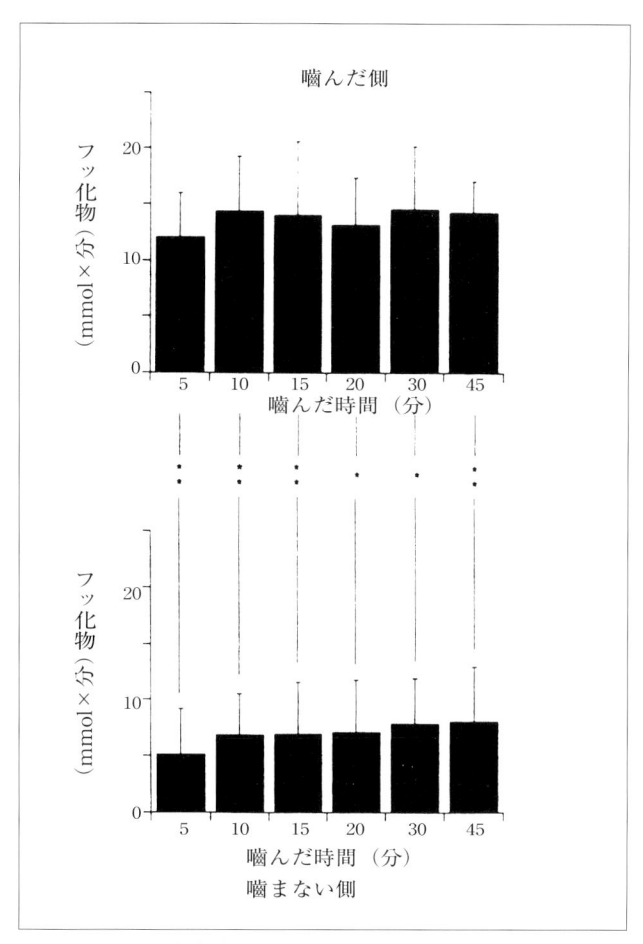

図111 フッ化物含有チューインガムを噛んだ側と噛まない側での平均フッ化物濃度。＊＝P＜0.05、＊＊＝＜0.01 (Sjögren et al, 1997. 許可により転載)。

チャレンジ直後に、15分以上噛む必要がある（Park et al, 1993）。

最近、ガムを噛む側と噛まなかった側の隣接プラークのpHならびに唾液のフッ化物濃度に対して、フッ化物含有チューインガムで、噛む期間を5、10、15、20、30、45分にした場合の効果をSjögrenら（1997）が比較した。患者には、生成させてから3日間経過した外乱を受けていない隣接プラークを作成しておいて、10％ショ糖液10mLで1分間洗口した。得られたフッ化物濃度は、ガムを噛んだ側のほうが噛まなかった側と比較して2、3倍高かった（図111）。隣接プラーク内のpHがもっとも良く回復したことも、ガムを噛んだ側に認められたが、その違いは、唾液中のフッ化物濃度ほどに顕著なものではなかった。長期のチューイング中に、プラークのpHが有意に高値となることも認められたが（図112）、チュー

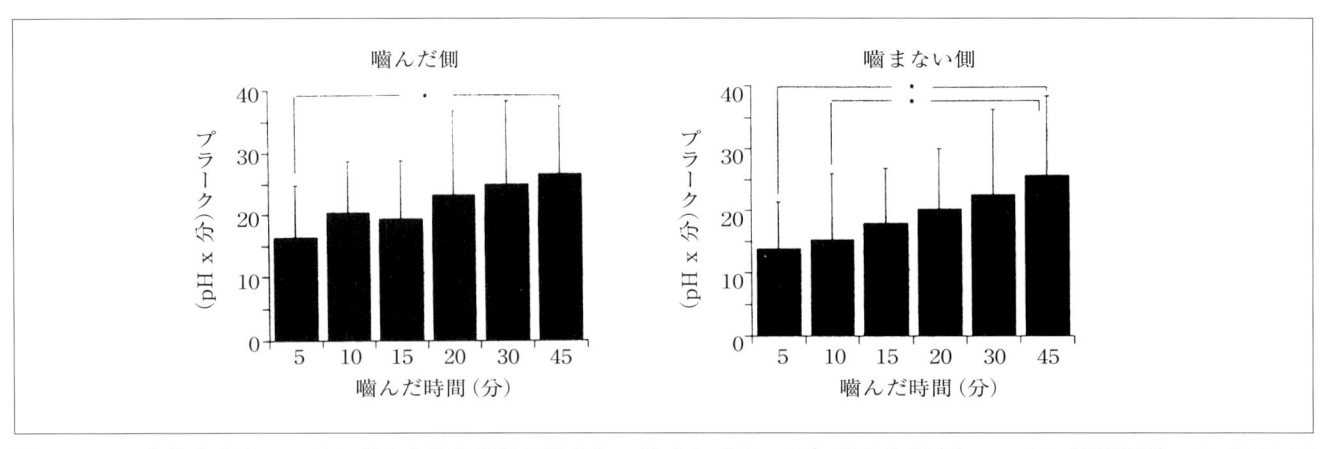

図112 フッ化物含有チューインガムを噛んだ側と噛まない側でのプラーク内pH平均値（チューイング期間別）。＊＝P＜0.05 (Sjögren et al, 1997. 許可により転載)。

イング期間を変化させても、唾液中のフッ化物濃度にはわずかな変化しか生じなかった。この研究から、歯列全体に適正なフッ化物濃度上昇効果やプラークpH上昇効果を生じさせるには、ガムを口腔の両側を使って20分以上噛む必要があることが示された。

唾液分泌量の少ない患者での研究（Abelson et al, 1990；Markovic et al, 1988）でも、ソルビトールで甘味づけしたガムが、エナメル質表面と歯根表面の両方でのプラークのpHを上昇させることが示された。

チューインガムや、チーズなどの食品のプラークpH上昇効果には2つの機序、すなわち、炭水化物のクリアランスとプラークの酸の緩衝が関与しているものとされている。チューインガムについて、これら2つの因子における相対的関与の程度をDawson（1993）が調べた。ショ糖による口中洗口を行った後、被験者は、シュガーレスガムもしくはショ糖で甘味づけしたガムを噛んだ。対照被験者は、チューインガムを噛まなかった。45分間にわたって、SSRs、pH、ショ糖濃度、ならびに重炭酸イオンレベルを測定した。結果を同様の条件で認められたプラークpHと比較した（Manning and Edgar, 1993）。

両方のガムともプラークのpHを上昇させる効果があった。シュガーレスガムは、ショ糖洗口のクリアランスを加速したが、ショ糖入りガムは、45分の観察期間を通じて、酸を産生できる濃度でショ糖を放出し続けた。2つのガムは、唾液分泌速度に対して同様の効果を有していたが、砂糖入りガムでは、唾液pHと重炭酸イオンレベルが低くなり、唾液の重炭酸イオンが、ガムから放出される糖分から口中で産生された酸を中和し、緩衝するのに積極的に関与していることを示していた。したがって、緩衝効果は、砂糖入りガムからの砂糖により生じる酸を克服できる能力があった。

唾液中の重炭酸レベルが、チューインガム（ならびに、そのアナロジーから、その他のpH上昇食品）のpH上昇作用を生じさせるのにこのように非常に重要であるとするのであれば、唾液流出速度と重炭酸濃度の関係が線形ではなく、中間の流出速度で最大値に達することを指摘することが重要である。したがって、この速度よりも唾液流出速度が高くなっても、プラークのpH上昇作用がそれに応じて上昇することは期待できなくなる。これに対して、主なプラークのpHコントロール因子が、糖や酸の唾液によるクリアランスによるものであるとすると、プラークのpH上昇作用がそれに応じて上昇するものと予想される。この点については、唾液をさまざまなレベルで刺激し、プラークpHに対する効果を観察する研究をさらに行う必要がある。

尿素を含んでいるシュガーレスガム（V6）がヨーロッパならびにスカンジナビアで販売されており、尿素添加していないガムよりも優れたプラークpH上昇効果を有しているとされている。これはおそらく、尿素分解によってプラーク中のアンモニアの合成量が増加するためであると思われる。最近、Imfeldら（1995）はテレメトリー法を用いて、ショ糖洗口後の隣接プラークのpHに対するキシリトールガムもしくはキシリトール-カルバミド（尿素）ガムを噛むことの効果について比較した。図

113にキシリトールガムを噛んだ場合とガムを噛まなかった場合とを比較して、カルバミドを含有するガムに、非常に高い効果があることを示している。

総合すると、これらの研究は、発酵性炭水化物を摂取した後、シュガーレスガムを噛むことで、プラークのpHが安静時レベルまで短時間で上昇し、実験期間を通じて、そのレベルに維持されることを示す確実なエビデンスを示すものである。唾液を刺激することによる緩衝能力を高めることに加え、チューイングによって、重炭酸レベルを上昇させ、唾液pHを上昇させ、したがって、ハイドロキシアパタイトに含まれるリン酸カルシウムに関して、刺激唾液の過飽和の程度を高める。カルシウムやリン酸の過飽和の程度が高まることは、刺激唾液が、プラーク内のpHが変化することによる脱灰の生じる期間を短縮させることによってのみならず、再石灰化能力を高めることによっても、う蝕発生における脱灰と再石灰化のバランスに影響を及ぼし得るという結論に至る。

この仮説については、Leach ら（1989）が検証した。一部脱灰したヒトのエナメル質の試験片を、ガーゼで覆ってプラーク沈着を促進させたものを装着した口腔内装置を、志願者の下顎第一大臼歯に接着した。被験者は、毎日、3回の食事と、2回の砂糖入りの菓子を食べた後、20分間、ソルビトール甘味料を添加したガムを噛んだ。3週間後に、エナメル片を交換し、被験者は同じ食事と間食を行い、今度は食後にガムを噛まなかった。被験者の半数では、順序（ガムを噛む、ガムを噛まない）を逆にした。被験者は、試験期間を通じて、被験者が通常行っているフッ化物配合歯磨剤による歯磨きを継続した。

口腔内曝露後のう蝕様病巣の無機含有量を分析したところ、ガムを噛まなかった場合と比較して、ガムを噛んだ場合のほうが無機質の含有量が有意に大きく増加しており、刺激唾液に再石灰化の効果があることを示した。ガムを噛んだ後に再石灰化が増加しているのは、プラークpHに対するガムを噛むことによる効果によって脱灰の程度が減少したためか、再石灰化の能力が増加したためのいずれかで生じたものと思われる。以上の結果は、シュガーレスガムを使用することで、エナメル質の白斑が、必ず完全に再石灰化することを示すものであると受け取ってはならない。そうではなく、得られたデータは、

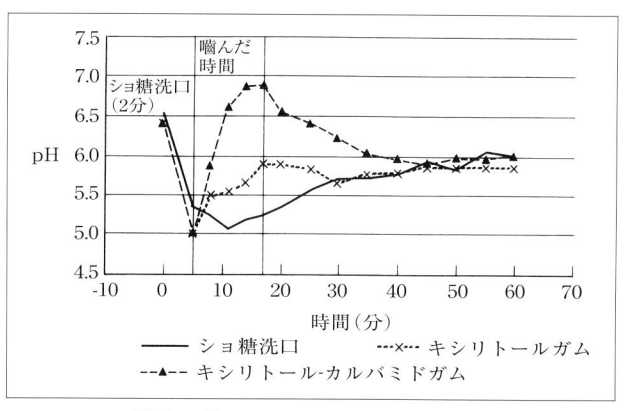

図113　シュ糖洗口後、キシリトールガム使用後ならびにキシリトール-カルバミドガム使用後の各隣接プラークのpH平均値（Imfeld et al, 1995. 許可により転載）。

脱灰と再石灰化の平衡が都合の良い方向に変化し、初期のう蝕病巣の発生を防いでいる可能性があることを示すものである。

唾液刺激のそのような研究では、エナメル質病巣の再石灰化が生じる環境は、プラークの液相であり、唾液とはpHやカルシウム、リン酸イオンの濃度が異なっている。刺激により生じる唾液の過飽和状態の上昇は、プラーク液の過飽和状態に直接の効果を有するものと期待されるが、現在まで、そのような効果が存在することはまだ実証されていない。しかし、Sternberg ら（1992）は、ソルビトールならびにキシリトールガムを噛むことで、プラーク集積と歯肉の炎症を軽減させることに加え、プラーク中の酸抽出可能なカルシウム濃度を1/3以上も上昇させることを見いだした。このことは、プラークの再石灰化能力を高めることが期待され、カルシウムがキシリトールおよびソルビトールと錯体を形成し、その結果プラークに保持されるためであると示唆されている。同じように、ガムを噛むことにより生じるプラークのpHの上昇が、不溶性のリン酸カルシウム沈着物の形でプラーク内のカルシウム貯留量を増加させることになるとも考えられる。フッ化物含有チューインガムは、ペリクル内のリン酸ならびにタンパク質でコートされたCaF_2の貯留量を増加させ、プラークにおいても同様に残っているものが増加させるはずである。

前述の再石灰化に関する研究では、フッ化物配合歯磨剤を用いることで、治療レベルのフッ化物環境が得られた。砂糖入りガムの再石灰化能力において、フッ化物が

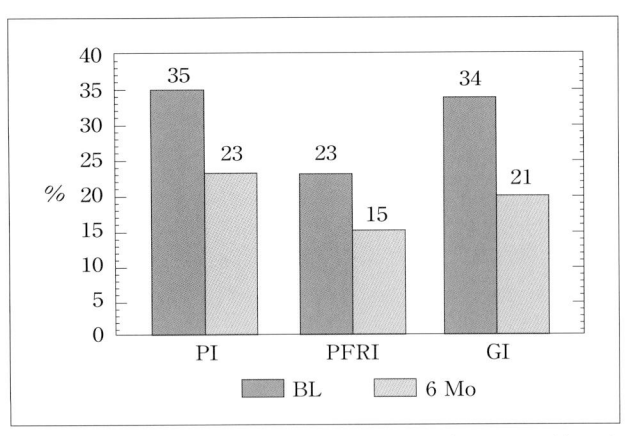

図114 プラークで覆われた歯面の割合（PI）、PMTC後24時間で最蓄積したプラーク（PFRI）と6ヵ月後にベースライン（BL）で炎症を起こした歯肉（GI）（Axelsson et al, 1997a.）。

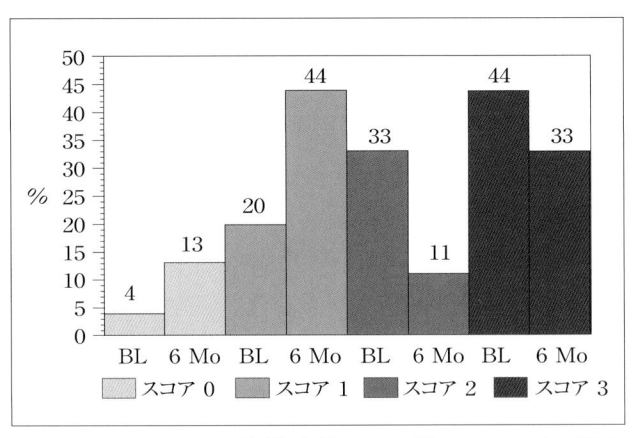

図115 ミュータンス連鎖球菌スコアがベースライン時と6ヵ月後の0ないし3である被験者の割合（Axelsson et al, 1997a.）。

本質的な役割を果たしていることが、予備的データで示されている。被験者は、連続21日間、毎食後ならびに間食後の20分間ショ糖入りガムを噛み、この期間の歯磨剤のフッ化物含有量を0から1,000 ppmまで変化させた。フッ化物が添加されている場合には、ある程度の再石灰化が認められたが統計的に有意ではなかった。フッ化物を添加していない歯磨剤を用いた場合には、有意な脱灰が生じた（Manning and Edgar 1993）。唾液分泌障害でう蝕感受性のある患者では、食事の直後に新しいシュガーレスフッ化物含有チューインガムを噛むことが、有望な補助的手段である。唾液分泌量が正常な被験者と比較して、唾液分泌量が低下している患者では、Sjögrenら（1993）による前述の研究に示されているように、フッ化物クリアランス時間が幸運にも延びている。

刺激唾液分泌速度、プラーク指数、歯肉炎指数ならびにプラーク形成速度指数、ならびに唾液中のミュータンス連鎖球菌スコアに対するフッ化物含有シュガーレスガムの効果が最近調べられた。選択したグループの患者（n=53）は、刺激SSRが0.7mL/min以下であった（平均＝0.4mL/min）。被験者は6ヵ月にわたって、毎食（1日当たり4～6回）後、15～20分間、フッ化物含有チューインガム1枚（フッ化物0.25mgを含む）を噛むことを指示された（Axelsson et al, 1997a）。

その結果、平均刺激唾液分泌速度が0.4mL/minから0.6mL/minへと上昇した。この知見は重要である。毎食後にチューインガムで定期的に唾液を刺激すると、唾液分泌量を次第に増加させることが可能であることを示しているからである。プラーク指数、歯肉炎指数ならびにプラーク形成速度指数が平均約35％減少した（図114）。唾液中のミュータンス連鎖球菌スコアがベースライン時と6ヵ月後に0ないし3である被験者の割合を図115に示す。高スコアから低スコアへの著明なシフトがあり、特に、スコア2が低下しておりスコア1が増加していた（Axelsson et al, 1997a）。以上の結果は、毎食後にフッ化物含有チューインガムを定期的に使用することで、唾液分泌減退患者に非常に著明なう蝕抑制効果が生じることになり、チューインガムのフッ化物からの一次効果よりも強いものであることを示すものである。

実験的にう蝕を誘発（エナメル質ならびに歯根損傷）させた最近の2件の研究では、1日に5回、21日間フッ化物含有チューインガム（フッ化物0.1mg）を噛んだことによる再石灰化の効果を、1日当たり0.5mgのフッ化物を放出するin situ徐放性フッ化物装置を用いた場合と比較した。試験期間には、フッ化物を含有していない歯磨剤を1日3回の口腔衛生に用いた。エナメル質病巣の再石灰化の程度は、チューインガムで35.5％、徐放性フッ化物装置で34.0％であった（Wang et al, 1993）。歯根病巣では、De los Santosら（1994）が再石灰化に関して同様の結果を得ている（ガムと装置でそれぞれ36.0％と35.8％）。しかし、チューインガムを使用したほうが、フッ化物放出装置を使用した場合や対照被験者と比較して、刺激SSRがより高くなり（それぞれ2.1、1.8、1.7mL/min）、刺激中

の平均の唾液内フッ化物濃度も高くなっていた（それぞれ3.0、0.2、ならびに0.02 ppm未満のフッ化物）。

　唾液刺激それ自体の臨床効果については、臨床試験でまだ検証されていないが、ある種の臨床試験の結果を、唾液刺激の効果によるものであると解釈することが可能である。したがって、ショ糖もしくはキシリトールで甘味づけしたガムを12ヵ月間自由に噛んだ、Turkuチューインガム試験で示された、う蝕病巣の見かけの改善（再石灰化）を含む（Scheinin et al, 1975）、キシリトールのう蝕予防効果は、再石灰化の能力が高まったことによるものであると考えられる。しかし、プラークの酸の産生能力の抑制や、キシリトールの持つその他の効果が原因であることを除外できない。

　唾液刺激に効果があることをより断定的に示した結果が、いくつかの研究で明らかになった。MöllerとPoulsen（1973）の研究では、ソルビトールガムを噛むことで、う蝕の発生率がわずかではあるが有意に低下していた。Isokangasら（1989）の研究では、キシリトールガムを1日2回あるいは3回噛むことで、有意な長期効果が示された。KandelmanとGagnon（1990）の研究では、う蝕予防プログラムの一環としてキシリトールガムを噛んだ小児で、う蝕の進行が65％低下した。これらの試験デザインでは、食後に20分間ガムを継続的に噛むことを明確に指示していなかったことに注目すべきである。そのようにすれば、唾液に対する影響を最大限に発揮できたであろう。

　キシリトールガムとソルビトールガムを直接比較した唯一の研究は、Mäkinenら（1996）により最近発表された2年間にわたる臨床試験であろう。この研究では、南米の小児が、ソルビトールガムかキシリトールガムを毎日噛んだ。ガムを全く使わなかった対照群と比較して、観察されたう蝕発生率の低下は、キシリトールガム使用群のほうがソルビトールガム使用群よりも大きく、一方、ショ糖入りガムを使用していた小児分ではう蝕の発生率が増加した。キシリトールならびにソルビトールの粒ガムについてのう蝕発生のリスクは、ガムを使用しなかった群のそれぞれ35％と44％であった。粒ガムのほうが板ガムよりも効果が大きく、ガムを噛む頻度が増すほど大きいものであった。キシリトールをソルビトールに混ぜて粒剤にしたものでは、キシリトール板ガムと同じ程度のう蝕発生率であった。う蝕のリスクがもっとも減少したのは、キシリトール入り粒ガムを使用した群であった。

　したがって、正常な歯の衛生に必要不可欠な、唾液の保護作用は、適切な食物操作と選択による刺激で増強させることができる。シュガーレスチューインガムは、食物のエネルギー量が酸の産生能力を高めることなしに、長期間にわたる唾液分泌を刺激するのに特に高い価値を有するものであると思われる。毎食後ならびに間食後にそのようなガムを、通常20分以上の時間噛むことによって、再石灰化を助長するフッ化物の効果が高まり、う蝕予防プログラムの一環として、脱灰に対抗する、唾液の中和、緩衝、ならびに糖クリアランスの効果が生じるものと思われる。

　唾液刺激剤としてだけでなく、予防剤の賦形剤としてガムを用いることで、効果がさらに高まるものと思われる。最近、クロルヘキシジンを含有している新しいチューインガム（1枚当たり10mg、スカンジナビア諸国で使用可能）が、0.2％クロルヘキシジンマウスリンスに匹敵する著明な抗プラーク形成作用を有していることが示された（Smith et al, 1996；Tellefsen et al, 1996）。近い将来には、クロルヘキシジンとフッ化物をともに含有しているチューインガムが市販されるようになるものと考えられる。それまでは、唾液分布量の低下した患者、プラーク形成速度指数が高値あるいは非常に高値（スコア4、5）ならびに唾液中ミュータンス連鎖球菌指数の高い、う蝕のハイリスク患者では、フッ化物含有チューインガム1枚と、クロルヘキシジン含有チューインガム1枚を毎食直後の20分間噛むことが、推奨される。こようにして、化学的プラーク・コントロール、フッ化物、ならびに唾液刺激が、重要な時間帯である酸性攻撃の間に、相乗的に作用することになろう。加えて、刺激効果は、刺激剤の量に関係しているので、2倍の量のガムを噛めば、唾液刺激による強い効果が得られるであろう。

対症療法

　本来の唾液分泌がない場合には、唾液を代替するもので、口腔の硬組織と軟組織を保護することが重要である。

代用唾液、あるいは人工唾液とも呼ばれるものが、ドライマウス（口腔乾燥症）を訴える患者にしばしば推奨される。

多くの研究で代用唾液は、口腔乾燥症の管理に有用であることが示唆されているが、臨床経験からすると、これらの製剤は、患者にあまり受け入れられていない。ほとんどの患者は、代用唾液を通常に使用することを止めてしまい、その代わりに、水その他の液体に頼って症状を緩和させている。1つには、ほとんどの代用唾液が、普通の唾液よりも粘性が高く、粘膜表面が乾燥している患者にとっては不快感があることが理由であろうと考えられる。別の理由は、口を湿らせておくために、頻繁に使用しなければならず代用唾液は不便で高額なものになってしまうということであろう。また、人工唾液では、本来の唾液の持つ広い範囲の抗菌機能やその他の防御機能を発揮できない。より有効な代用唾液を開発し、より良好なデリバリーシステムとすることが緊急に必要である。

一方、口の渇きを緩和させるために、水その他の液体を頻繁に口にすることが、代用唾液と同程度に有効であることがしばしばある。患者には、いつでも液体を携行するように指導する必要がある。（自転車乗りが使用するウォーターボトルや、ワンタッチ蓋のついたペットボトルが便利である。）このような簡単な助言をすることで、最小限のコストで症状がかなり緩和され、粘膜の水分添加が改善されて、嚥下や発話が容易になることがしばしばある。患者に対しては、糖分を含む飲料を避けるように注意するだけでなく、アルコールやカフェイン入りの飲料の摂取も避けるように注意することができるし、そのようにするべきである。これらも、口腔乾燥症を増悪させ、またう蝕のリスクを高めるからである。

主な訴えは、唇の乾燥とひび割れである。定期的に塗布するのであれば、鉱物油ゼリーベースの製剤が役に立つであろう。患者はラノリン含有クリーム剤を好むであろう。このクリームは、組織に水分補給するのに役立つ。患者には、喉や舌が乾燥する症状が頻繁に生じるのを緩和させる補助手段として、加湿器を特に夜間に使用するよう助言する必要がある。入院患者や、痴呆者、その他重大なハンディキャップのある患者では、最近導入された補助手段としてSaliswabがある（ヨーロッパで使用可能）。これは、代用唾液と刺激剤の両方の効果を有している、レモン-グリセリンスワブとは異なり、Saliswabには侵食性がない。

臨床医は、唾液機能低下の合併症、すなわち、う蝕の増加、口腔カンジダ症、口腔機能の変化ならびに痛みを管理する準備ができていなければならない。当初の段階では、口腔乾燥症の患者では、補綴治療を受けるニーズがあまりない。臨床的なう蝕が生じるには、少し時間がかかるからである。そのため、唾液機能障害と口腔乾燥症をできるだけ早期に診断し、う蝕を生じる前に、集中的なニーズ関連予防プログラムを開始することが重要である。

すでに、う蝕病巣がわずかにある患者では、補綴治療を段階的に実施し、う蝕歯質の剔刮から開始し、グラスアイオノマー・セメントや、レジンモディファイドグラスアイオノマー・セメントのような徐放性フッ化物材料による暫定的な修復を、個別に合わせた予防プログラムと組み合わせて行う。う蝕活動が抑制できたら、次の段階は、永続的な修復であり、完全歯冠もしくは固定されたパーシャル・デンチャーを用いて行う。唾液分泌に重篤な障害がある場合や、口腔乾燥症の患者のほとんどは、終生、う蝕のリスクが高い患者であると見なすべきであり、強力な維持的予防プログラムを継続する必要がある。

唾液分泌減退ならびに口腔乾燥症患者の予防プログラム

そのようなう蝕のハイリスク患者では、自身で実施する予防手段や、専門家が実施する予防手段を適正化する必要がある。以下の処方が推奨される。

プラーク・コントロールならびにフッ化物の自己塗布

唾液分泌に障害のある患者は、プラークが非常に短期間に形成される（プラーク形成速度指数スコア4ならびに5）。したがって、セルフケアによる機械的プラーク・

コントロールと化学的プラーク・コントロールを併用して行う頻度だけでなく、その質も適正化し、すべての歯表面を対象にするようにすべきである。食事中にプラークのpHが低下することにより生じる脱灰のリスクを減らすために、毎食前に、抗プラーク剤を含有するフッ化物配合歯磨剤を用いてプラークを機械的に除去することが推奨される。食事の直後に、フッ化物含有チューインガムとクロルヘキシジン含有チューインガムをそれぞれ1枚づつ、20分間嚙む。口腔乾燥症で、口腔粘膜が非常に過敏になっている患者では、ラウリル硫酸ナトリウムを含んでいないフッ化物配合歯磨剤を使用することが推奨され、1日5分間、専用トレイでクロルヘキシジン-フッ化物ゲルを塗布することも推奨される。

食事は刺激物の少ないものでなければならず、患者には多量の水を飲むように指示する。菓子、ソフトドリンクならびにケーキ類は、代用砂糖で甘味つけしたものを食べるようにする。

専門的プラーク・コントロールならびにフッ化物の使用

PMTC（専門家による機械的歯面清掃）は、ニーズに応じた期間で行うことが不可欠である。PMTC後に、う蝕感受性のある歯の表面は、徐放性フッ化物ならびにクロルヘキシジン・バーニッシュを用いて処置する必要がある。

最近の研究で、クロルヘキシジン・バーニッシュ（Cervitec：1％クロルヘキシジン、1％チモール）とフッ化物バーニッシュ（Fluorprotector：0.1％フッ化物）の1：1混合物を塗布すると、隣接面のミュータンス連鎖球菌の抑制が、Cervitecだけを塗布した場合と比較して有意に長時間持続した（Twetman and Petersson, 1997）。この効果はおそらくフッ化物バーニッシュの保持効果が優れていることによるものであると考えられるが、適正な予防を行うには、徐放性フッ化物の補助的浄化が不可欠である（唾液に関するレビューについては、Edgar et al, 1994；Lagerlöf and Oliveby, 1994；Pearce, 1991；Sreebny et al, 1992；Tenovuo, 1997；Tenovuo and Lagerlöf, 1994；Tenovuo and Lumikari, 1991を参照）。

慢性全身性疾患ならびに宿主因子の障害の果たす役割

慢性全身性疾患

全身性疾患のなかで、う蝕のリスクが非常に高いのはリウマチ様疾患、とりわけシェーグレン症候群である。これらの疾患では、唾液分泌速度を低下させ、同時に唾液の質にも低下させるからである。もっとも重篤な口腔乾燥症はシェーグレン症候群の患者にみられる。唾液腺の機能低下や口腔乾燥を生じさせるその他の全身性の慢性疾患で、したがって、リスクファクターや予後のリスクファクターと考えられているものをBox9に示している。精神疾患（例えば、うつ病）、アレルギー、高血圧などの慢性疾患も、間接的なリスクファクター、ならびに予後のリスクファクターと考えるべきである。これらの慢性疾患では、SSRの抑制効果のある薬剤を長期使用するからである（Box10参照）。

一部の疾患では、免疫系全体に障害をもたらす。例えば、白血病や後天性免疫不全症候群（T細胞）がそうである。若年性糖尿病やダウン症候群などの他の疾病では、食細胞する多形核好中球の機能が低下している。この機能は、歯肉溝での第一線の非特異的防御機序である。

宿主の抵抗性

基本的には、う蝕は、微生物によって引き起こされる他の疾病と同様に、微生物の攻撃と宿主の抵抗で特徴づけられる。しかしう蝕に関しては、攻撃と抵抗のプロセスは非常に複雑であり、定義するのが困難である。したがって、微生物の攻撃をある種の病原微生物が存在して活動していることと単純に定義できない。ミュータンス連鎖球菌（主に*Streptococcus mutans*と*Streptococcus sobrinus*）が、ヒトのう蝕の重要な病原因子であることにはかなり多くのエビデンスがあるが、これらのものが存在しなくてもう蝕が生じる場合がある。う蝕原性細菌の数やプラークの量、存在している微生物の組成も重要な因子である。さらに、例えば、糖摂取パターンなどの他の因子が、ミュータンス連鎖球菌その他のプラーク細菌から放

Box14　歯の表面の防御に関係する免疫グロブリンA（IgA）と免疫グロブリンG（IgG）の反応の影響

IgA反応	IgG反応
・細菌の付着抑制 　細菌のアドヘジンの作用妨害による 　細菌の疎水性の低下による 　細菌の凝集（分泌型IgAと糖タンパクの相互作用によって強化される） ・細菌の酵素の阻害 ・歯肉における抗炎症作用	・細菌の付着抑制 　細菌のアドヘジンの作用妨害による 　細菌の凝集による ・細菌の酵素の阻害 ・細菌のオプソニン効果 ・細胞表面透過性の亢進に引き続いて起きる歯肉組織における炎症の誘導

Kilian and Bratthall (1994).

出される酸の量や性質を決定し、したがって、それらの微生物のう蝕形成能力を決定する（第2章参照）。

宿主の抵抗性はさらに定義することが困難である。多くの感染性疾患への抵抗性とは異なり、う蝕への抵抗性は、非特異的な抗菌化合物や、そのときの免疫系の抵抗度だけで決まるものではない。しかし、ある重要な結論が導き出される。すなわち、集団の一部で、う蝕発生の可能性が高いことを考えれば、自然状態での免疫系により生じる抵抗では、集団レベルで防御として不十分である。しかし、個人レベルでは著しい違いがあることが、Vipeholm研究で示されている（Gustavsson et al, 1954）。非常に強力な介入を行った群では、被験者のおよそ20%で、新しいう蝕病巣を生じることがなかった（第2章参照）。

いくつかの研究（レビューについてはKilian and Bratthall, 1994.を参照）、う蝕では獲得免疫が得られないことが示されている。この点に関しては、う蝕は、微生物によって引き起こされる他のほとんど疾病と異なるものである。これには2つの理由が考えられる。第一に、粘膜免疫系は、身体の片利共生微生物フローラと自然のバランスを維持するように進化してきて、それらの細菌を駆除しないことである。第二に、口腔微生物叢の他のメンバーと同様に、S. mutansは免疫抑制特性を有するタンパク質を放出する。

免疫因子

口腔内の軟組織ならびに硬組織は、非特異的免疫因子と特異的免疫因子の両方で保護されており、微生物のコロニー形成を口腔表面に限定し、有害物質が侵入し、その結果、下部組織を破壊することから防御している。唾液中に存在する非特異的免疫因子には、リゾチーム、ラクトペルオキシダーゼ系、ラクトフェリン、ほとんど解明されていないさまざまな抗菌物質、ならびに、高分子量糖タンパク質その他の細菌凝集素（アグルチニン）として作用する可能性の唾液成分がある（Box13参照）。抗体とは異なり、これらの非特異的因子は、免疫的な記憶がなく、特異的シミュレーションを受けない。しかし、非特異的免疫因子のいくつかは唾液の免疫グロブリンと相互作用し、その結果、それぞれの活動が相互に増幅される可能性がある。

う蝕原性微生物により生じる感染ならびに疾病は、いくつかの供給源に由来するさまざまな特異的宿主免疫因子を含んでいる環境に生じる。大唾液腺と小唾液腺がそのような供給源のひとつであり、全唾液への分泌型IgAのほぼすべてに関与しており、同時に程度は少ないがIgMやIgGにも関与している。分泌型IgAは、その保護作用を、抗原が一次結合することで成り立たせている。結合することで毒素を失活させ、酵素ベースの系を阻害し、微生物のコロニー形成に関与している多くの他の機序に影響を及ぼす。いくつかの微生物が結合すると、微生物が凝集することになり、その後、口から排除される。他の免疫グロブリンアイソタイプもこれらの機序に関与している。

免疫因子のもう1つの供給源は、歯肉溝滲出液であり、ここからIgGのほとんど、ならびに単量体IgAの一部が供給される。歯肉溝滲出液には、IgGやIgM抗体とともに、細菌を不活化し、またオプソニン化できる補体成分や細胞タイプの多くも含まれている。したがって、いくつかの特異的な宿主免疫機序が、う蝕原性微生物のコロニー形成ならびに（もしくは）病原活動に対抗できる能力が存在している。これらの全唾液中の特異的な宿主免疫

因子は、歯肉間隙から移動してくる食細胞性の非特異的多形核好中球による支援を受けている。

動物ならびにヒトで行われた多くの研究で、分泌型IgAもしくはIgGのS. mutansに対する抗体レベルが上昇することで、S. mutansの排除を高め、またS. mutansの病原性に対抗できることが示されている。しかし、正確な分子機序については、ごく一部しか解明されていない。考えられる機序のいくつかがBox14にまとめてある。

一方、分泌型免疫系の機能が欠如している者では、年齢に見合った機能が欠如していない者と比較してう蝕が有意に多いという事実は、唾液の抗体が、口腔内微生物のう蝕原性を修飾するのに、何らかの面で関与していることを示すものであるように思われる。したがって、完全に分泌型免疫欠損の者（分泌型IgAもしくはIgMの両方が欠損）が、う蝕のリスクがより高い群となるものと考えられる。IgGもしくは一部のIgGサブクラスが選択的に欠損している患者でのう蝕についての分析結果は、現在のところまだない。分泌型IgAは血清IgAとは分子構造が異なっている。血清IgAは、他の免疫グロブリンクラスに特徴的な古典的単量体で主に存在しているが、唾液やその他の外分泌でのIgAは、二量体IgAが、特異的な分泌成分と呼ばれる唾液糖タンパク質と結合したもので構成される大きな複合体として存在する。この複合体が分泌型IgAとして知られているものである。分泌上皮を通じて免疫グロブリン分子を能動輸送させることに加え、分泌成分は、血清IgG、IgAならびにIgMと比較して、分泌型IgAに対してタンパク分解酵素に対する抵抗性を非常に高めており、口腔内やその他の粘膜表面のように酵素的には都合の悪い環境で正常に機能するのを助けている。ヒトの血清ならびに分泌物中に2つのIgAサブクラス、IgA1とIgA2がこれまでに同定されている。IgA1サブクラスが血清IgAの80〜90％を占めるのに対して、外分泌では、IgA1の割合は、粘膜部位によって異なる。唾液の分泌型IgAには通常の場合65〜75％のIgA1が含まれているが、個人差がかなりある。

2種のIgAサブクラスの生理機能における違いについては、わずかな情報しかない。しかし、サブクラスの違いは重要である。IgA1はIgA1プロテアーゼと呼ばれている一連の細菌酵素に対する感受性があるが、IgA2はそのようなプロテアーゼに対して耐性があるからである。これらの酵素は、プラーク形成を開始する連鎖球菌、*Streptococcus oralis*、*Streptococcus mitis*、ならびに*Streptococcus sanguis*から分泌される。

多くの乳児では、IgA2サブクラスの分泌が遅れており、ときには歯の萌出の時期まで遅れることがある。IgA2サブクラスが若年期に欠損していると、反応に使える抗体特異性のスペクトラムが広くならない可能性がある。加えて、*S. mitis*と*S. sanguis*には、それぞれIgA1プロテアーゼを分泌する系統がある。この両方の連鎖球菌とも、生後1年間に口中にもっとも多くコロニー形成する種である。口腔衛生が不良であるため、初期のフローラがIgA1プロテアーゼ分泌株を多く含むものであったとすると、この小児は、IgA1特異的防御機序が不活化を受けやすくなるので、う蝕のリスクが高くなる可能性がある。

このことが、第2章で論じたWendt（1995）の研究で、1歳の時点で口腔衛生が不良であった小児では、その後の2年間に多数のう蝕病巣を発症するのに対して、1歳の時点で、両親が定期的に口腔内の清掃を行って、歯が清潔であった小児では、3歳の時点でもう蝕がないという結果が得られたことの一部を説明するものであると思われる。しかし、生後1年間は、口腔内抗原に対する応答には大きな個人差がある。縦断研究でも、小児は、同じ抗原に対する応答発生の割合が異なることが示されている。応答が低いあるいは親和性が低い場合、あるいは、重要な抗原に対するが、十分早期に大きくなっていない場合には、コロニー形成の順序が異なり、宿主にとって悪影響を及ぼす可能性がある。したがって重要な抗原に対する免疫応答の縦断的発生を同定できれば、将来のう蝕のリスクが予想できるようになるであろう。

プラーク形成に関与している可能性のある一部の抗原に対する初期の免疫応答については、調べられている。Gahnbergら（1985）は、生後4年間の*S. sanguis*ならびに*S. mutans*由来のグルカン合成酵素に対する唾液IgA抗体の存在について測定した。グルカン合成酵素はミュータンス連鎖球菌によるグルカン介在性のプラーク形成過程に関与しているために、この酵素を選択したものである。生後1年を終了するまでには、ほぼすべての小児から*Streptococcus sanguis*を分離できる。*S. sanguis*のグルカ

ン合成酵素に対する抗体は、1歳の終わりまでに検出されたが、S. mutansのグルカン合成酵素に対する抗体は、4歳になっても、その50％以上にミュータンス連鎖球菌のコロニーが形成していたにもかかわらず、小児の15％未満にしか検出できなかった。

この非常に重要な抗原に対する抗体形成の明らかな遅れにより、少なくとも初期のコロニー形成に関しては、免疫保護効果が少なくなることになろう。大きなコロニー形成が生じる前に、この重要な抗原（あるいはその他の重要な抗原）に対する抗体が生じた小児では、その後う蝕がほとんどないか、あるいは少ないか否かについては、縦断研究を行えば明らかにできるはずである。そのような情報は、将来のう蝕のリスクを評価するのに非常に重要であると思われる。IgG抗体の胎盤移行が、新生児の早期の免疫応答を制御すると考えられるので、重要なコロニー形成抗原に対する母親の血清IgG（特にIgG1）抗体レベルが上昇していることが、乳歯のう蝕のリスクが低いことを示すものであろう。

同様に、粉ミルクによる授乳とは対照的に母乳による授乳では、同様の分泌型IgA抗体特異性が受動的に移行することができ、う蝕原性連鎖球菌の初期の曝露を受けている期間にも母乳による授乳が続いているとすると、コロニー形成を遅らせ、う蝕のリスクが低下するものと思われる。

理論的には、新しく萌出した歯の表面に最初にコロニーが形成される期間に活発な免疫応答が行われることが、これらの萌出歯表面における微生物の構成に影響を及ぼすものと考えられる。

特定のIgAサブクラスを有するリンパ球の増殖に時間的な遅れが生じるため、ある種の重要な口腔内抗原に対する抗体合成が遅延し、う蝕のリスクが高くなるものと思われる。病原性のある段階に重要な細菌成分に対する唾液IgAもしくは血清IgG抗体を分泌する血漿細胞に分化するクローンが早期の段階で増大すると、その後のう蝕のリスクが低下するものと考えられる。このように、これらの特異性を早期に同定することが、その後のう蝕を予測するものとなろう。初期の免疫刺激における感染性の曝露の役割が果たす意義については明確になっていないが、実際に感染が生じる前に、分泌性抗体コンパートメントや全身性抗体コンパートメントを人工的に引き起こすことで適切な抗体を合成させるようにすれば、小児でのう蝕の状況が変化するものと考えられる。

う蝕のリスクの明確な免疫予測因子については、まだ完全には明らかになっていないが、SmithとTaubman (1991)がいくつか指針を示している（表14）。

将来のう蝕ワクチン

現在のところ、う蝕に対する有効なワクチンはない。特に、幼年期のう蝕原性微生物叢がコロニー形成する前のワクチンはない。う蝕ワクチンを使用する理想的な決定要因は、S. mutansならびにS. sobrinusに対して以下のような効果のひとつあるいは両方を誘発するものということになろう。(1)プラークへの微生物のコロニー形成を抑え、(2)う蝕の形成に重要な過程（増殖や酸ならびに多糖体の産生）を、う蝕を生じないレベルまで阻害もしくは抑制することでS. mutansならびにS. sobrinusに対して影響を及ぼす。

ワクチン開発に関して、もっとも活発に研究されてきた細菌成分は、ペリクルで覆われた歯の表面への接触を仲介する表層タンパク質と、ショ糖から水溶性ならびに水不溶性のグルカンを合成するグルカン合成酵素複合体である（特異的な宿主免疫応答のレビューについては、Brandtzaeg, 1989 ; Kilian and Bratthall, 1994 ; Kilian and Reinholdt, 1986 ; Smith and Taubman, 1991 ; Taubman and Smith, 1992.を参照）。

歯のサイズ、形態および組成の果たす役割

将来う蝕を生じるかどうかを予測する1つのアプローチは、歯の環境が同じように重要であることを認めて、歯そのものを調べることである。そうなると、歯の抵抗力のさまざまな局面がより重大なものとして考えられることになる。このアプローチを採ることで、う蝕に対して抵抗性を示す個人、あるいは集団が同定できる。

う蝕に対する歯の抵抗性のさまざまな局面を記述することができる。歯全体の形状やサイズが、歯列密集の程度に影響を及ぼし、う蝕に対する感受性に影響を及ぼす

表14　早期う蝕経験のリスク評価における特異免疫の考察

考察	う蝕リスク
重要な抗原に対する唾液IgA抗体の早期発達	低下
重要な抗原に対する唾液IgG抗体の早期発達	低下
歯牙萌出時に適切な特異性を持つミルク抗体の供給	低下
胎盤から輸送されたIgG1による乳児免疫の母親による調節	低下
粘膜免疫の完全欠損	増加
IgAサブクラスにおける抗体分泌の遅れ	増加
IgA1プロテアーゼ分泌株が豊富な口腔細菌叢	増加
特異的なIgGが関与する免疫の修飾因子の不完全な発達（例：補体、食細胞）	増加
分泌型IgA活性に関与する唾液要因の発達障害（例：ラクトペルオキシダーゼ）	増加

Smith and Taubman (1991).

であろう。しかし、他の特性についても検討する必要がある。う蝕は、エナメル質表面に始まるので、エナメル質表面の欠損もしくは粗面状態のような物理的特性や、エナメル質の化学的性質も、歯の抵抗力の決定因子であると考えられる。

歯の物理的特性

歯のサイズ

Hunter (1967) が過去のう蝕治療の経験に関連づけて、乳歯のサイズについて調べた。修復歯は、治療を行わなかったう蝕のない歯よりもサイズが有意に大きいことを見いだした。このことは、大きな歯ほどう蝕を受けやすくなることを示すものであり、実際、小さな歯よりも後に萌出するので、大きな歯は口中に存在する期間が短いことがわかった。GrahnenとIngervall (1963) が、歯の幅とう蝕に対する抵抗性の関係について先に指摘しており、小さな歯ほどう蝕の発生率が低かった。PaynterとGainger (1962) は、水道水フッ化物添加をしている地域では、歯の全体のサイズが小さいことを報告している。他の研究でも、小さな歯のほうがう蝕の有病率が低いという関係が報告されている。例えば、SternとCurzon (1975) は、歯のサイズが地域ならびにそれぞれのう蝕有病率と関係していることを見いだした。同様の知見が、アメリカ海軍の新兵に関する研究 (Keene, 1971) や、パプアニューギニアなどの人口構成が安定している島の住民の研究 (Schamschula et al, 1972a) でも得られている。

しかし、集団ベースでは、う蝕の低い群では歯のサイズが小さいことを示すことができるが、それぞれの患者でう蝕を予測するための有用な道具であるとは言い難い。う蝕が多因子性疾患であるからである。歯のサイズの影響は、プラーク・コントロールの質や、フッ化物の使用、食習慣など、他の因子の複合効果と比較すると無視できる程度であろう。しかし、歯のサイズが大きくなると、萌出に要する時間や、その後の歯の回転や傾斜にかかる時間が非常に長くなり、プラーク沈着量が増加し、機械的プラーク・コントロールでアクセスが困難となり、咬合接触が遅れ、繊維を多く含む食品から得られる摩擦効果が生じるのが遅れるものと思われる。

Carvalhoら (1989) による研究から、48時間の新規のプラーク再沈着は、萌出中における第一大臼歯の裂溝のほうが、完全に萌出した大臼歯よりもおよそ4倍も多く、特に遠位窩と中央窩でその傾向が強いことが示された。大臼歯の裂溝う蝕のほぼすべてが、長期の萌出期間中に生じ (12〜18ヵ月)、萌出時間がわずか1〜2ヵ月である小臼歯の裂溝う蝕がまれであることを、このことで説明できる。もう1つの因子は、未成熟なエナメル質は萌出中およびその後の二次成熟が完了するまで、う蝕を受けやすいという点である。

歯の形態、咬頭ならびに裂溝のパターン

う蝕歯ならびに修復歯の表面のパターンは、乳歯の場合でも大きなばらつきがある。歯磨きをする集団では、永久歯のう蝕感受性は、以下の順序でランク付けできる。

1．大臼歯の裂溝。
2．第一大臼歯の近心面および遠心面。
3．第二大臼歯の近心面および第二小臼歯の遠心面。
4．上顎第一小臼歯の遠心面および近心面。
5．犬歯の遠心面、ならびに下顎第一小臼歯の近心面。
6．上顎切歯の隣接面。

　う蝕と修復歯の表面のパターンは、歯冠の頬舌方向の幅ならびに、プラークが沈着する部位、すなわち、歯ブラシのアクセス可能性に関係する。歯磨きを行わない集団や、口腔衛生が不良あるいは定期的に実施していない者（フッ化物配合歯磨剤を定期的に用いる者を除く）、ならびに粘着性砂糖含有食品の摂取量の高い者では、上顎歯の頬側面や、下顎の大臼歯、小臼歯にも生じるであろう。

　歯の形態は、基本的には人種間の差がないが、う蝕を生じやすい人種的特徴がいくつか同定されている。切歯の頬側、舌側に小窩が存在したり、口蓋溝が深かったり、カラベリー結節に溝があると、プラークの保持が促進される。ネイティブアメリカンならびにイヌイットの歯列は、シャベル状切歯、樽状切歯であり、大臼歯の頬側小窩が深い。う蝕性食品によりプラークが沈着すると、これらの部位はう蝕を受けやすくなる（Mayhall, 1977）。白人の上顎大臼歯でのう蝕の素因となる同様の特徴は、カラベリー結節の割合が高いことである（Dahlberg, 1961）。永久大臼歯の裂溝パターンも人種により異なる。なかには、う蝕を受けやすい深く屈曲した裂溝を有している人種もあれば（Taylor, 1978）、裂溝が浅く、ほとんど認められない人種もある。裂溝パターンの分布は、集団により異なり、さらに1つの人種内でも異なっており、う蝕を受けやすくなったり、受けにくくなったりしている。イヌイットの永久第一大臼歯が、特にこの特徴を示している（Mayhall, 1977）。

　特徴的な小さな歯と大臼歯の裂溝が少ないという特性が生じる先天的状態のひとつがダウン症候群である（Brown and Schodel, 1976）。

　咬頭の形状や裂溝パターンは遺伝的に決まるものであるが、う蝕抵抗性（あるいは感受性）においては、あまり重要なものではないと思われる。それぞれの患者について、歯の形態は、裂溝シーラント処置を行うべきか否かを判断する助けになろう。裂溝の形状を分類して、う蝕を受けやすいか否かの評価を行おうとする試みは、かなり以前に行われている（Bossert, 1937）。

　さらに、裂溝パターンならびに、エナメル質深部の構造との関係は、非常にばらつきが大きい（Mortimer, 1964）。しかし、第一大臼歯の裂溝の断面形状に基づいて、ほとんどの歯（ほぼ90％）は、いわゆる正常裂溝であり、断面では、開口部が比較的広く、それから狭い裂溝になっており、深さが約1.0mm（幅0.1mm）であり、エナメル象牙境にまでほぼ達している（図116）。う蝕病巣は、裂溝入り口の両側のエナメル質病巣として始まる。この部位は観察可能であり探針がアクセス可能である。しかし、一部の、開口部が狭く、基底部が球根状に広がっている異形裂溝（10％未満）は、ハイリスク裂溝と見なすべきである（図117）。う蝕病巣が、裂溝の開口部だけでなく基部からも始まる可能性があるからである。幸いなことに、診断的な観点からすると、裂溝の傾斜が急峻であることと、そのようなハイリスク裂溝の間には強い相関関係がある。

　しかし"水平トンネル"のように、不規則な構造があり非常にハイリスクの裂溝であっても、図118（私の娘Eva、10歳の頃）に示すように、う蝕がないように保つことができる。これらの第一大臼歯の裂溝は、裂溝シーラントを使わなくても、口腔衛生を熱心に行い、フッ化物配合歯磨剤を毎日用いることで、う蝕が生じなかった（図119）。歯冠における多くの垂直水平の形状の遺伝的変異も、プラークが保持されることに影響を及ぼすであろう。

エナメル質の構造

　エナメル質の発生は、便宜的に、5段階の組織学的に識別可能な段階で記述されている。すなわち、分泌（マトリックス沈着ならびに移行）、細胞の組織化、前吸収（preabsorption）、初期成熟ならびに後期成熟である。後の記述では、化学組成に基づいて、4段階のみ記述する。いずれの段階でも発生障害が生じる可能性がある。しかし、エナメル質の構造の異常は、欠損が大きなもので、エナメル質表面が粗面になって、プラークの保持を促進させる場合でない限り、う蝕に対する抵抗性に影響を及

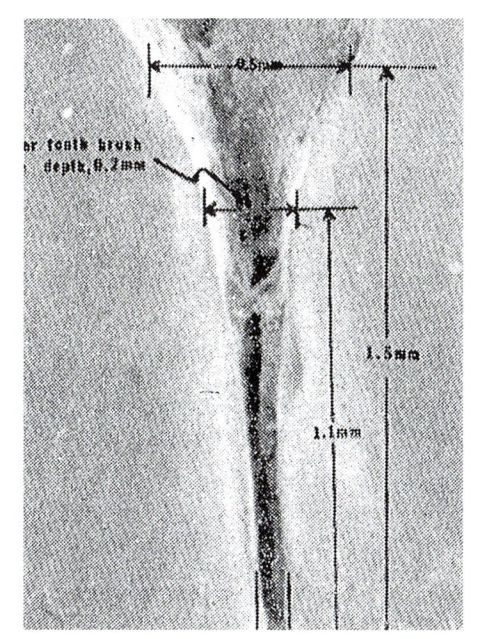

図116　大臼歯裂溝の横断面。

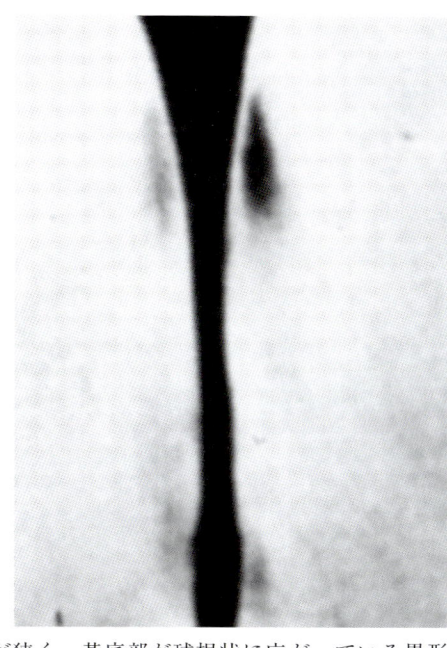

図117　開口部が狭く、基底部が球根状に広がっている異形裂溝。このタイプの裂溝はハイリスクとみなすべきである。

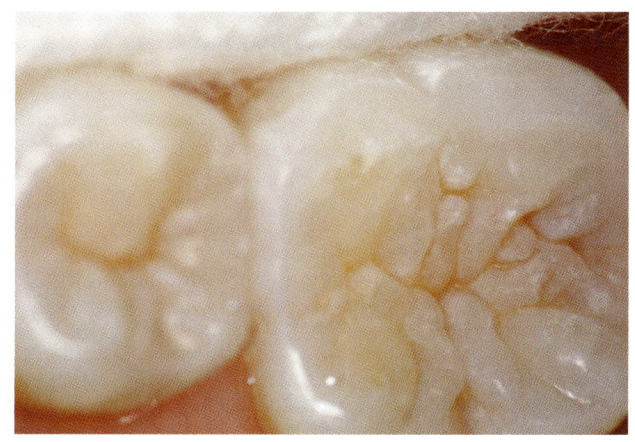

図118　10歳女児の水平トンネル状裂溝の第一大臼歯に認められた不規則構造は、う蝕発症の高い危険性を有していた。

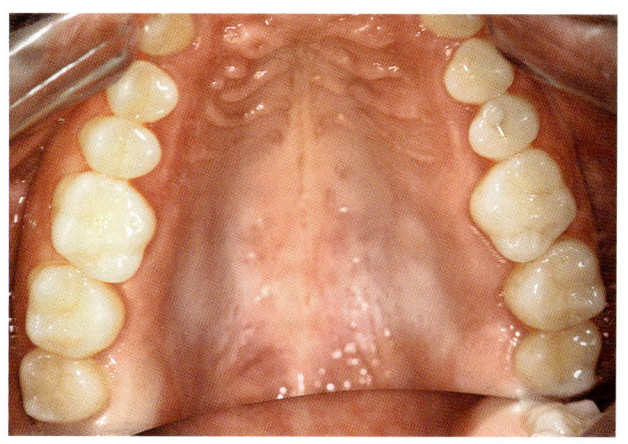

図119　図118と同じ人の38歳時。当時う蝕や歯肉炎は認められない。裂溝シーラントのような予防措置をしなくても、熱心に歯磨きすることで、口腔疾患は予防できた。

ぼしていることを示す明確な臨床的エビデンスはない。
　微量元素が、正常なエナメル質の発生に不可欠であると考えられる。例えば、適切にマトリックスが形成されるにはセレンが必要であるが、過剰に存在すると、石灰化に悪影響を及ぼす可能性がある。このように、セレンあるいはその他の微量元素が過剰であり、また欠乏することが、歯の抵抗性に影響を及ぼすものと考えられる。この点については、後で詳しく検討することにする。
　不透明性は、エナメル質の内部構造に孤立性の障害があることを示すもので、臨床的には白斑に見え、表面の輪郭に欠損がある場合とない場合がある。不透明性は、上顎永久切歯の顔面側表面に多く、乳切歯に対する外傷の結果生じたものと考えられる。不透明性には成分として水が存在することが一部で示されている。不透明性は、歯の一部にしか影響を及ぼしていないので、不透明性がう蝕抵抗性に影響を及ぼすことはないであろう（Weatherell et al, 1977）。逆に、健康なエナメル質では、萌出後のフッ化物の取り込み量は少ないが、不透明部分には、多孔性が高いためであろう、フッ化物が比較的高濃度で見つかっている。
　いわゆるターナー歯、すなわち、第一乳臼歯が感染したことによる形成異常が後継小臼歯に生じたものは、う

蝕を受けやすい。しかし、このような状況が生じるのは非常にまれで、感受性患者を同定するのには使えない。

いわゆる斑状エナメル質は、罹患者の口腔において、ほとんどの歯に生じるものである。エナメル質の形成段階のひとつあるいは複数の段階で、エナメル質形成に障害が生じることによるものであり、局所的な原因ではなく、全身性のものであると考えられる。化学組成に基づいたエナメル質形成の4段階は以下のものである。(1) 一部石灰化したマトリックスの分泌、(2) エナメル質形成成分の選択的脱却、(3) 成熟に伴うエナメル質形成成分の多量の選択的脱却と選択的石灰化、ならびに (4) 硬い成熟エナメル質の形成。フッ化物の摂取レベルが高いために生じる斑状エナメル質の形成は、ステージ3に障害が生じることから起こる、ボリュームベースでの高度に石灰化していないエナメル質の存在と関係がある。エナメル質にフッ化物が取り込まれると、石灰化の程度の低い表面下層が形成されることになろう。DeanとElvove (1935) が斑状歯では、う蝕率が低いことを示して以来、比較的高レベルのフッ化物を摂取した結果生じる斑状歯について、広く研究が行われてきた。

研究からは、フッ素症の患者群では、フッ素症に罹患していない群と比較してう蝕有病率が低いことが示されている (Axelsson and El Tabakk, 2000c)。これは、フッ素症がう蝕を予防するからではなく、フッ素症の患者は、飲料水中のフッ化物濃度が高い地域に住み続ける限り、フッ化物の萌出後の効果による利益を受け続けるからである。今日では、フッ化物のう蝕予防効果は、ほぼ100%が萌出後のものであることがよく知られている。しかし、アメリカで飲料水中のフッ化物レベルが適正レベルの4倍も高い地域では、フッ化物からう蝕に対する保護が得られるが、同時に、重篤なフッ素症になってしまう。フッ素症が、かなりの形成不良を生じるまでになり、エナメル質の萌出後の消失でさらに悪化すると、象牙質が露出し、プラークの保持量が多くなるので、う蝕の有病率が再び高くなる。

歯学研究者が、斑状歯の原因は、食物中にフッ化物が存在することが原因であることを示しているが、その他の微量元素も原因になっているものと思われ、そこから演繹すると、他の元素とう蝕感受性の間にも相関関係があるものと考えられる。アメリカにおける各地の水道水の微量元素組成に関するデータを、その水道水を供給している地域のう蝕有病率と斑状エナメル質の有病率とマッチさせると、う蝕とフッ化物の関係と同じように、う蝕とストロンチウムの濃度の間にもほぼ同程度の有意な関係が認められる。他の微量元素も、歯の抵抗性や斑状エナメル質の形成に関係しているのであろう。ストロンチウムのような元素は、フッ化物によるものとほぼ同じ斑状エナメル質を生じさせることができる。イットリウムやリチウムのレベルが高いと、エナメル質の欠損が生じることが示されている。

ヒトでは、斑状エナメル質の形成の増加に関連していることがフッ化物以外に示されたのは、ストロンチウムが唯一である (Curzon and Spector, 1977)。

ストロンチウムを33 ppm (mg/L) と高いレベルで摂取する小児では、低ストロンチウム濃度の飲料水を飲んでいる小児と比較して、斑状エナメル質の有病率が有意に高かった。斑状化の程度は、飲料水中のフッ化物の濃度 (1.0～1.2 ppm) から予想されるものよりも大きいものであった。このような地域では、う蝕が非常に低いことがわかっており (Curzon et al, 1978)、これは飲料水中のフッ化物とストロンチウムが複合した結果であるといわれている。この2種の微量元素が組み合わさっていることが、う蝕に対する歯の抵抗力がかなり高いこと、ならびに斑状エナメル質の発生率が高いことのマーカーであると言える。

エナメル質の軽度ないし中等度のフッ化物による斑状化に、集団ベースでは、う蝕に対する抵抗性が伴っているが、個別患者のレベルでは、せいぜい抵抗性を大まかに示すものとしか言えない。しかし、飲料水からのフッ化物を全身投与したう蝕予防浄化のほとんどは、萌出後のものであること、ならびに、う蝕は多因子性疾患であることは、強調しすぎることはない。飲料水に天然のフッ化物や微量元素が含まれているほとんどの発展途上国では、気候が熱帯あるいは亜熱帯であり、温帯気候の地域と比較して水分摂取頻度が高く (局所効果)、1日当たりの水分摂取量も多い (1日当たりの全身用量)。ほとんどの発展途上国、とりわけ、アジア・アフリカ諸国では、通常の食事 (野菜、米、魚) は、う蝕原性が低い。興

味深いことに、斑状エナメル質とう蝕有病率の関係を調べたほとんどの研究は、そのような地域で行われていたことを指摘しておきたい。

エナメル質の化学

斑状エナメル質の問題は別にして、フッ化物がう蝕に影響を及ぼすということは、フッ化物製剤の塗布に関する多くの臨床試験や、フッ化物の萌出後のう蝕予防機序に関する研究で確認されている（レビューについては、Fejerskov et al, 1996a, b.を参照）。

長年、フッ化物がエナメル質に取り込まれると、歯の溶出に対する抵抗性が増し、表面エナメル質のフッ化物濃度が、う蝕に対する歯の抵抗性もしくは感受性を示すマーカーとなり得ると信じられていた。これは、エナメル質生検で求められたものである。エナメル質の微小領域を溶解させ、フッ化物含有量を分析した。この方法のいくつかの変法が、記述され、エナメル質のフッ化物量と歯の抵抗の関係を調べるのに使われてきた。

アクセスのしやすさを考慮して、エナメル質生検は、頬側平滑面で採取されてきた。この領域はう蝕の感受性が低い領域である。平滑面う蝕は、主に、大臼歯と小臼歯の接触地点以下の隣接領域に主に生じるが、この領域では、in vivoで生検を実施できない。エナメル質表面のフッ化物に関する研究では、生検で、信頼性の高い測定結果が得られるものと仮定しているが、フッ化物濃度は、同じ歯内であっても、領域が少し違っただけで大きく変化する可能性がある（Weatherell et al, 1977）。したがって、エナメル質表面のフッ化物レベルとう蝕の間の統計的に有意な関係は、個別の患者では実証できないものと考えられ、数十年前に行われた研究で、一貫した結果が得られなかったことが報告されているとしても驚くにはあたらない。

アメリカで研究対象とされた集団では、そのほとんどが他のフッ化物による機序のほうがはるかに重要であった可能性が非常に高い。例えば、プラークや細菌代謝に対するフッ化物の作用が、すでに認められている再石灰化における役割と相まって生じていることである。表面エナメル質のフッ化物は、徐放性もしくは貯蔵性の機能を有しており、フッ化物イオンを放出させて、エナメル質の脱灰を遅らせ、再石灰化は早めているものと思われる。エナメル質の生検を採って、単純にフッ化物レベルを測定することは、個別ベースでも集団ベースでも歯の抵抗性の非常に弱いマーカーにしかすぎない。

全エナメル質での他の微小元素とう蝕有病率の間の関係についても調べられている。このような研究のうち最大規模のもの（500例ほどのエナメル質検体）では、30種以上の微量元素について調べた。得られた結果からは、マンガン、銅、カドミウムが、歯の提供者のう蝕有病率と有意な正の相関関係を有しており、アルミニウム、鉄、セレン、ストロンチウムが有意な負の相関関係を有していることが示された（Curzon and Croker, 1978）。しかし、全エナメル質に基づいた研究では、個別の患者における歯の抵抗性を示す良好な指標としては使えない。う蝕はエナメル質表面から始まるので、フッ化物の場合と同様に、表面に存在する微量元素の濃度のほうがより適切であろう。現在では、これは非常に動的なプロセスであり、フッ化物やその他の微量元素が、表面エナメル質を出たり入ったりしていると、現在では考えられている。したがって、エナメル質全体に存在するある元素の濃度は、う蝕原性チャレンジを受けている間の歯の表面における元素の有効利用性と比較すると、重要なものではない。表面であれ、全体であれ、エナメル質を単純に分析することは、もはや歯の抵抗性に関連するものとは考えられていない。

可溶性もう蝕とは直接の関連性がない。加えて、エナメル質の可溶性は、フッ化物濃度だけでなく、炭酸含有量、多くの微量元素、ならびにその他のさまざまな無機成分にも依存している。例えば、ほぼ100％フルオロアパタイトから構成されているサメのエナメル質試験検体は、高齢者からの良好に成熟したエナメル質と比較すると溶けやすいことが実験で示されている（Ögaard et al, 1988）。

セメントエナメル境界の形態

露出したセメントエナメル境界は、プラークが保持されやすい領域であり（図120a、b）、このことが1つの理由で、歯根面う蝕がセメントエナメル境界に沿って生じ

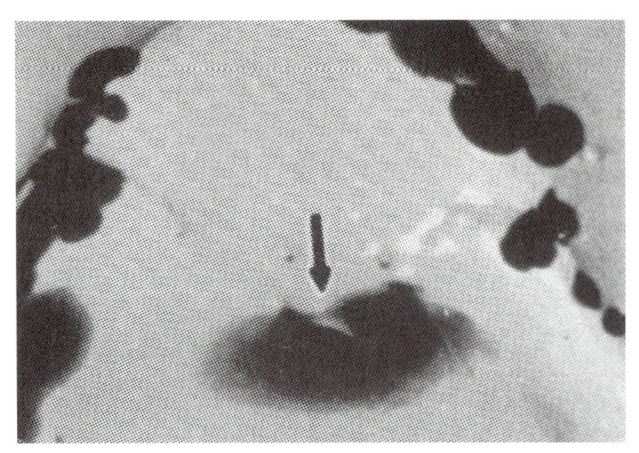

図120-a 歯齦とセメントエナメルの接合部に沿って細菌が増殖している露出した歯根面（矢印）。

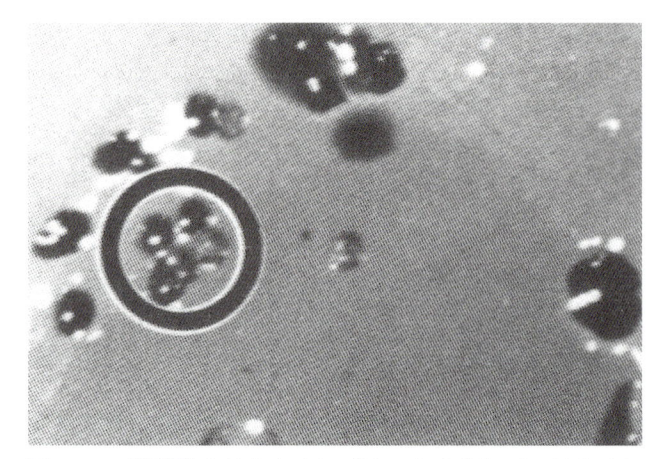

図120-b 細菌群を示すためにプラークを有しているセメントエナメル境界から採ったレプリカ。円内の細菌群はS. sobrinusとみられる（Bevenius et al, 1994. 許可により転載）。

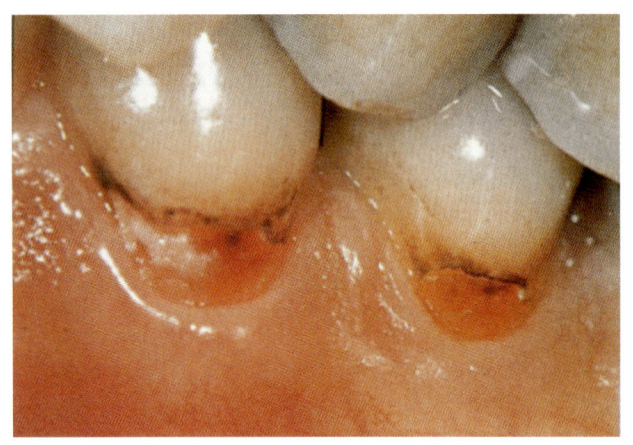

図121 セメントエナメル境界のプラークによって生じた歯根面う蝕（B. Nyvad and Munksgaardの好意による）。

る傾向が起るのである（図121）。しかし、セメントエナメル境界の形態に大きなばらつきがあることも、う蝕感受性に関与しているものと考えられる（レビューについては、Bevenius, 1994.を参照）。

歯根の露出

若年の健常成人では、歯根表面は、セメントエナメル境界の形態と同様に、口腔内に露出していない。集団レベルでは、歯根露出の有病率は、はっきりと年齢に関係しており、歯磨きによる外傷の長期効果（頬側面）ならびに歯周病に伴う歯肉後退によるものである。エナメル質う蝕の有病率と重篤度が低下し、そのため、高年齢まで正常な歯列が温存されるにつれて、歯根面う蝕が臨床では次第に大きな問題となってきている。したがって、歯の抵抗性について論じるには、それぞれの歯における歯根面う蝕の発生の予測因子も含める必要がある。

形態学的には健全なセメント質やセメントエナメル質の表面は、エナメル質表面と比較して非常に粗い（図122）。粗面は、歯肉上ならびに歯肉下の両方でプラークを非常に保持しやすいので（図123）、いわゆる、ルートプレーニングが、歯周病治療のスケーリング処置での重要なものであると強調されている。処置をされていない歯根セメント質の粗さには個人差があり、また、歯が異なると違っている。

セメント質形成不全の有病率も、集団や個人のなかで異なっているだけでなく、歯の種類によっても対称的に異なっている。例えば、局所性若年性歯周病の患者では、第一大臼歯と中切歯のセメント質形成不全の有病率が高い（Lindskog and Blomlöf, 1983）（図124）。このようなセメント質形成障害は、対称性であるはずである。第一大臼歯と中切歯のセメント質は、両側同時期に形成されるからである。例えば、フッ化物を過剰に摂取すると、エナメル質形成不全（フッ素症）になるばかりでなくセメント質形成不全にもなると考えられる。

セメント質形成障害や、スケーリングで歯根セメント質が激しく除去されて歯根象牙質が露出した場合には、象牙細管を通じて細菌が歯髄まで入り込む可能性がある（Adriaens et al, 1986, 1988a, b）。他の研究で、歯根セメント質が存在しないと、感染した根管の細菌が、歯根表面まで移動してきて、局所に歯周炎を生じさせるか、すで

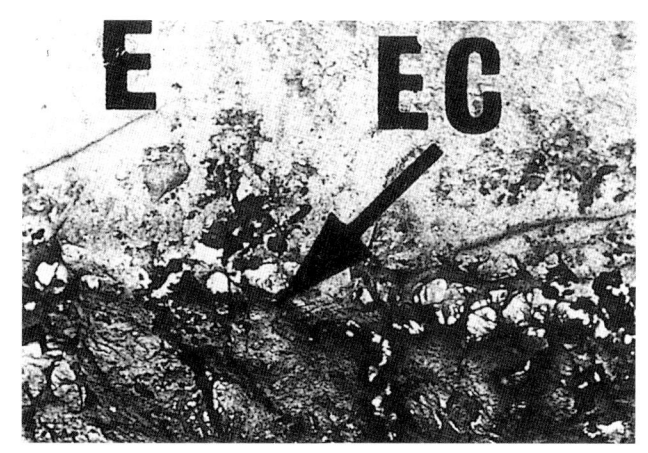

図122 セメント質（C）がエナメル質（E）に比べ、非常に粗いことを示す箇所。セメントエナメル境界（EC）もまたプラークを非常に保持しやすい。

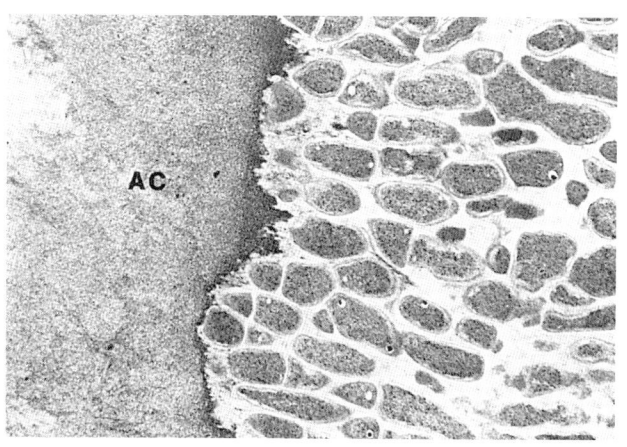

図123 セメント質の粗面に付着した歯肉縁下の細菌叢を示す横断面。ACは無細胞根面セメント質（Listgarten, 1976. 許可により転載）。

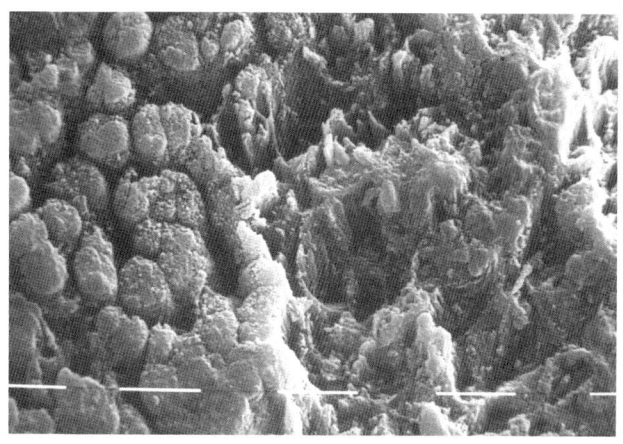

図124 局所性若年性歯周病の患者のセメント質形成不全（右）と完全なセメント質（左）（S. Lindskogの好意による）。

に生じていたものを維持することが示されている（Jansson et al, 1995; Ehnevid et al, 1995a）。

また、歯根セメント質および象牙質は化学組成がエナメル質とは全く異なっていることも指摘しておく必要がある。エナメル質では有機成分は1%未満にすぎないが、歯根セメント質や象牙質では、全容積の35～40%を有機成分が占めている。そのため、歯根面う蝕は病因だけでなく組織病理学も、エナメル質う蝕とは異なるものである。酸産生細菌と、タンパク分解酵素（主にコラゲナーゼ）を産生する細菌の相乗効果が存在するという考えが示されている。

結論

歯のう蝕に関係するもっとも重要な内的修飾因子は、唾液機能低下、一部の慢性疾患、宿主因子の障害、ならびにプラーク形成に都合の良い、望ましくない肉眼的解剖構造および微細解剖構造、および萌出時期である。そのなかできわめて重要なものが、唾液機能の障害、とりわけ刺激唾液分泌速度に障害がある場合である。

唾液因子

唾液分泌速度、pH緩衝作用、ならびに、おそらくは、フッ化物、ヒポチオシアナイト、アグルチニン（おそらくIgAも含むであろう）など、一部の唾液構成成分のin vivo濃度が、う蝕感受性ならびに（もしくは）う蝕活動性のもっとも重要な決定因子であるように思われる。

約0.5～1.0 Lの唾液が毎日分泌されている。ほとんど（約80%）は食事中の刺激により分泌されるものであり、睡眠中には、ごく少量しか産生されない。SSRの変化は生理的需要を反映するものである。非刺激全唾液と刺激全唾液の正常範囲は、それぞれ0.25～0.35mL/min、1.00～3.00mL/minである。非刺激唾液で分泌速度が0.1mL/min未満であり、刺激唾液で0.7mL/min未満の場合が、唾液分泌減退であると定義されており、う蝕のリスクが有意に高くなる。疫学研究で、50歳以上の集団では約20～25%で刺激SSRが0.7mL/min未満であり、正常SSR被験者と比較してう蝕の有病率が高いことが示されている。

唾液腺機能低下に伴う口腔症状には、ドライマウス（口腔乾燥症）がある。これは、非刺激SSRが低下した高

齢者にもっとも多い症状である。その他の典型的な口腔症状としては、嚥下困難、摂食困難、あるいは、特に舌に焼け付くようなもしくはヒリヒリするような感覚が生じることが挙げられる。唾液分泌減退が重症であり、また口腔乾燥症であると（シェーグレン症候群のような全身疾患で）、眼や鼻、膣の乾燥のような、口腔以外の症状が伴うことがある。唾液腺機能低下と口腔乾燥症の主な原因のなかで、もっとも一般的なのは、薬剤の長期使用であり、とりわけ、精神治療薬や抗ヒスタミン剤、降圧剤、利尿薬、ならびに一部の鎮痛薬を使用していることである。もっとも重篤な唾液分泌減退や口腔乾燥症は、頭頸部に放射線治療を行った場合や、一部の全身疾患、特にシェーグレン症候群に伴って生じる。

歯をう蝕から防御する唾液の主な特性は、口内微生物や食物の糖分などのクリアランスならびに希釈、プラーク中の酸の中和および緩衝、再石灰化のためのイオンの供給、ならびに、内因性および外因性の抗プラーク因子、抗菌因子である。このなかでもっとも重要なものは、口内微生物および食物成分（特に糖）を口から胃に排出させることである。有効に排出するには、刺激唾液が多量に放出される必要がある。糖残渣を排出し希釈する効果によって、プラーク中の酸形成が低下する。

プラークに透過性がないとすると、唾液はプラークの酸を中和し緩衝作用を発揮することで、歯の表面が脱灰するリスクも非常に低下させる。1日に1、2回歯磨きをする者では、そのような厚いプラークが形成されることはない。緩衝作用は、刺激SSRに強く依存している。もっとも重要な緩衝系は、重炭酸系であり、耳下腺の刺激唾液をほとんどが起源とするものであるからである。

口腔環境で、エナメル質が物理化学的に完全性を保っているのは、周囲にある液体（唾液ならびにプラークの液体成分）の組成と化学的作用に全面的に依存している。エナメル質アパタイトの安定性を決める主な因子は、pHならびに、カルシウム、リン酸、フッ化物の液体中の遊離活性成分における濃度である。これらのものはすべて唾液に由来する。厚いプラークがない場合や、酸性食品を高頻度で摂取することがない正常な条件下では、歯は唾液中に溶け出さない。唾液には、歯の無機塩を構成しているカルシウム、リン酸、水酸化物イオンが過飽和状態で存在しているからである。フッ化物配合歯磨剤を毎日使用するなどで、フッ化物を定期的に補給している者では、唾液とプラーク液の両方に、多量のフッ化物イオンが含まれている。う蝕過程の動的平衡では、唾液が過飽和することで、脱灰を抑える壁となり、同時に、再石灰化を進めるものとなる。

唾液には、多くのさまざまな有機巨大分子や、低分子量の有機タンパク質が含まれており、それらが一緒になって、口腔内を感染症から保護し、摩耗や乾燥、侵食からも保護している。そのようなもののひとつとして、抗菌物質のラクトフェリン、ペルオキシダーゼ、ならびにアグルチニン（凝集素）、分泌型IgAがある。単独ではこれらの成分の効果は少なく、今後の研究では、う蝕活動性のある者や集団、う蝕活動性のない者や集団に典型的な唾液成分あるいは変数を組み合わせ、あるいはひとまとめにして調べる方向に向かうべきである。個別の唾液変数を調べるのではなく、細菌凝集速度や、唾液をコートしたハイドロキシアパタイトに対する細菌の付着の促進、細菌増殖と酵素阻害、ならびに殺菌などの唾液による機能的測定尺度のほうが、う蝕活動性とはより密接な関係があるように思われる。これらの特性はすべて、複数のタンパク質によって媒介されているものであり、それぞれ個人により異なるのである。

唾液は、歯の表面と直接接触していることはめったになく、多くは、ペリクルで隔てられている。ペリクルは、唾液タンパク質やその他の巨大分子がエナメル質表面に吸着している無細胞層である。この薄い層が、微生物が付着する基底層を形成しており、ある種の条件が整うと、プラークになる。薄いが、ペリクルは、エナメル質を摩耗や摩擦から保護するのに重要であり、拡散バリアとして機能している。

刺激して増加する唾液の保護特性には、唾液クリアランス、緩衝能、ならびに歯における無機質の飽和の程度がある。発酵性炭水化物を摂取した後に唾液が刺激されると最大限の効果を発揮し、通常であれば脱灰を招くプラークのpHの低下量を抑え、再石灰化の能力を高める。産生されたプラークの酸を中和し、実験的にエナメル質を傷つけたものでは、炭水化物摂取後に唾液が刺激されると再石灰化される。pH上昇効果は、炭水化物の排出

よりも、刺激唾液の緩衝作用のほうで容易に説明がつく。再石灰化は、唾液中に存在するフッ化物に依存する。適切な唾液刺激を行うことで、唾液の保護作用を動員させることが可能であるので、フッ化物を頻繁に塗布し、唾液刺激を行うことが、唾液分泌減退や口腔乾燥症の患者では非常に重要である。

全身的であろうと局所的であろうと、唾液分泌を治療薬で刺激することが、本来有する唾液の利益を得るという点で非常に都合が良い。塩酸ピロカルピンが、現在ある全身投与唾液促進剤としてもっとも有効性の高いものであるように思われるが、唾液機能低下の管理への応用には限界がある。治療的に唾液分泌を刺激する際には、水を頻繁に、十分に摂取することも重要である。

生理的には、唾液は、繊維を多く含み、味覚の良い芳香性食品で刺激される。う蝕予防にもっとも有望な局所唾液刺激剤は、最近導入されたフッ化物含有チューインガムであり、毎食後に20分間噛むようにする。クロルヘキシジンを含むガムも市販されている。フッ化物含有チューインガムとクロルヘキシジン含有チューインガムを組み合わせて用いることで、唾液刺激を改善させるだけでなく、フッ化物クリアランス時間も長くし、酸の攻撃直後に化学的プラーク・コントロールを行うことが可能である。本来の唾液分泌を刺激して効果を得るだけの残存唾液機能が十分にない患者には、口腔乾燥を緩和させるようデザインした対症療法を行う。そのような患者には、フッ化物を含んでいる人工唾液を、頻繁に水分摂取するサプリメントとして推奨する必要がある。

全身性ならびに免疫性因子

慢性全身性疾患のなかで、う蝕のもっとも重要なリスクファクターであり予後のリスクファクターであるのはシェーグレン症候群である。シェーグレン症候群が唾液分泌速度ならびに唾液の質に対して非常に大きな抑制効果を有しているからである。唾液系に副作用のある薬剤を定期的に治療で用いる他の慢性疾患でも、間接的にSSRが低下する。白血病や後天性免疫不全症候群、糖尿病、ダウン症候群などのその他の全身性慢性疾患のなかには、免疫系に遺伝的にあるいは特異的な障害をもたらすものがある。

いくつかの研究で、う蝕では獲得免疫が得られないことが示されている。しかし、口腔内の軟組織と硬組織は、非特異的、特異的免疫因子によって保護されている。唾液中に存在する非特異的免疫因子としては、リゾチーム、ラクトペルオキシダーゼ系、ラクトフェリン、明確に解明されていないさまざまな抗菌成分、高分子量糖タンパク質、その他、細菌アグルチニン（凝集素）として機能する可能性のある唾液成分がある。さらに歯肉溝滲出液由来の食細胞性多形核好中球が、口腔内の非特異的免疫系となっている。全唾液中には、以下のような免疫因子が存在している。分泌型IgA、IgG、IgMならびにIgA。分泌型IgAでも血清IgAでも、2つのサブクラスIgA1とIgA2がすでに同定されている。

もっともう蝕原性が強い細菌であるミュータンス連鎖球菌は、宿主免疫ネットワークが成熟し、完成するまでには、乳児や幼児の口中にコロニー形成をしないので、そのようなコロニー形成は、特異的（ならびに生得性の）宿主免疫機序の攻撃を受けやすいはずである。これらの機序の1つあるいは複数の発達が遅れると、小児にはミュータンス連鎖球菌の初期コロニー形成のリスクが高まる。う蝕のリスクに関して明確に免疫系で予測できるものについては、あまり明確になっていないが、正常に機能する分泌型免疫系が存在していないことが、リスクを高める主な指標であるように思われる。IgG抗体の胎盤移行が、新生児の早期の免疫応答を制御すると考えられるので、重要なコロニー形成抗原に対する母親の血清IgG（特にIgG1）抗体レベルが上昇していることが、乳歯のう蝕のリスクが低いことを示すものであろう。同じように、同様の分泌型IgA抗体特異性が受動的に母乳による授乳中に移行することができ、う蝕原性連鎖球菌の初期の曝露を受けている期間にも母乳による授乳が続いているとすると、コロニー形成を遅らせ、う蝕のリスクが低下するものと思われる。

理論的には、新しく萌出した歯の表面に最初にコロニーが形成される期間に活発な免疫応答が行われることが、これらの萌出歯表面におけ微生物の構成に影響を及ぼすものと考えられる。特定のIgAサブクラスを有するリンパ球の増殖に時間的な遅れが生じるため、ある種の

重要な口腔内抗原に対する抗体合成が遅延するものと考えられる。1～3歳の時点での口腔衛生が不良であるため、IgA1プロテアーゼを分泌する微生物（S. sanguisとS. mitis）を多く含むフローラでは、このIgAサブクラスの防御作用を低下していまう可能性がある。両方の現象とも、う蝕のリスクを高めることになろう。

初期の免疫刺激における感染性の曝露の役割が果たす意義については明確になっていないが、実際に感染が生じる前に、分泌性抗体コンパートメントや全身性抗体コンパートメントを人工的に引き起こすことで適切な抗体を合成させるようにすれば、小児でのう蝕の状況が変化するものと考えられる。初期コロニー形成と、このプロセスを修飾させるのに宿主がどのように関与しているかについては、多くの疑問がまだ解明されていない。

1．有効な免疫応答を得るための、もっとも重要な口内連鎖球菌の抗原成分は何か。
2．これらの成分はどの程度免疫原性があり、特定のサブクラスにおける抗体の形成がより多く生じるのか。
3．これらのプロセスにおいて特異的な血清免疫成分と唾液免疫成分、ならびに生得的な宿主因子はどのように関係しあっているのか。

これらの疑問に答えることができれば、リスクをより明確に評価することができるばかりか、う蝕予防に至る過程を促進させることもできるであろう。

歯に関連する因子

歯のさまざまな特性が、う蝕のリスクを高めているものと思われる。歯のサイズ、歯の形態、咬頭ならびに裂溝のパターン、エナメル質の構造（欠損、不透明部分、斑状化、ならびに表面の粗さ）、セメントエナメル境界の形態、ならびに歯根面の露出である。加えて、エナメル質、象牙質、歯根セメント質の化学的性質もう蝕感受性に影響を及ぼすものと考えられる。

今日までの研究で、小さな口に大きな歯が密集していると、う蝕を生じやすくなることが示されているが、個々の患者でこのことを予測することはできない。同様に、ある種の歯冠の形態（シャベル状切歯、深く屈曲した裂溝、頬側小窩、口蓋溝）があると、う蝕性食品を摂取した場合に、う蝕を受けやすくなる。容易に取り除けないプラークがそれらの部分に沈着するからである。エナメル質に構造的欠陥があると、細菌が他からの影響を受けずにコロニー形成することができ、同様に歯がう蝕になる素因となる。フッ化物による斑状化が生じると、う蝕抵抗性が高まっている。ただし、エナメル質の形成不全が発生し、またエナメル質が消失するほどに重篤なものである場合は例外である。そのような場合には、プラークが保持される領域を作ってしまう。このような因子は、主にプラークが保持され、滞留するような微小環境を作ることで、う蝕感受性を高めてしまう。

エナメル質全体あるいは表面エナメル質におけるフッ化物その他の微量元素の濃度が、歯の抵抗性に関連していることがすでに示されている。しかし、特に表面エナメル質の化学分析を行うだけでは、歯の抵抗性を予測する弱い因子でしかない。表面エナメル質のフッ化物レベルについては、集団ベースの大規模なサンプルで調べた場合にのみ統計的有意水準に到達するのであり、ハイリスク患者を同定し指導を行うために実際に応用するには限界がある。それよりもはるかに重要なことは、プラーク、ペリクル、エナメル質を覆う溶液にフッ化物が存在していることであり、ペリクル内にCaF_2の貯蔵庫が存在していることである。萌出歯のエナメル質は、（二次成熟の後）口内環境に数年間曝露されていたものよりもはるかにう蝕を受けやすい。

高齢者の歯列では、歯根面う蝕が次第に重大な問題となってきており、現在のところ、歯の抵抗性を示す信頼性の高い予測因子はない。下顎の臼歯がもっとも感受性が高く、フッ化物を用いることで、象牙質う蝕が生じる可能性が少なくなる。

最後に、う蝕は多因子性疾患であるので、個人ベースあるいは集団ベースでの歯の抵抗性に基づいた予測を行うことについては、まだ十分な結果を出していない。

第4章

カリエス・リスクとリスク・プロフィールの予測

　う蝕予防を生涯にわたり成功させるためには、いくつかの基本的な原則を取り入れなければならない。例えば、う蝕がほとんどの人々に起こる（新しいう蝕歯面）ようにカリエス・リスクが高ければ高いほど、単一の予防方法による効果が大きい。これはう蝕有病率がきわめて高かったスウェーデンでの過去30〜35年間の経験によって示すことができる。スウェーデンでは、主に口腔清掃が悪いためにほとんどの子供が毎年新しいう蝕が発病していた。歯磨きが習慣的に行われておらず、フッ化物配合歯磨剤も利用できなかった。一般的に行われている学校でのフッ化物洗口法によってう蝕を30〜50％減少させることができた（Forsman, 1965；Torell and Ericsson, 1965）。

　そして20年後に行われた3年間の二重盲検法によって週1回のフッ化物洗口法が蒸留水での洗口法と比較して有効でないことが明らかにされた（Axelsson et al, 1987）。1964年から1984年にかけてう蝕有病率と発病率に劇的な減少が起こり、それはニーズに対応した予防プログラムが導入された1974年以降、特に大きかった。言い換えれば、レインコートは11月の1週間のロンドンでは非常に有効だけれどもサハラ砂漠では有効ではない。

　同様にほとんど100％の人々に、毎年新しいう蝕が発病するような高いう蝕有病率と発病率を持つ場合は、単一のリスク因子とう蝕有病率および発病率の間に容易に正の相関を認めることができる。そのような集団に対しては、いわゆる集団を対象とした方法の費用効果率が高い。しかしながら、う蝕発病率が低いか中等度であってセルフケアの習慣も良く確立されており、オーラルヘルスケアが良く組織化されている集団では、すべての対象者に1つの予防方法を応用することの費用効果率は低い。この場合には個々のリスクの予測とニーズに対応した予防方法の組み合わせが必要である。リスクの予測に高い敏感度を得るためには、数個の病因やリスクを修飾する因子を組み合わせなければならない。費用効果から考えるといわゆるハイリスクに対する予防は、予防方法の仕方をどのようにするかにかかっている。

　上述の2つの状況は次のように例示できる。40年前に行われたVipeholm研究（Gustavsson et al, 1954）は、口腔清掃とフッ化物の応用がない状態でプラークの付着が著しい精神障害者を対象に行われたが、この研究によって砂糖のクリアランス時間が長くなることが、う蝕発病リスクを外的に修飾する因子であることが明らかにされた。スウェーデンでは砂糖含有食品の1日当たりの消費量は過去40年間変化がなく（およそ1日当たり120g）、菓子やケーキのような歯に粘着しやすい食品を消費してい

る人の割合は実際に増加している。しかしながら、過去20年以上の研究によると、砂糖含有食品の摂取とう蝕有病の間に関連性があるという結果は示されていない（Sundin et al, 1983, Kristoffersson et al, 1986）。

う蝕有病率とう蝕発病率はニーズに対応した専門家による処置にサポートされたセルフケアによるう蝕予防方法の結果として劇的に減少した。特に、成功したのはPMTC（専門家による機械的歯面清掃）とニーズに対応した期間のフッ化物バーニッシュ、きわめて良好なプラーク・コントロールとフッ化物配合歯磨剤のセルフケアプログラムであった。しかしながら、総合的に考えるう蝕予防プログラムにおいては、高頻度の砂糖摂取のようなカリエス・リスクの外的修飾因子も取り入れる必要がある。

う蝕発病のリスクは年齢、個人、歯や歯面により著しく多様である。したがって、う蝕予防方法はいろいろ組み合わせるべきであり、予測されたリスクに基づかなければならない。言い換えれば、ミディアムサイズのスーツは世界中のすべての男性にフィットするわけがなく、40％にはフィットするが、30％には大きすぎ、他の30％には小さすぎる。

本章では年齢群、個人、歯と歯面のレベルでのカリエス・リスクをどのように予測するかについて、ハイリスクを持つ場合の方略を背景として述べることとする。唾液中のミュータンス連鎖球菌群（MS）とプラーク形成速度指数（PFRI）に基づくカリエス・リスクや、それらの敏感度（真のリスクを持つ人の割合）、特異度（真のリスクなしの人の割合）や予測値（陽性および陰性）は、第1章で述べられている。

リスクグループ

リスクのある年齢群

最近の研究によれば、う蝕は特定の年齢群で頻繁に発病することがわかってきている。これは子供のみならず、大人にも当てはまる。子供では、う蝕の初発の鍵となる年齢は永久歯の萌出時期とエナメル質の第二次成熟が行われている期間である。成人では歯根面が露出してくる老年期に多くの根面う蝕が起こる。

リスクのある年齢（Key-risk age group）1：1歳から2歳

Köhlerらの研究（1978, 1982）は、唾液中MSレベルが高い母親から乳歯が最初に萌出してすぐの乳幼児にMSが感染し、う蝕の発病が起こることを示した。他の研究によれば、プラークや歯肉炎のある1歳児はその後の2、3年に数個のう蝕が発病する。しかし一方、両親による定期的な毎日の歯磨きが行われていて、歯の汚れもなく、健康な歯肉の乳幼児では、カリエスフリーが続くことが示されている（Wendt et al, 1994）。また、糖質が含まれた飲料水をほ乳瓶で夜間に与えている場合もう蝕を多発させる（Wendt and Birkhed, 1995）。

その他の研究でGridefjordら（1995）は、1歳の乳児が3.5歳になるまでの相対的なリスク（オッズ比）を求めている。すなわち、口腔清掃状態が悪く、食事習慣が悪く、唾液MSレベルが高く、フッ化物の応用がないかほとんどなく、両親の学歴が低く、あるいは移民者の場合のオッズ比は、病因および外的なリスク要因がない同年齢の乳幼児と比較して、32倍高いリスクであったという。可能な限り早めに良い習慣を確立することや悪い習慣になるのを遅くし、予防することを過小評価すべきではない。

さらに、萌出中や新たに萌出してきている乳歯および永久歯は、エナメル質の第二次成熟が完了するまでもっともう蝕感受性を持つ時期である。1～3歳の幼児においては特異的な免疫システム、特に唾液中の免疫グロブリンが未発達である。したがって、口腔清掃が悪いとMSのようなう蝕原性菌の定着を容易にする。

永久歯の萌出は、平均的に男子より女子のほうが6～12ヵ月ほど早い（Teivens et al, 1996）。これを基本とすると最初のリスクのある年齢群は妊婦と1～2歳の女児である（図125）。出産後のう蝕原性菌の母子感染や悪い食生活を予防するために、妊婦には、う蝕原性菌を減少させるために徹底的なプラーク・コントロール（機械的および化学的方法を含めた）と砂糖摂取の制限を含めた特別の予防プログラムが行わなければならない。

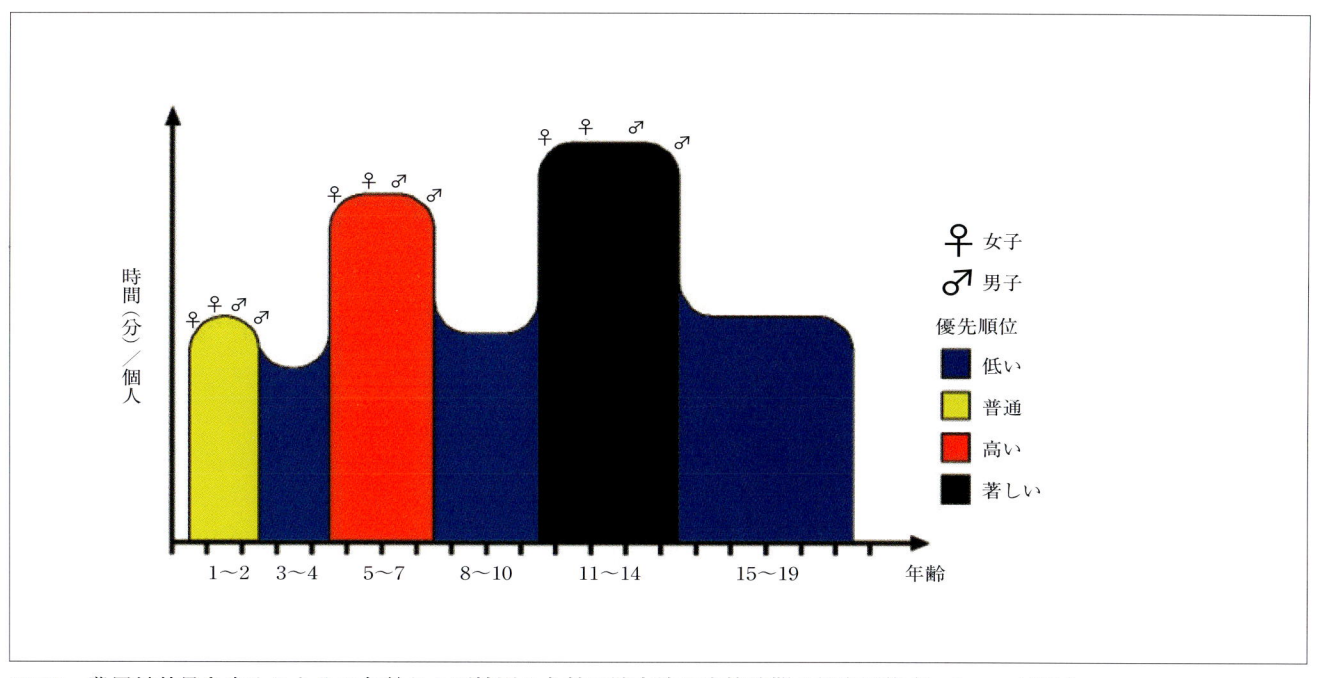

第4章　カリエス・リスクとリスク・プロフィールの予測

図125　費用対効果を高めるための年齢および性別のう蝕予防方法の実施時期の優先順位（Axelsson, 1998.）。

リスクのある年齢群2：5歳から7歳（第1大臼歯の萌出）

　Carvalhoら（1989）は、PMTC後、48時間で第一大臼歯の咬合面に新たに沈着するプラークのパターンと量を歯の萌出時期に関連させて研究した。プラークの再沈着は萌出中の上下顎大臼歯の咬合面で多く、特に遠心と中央の小窩とそれに近接する裂溝で大きかった。これは完全に萌出し、正常な咀嚼が行われている大臼歯とは対照的である。正常な咀嚼による摩耗はプラークの形成を制限している。これは、なぜ大臼歯のう蝕が14～18ヵ月といった極端に長い萌出期間中にほとんどの咬合面の遠心および中央の裂溝から始まるかの理由でもある。対照的に小臼歯の萌出期間は1～2ヵ月と短いので、裂溝のう蝕がほとんどない。

　さらに、萌出中や新たに萌出した歯のエナメル質は第二次成熟が完了するまでの2年以上はう蝕に対する感受性がかなり高い。しかしながら、フッ化物のう蝕抑制効果は第二次のエナメル質の成熟が完了した歯より萌出中か、新たに萌出してきた歯のほうが50％以上高い。

　次にカリエス・リスクが高くなる年齢は、第一大臼歯の萌出する期間である5～7歳で、女子から開始する（図125参照）。特に、萌出中の第一大臼歯は、子供の両親によるフッ化物配合歯磨剤を用いた1日2回の強力な機械的プラーク・コントロールが行われるべきである。ホームケアに加えて、個々のニーズにあった間隔でPMTCやフッ化物バーニッシュなどのプロフェショナルケアが行われるべきである。もっともう蝕感受性のある子供には、フッ化物徐放性材料としてグラスアイオノマー・セメントによる窩溝填塞が行われるべきである。

リスクのある年齢群3：11歳から14歳（第二大臼歯萌出期）

　第二大臼歯の正常な萌出開始時期は、女子では11歳から11歳6ヵ月で、男子では12歳前後である。トータルの萌出期間は16～18ヵ月である。この期間に新たに萌出した臼歯部の隣接面はエナメル質の第二次成熟が行われており、同時にう蝕感受性がもっとも高い。したがって、11～14歳は多くの健全歯面があると同時に、リスクの高い歯面がもっとも多い時期である。

　そのために統合的なプラーク・コントロール方法とフッ化物製剤の使用が、すべての臼歯部の隣接面と第二大臼歯の頬側面の健全歯面を予防するため、そして初期う蝕の再石灰化のための方法が行われるべきで、図125に示すように11歳から11歳6ヵ月の女子から始める。こ

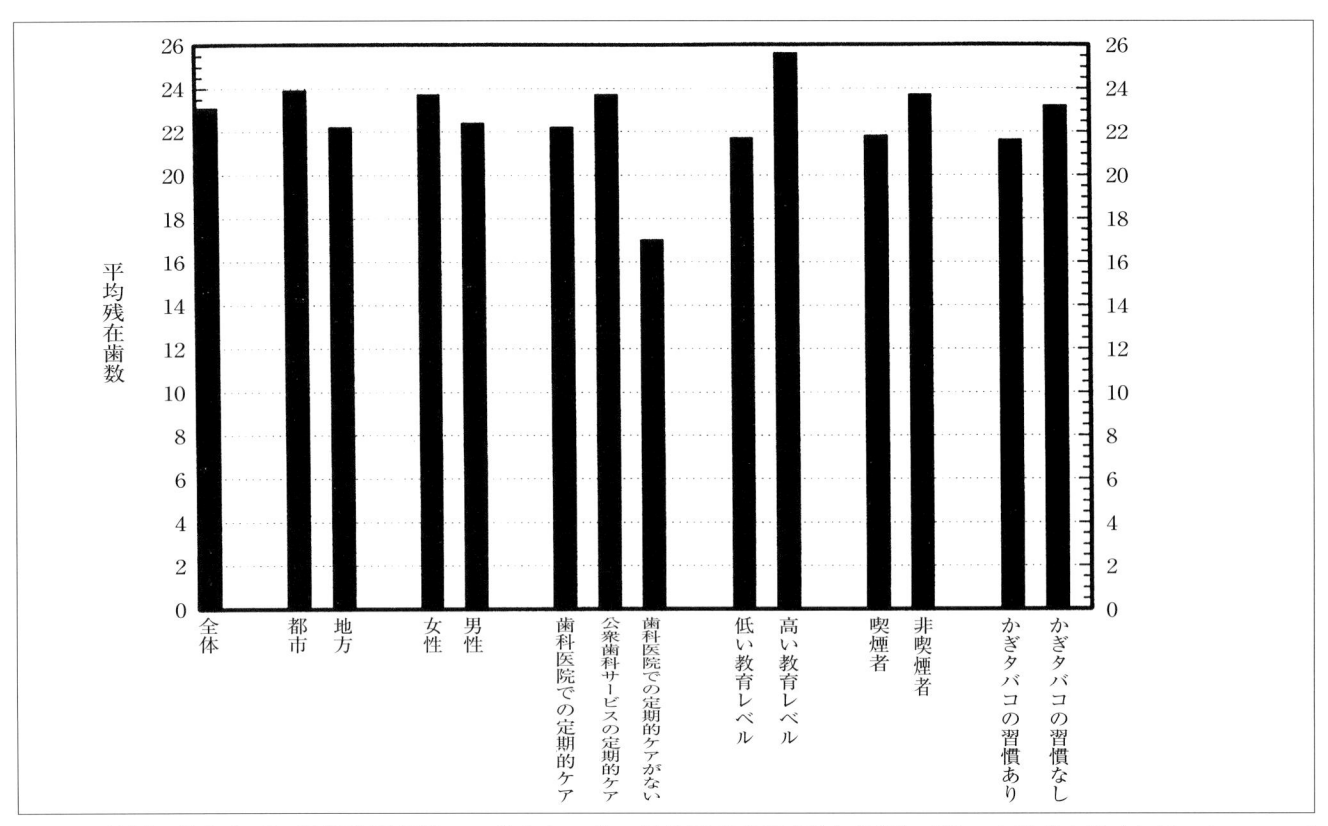

図126 地区、性および口腔衛生習慣別の50歳から55歳の平均残存歯数（現在歯数）、（第3大臼歯を除く）(Axelsson and Paulander, 1994.)。

のプログラムが第二次の成熟期を通じて継続され、ニーズにあったセルフケアの習慣が確立されれば、残っている健全歯面はその個人の生涯を通じてそのまま維持されるであろう。

青年前期および成人期でのカリエス・リスクのある年齢

　青年前期（19～22歳）はある環境下ではリスクを持つ年齢群とみなすことができよう。この年齢ではほとんどの歯が萌出しているか、あるいは咀嚼機能をしない第三大臼歯が萌出しており、エナメル質の第二次成熟が完了するまで裂溝と近心歯面のう蝕感受性が高い。さらに、ほとんどの青年前期の者は勉強や仕事のために家を離れるので、ライフスタイルのみならず飲食物や口腔清掃習慣まで変化する。また、彼らは仲間のプレッシャーのために習慣が良くなったり悪くなったりする。

　成人では他にもリスクを持つ年齢群がある。それは歯が残っている老人で、ほとんどの老人には歯周炎によって露出した歯根面とともにプラークが残りやすい辺縁を持つ多様な修復物がある。唾液抑制効果のある薬品の常用や歯口清掃習慣や食生活が、悪いことに二次う蝕と根面う蝕の発病リスクを大きくさせている。

他のリスクグループ

　第2章および第3章で詳しく述べたが、他のリスクグループは以下のようである。

1. 頻繁に食品のサンプリングのための摂取を職業としている人。
2. 多食による肥満の人。
3. 気晴らし用の麻薬を乱用をしている人。
4. 全身的な病気があり、薬の常用をしている人。
5. 妊娠している女性。
6. 精神障害者。
7. 唾液機能障害あるいは免疫応答の障害を持つ人。
8. 教育レベルの低い人、特に移民の背景を持つ人。
9. 口腔清掃習慣の悪い人。

10. 地方に住んでいる人。

　図126は、1933年にスウェーデンのVärmlandにおける50〜55歳の600人以上の住人から無作為抽出で得られた結果である。平均残存歯数（第三大臼歯を除く）は居住地域（都会あるいは地方）、性別、口腔清掃習慣、教育レベル、喫煙習慣および麻薬習慣と関係があった。これらのデータから平均して良く教育され、非喫煙で歯科診療室での定期的なデンタルケアを行っている都会の女性は、教育レベルが低く、喫煙習慣があり、不定期な受診をする地方の男性よりもおよそ50％多くの歯が残っていることが予測された。50歳から55歳では喪失歯の80％は直接的あるいは間接的にう蝕によるもので、10％は歯列矯正治療のためであり10％は歯周病のためである。

個人のカリエス・リスク

　病因因子、う蝕有病（経験）状態（率）、う蝕発病（増加）状態（率）、カリエス・リスクの外的および内的修飾因子、リスクファクター、予防因子と同様に予後のリスクファクターを組み合わせてカリエス・リスクの個人のレベルは、リスクなし（C0）、ローリスク（C1）、リスクあり（C2）、ハイリスク（C3）のように評価できる。本章の前半で述べたように、これらの状態は年齢で異なっている。したがって、C0、C1、C2およびC3の基準は少なくとも次の年齢群、すなわち就学前乳幼児（乳歯）、学童と生徒期（永久歯）、成人そして高齢者に分けるべきである。

　社会経済的状況と同じように、う蝕有病率やう蝕発病率は集団や国でまちまちであろう。子供での基準に用いたう蝕有病および発病状態はスカンジナビアの状態（低いう蝕有病）に適応している。就学前乳幼児、学童および生徒期、成人そして高齢者のそれぞれを例示したBox15〜18は病因因子から始まって、う蝕有病状態、う蝕発病状態、カリエス・リスクの外的修飾因子および内的修飾因子そして予防因子と続いている。個々の被検者に同定できる要因が多ければ多いほど予測性の高いリスク評価ができる。

　子供と同様に成人においても処置ニーズ、う蝕有病状態および発病状態は、集団や国で大きく変わっているであろう。例えば、多くの発展途上国では成人のう蝕有病状態（未処置あるいは処置歯面）は比較的低いが、処置ニーズ（未処置歯面）は非常に高い。一方、先進工業国ではう蝕有病状態（DMFT, DMFS）が高く、発病率は中等度で歯科医療システムが良く機能しているため処置ニーズは限定されている。成人でのリスク分類（C0からC3）に示したう蝕有病状態や発病状態の数値は、Värmlandで求められた値に基づいている。推定は注意深く行うべきであり、再評価は必要であろう。個人のリスク予測のためのすべての基準を判別するのは難しいが、判別できる要因が多ければ多いほど予測性の高いリスク評価ができる。

　近年、Värmlandの公衆衛生サービスでのすべての成人の患者は、う蝕リスクによって、リスクのない群、ローリスク群、リスク群、ハイリスク群（C0からC3）のように分類されている。予報的なデータによれば、20〜50歳の80％以上がC0とC1であり、C3は5％以下であることが示されている。

リスクのある歯種と歯面

　歯列における喪失歯や未処置、処置および喪失歯面などのう蝕のパターンは、個人間のう蝕有病状態と同じように一様でなく、不規則である。したがって、ニーズに適応した予防処置が予測された個々のリスクに合わせて行われるべきで、カリエス・リスクを持つ歯種および歯面に焦点を合わせるべきである。

リスクのある歯種（歯）

　将来における歯の喪失のリスクを決める因子は、年齢、う蝕、歯周病、医原性の歯根破折、外傷、矯正歯科治療などがある。したがって、成人において、特に高齢者では歯が喪失する本当の理由がわかるのは難しいことであろう。歯の喪失の理由は年齢のみならず、歯科医療資源の利用性と同様にう蝕や歯周病の有病状態の違いに依存しているために、地域や国によってもいろいろ異なっているであろう。

　例えば、スウェーデンでは35歳までの歯の喪失のほと

Box15　小学校就学前のカリエス・リスク

		なし（C0［緑］）	低（C1［青］）	有（C2［黄］）	高い（C3［赤］）
病因因子	ミュータンス連鎖球菌群（MS）	陰性	陽性（10万CFU/mL以下）	陽性（10万CFU/mL以上）	陽性（100万CFU/mL以上）
	Lactobacilli	低レベル（1万CFU/mL以下）	低レベル（1万CFU/mL以下）	高レベル（10万CFU/mL）	高レベル（10万CFU/mL以上）
	プラーク形成速度指数（PFRI）	1あるいは2	1あるいは2	3あるいは4	4あるいは5
う蝕有病状態		0（カリエスフリー）	0（象牙質う蝕なし）	高い／隣接面象牙質う蝕あるいは乳臼歯のう蝕	非常に高い／象牙質う蝕あるいはほとんどの隣接面と咬合面に修復があり、頰側のエナメル質に活動性う蝕病巣がある
う蝕発病状態		0	新しい象牙質う蝕なし	高い／1年間に1以上の新しい象牙質う蝕が発病	非常に高い／1年間に2以上の新しい象牙質う蝕が発病
カリエス・リスクの外的修飾指標		なし	なし	砂糖含有の菓子の高頻度摂取（糖質クリアランスが長くなる菓子）／社会経済的バックグランドが低い	砂糖含有の菓子の非常に高頻度摂取（糖質のクリアランスがきわめて長くなる菓子）／社会経済的バックグランドが低いか非常に低い
カリエス・リスクの内的修飾指標		なし	なし	唾液緩衝能が低い／免疫応答が低い	唾液緩衝能がきわめて低い／免疫応答が低い
う蝕予防因子	口腔清掃状態	きわめて良好で標準：両親は良くモチベートされ、良く教育されている	良好：定期的清掃と両親は良くモチベートされている	不良	きわめて不良（両親の補助がない）
	フッ化物配合歯磨剤の使用	いつも使用	いつも使用	ときどき使用	ときどき、あるいは全く使用せず
	食事習慣	きわめて良い	良好	悪い	きわめて悪い
	予防的歯科受診	定期的予防的受診	定期的予防的受診	不定期の予防的受診	予防のための受診はなく、不定期の治療のための受診

Box16　子供（6歳から19歳）のカリエス・リスク

		なし（C0［緑］）	低（C1［青］）	有（C2［黄］）	高い（C3［赤］）
病因因子	ミュータンス連鎖球菌群（MS）	陰性	陽性（1万CFU/mL以下）	陽性（10万CFU/mL以上）	陽性（100万CFU/mL以上）
	Lactobacilli	低レベル（1万CFU/mL以下）	低レベル（1万CFU/mL以下）	高レベル（10万CFU/mL）	高レベル（10万CFU/mL以上）
	プラーク形成速度指数（PFRI）	1あるいは2	1あるいは2	3あるいは4	4あるいは5
う蝕有病状態		0	象牙質う蝕なし、あるいは修復歯面のう蝕なし	高い 6歳から11歳　第一大臼歯の窩溝う蝕と隣接面象牙質う蝕あるいは乳臼歯修復 12歳から19歳　ほとんどの大臼歯の窩溝う蝕、小臼歯および大臼歯の隣接面にエナメル質う蝕と2、3の象牙質う蝕	非常に高い 6歳から11歳　第一大臼歯の咬合面と近心面のう蝕（活動性のエナメル質象牙質う蝕）あるいは修復、ほとんどの乳臼歯が修復されているか喪失、永久歯前歯部の歯面にいくつかの活動性のう蝕病巣がある 12歳から19歳　大臼歯の咬合面の修復、大臼歯、小臼歯およびいくつかの前歯の隣接面のエナメル質、象牙質、修復物に活動性う蝕、活動性のエナメル質う蝕が小臼歯、大臼歯の頬側面および下顎大臼歯の舌面にある
う蝕発病状態		0	新しい象牙質う蝕なし	高い 1年間に1以上の新しい象牙質う蝕、あるいは新たなう蝕が発病	非常に高い 1年間に2以上の新しい象牙質う蝕およびエナメル質に3〜5の新たなう蝕が発病
カリエス・リスクの外的修飾指標		なし	なし	砂糖含有の菓子の高頻度摂取（糖質のクリアランスが長くなる菓子） 社会経済的バックグランドが低い	砂糖含有の菓子の非常に高頻度摂取（糖質のクリアランスが長くなる菓子） 社会経済的バックグランドが低いか非常に低い
カリエス・リスクの内的修飾指標		なし	なし	唾液分泌速度の減少（<0.7mL/min） 刺激唾液緩衝能が低い 免疫応答が低い	唾液分泌速度の減少（<0.7mL/min） 刺激唾液緩衝能が非常に低い 重篤な易感染性の免疫応答
う蝕予防因子	口腔清掃状態	きわめて良好	良好	不良	非常に悪い
	フッ化物配合歯磨剤の使用	いつも使用	いつも使用	ときどき使用	ときどき、あるいは全く使用せず
	食事習慣	きわめて良い	良好	悪い	非常に悪い
	予防的歯科受診	定期的予防的受診	定期的予防的受診	不定期の予防的受診	予防のための受診はなく、不定期の治療のための受診

Box17　成人のカリエス・リスク

		なし（C0［緑］）	低（C1［青］）	有（C2［黄］）	高い（C3［赤］）
病因因子	ミュータンス連鎖球菌群（MS）	陰性	陽性（10万CFU/mL以下）	陽性（10万CFU/mL以上）	陽性（100万CFU/mL以上）
	Lactobacilli	低レベル（1万CFU/mL以下）	低レベル（1万CFU/mL以下）	高レベル（10万CFU/mL）	高レベル（10万CFU/mL以上）
	プラーク形成速度指数（PFRI）	1あるいは2	1あるいは2	3あるいは4	4あるいは5
う蝕有病状態		0（カリエスフリーあるいは大臼歯の咬合面のみにう蝕あるいは修復）	高い　20歳から35歳　第一大臼歯の咬合面に2、3のう蝕あるいは修復　　36歳から50歳　咬合面にのみう蝕あるいは修復　　51歳から65歳　咬合面のう蝕あるいは修復と隣接面にう蝕と修復が4面以下	高い　20歳から35歳　ほとんどの咬合面と臼歯部の隣接面にう蝕あるいは修復　　36歳から50歳　う蝕が直接的間接的に原因で喪失した歯が1歯以上、ほとんどの咬合面と臼歯部の隣接面にう蝕あるいは修復　　51歳から65歳　う蝕が直接的間接的に原因で喪失した歯が2歯以上、頬側歯面と同様にほとんどの咬合面と隣接面（上顎前歯部にも）にう蝕や修復（先進国ではほとんどのう蝕は二次う蝕）	非常に高い　20歳から35歳　直接的あるいは間接的（歯内療法による理由あるいはポストの根破折）にう蝕が原因である1歯以上の喪失歯、咬合面、上顎前歯部を含めたほとんどの隣接面、いくつかの頬側面のう蝕あるいは修復　　36歳から50歳　直接的あるいは間接的にう蝕が原因である2歯以上の喪失歯、ほとんどの臼歯部および前歯部歯面にう蝕あるいは修復、二次う蝕およびいくつかの歯根面う蝕　　51歳から65歳　直接的あるいは間接的にう蝕が原因である3歯以上の喪失歯、すべての臼歯部および前歯部歯面にう蝕あるいは修復、多様な要素の二次う蝕および歯根面う蝕
う蝕発病状態		0	高い　5年間ごとに1以下の新生う蝕	20歳から50歳　年間2以上の新生う蝕　　50歳から65歳　年間2以上の新生う蝕（75％以上が二次う蝕）	非常に高い　20歳から35歳・1年間に2以上の新たなう蝕歯面が発病　　36歳から50歳　1年間に3以上の新たなう蝕歯面が発病（85％以上が二次う蝕）　　51歳から65歳　1年間に4以上の新たなう蝕歯面が発病（90％以上が二次う蝕）
カリエス・リスクの外的修飾指標		なし	わずか、あるいはなし	砂糖含有の菓子のきわめて高頻度摂取（糖質のクリアランスが長くなる菓子）　　社会経済的バックグランドが低い（特に教育レベルが低い）	砂糖含有の菓子の非常に高頻度摂取（糖質のクリアランスが極端に長くなる）　　社会経済的バックグランドが低いか非常に低い（特に教育レベルが非常に低い）　　唾液分泌の抑制効果を持つ薬の常用
カリエス・リスクの内的修飾指標		なし	わずか、あるいはなし	刺激唾液分泌速度の減少（＜0.7mL/min）　　唾液緩衝能が低い　　免疫応答が低い	唾液分泌速度が非常に低い、あるいは口腔乾燥症（0～0.4mL/min）　　唾液緩衝能が非常に低い　　口腔乾燥症のための慢性疾患（シェーグレン症候群など）　　重篤な易感染性の免疫応答
う蝕予防因子	口腔清掃状態	きわめて良好で標準	良好	不良	非常に悪い
	フッ化物配合歯磨剤の使用	いつも使用	いつも使用	ときどき使用	ときどき、あるいは全く使用せず
	食事習慣	きわめて良い	良好	悪い	非常に悪い
	予防的歯科受診	定期的予防的受診	定期的予防的受診	不定期の予防的受診	予防のための受診はなく、不定期の治療のための受診

Box18　高齢者のカリエス・リスク

		なし（C0［緑］）	低（C1［青］）	有（C2［黄］）	高い（C3［赤］）
病因因子	ミュータンス連鎖球菌群（MS）	陰性あるいは非常に低いレベル（1万以下）	低レベル（10万CFU/mL以下）	比較的高いレベル（10万CFU/mL以上）	比較的高いレベル（100万CFU/mL以上）
	Lactobacilli	低レベル（1万CFU/mL以下）	低レベル（1万CFU/mL以下）	高レベル（10万CFU/mL）	高レベル（10万CFU/mL以上）
	プラーク形成速度指数（PFRI）	1あるいは2	1あるいは2	形成速度が高度あるいは非常に高度（4あるいは5）	形成速度が高度あるいは非常に高度（4あるいは5）
う蝕有病状態		非常に低い 66歳から80歳　う蝕による喪失歯なし、大臼歯咬合面にのみう蝕あるいは修復	66歳から80歳　う蝕による喪失歯が2歯以下、臼歯部の咬合面といくつかの隣接面にう蝕あるいは修復	66歳から80歳　う蝕による直接的、間接的な喪失歯が4～6歯、臼歯部の70％の歯面にう蝕あるいは修復で、上顎前歯部の主に隣接面の50％にう蝕あるいは修復、いくつかの二次う蝕と根面う蝕	非常に高い 66歳から80歳　う蝕による直接的、間接的な喪失歯が6～10歯、臼歯部の90％以上の歯面にう蝕あるいは修復、上顎前歯部の60％にう蝕あるいは修復、下顎前歯部の30％以上の歯面にう蝕あるいは修復、露出した根面のほとんどにう蝕
		81歳以上　う蝕による喪失歯なし、咬合面あるいは2、3の臼歯部隣接面にう蝕あるいは修復	81歳以上　う蝕による喪失歯が4以下、咬合面といくつかの臼歯部の隣接面にう蝕あるいは修復	81歳以上　う蝕による直接的、間接的な喪失歯が6～8歯、臼歯部の80％の歯面にう蝕あるいは修復、上顎前歯部の50％にう蝕あるいは修復、2、3の高度うう蝕	81歳以上　う蝕による直接的、間接的な喪失歯が10歯以上、臼歯部の90％以上の歯面にう蝕あるいは修復、上下顎前歯部のほとんどの歯面にう蝕あるいは修復、露出した根面にう蝕
う蝕発病状態		なし	66歳から80歳　5年間に1以下の新しいう蝕歯面（二次う蝕か根面う蝕）	66歳から80歳　1年間に1以上の新しいう蝕歯面（その80％が二次う蝕で根面う蝕）	66歳から80歳　1年間に3以上の新しいう蝕歯面（その90％が二次う蝕で根面う蝕）
			81歳以上　3年間に1以下の新しいう蝕歯面（二次う蝕か根面う蝕）	81歳以上　1年間に2以下の新しいう蝕歯面（20％が二次う蝕で70％以上が根面う蝕）	81歳以上　1年間に3以下の新しいう蝕歯面（約20％が二次う蝕で75％以上が根面う蝕）
カリエス・リスクの外的修飾指標		なし	わずか、あるいはなし	砂糖含有菓子の高頻度摂取（糖質のクリアランスが長くなる菓子）そして粘着性のある調理されたでんぷん製品 社会経済的バックグランドが低い（特に教育レベルが低い） 唾液分泌の抑制効果を持つ薬の常用	砂糖含有菓子の非常に高い頻度摂取（糖質のクリアランスが長くなる菓子）そして粘着性のある調理されたでんぷん製品 社会経済的バックグランドが低いかきわめて低い（特に教育レベルが非常に低い） 唾液分泌の抑制効果を持つ薬の常用
カリエス・リスクの内的修飾指標		なし	わずか、あるいはなし	刺激唾液分泌速度の減少（<0.7mL/min） 非刺激唾液分泌速度の減少（0.2mL/min以下） 唾液緩衝能が低い 免疫応答が低い	刺激唾液分泌速度が非常に低い（0～0.4mL/min） 非刺激唾液分泌速度が非常に低い、口腔乾燥症（0.0～0.1mL/min以下） 唾液緩衝能が非常に低い 慢性疾患あるいは放射線療法による口腔乾燥症（シェーグレン症候群など） 老人性痴呆 身体的ハンディキャップ 重篤な易感染性の免疫応答
う蝕予防因子	口腔清掃状態	きわめて良好	良好	不良	非常に悪い
	フッ化物配合歯磨剤の使用	いつも使用。フッ化物含有チューインガム*のようなほかのフッ化物製剤を利用	いつも使用。フッ化物含有チューインガム*のようなほかのフッ化物製剤を利用	ときどき使用	ときどき、あるいは全く使用せず
	食事習慣	きわめて良い	良好	悪い	非常に悪い
	予防的歯科受診	定期的予防的受診	定期的予防的受診	不定期の予防的受診	予防のための受診ではなく、不定期の治療のための受診

※わが国ではフッ化物含有チューインガムは利用されていない。

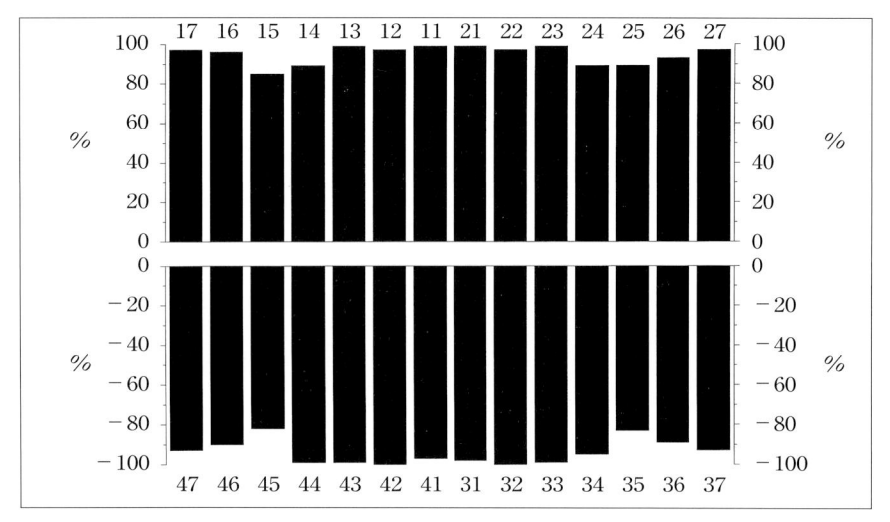

図127 35歳における残存歯（現在歯）の歯種別の割合（歯種はFDI方式）（Axelsson et al, 1988, 1990.）。

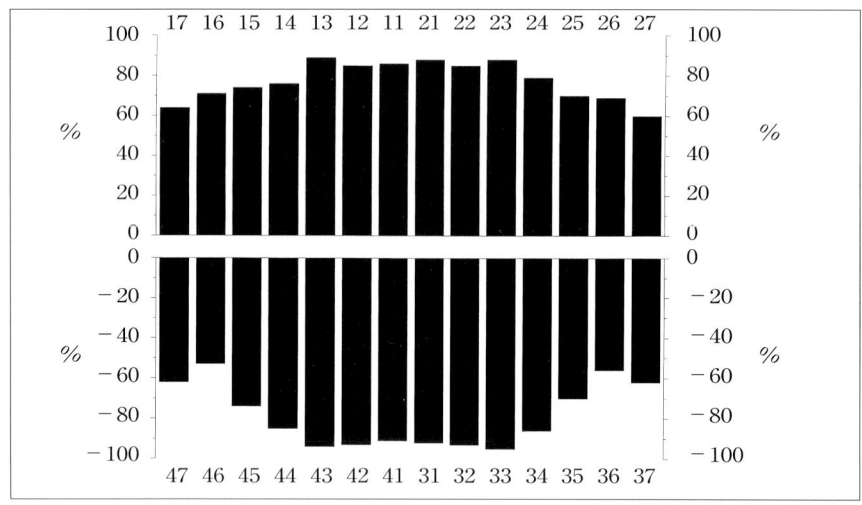

図128 50歳における残存歯（現在歯）の歯種別の割合（歯種はFDI方式）（Axelsson et al, 1988, 1990.）。

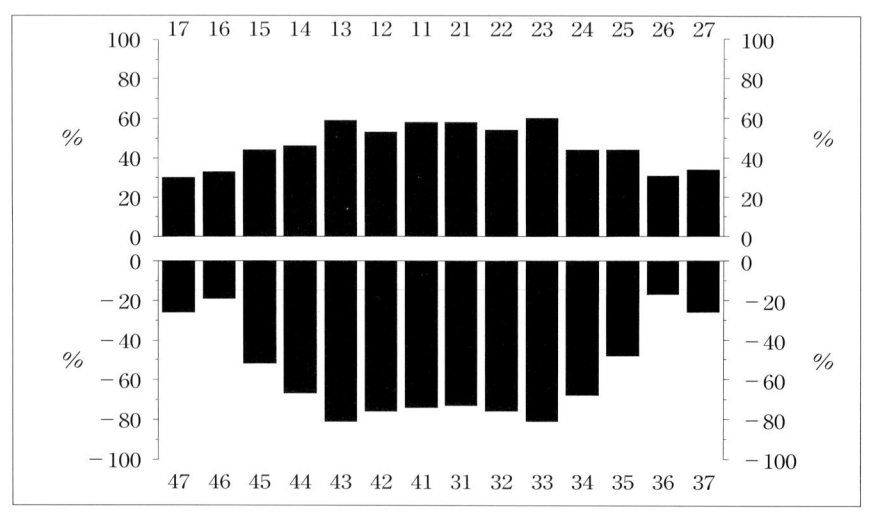

図129 65歳における残存歯（現在歯）の歯種別の割合（歯種はFDI方式）（Axelsson et al, 1988, 1990.）。

んどは小臼歯であり、矯正歯科治療のためである（図127）（Axelsson et al, 1990）。50～65歳の無作為抽出された標本における残存歯（現在歯）のパターンは、図128と図129にそれぞれ示した。50歳では下顎前歯部の90%近くが、第一大臼歯、第二大臼歯では60%が、それぞれ残っている。

50歳では歯の喪失の80%が、う蝕に直接的あるいは間接的に（歯内療法での併発、根端性歯周炎あるいはポストに

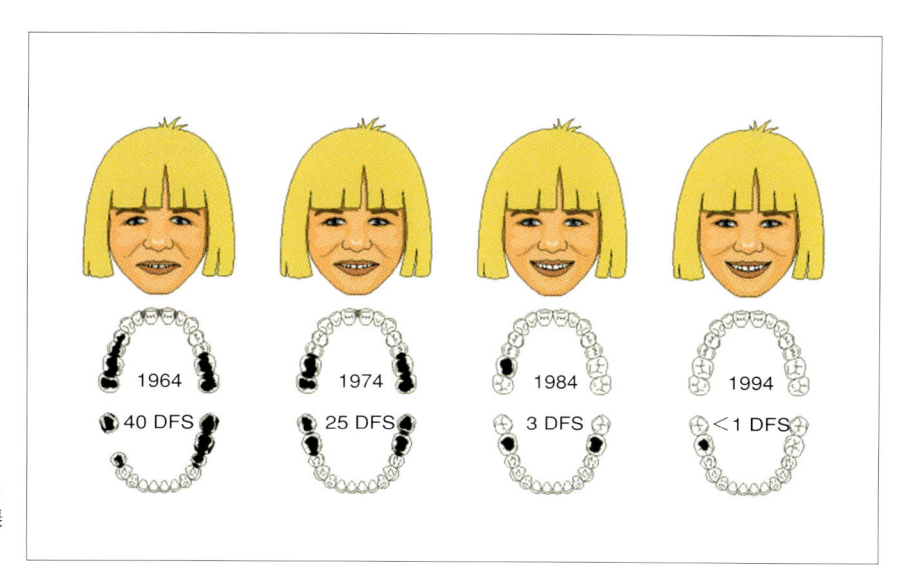

第4章　カリエス・リスクとリスク・プロフィールの予測

図130　スウェーデンのVärmlandにおける12歳児のう蝕有病状態の30年間の変遷（Axelsson et al, 1988.）。

関連した根の破折）関係している。1948年から1953年にはこの年齢の人たちは10〜15歳であり、この頃のう蝕有病率や発病率は非常に高く、当時の学校でのデンタルケアは"drilling, filling, killing the pulp（窩洞を形成、充填する、抜髄する）"であった。喪失歯の10%が歯列矯正を理由により、残り10%は歯周病が原因である。

65歳以上では、歯の喪失の75%がう蝕、20%が歯周病、5%が歯列矯正のためであると推測されている。言い換えれば、高齢者における歯の喪失の大きな原因はう蝕である。65歳以上では上顎および下顎の第一大臼歯のそれぞれ5%と10%が残っており、上顎および下顎前歯のそれぞれ40%、60%が残っている。

簡単に言うと、歯の喪失のリスクは、歯冠の頰舌の幅と口唇からの後方の距離を組み合わせることによって予測できる。臼歯（リスクの鍵を握る）はもっとも後方の歯である。第一大臼歯はもっとも広い隣接面を持ち、下顎前歯部はもっとも狭い。したがって、歯磨きをしている集団においては、後方の臼歯隣接面の清掃とフッ化物の局所塗布を行う必要がある。

う蝕になりやすい歯面

はじめに述べたように、歯の喪失や未処置あるいは処置歯面のパターンは、集団の年齢やう蝕有病状態によって変動する。図130はう蝕有病状態を示し、スウェーデンのVärmlandでの1964、1974、1984、および1994年の12歳児の未処置あるいは処置歯面のパターンを示す。大臼歯はう蝕になりやすい歯であることがわかる。歯磨きをする集団でう蝕になりやすい歯面は大臼歯の裂溝であり、第二大臼歯の近心面と第一大臼歯の遠心面である。本章のはじめにその基本を述べたようにPMTC、フッ化物バーニッシュおよびクロルヘキシジンのバーニッシュをニーズに対応した間隔で受け、セルフケアとしての機械的プラーク除去とフッ化物配合歯磨剤を合わせて行うことをう蝕になりやすいこれらの歯および歯面に集中するべきである。

図130に示すように1964年の平均的なう蝕有病率は40の未処置あるいは処置歯面であり、一般に大臼歯と小臼歯のすべての隣接面のみならずいくつかの頰舌側面が含まれていた。第一大臼歯1歯がう蝕を原因として抜歯されていた。次の10年間に歯磨きとフッ化物配合歯磨剤が導入された。その結果、未処置あるいは処置歯面はおよそ25まで減少した。その減少は主に前歯部の隣接面と小臼歯および大臼歯の頰舌側での歯面のう蝕であった。歯磨きとフッ化物配合歯磨剤のそれぞれの効果を分けて推測することが難しい。

1975年にフッ化物配合歯磨剤とフッ化物バーニッシュの両方を応用したニーズに対応したプラーク・コントロールプログラム（プロフェッショナルとホームケアの両方）を段階的に児童のリスクの高い歯面をターゲットにして導入された。未処置あるいは処置歯面は3に減少した。その減少は大臼歯と小臼歯の隣接面であった。残っ

157

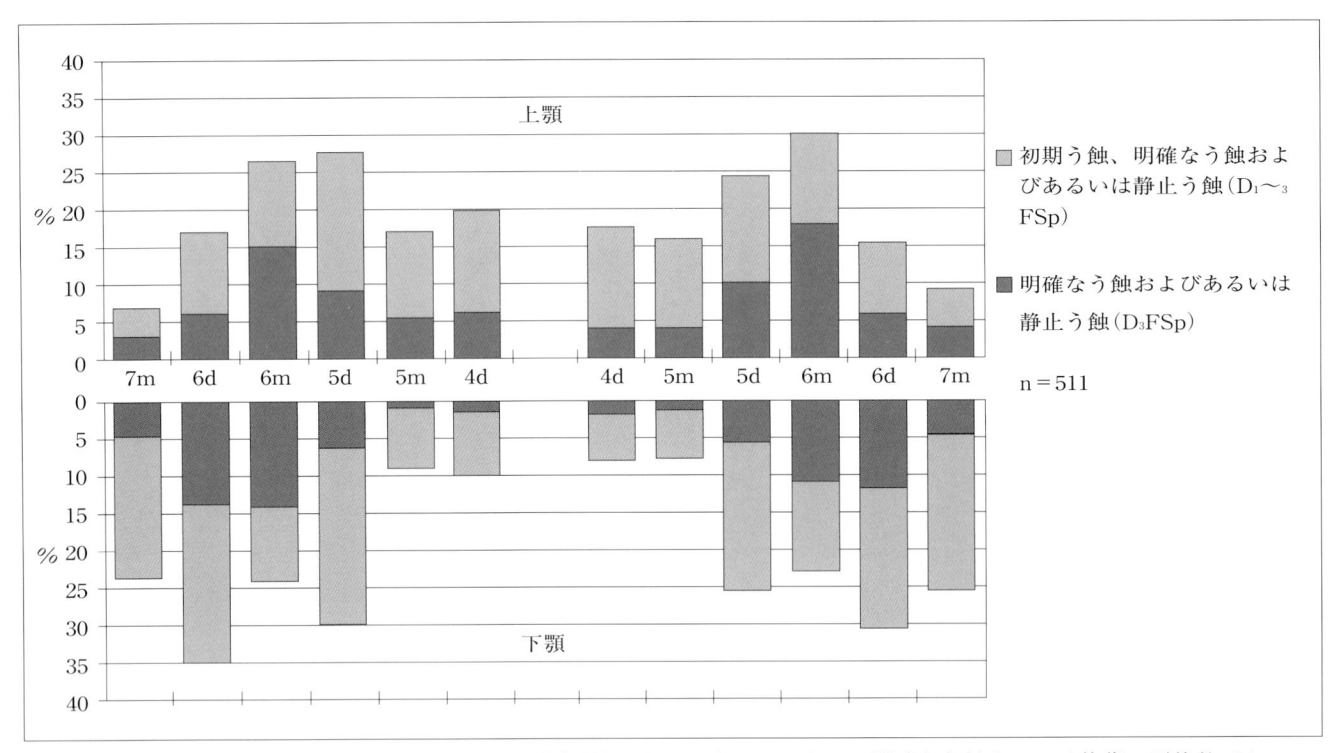

図131 19歳時臼歯部隣接面の初期う蝕（エナメル質う蝕）がある、あるいはないの明確なう蝕あるいは修復の平均的パターン。(D)：象牙質、(D_1, D_2)：エナメル質う蝕、(D_3)：象牙質う蝕、(FS)：修復された歯面、(p)：臼歯部、(m)：近心、(d)：遠心 (Forsling et al, 1999. 許可により転載)。

たう蝕は第一大臼歯の裂溝であり、これは、主に過治療のためであるとされている。

筆者らの第一大臼歯の咬合面に対する予防プログラムは、1984年に開始された。1994年にはう蝕有病状態は1の未処置あるいは処置歯面以下になった。1994年では、生まれてから統合した予防プログラムを受けた19歳の最初のグループは、1以下の隣接面の未処置あるいは処置歯面になるであろうし、そしておそらく処置歯面は0.3以下になるであろう。その理由は象牙質までに進行していない隣接面のう蝕は修復操作なしで非侵襲的に処置できるからである。

図131は、スウェーデンの4つの郡からの19歳の無作為抽出標本の臼歯部隣接面の歯面の明確なう蝕、初期う蝕（エナメルう蝕）が伴うか否かの修復の平均的なパターンを示す（Forsling et al, 1999）。下顎右側第一大臼歯の遠心面はもっともう蝕になりやすい。これはおそらくほとんどの人が右利きであることによる。そして右利きの人は下顎右側舌側の隣接面にプラークがたまりやすく歯肉炎にもなりやすい。

第二小臼歯の遠心面は比較的う蝕になりやすいが、これは次のように説明できる。第一大臼歯の広い近心面がう蝕になりやすく、第二小臼歯が萌出してくるときにう蝕細菌叢にさらされる。う蝕感受性が高い人（C2、C3）においては、第二小臼歯の短い萌出期間（1〜2ヵ月）のうちにそのようなエナメル病巣を阻止することが難しく、ときどき病巣は未処置となる。エナメル質の第二次成熟が完了するまでの環境は、第二小臼歯の遠心面にとってきわめて不利である。

図132〜136は、スウェーデンのVärmlandで50歳の人々から無作為抽出された1988年における標本の咬合面、近心、遠心、頬側、舌側面の健全、未処置、処置および喪失歯面が示されている（Axelsson et al, 1988, 1990）。咬合面にはほとんど健全歯面がない（図132）が、下顎前歯部の舌側面のほぼ100％は健全である（図136）。舌側歯面は、健全歯面の占める割合が高く、次いで頬側歯面も高い（図135）。上顎第一大臼歯の近心と上顎第一小臼歯の遠心面は健全歯面の占める割合がもっとも低く（5〜10％）、次に第二大臼歯の近心面と下顎第二小臼歯の遠

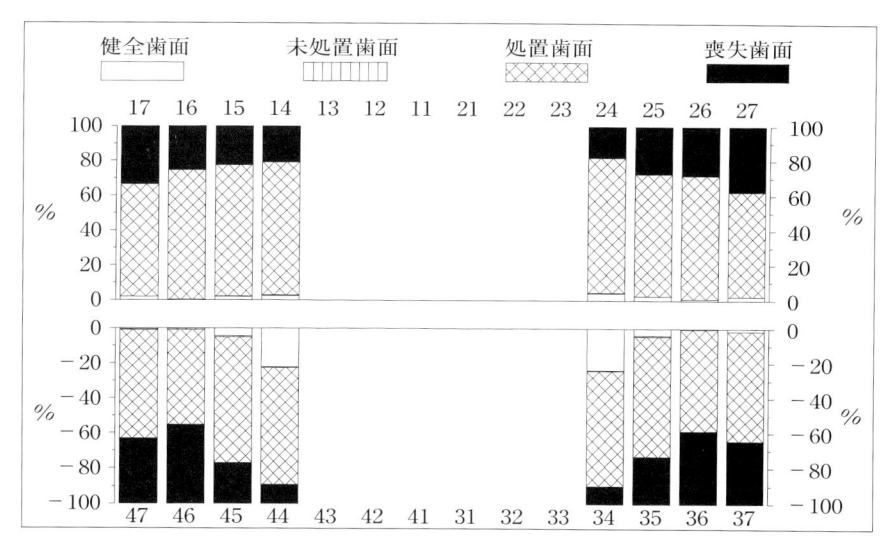

第4章 カリエス・リスクとリスク・プロフィールの予測

図132 50歳のう蝕有病率。咬合面の健全歯面、未処置歯面、処置歯面、喪失歯面の分布(歯種はFDI方式)(Axelson et al, 1988, 1990.)。

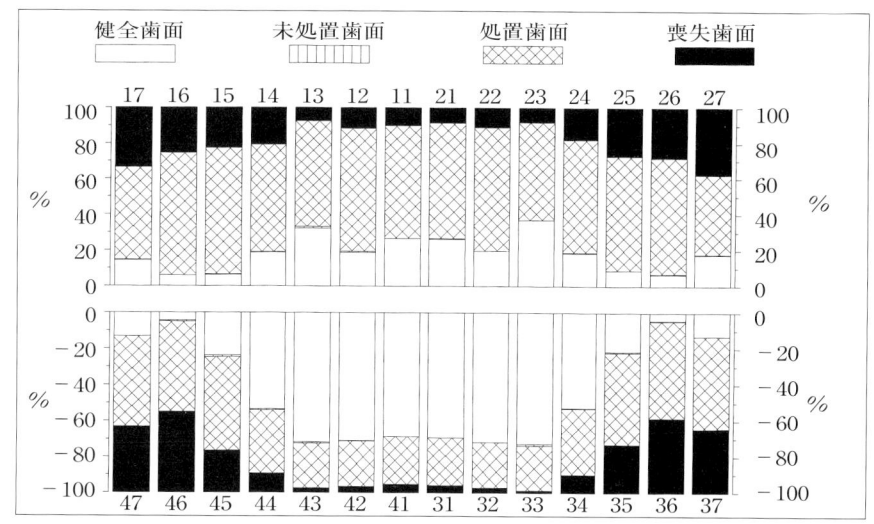

図133 50歳のう蝕有病率。近心面の健全歯面、未処置歯面、処置歯面、喪失歯面の分布(歯種はFDI方式)(Axelson et al, 1988, 1990.)。

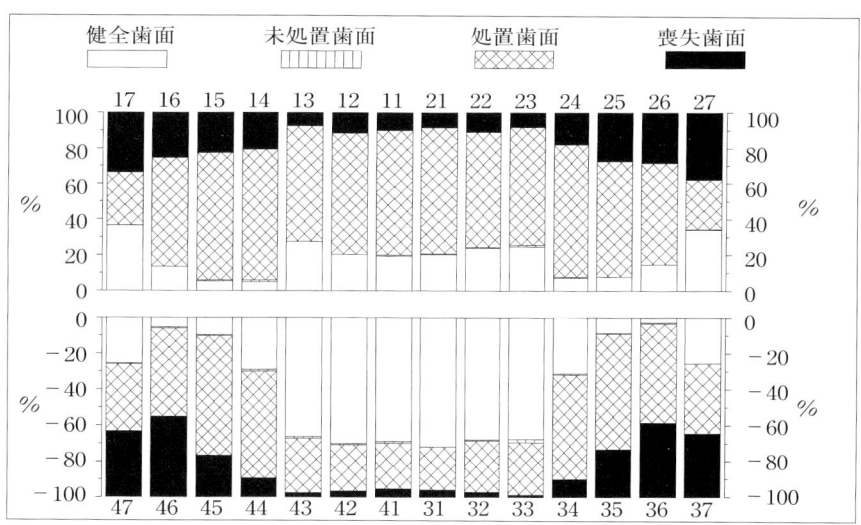

図134 50歳のう蝕有病率。遠心面の健全歯面、未処置歯面、処置歯面、喪失歯面の分布(歯種はFDI方式)(Axelson et al, 1988, 1990.)。

心面が低い(図133、134)。華奢な下顎前歯の隣接面はもっとも高い健全歯面である(約70%)。

リスク・プロフィール

疾患の現状(有病率、発病率、処置ニーズなど)、病因因

159

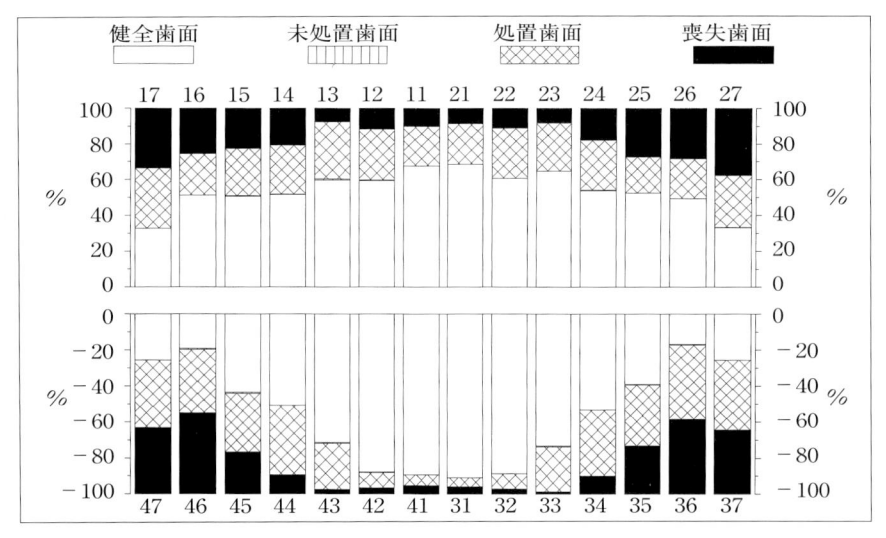

図135 50歳のう蝕有病率。頬側面の健全歯面、未処置歯面、処置歯面、喪失歯面の分布（歯種はFDI方式）(Axcelson et al, 1988, 1990.)。

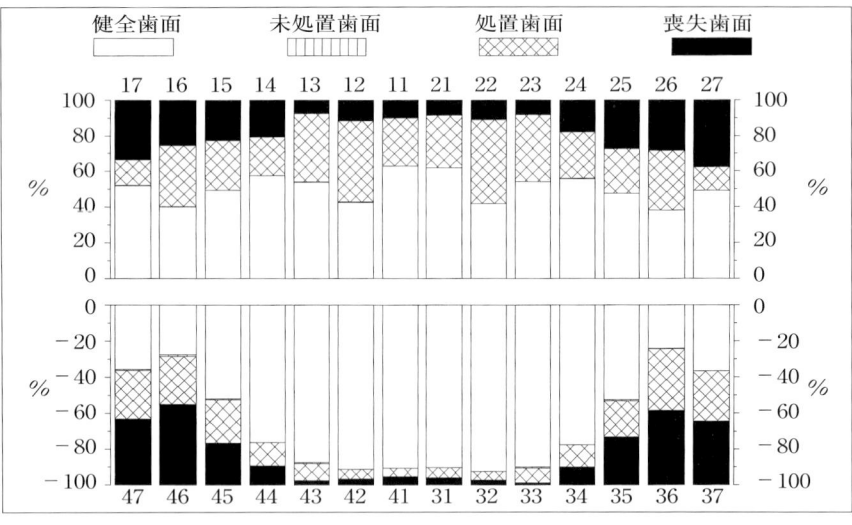

図136 50歳のう蝕有病率。舌面の健全歯面、未処置歯面、処置歯面、喪失歯面の分布（歯種はFDI方式）(Axcelson et al, 1988, 1990.)。

子 (etiologic factor)、外的リスク修飾指標 (external modifying risk indicator)、リスクファクター (risk factor)、そして予後のリスクファクター (prognostic risk factor)、内的リスク修飾指標 (internal modifying risk indicator)、リスクファクター (risk factor)、そして予後のリスクファクター (prognostic risk factor)、予防因子 (preventive factors) を組み合わせることによって歯の喪失、う蝕や歯周病のリスク・プロフィールを図で示すことができる。これはマニュアルあるいはコンピュータによって行うことができる。0～3で示すリスクの程度は、それぞれ緑、青、黄色および赤を用いて視覚化する。また、症例の知見の詳細や推奨される予防処置内容を話し合う際に患者とのコミュニケーションに役立つ道具となる。

う蝕と歯周病とが複合した症例のリスク・プロフィール

　患者のなかにはう蝕と歯周病の双方に悩まされていることがよくあり、2つの疾患のリスク・プロフィールを組み合わせたり、別々に使えるようにデザインされている。初診時の精密検査や病歴を記録した後に下記に示すような基準によって、う蝕と歯周病の双方にハイリスクを持つ者 (C3P3) として分類した患者のリスク・プロフィールを図137に示した。その基準とは以下のとおりである。

1. う蝕および歯周病の有病率が高い。
2. う蝕および歯周病の発病率が高い。
3. 患者は多くの病因因子、すなわち、非特異的（プラー

第4章　カリエス・リスクとリスク・プロフィールの予測

年齢
CP　　＝う蝕有病率
CI　　＝う蝕発病状態
EF　　＝病因因子
PP　　＝歯周炎有病状態
PIN　　＝歯周炎発病状態
EMRIRF＝外的修飾リスク指標と
　　　　リスクファクター
IMRIRF＝内的修飾リスク指標と
　　　　リスクファクター
PF　　＝予防因子

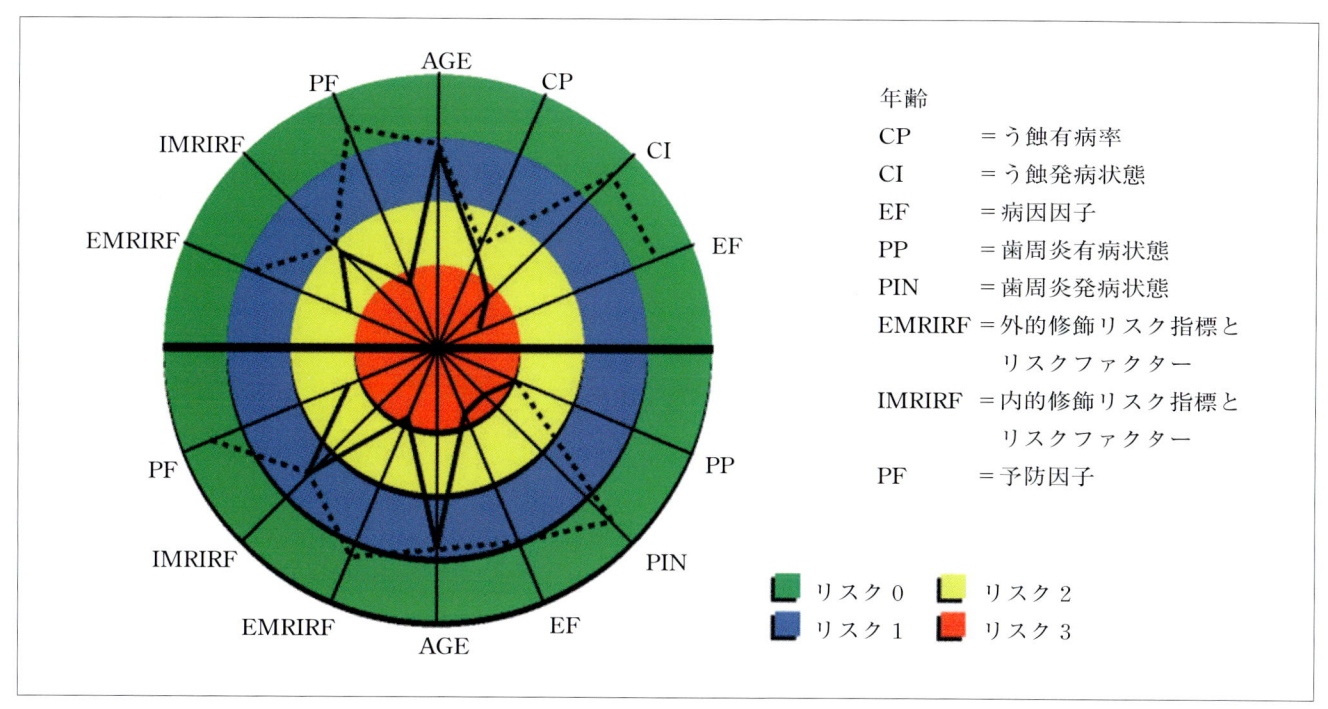

■ リスク0　　■ リスク2
■ リスク1　　■ リスク3

図137　う蝕と歯周疾患のリスク・プロフィール。（実線）：初診時所見、C3P3；（破線）2年後のリコール時の所見、C1P1。

ク形成速度が速く、プラーク量も多い）および特異的（う蝕関連微生物と歯周病原菌）の双方にさらされている可能性がある。

4. 患者は歯周病と同様に多くの外的および内的修飾リスク指標、リスクファクター、そして予後のリスクファクターが現われていた。

　a. う蝕のもっとも重要な外的修飾因子は、粘着性のある砂糖を多く含む食品の頻回摂取、唾液分泌抑制効果を持つ薬剤の投与。歯周病については1日10〜20本の喫煙であった。

　b. 内的修飾因子のなかで、う蝕にもっとも重要であったものは、刺激唾液分泌が減少していた（0.6mL/min）ことであった。歯周病については真性糖尿病であった。

5. 口腔清掃の水準が非常に低く、食習慣も悪かった。

6. この患者は予防的な口腔ケアを受ける習慣がなく、歯の治療のための受診も不定期であった。

　症例の所見の提示と自己診断を行った後に患者と歯科医師は患者とオーラルケアの担当者間でお互いの責任を分ち合うことを基本とした処置方針を話し合った。2年後、この患者のう蝕と歯周病の双方のリスクは次に示すように低くなった。

1. 病因因子は（専門家とセルフケアによる）はじめの徹底した機械的および化学的プラーク・コントロールによって、プラーク・コントロールの水準が良好に維持され（赤から緑へ）、劇的に減少し、すなわちもっとも重要な予防因子の劇的改善によって減少したと言える。

2. 処置ニーズ（開放性のう窩の除去と修復、そしてスケーリング、ルートプレーニングと病的歯周ポケットの壊死組織除去術）とプラークが残りやすくなる因子を除去した。

3. 重要な内的修飾因子を減少させた。患者は、喫煙をやめ、推定された糖質の1日当たりのクリアランス時間を80％まで減らした。さらに、唾液を減少させる効果を持つ薬のこれ以上の必要性がなくなった。この結果とフッ化物含有チューインガムの定期的な摂取によって唾液分泌速度は0.6mL/minから1.0mL/minまで増加した。

4. フッ化物の使用が増加した。新しいフッ化物配合歯磨剤を導入し、フッ化物含有チューインガムの使用

161

Box19　カリエス・リスクを示す変数（用語）の略字

カリエス・リスク
C0 ＝リスクなし
C1 ＝ローリスク
C2 ＝リスクあり
C3 ＝ハイリスク

う蝕の兆候
CP ＝う蝕有病率
CI ＝う蝕発病率または発生率

EF ＝病因因子
PFRI ＝プラーク形成速度指数
PI ＝プラーク指数
MS ＝唾液中ミュータンス連鎖球菌数
LBC ＝唾液中乳酸桿菌数

EMRIRF ＝外的修飾リスク指標、リスク因子そして予後因子
CD ＝慢性疾患
SEC ＝社会経済的状態
ID ＝感染症

M ＝薬剤の服用
DCH ＝口腔衛生習慣
OSCT ＝糖質の口腔クリアランス時間
DHI ＝食習慣指数

IMRIRF ＝内的修飾リスク指標、リスク因子そして予後因子
年齢
CD ＝慢性疾患
SSR ＝刺激唾液分泌速度
SBE ＝唾液緩衝能

PF ＝予防因子
GEN ＝遺伝因子
ED ＝教育レベル
RPDC ＝定期的で予防的な歯科受診の習慣
CO ＝コンプライアンス（順守）
SOH ＝口腔衛生状態の水準
F ＝フッ化物利用
DC ＝食事制限
SS ＝唾液分泌の刺激

を毎食後行うように勧めた。これは専門家によるフッ化物バーニッシュの塗布に加えて行われた。

　この患者は、これらの予防方法と健康的なライフスタイルになったことによって新たなう蝕は起きず、これ以上、歯周組織の支持の喪失がなくなることを経験した。

う蝕の詳細なリスク・プロフィール

　例えば、患者が主としてう蝕あるいは歯周病のどちらかに特にハイリスクにあった場合、より詳細な疾患のリスク・プロフィールを示すことが可能である。Box19にカリエス・リスクに関連したもっとも重要な変数のリストを示した。図138は、専門家による予防方法に加えてセルフケアを改善することによってハイリスクの患者（C3）がどのようにローリスクの患者（C1）に変わっていったかを示している。実線と破線との間の違いが大きければ大きいほどその改善が大きいことを示す。何の違いもなかった場合はその特定の因子が影響していないことを示している（例えば、遺伝的因子、慢性疾患、年齢）。

　図に示した患者は40歳の女性で臨床的な診断と聞きとりのデータを次に示す。

1. う蝕有病状態は非常に高かった。すべての咬合面とほとんどの隣接面と若干の頬側面が修復されていた。3～5の新しいう蝕の再発があった。
2. う蝕発病率は非常に高かった。患者の1年間の新生う蝕（85%以上が再発）が3以上であった。
3. 病因因子の値はきわめて高かった。
   a. プラーク形成速度（率）は高かった（PFRIスコアは5）。
   b. プラークの量は極端に多かった（PI＝93%）。
   c. 唾液MSのレベルは非常に高かった（100万CFL/mL以上）。
   d. 唾液乳酸桿菌のレベルは非常に高かった（50万CFU/mL）。
4. 外的修飾リスク指標、リスクファクターと予後のリスクファクターは以下のようであった。
   a. 進行中の伝染性疾患のため唾液分泌抑制効果のある薬剤の投与が必要であった。

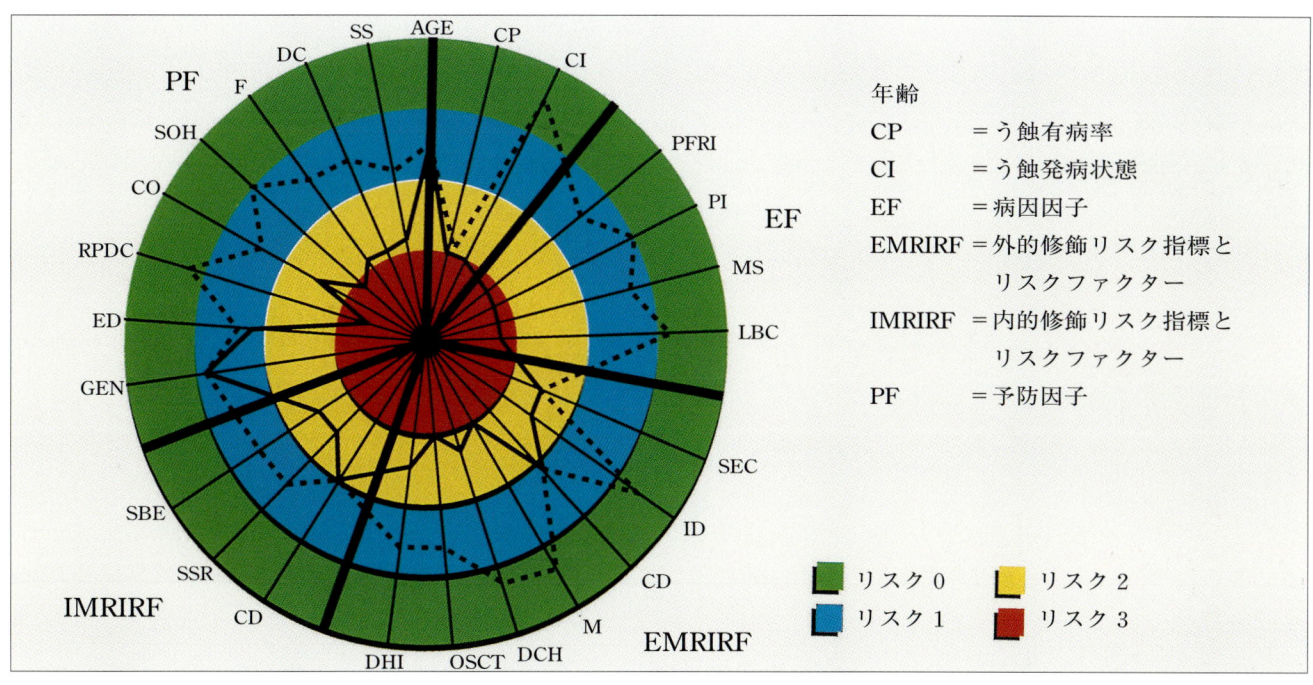

図138 う蝕のリスク・プロフィール。(実線)：初診時所見、C3：(破線) 1年後のリコールでの所見、C1 (略字はBox19を参照)。

 b. 中等度のリウマチのため唾液分泌抑制効果のある薬剤の投与がときどき必要であった。
 c. 現在まで歯科受療 (dental attendance) 習慣は不規則であった。
 d. 粘着性の高い砂糖を多く含んだ食品の摂りすぎのため、糖質のクリアランクス時間は極端に長かった。
 e. 食事習慣が悪く、食物繊維の豊富な野菜やフルーツをほとんど食べていなかったので、食事習慣指数は低かった。
5. 内的修飾リスク指標、リスクファクター、予後のリスクファクターのもっとも重要な所見は以下のようであった。
 a. 免疫応答の慢性的な低下。
 b. 唾液分泌速度の低下 (0.5mL/min)。
 c. 唾液緩衝能の低下。
6. 予防因子
 a. 歯の形態や唾液などに既知の遺伝的欠如はない。
 b. 教育レベルは比較的高い。
 c. 予防的な口腔ケアの習慣がない。
 d. 協調性のレベルが低い。
 e. 口腔清掃の水準が非常に低い。
 f. フッ化物配合歯磨剤あるいは他のフッ化物製剤の利用がない。
 g. 食事コントロールが非常に低い。
 h. 食物繊維の豊富な食品による付加的な唾液分泌の刺激がない。

 症例呈示の間、このリスク・プロフィールを患者とのコミュニケーションの道具として使用した。同時に患者が自身の口腔の保健状態や処置ニーズの診断を確証するために、自己診断を行うための指導が行われた。それ以来、処置方針について同意することができ、患者の口腔保健に対する責任が診療室での患者と口腔保健者との間に分かち合うことができた。

 これに続いて、自己診断に基づいたセルフケアの教育を含めて、プラーク保持因子の除去、再発したう蝕のレジングラスアイオノマーによる半永久的修復、PMTC、舌清掃と、クロルヘキシジン療法 (バーニッシュ、ゲル、歯磨剤、あるいは洗口) そしてフッ化物バーニッシュ塗布からなる、いわゆる完全な口腔の消毒による初期の徹底した予防につながった。この患者の再評価を2ヵ月後に行った。この再評価でもっとも重要なことは、患者の自己評価が活性化されたことであった。もう一度、リス

ク・プロフィールが患者とのコミュニケーションの道具として使われ、口腔内の自己評価に口腔内Ｘ線写真が追加して用いられた。図138は、どのようにして患者と歯科従事者がお互いの責務をうまく行ったかを示したものである。

病因因子は専門家によるPMTCとクロルヘキシジン塗布に加えて、改善されたプラーク・コントロールやセルフケアによる断続的な（ときどき行う）クロルヘキシジン塗布によって劇的に減少した。

1. PFRIはスコア5から2に減少した。
2. プラーク指数は93％から8％に減少した。
3. MS数は100万CFL/mL以上から1万CFL/mL以下に減少した。
4. 乳酸桿菌数は50万CFL/mL以上から1万CFL/mL以下に減少した。

糖質クリアランス時間と食事習慣指数の顕著な減少は下記に示すことによって達成された。

1. 砂糖を多く含む粘着性食品を食事から除去。
2. 1日当たりの食事と間食の回数を9回から4回までに減らした。
3. 咀嚼による唾液分泌を促進させるために食物繊維の豊富な野菜とフルーツの摂取を増やした。
4. 植物性タンパクと脂肪の摂取を増やし、動物性脂肪とタンパクを減少させた。

唾液分泌速度は0.6mL/minから1.0mL/minに増加し、唾液緩衝能を低（low）から正常（normal）に改善した。

1. 毎食後20分間フッ化物含有チューインガムを利用する。
2. 食事習慣の改善、特に咀嚼を必要とする食物繊維を多く含む食品である新鮮野菜やフルーツの摂取を増やす。
3. デザートとしてチーズや新鮮フルーツを利用する。
4. 唾液分泌抑制効果を持つ食品を排除する。

脱灰の阻止、再石灰化の促進、プラークpHの改良のために予防因子を改善するフッ化物の応用が次のように行われた。

1. フッ化物配合歯磨剤を常用する。
2. 毎食後20分間フッ化物含有チューインガムを利用する。
3. 患者のニーズに合わせてPMTC後のフッ化物バーニッシュ塗布をする。
4. フッ化物の徐放性とフッ化物の再取り込みが起こるグラスアイオノマー修復への置き換えを行う。

セルフケアとニーズに合った間隔の歯科受診による改善と専門家による予防と自己評価による効果としてう蝕発病率（CI）は1年間0で、新しいう蝕は起こらなかった。もし、ニーズに応じた維持プログラムとともにきわめて良好なセルフケア習慣が、さらに2年間続けた後に新しいう蝕が起こらなければ、患者はローリスクのC1に分類されることになろう。

カリオグラム・モデル (CARIOGRAM MODEL)

新しいモデルである"カリオグラム"は1996年Bratthallによってう蝕に関連した因子の相互関係の図として発表された。このモデルは個々のリスクや抵抗因子を選び出すことができる。カリエス・リスクを推定するために特別の双方向性のバージョンが作られてきている。

最初のカリオグラムは3つの扇形に分けた円であり、それぞれがう蝕活動性に強く影響を与えている因子を示している。すなわち、食事、微生物および感受性である。モデルの展開は、例えば、ある個人が高ショ糖摂取で口腔清掃が悪く、MSレベルが高く、あるいはフッ化物の応用がないにもかかわらず、なぜカリエス・リスクが低いのかなどの説明に必要である。

カリオグラムの例を図139に示す。これらカリオグラムはある特定の個人あるいは地域の集団における1歯面の状況を示すことができる。図139-Aに示すように閉じた円は、どこで脱灰が起こっているか状況が説明でき、

第4章　カリエス・リスクとリスク・プロフィールの予測

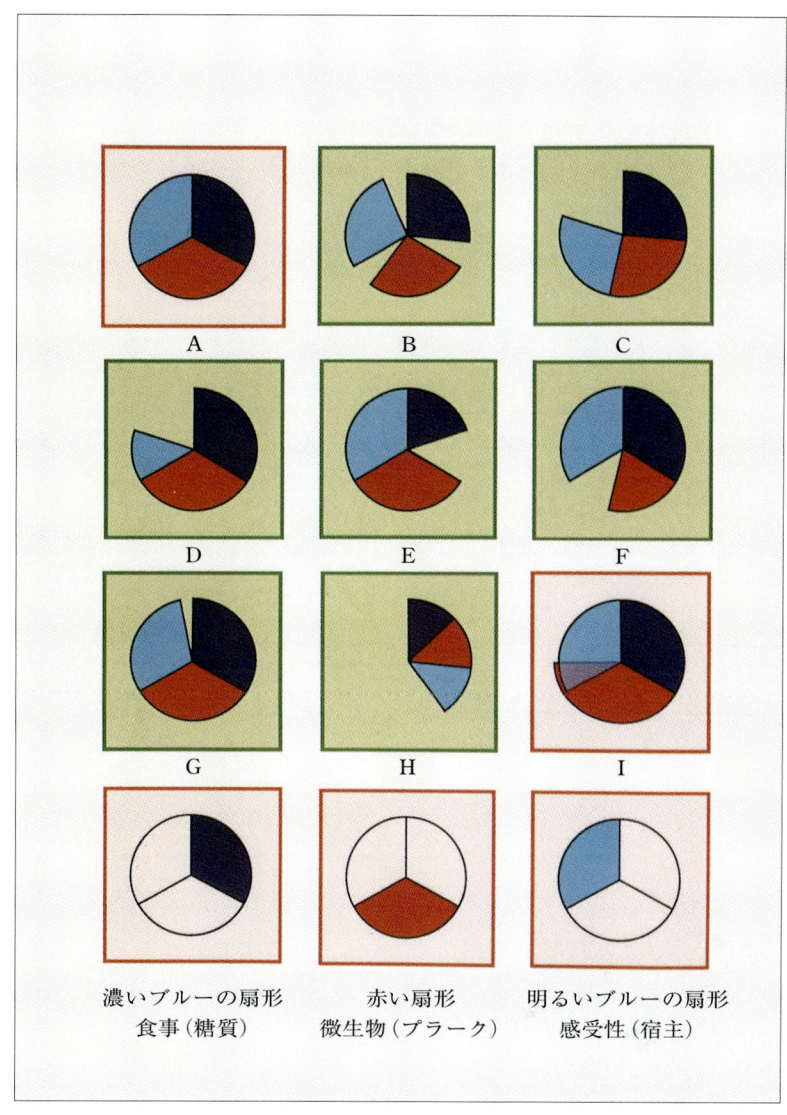

図139　カリオグラム。う蝕活動性とカリエス・リスクを決定するための因子の相互作用図。(A)：閉じた円は、う蝕病巣がある時間の間に発病すると考えられる状態を示す。十分なレベルの微生物、う蝕誘発性の食事、そして感受性の宿主が存在する。この例ではすべての扇形のサイズが同じである。もし1つの因子が極端に好ましくない場合、扇形が1/3以上を占めることになる。(B)：開放した円は、ある時間の間には発病しないと考えられる状態を示す。この例ではすべての扇形が小さくなっている。例えば、甘味に対する欲求の抑制、プラーク・コントロールや疾患への抵抗性を増強することを示している。この結果はカリエス・リスクが減少したことであり、これによってう蝕はある期間発病しないであろう。(C)：(B)の3つのギャップが重なっている。ギャップの大きさが好ましい状態を示す。(D)：明るいブルーの扇形は小さく、疾患への感受性が減少していることを示している。フッ化物の適正な利用はう蝕に対する抵抗性を増加させる方法の1つの例である。結果として脱灰はゆっくりとなり、再石灰化がより有効となる。ある一定の期間う蝕の発病は起こらない。(E)：濃いブルーの扇形はより小さく、食事の状態がより好ましい状態を示している。例えば、砂糖摂取頻度が減少し、砂糖代替糖の利用ができるようになる。その結果として酸の産生がほとんどなくなり、脱灰がより小さくなる。ある一定の期間う蝕の発病は起こらない。(F)：赤い扇形はより小さくなり、う蝕誘発性細菌が減少していることを示している。適切な口腔衛生の指導とMSや乳酸桿菌のレベルの減少がこの変化をもたらす方法の例である。(G)：小さなギャップはリスクが高い状態を示す。わずかな変化が脱灰を起こすのに十分となり、う蝕病巣が形成される。例えば、わずかな唾液分泌の減少、ショ糖摂取量の増加、あるいは口腔衛生のレベルの減少があるとギャップが閉鎖されることになろう。(H)：大きなギャップは非常に低いカリエス・リスクであることを示す。すべての因子が適正なコントロールをされており、カリエス・リスクは非常に低くなろう。図示した状況では、例えば、ある程度の砂糖摂取が増加しても、それによって好ましくない状況には全くならないであろう。う蝕病巣が大きくなる前の明確で安全な扇形である。(I)：これは、極端に好ましくない状況を示している。好ましい扇形は全くなく、1つの因子が顕著であるのでより大きなスペースが必要になっている。どれかの扇形にわずかな改善があってもう蝕活動性を止めるには十分ではない。より徹底的な改善が必要である。食事因子は悪く、プラークは多く、MSや乳酸桿菌の割合が高い。また、宿主は感受性がある。これらの結果、う蝕活動性は高い（年間4～5の新しいう蝕病巣が起こる）(D.Bratthall, 1996. 許可により転載)。

165

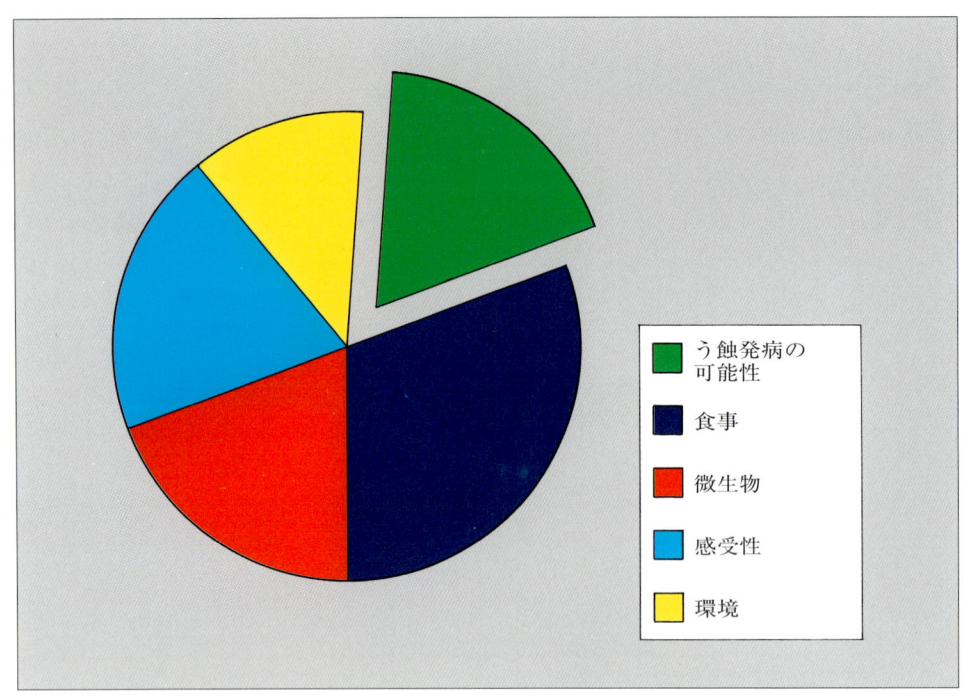

図140 個々のカリエス・リスク推測のための双方向性のカリオグラム・プログラム。

う蝕がある期間後に起こるという意味がある。十分な微生物とう蝕誘発性食事と感受性を持つ宿主があることがこの図のポイントである。

図139-B〜Hの開いた円は、どこにう蝕が起こらないかの状況、脱灰の発生を起こさないために何が必要かの理由が示されている。それぞれの部分について大きい扇形は不利な状況を示し、一方、小さい扇形は有利な状態を示す。各々の扇形は大きさを大きくしたり、小さくしたりすることができる。しかし、何もない部分はすっかりなくなったことを示す。Bratthall（1996）は次に示す方法でいろいろなカリオグラムの例を説明している。

図中Aで閉じた円の3つの部分は、微生物（bacteria）、食事（diet）そして疾病への感受性（susceptibility to disease）である。ここでの"微生物"という用語は微生物のタイプと量、微生物の付着、プラーク形成速度、酸産生能、そしてプラークのう蝕誘発性をより強くあるいは弱くする他のすべての因子を含んでいると理解される。同様に"食事"は、食事が微生物の生育や酸産生性により適しているか、あるいは適さないようにするすべての因子である。これには酸産生性の炭水化物の量や食品摂取の頻度が含まれており、食品中の抗菌性を持つ成分も同様である。感受性は、疾患に対する抵抗性に反映するものをすべて含む因子で、歯の石灰化、フッ化物、唾液分泌、緩衝能、唾液抗体、そして他のすべて唾液性あるいは脱灰と再石灰化に影響を与える宿主成分（因子）である。

もし多量のプラークがあったり、MSや乳酸桿菌の割合が高かったり、プラークが非常に粘着性でその形成速度が速かった場合には微生物部分は大きくなる。もし酸産生性炭水化物、特に砂糖の頻回摂取があったり、ショ糖代用糖の利用がほとんどなかったり、食事が他の厳しい問題から不十分であったりすると食事の扇形はより大きくなる。もしフッ化物応用がほとんどされていなかったり、フッ化物配合歯磨剤がめったに用いられなかったり、唾液分泌が低かったり、唾液緩衝能が低かったりなど他の重要な唾液因子などが欠如していたりしたら食事部分は大きくなる。

3つの扇形は歯面のう蝕が起こるか、起こらない場合での歯面の当面の状態を示している。しかしながら、それぞれの部分の背景になぜこの症例の扇形が大きいか小さいかを決定するいくつかの因子がある。例えば、なぜ唾液分泌が低いのか、やっかいな社会状況が歯をきれいにすることに興味を持ちにくいことになるか、が説明できるし、これによってなぜ多量のプラークがあり歯磨剤からのフッ化物がないのかなども説明できる。

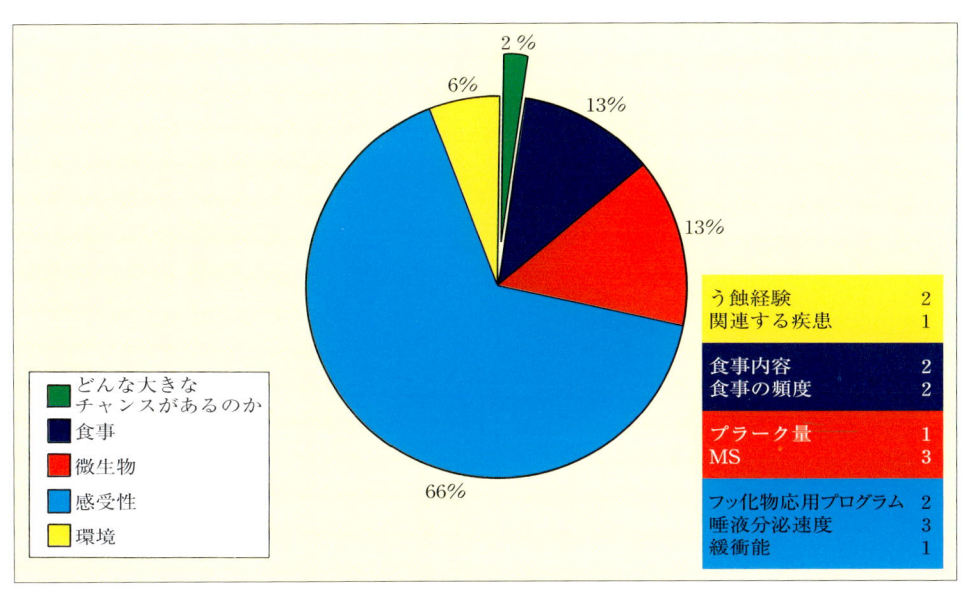

第4章 カリエス・リスクとリスク・プロフィールの予測

図141 カリエス・リスクが非常に高い患者のカリオグラム。患者はこの年齢のなかでは普通のう蝕経験（スコア2）であり、う蝕活動性にいくらか直結する疾患（ハンディキャップ）（スコア1）がある。食事中の砂糖量はかなり高く（スコア2）、間食のスナックを含めて（スコア2）1日に7回の摂取頻度である。口腔清掃（プラーク量）はかなり良い（スコア1）が、MSのレベルが非常に高い（Strip Mutansスコア2）。フッ化物の応用は歯磨剤からのみでそれ以外からの応用はない（スコア2）。唾液緩衝能はいくらか低く（Dentobuff 緑：スコア1）。因子を総合的に評価すると、これから新しいう蝕が起るリスクが非常に高い。将来"う蝕が起こらない確率"はたった2％である。唾液分泌速度が低いことはう蝕誘発性食事と高いレベルのMSと合わさった（複合した）ため、予防処置を絶対行われなければならない。唾液分泌速度が低いことは大きなインパクトを持つ、すなわち、明るいブルーの扇形がこんなに大きくなっている理由でもある（D.Bratthallの好意による）。

　図Bの円は開いている。これはう蝕が起こらないであろうということを示している。う蝕の形成に対して"何かが欠如している"。この特別の症例での理由はすべての扇形が"改善された"ことである。例えば、プラークの量が減少したため、あるいはう蝕誘発性微生物を少なくするための変化のために微生物扇形は小さくなった。食事の扇形はおそらく特に砂糖摂取の減少によって小さくなっている。また、フッ化物プログラムの実施のため疾患への感受性は減少し、抵抗性は増加する。

　カリオグラムの考え方を基本にして、カリエス・リスクの相互作用についての最初のバージョンが開発された（Bratthall et al, 1997）。このプログラムとオリジナルのバージョンにはいくつかの基本的な違いがある。第一は将来のう蝕活動性のリスクを0～100％のスケールに変えられるが、100％以上にはできない（図140）、すなわち扇形部分はお互いにオーバーラップできない。第二は病巣の進行に直接関与しないことがわかっているけれども、リスクの計算には考慮すべきものとしているう蝕経験や全身疾患が含まれている。

　プログラムの目的は教育的であり、可能性のあるリスク評価を図で示すものである。このリスク評価は歯科医師の責任の転嫁ではなく、適切な意志決定を行うのに役立つ。このプログラムは次のように行われる。微生物、食事、唾液そしてフッ化物に関する患者の個々のデータを環境に関する情報も含めてプログラムのなかに入力する。入力された値は特別の基準に従っている。スコア0はもっとも有利な値で、最大値は3でこの値は不利でハイリスクを持つ値である。

　公式に従ってプログラムはカリエス・リスクを計算し、"新しいう蝕の可能性はありません"を示す。う蝕の発病の大きなチャンスはありませんということは、カリエス・リスクが低いという意味である。計算式は高いインパクトをもっと信じられている因子がリスクに大きく影響を与えるように重みづけされた計算に基づいている。図141～144は、選択された患者に対するカリオグラムのいくつかの例を図で示したものである。

　このようにカリオグラムのモデルは、いろいろなう蝕発病に関連する因子がいかに相互作用しているかを図で

167

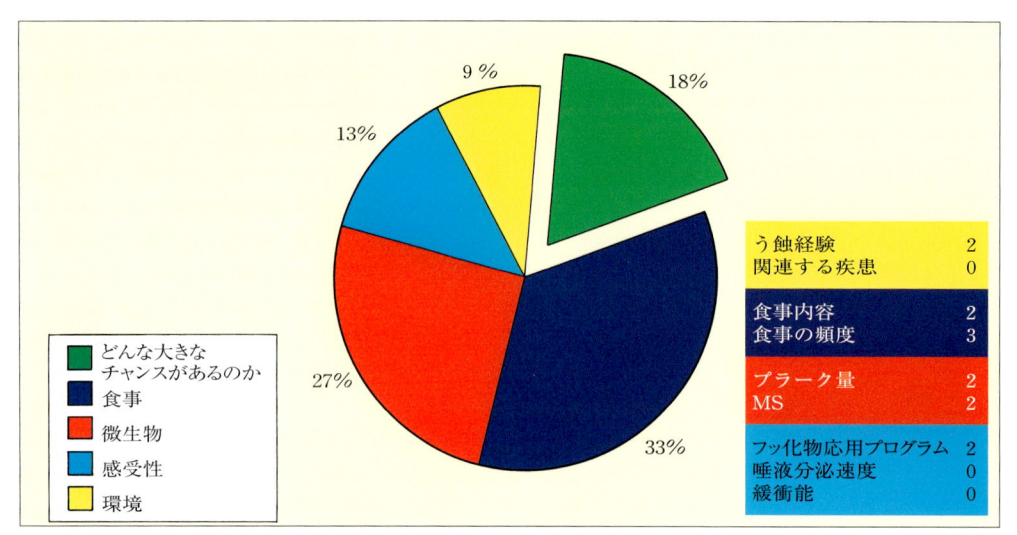

図142 カリエス・リスクの高い患者のカリオグラム。患者はその年齢群のなかでは普通のう蝕経験（スコア2）であり、う蝕活動性に関係する疾病（ハンディキャップ）もない。食事中の糖質の量はかなり高く（スコア2）、間食を含めて1日に7回以上の摂取がある（スコア3）。口腔清掃（プラーク量）はかなり不良（スコア2）で、MSのレベルはかなり高い（Strip Mutans スコア2）。フッ化物の利用はフッ化物配合歯磨剤以外はない（スコア2）。唾液分泌は正常（スコア0）であり、緩衝能も正常（スコア0）である。これらの因子を総合的に評価するとこれから新しう蝕が起こる可能性は図141に示した例よりも高くはない。口腔清掃状態が比較的不良であることと、う蝕誘発性食事とMSのレベルが高いことから、予防処置を行う必要がある（D.Bratthallの好意による）。

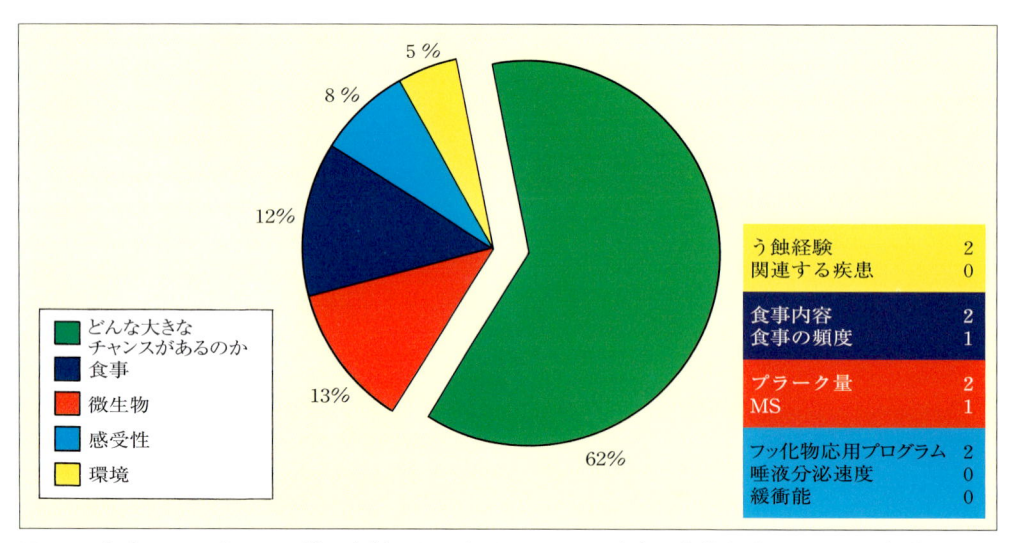

図143 カリエス・リスクの低い症例のカリオグラム。この患者のう蝕経験スコアは同年齢のなかでは普通のレベル（スコア2）で、カリエス・リスクに関連する疾病（ハンディキャップ）もない。（スコア0）。食事中の糖質量はかなり高い（スコア2）が、食事の回数はむしろ少なく、1日最大で間食を含めて5回である。口腔清掃（プラーク量）は不良で（スコア2）あるが、MSのレベルはむしろ低い（Strip Mutansスコア1）。フッ化物の利用はフッ化物配合歯磨剤以外はない（スコア2）。唾液分泌（スコア0）および唾液緩衝能（Dentbuff 青：スコア0）は双方ともに正常である。これらの因子を総合的に評価すると、これから新しう蝕が起こる可能性はむしろ低い。食事の回数がかなり少ないこととMSのレベルが低いことが重要である。カリエス・リスクをさらに下げる何らかの活動が推奨される（D.Bratthallの好意による）。

示す簡単な方法である。病因因子の重要性を話し合う必要がありいろいろな場面で有用である。この双方向性のバージョンにおいては、リスクがいろいろな方法の結果としてどのように変化したかを示すことが可能である。また、このプログラムは術者の"臨床的感覚"の影響にも容認されるであろう。

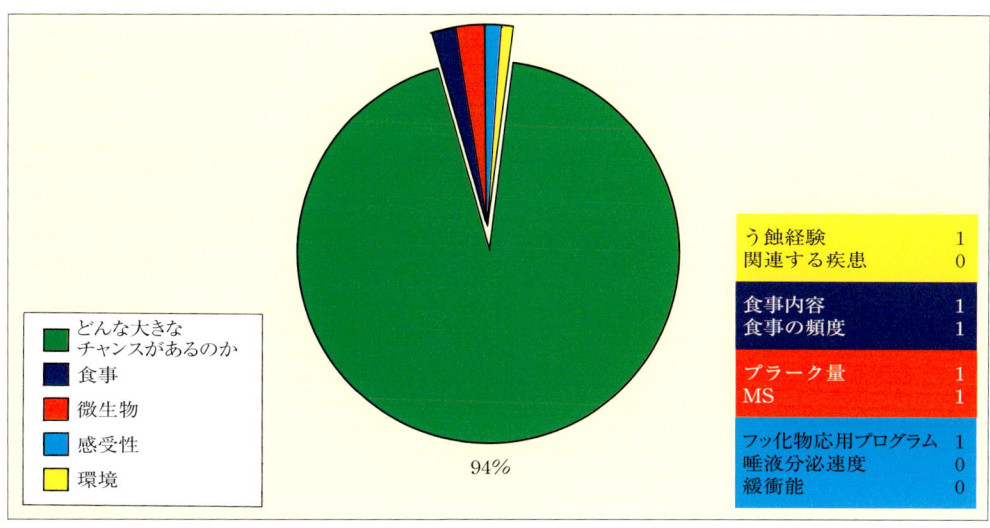

図144 カリエス・リスクが非常に低い患者のカリオグラム。この患者のう蝕経験は同年齢の普通よりも相当低く（スコア0）、う蝕活動性に関連する疾患はない（スコア0）。食事中の糖質量はかなり低く（スコア0）、食事の回数も低く間食を含めて5回である（スコア1）。口腔清掃（プラーク量）は良好（スコア1）で、MSレベルは低い（スコア1）。フッ化物配合歯磨剤を含めてそれ以外のフッ化物の利用がある（スコア0）。唾液分泌（スコア0）や緩衝能（Dentobuff　青：スコア0）の双方ともに正常である（スコア1）。各因子を総合的に評価すると、個々1年間に新しいう蝕が起こる可能性は非常に低いことを示している。う蝕誘発性の観点から食事はすばらしく良好で、口腔環境も良く、MSのレベルも低く、付加的なフッ化物の応用も継続しているので、カリエス・リスクを低下させる必要性はない（D.Bratthallの好意による）。

結論

カリエス・リスク

　費用対効果の概念からう蝕予防方法はカリエス・リスクの予測に従って厳密に応用されるべきである。う蝕有病率と発病率が非常に高い地域（ほとんどの人に毎年新しい1歯以上のう蝕が発病するような）では昔から行われている全体的な方法が費用に対する効果が高い。しかしながら、特に20～30年前にう蝕発病率が高かった工業国でみられるように、ハイリスクを持つ者は徐々に少なくなってくる。世界中のほとんどの地域におけるう蝕発病率は低いかあるいは中等度である。そのような地域、特に良く確立されたセルフケアの習慣や良く組織化された口腔保健サービスがある場合は、いわゆるハイリスクに対する方策の費用効果は高い。う蝕予防方法はリスクを持つ年齢群や他のリスクを持つ群、ハイリスクを持つ人々、ハイリスクを持つ歯、ハイリスクを持つ歯面をターゲットにすべきである。

　う蝕予防プログラムは子供においては次のカリエス・リスクを持つ年齢群をターゲットとすべきである。

1. 1～2歳児では、可能な限り早いうちに良い口腔衛生習慣を身につけ、可能な限り長い間抱く悪い習慣にならないようにする。
2. 5～7歳児では、萌出時期の第一大臼歯の裂溝う蝕を予防する。
3. 11～14歳では、エナメル質の第二次成熟が終わるまでの萌出中の第二大臼歯の裂溝う蝕、臼歯部の隣接面う蝕を予防する。

う蝕リスクを持つ他の年齢群は以下のとおりである。

1. 勉強や仕事のために家族を離れる若年者で、ライフスタイルや食事習慣に変化が起こることによる若年者。
2. 唾液機能低下や他のリスク因子のある、歯根面が露出した高齢者。

他のリスクを持つ集団は以下のとおりである。

1. 食品に関連した職業についている人。
2. 唾液の機能を障害するための投薬を受けている人。

3．教育レベルの低い人、特に移民という背景を持つ人。

　予防因子と同様に病因因子、う蝕有病率（経験）、う蝕発病率（う蝕増量）、外的および内的修飾リスク指標、予後のリスクファクターの組み合わせはリスクがない、ローリスク、リスクを持つあるいはハイリスクとして個人を評価するのに用いられる。
　喪失歯面、未処置歯面あるいは処置歯面の歯列におけるう蝕有病状態のパターンは、一般には均一に分布しない。したがって、う蝕予防手段は予測された個々のリスクのそれぞれに対応すべきであるし、歯列のカリエス・リスクのある歯や歯面を標的とすべきである。臼歯は明らかにリスクを持つ歯種である。集団の年齢群やう蝕有病状態に合わせてリスクを持つ歯面は次の順序で示すことができる。

1．大臼歯の裂溝。
2．第二大臼歯の近心面から第一大臼歯の遠心面、臼歯の近心面。

3．上顎前歯の隣接面、大臼歯の頬側面、そして上顎大臼歯の舌面。

　唾液機能が減少している高齢者においては特に頬側と隣接面の露出している歯根面がリスクを持っている。

リスク・プロフィール

　歯の喪失、う蝕や歯周病のリスク・プロフィールはマニュアルで、あるいはコンピュータを用いた方法で視覚的に示すことができる。またこのグラフは、患者の口腔保健状態、病因、修飾因子、予防、発病の可能性、責務、再評価や結果の話し合いのときに患者とのコミュニケーションに双方向性の道具として用いることができる。
　カリオグラムはう蝕に関連したさまざまな因子の相互作用を図で示すために作られた。個人におけるカリエス・リスクの推測のための双方向性のバージョンが開発されている。

第5章

う蝕病巣の形成と診断

　う蝕病巣は、病気そのものではなく、う蝕という疾患によって引き起こされる組織の損傷または創傷とみなされるべきである。歯冠う蝕は臨床的に検出できず顕微鏡レベルでのみ見えるエナメル質の表層下脱灰として始まり、はじめは目に見えるエナメル質表層の脱灰、次いで象牙質のう窩へ、そして予防がなされなければ、修復されたとしても、ついには歯冠の完全な崩壊へと進行する（図145）。

　歯冠では、初発のう蝕病巣は通常には縁上にあり、臼歯の咬合面と後方歯の隣接面が特に一般的である。う蝕活動性が高い個人では、切歯の隣接面や後方歯の頰面、下顎臼歯の舌面にも、う蝕が発生しうる。

　歯周疾患により根面が露出した高齢者やう蝕リスクのある成人では、根面う蝕が発生しうる。歯科的ケアが良く整備されたほとんどの先進国では、20歳までのう蝕のほぼすべては、初発のう蝕である。40歳以上の成人では、およそ90％が二次う蝕である。

　WHOのシステムによると、う蝕の形状と深さは4段階スケール（D_1〜D_4）でスコア化できる。

D_1：健全な（う窩のない）歯面を持つ臨床的に検出可能なエナメル質う蝕。

D_2：エナメル質に限局する臨床的に検出可能なう窩。

D_3：臨床的に検出できる象牙質う蝕病巣（象牙質内のう窩の有無は問わない）。

D_4：歯髄に達したう蝕病巣。

　診断と処置ニーズ評価に際して、エナメル質、象牙質および根面う蝕は、う窩がある場合と同じく、う窩がない段階でも臨床的に検出できることに留意することは重要である。最先端の歯科臨床において、う窩に至らないう蝕はすべて停止されうるし、停止されるべきである。すなわち予防的で非侵襲的なアプローチが必要である。

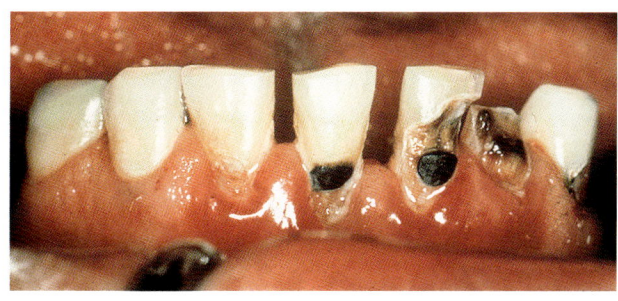

図145　歯冠う蝕の時間軸に沿った進行。健全歯（歯43）、エナメル質初期う蝕（歯42）、う窩を伴う象牙質初期う蝕（歯41）、う窩を伴う二次う蝕（歯31）、さらに進んだ二次う蝕（歯32）および完全に崩壊した歯冠（歯33）（D.Bratthallの好意による）。

171

表15 臨床的う蝕病巣の診断にかかわるタイプ別、部位別、大きさと深さと形状別の所見

類型	部位	サイズ/深さ	形態
初期う蝕	歯冠	咬合面 平滑面（頬側と舌側） 隣接面 歯肉縁上または肉縁下	エナメルう蝕（初期） 象牙質う蝕（明らかなもの）	滑らかな面 粗糙面 う窩 う窩なし 象牙質までのう窩 歯髄までのう窩
二次う蝕（再発性）	歯冠	咬合面 平滑面（頬側と舌側） 隣接面 歯肉縁上または肉縁下	エナメルう蝕（初期） 象牙質う蝕（明らかなもの）	滑らかな面 粗糙面 う窩 う窩なし 象牙質までのう窩 歯髄までのう窩
初期う蝕	歯根	頬側、舌側、近心、遠心 歯肉縁上または肉縁下	セメントう蝕（表層または初期） 象牙質う蝕（明らかなもの）	軟らかい表面（活動性病巣） 非活動性病巣 う窩なし う窩あり
二次う蝕（再発性）	歯根	頬側、舌側、近心、遠心 歯肉縁上または肉縁下	セメントう蝕（表層または初期） 象牙質う蝕（明らかなもの）	軟らかい表面（活動性病巣） 非活動性う窩 う窩なし う窩あり

Axelsson (1994).

そのう蝕病巣が活動性（active）であるか、非活動性（inactive）であるか、を決定することも重要である。特にエナメル質および象牙質の視認できる病巣では、とりわけ、それが重要である。表15は、う蝕病巣のタイプ、部位、サイズ、深さならびに形状と臨床診断の関連である。

う蝕病巣の形成

エナメル質う蝕

形成

口腔環境におけるエナメル質う蝕の生理化学的な特性は、周囲の液相、すなわち唾液とプラーク液の成分と化学的な作用に完全に依存する。エナメル質アパタイトの安定性を支配する主要な要因は、pHと溶液中のカルシウム、リン酸およびフッ化物の有効イオン濃度である。

エナメル質う蝕病巣の形成には、口腔環境と硬組織に存在する多くの因子間の複雑な相互作用が含まれる。う蝕のプロセスは、多種の有機酸とpH低下をもたらす炭水化物の細菌性発酵により始まる。pHは5.5の臨界値以下に低下し、そこでは液相は、ハイドロキシアパタイト（HA）に対して不飽和となる。この過程は第3章に詳述した。

典型的なエナメル質う蝕は、細菌性の分解産物、すなわち食品中の低分子糖類の細菌性代謝で産生された有機酸により起こる口腔硬組織の化学的な溶解である。これに対して、他の酸を含むすべての物質による化学的溶解で生じた病巣は、溶解（erosion）と定義される。典型的なう蝕病巣は、むしろ、よく石灰化した表層に覆われた表層下脱灰部により特徴づけられる。しかし、溶解病巣では、表層は次々とエッチングされるので、表層下脱灰は存在しない。

Haikelら（1983）のマイクロラジオグラムは、エナメル質のう窩のない典型的な初期う蝕病巣が、"微小孔フィルター"として機能する多孔性の表層とミネラル喪失が進んだ、いわゆる病巣本体（lesion body）からなることを示した（図146）。健全エナメル質と病巣本体の境界を詳細に調べると、単一のエナメル小柱の存在が明らかになった。しかし、健全エナメル質の内層部分と比べ、病巣本体のエナメル小柱は、やや脱灰されている（図147）。

第5章　う蝕病巣の形成と診断

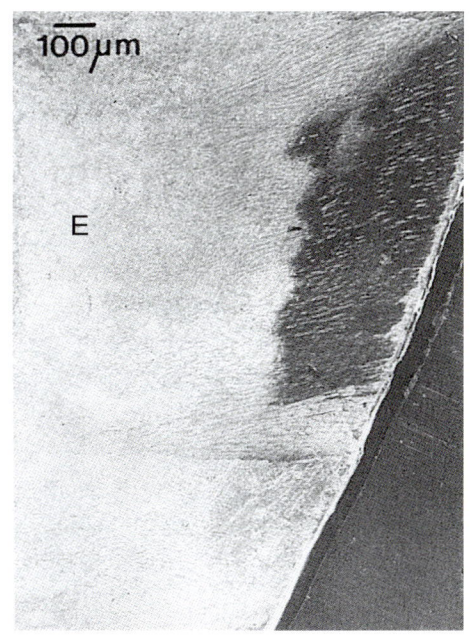

図146　う窩のないエナメル質（E）う蝕病巣の断面（Haikel et al, 1983. 許可により転載）。

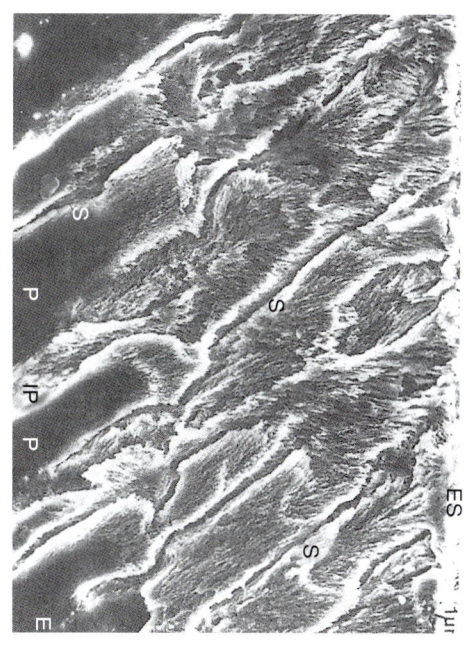

図147　図146に示したう蝕病巣深部の拡大所見。どのエナメル小柱（E）も維持されているが、すべての小柱（P）と小柱間隙（S）で、多少のミネラル喪失が見られる（Haikel et al, 1983. 許可により転載）。

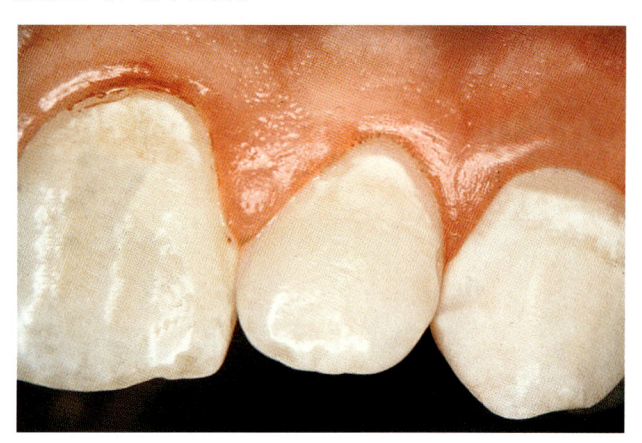

図148　活動性う蝕。素焼きの陶器あるいはチョークのような外観の粗れたエナメル質を示す（A.Thylstrupの好意による）。

　バイトウイングX線写真上で、隣接面エナメル質のX線透過像は、存在しているすべてのエナメル小柱、それぞれからのミネラル喪失の総和を示しているのであって、エナメル質にう窩があることを示しているのではない。臨床医にとって、このことは治療計画を立てるうえで決定的に重要である。なぜなら、う窩に至らないすべてのう蝕病巣は、侵襲的に治療されるよりも、むしろ停止されるべきだからである。頰面と舌面および裂溝部エナメル質のう蝕病巣は、プラークを機械的に除去すれば、直接的な視診で容易に検出できる。う蝕の侵襲が急速なケース（非常に低いpHに起因する非常に活動性のう蝕病巣）では、エナメル質の表層は粗く、釉薬をかけていない陶器やチョークのように見える。そのような病巣は、矯正治療を受けている、口腔清掃が不足した患者の切歯の唇側歯頸部に形成されることがある（図148）。

　Haikelらの走査型電子顕微鏡（SEM）を用いた研究によると、そのような状況（非常に低いpH）では、エナメル質表層のミネラル喪失のほとんどは、溶解と同じく小柱間で起きている（図149-a）。一方、プラークpHの低下が中等度であるため、う蝕侵襲速度が低い場合は、小柱間ミ

173

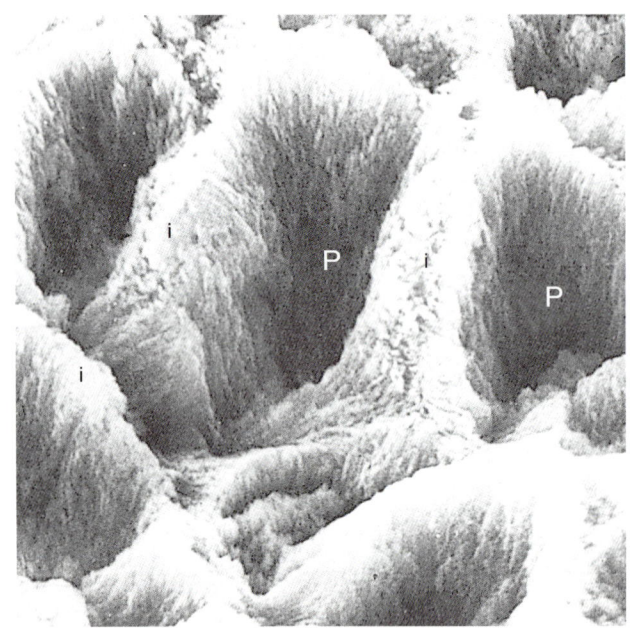

図149-a　急速なう蝕侵襲速度（非常に低いpH）で生じたエナメル小柱内のミネラルの喪失。脱灰のほとんどは小柱間ではなく、個々のエナメル小柱の中央部に見られる（Haikel et al, 1983. 許可により転載）。

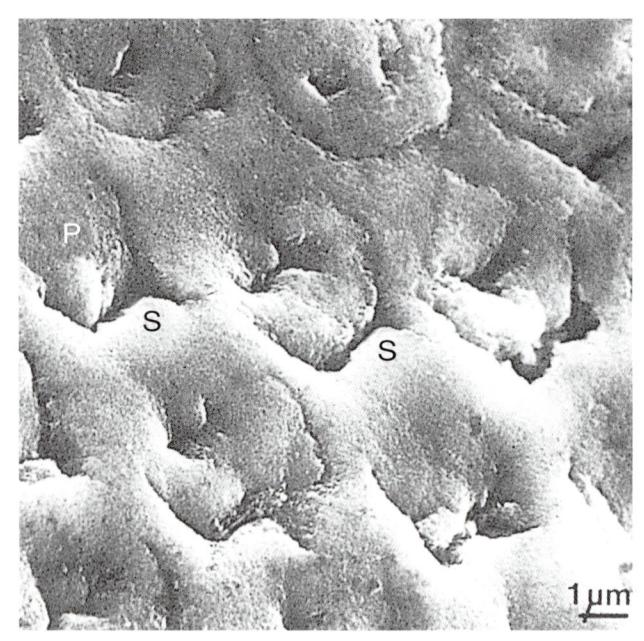

図149-b　低いう蝕侵襲速度で生じた限局性のエナメル小柱（s）でのミネラル喪失（Haikel et al, 1983. 許可により転載）。

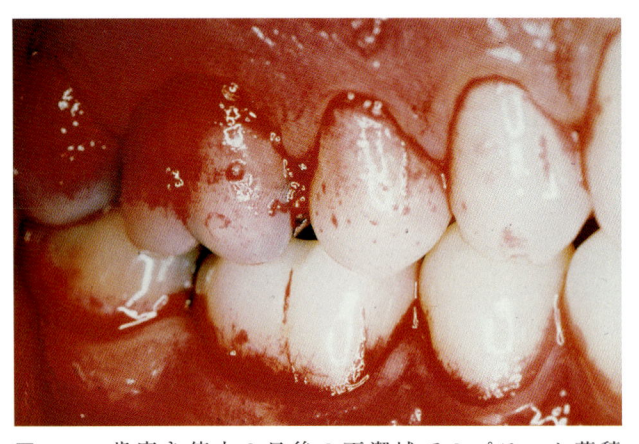

図150　歯磨き停止3日後の不潔域でのプラーク蓄積（A.Thylstrupの好意による）。

ネラルの喪失は局在している（図149-b）。エナメル質の外側のもっともう蝕抵抗性が高い部位は、微小孔フィルターを形成する。水素イオン（H⁺）がエナメル質に侵入する限り、それを通じて、エナメル質う蝕病巣本体のみならず、う窩に至っていない象牙質う蝕病巣からもミネラルが拡散する。

　口腔清掃が不良かつ不規則な小児では、歯がいわゆる不潔域に萌出する最中、または萌出直後にエナメル質う蝕が形成される。そのような部位では、厚いう蝕原性プラークは機械的な咬合力から隔離され、影響を受けるこ

とがない。典型的な不潔域は、萌出歯の隣接面の空隙や歯肉縁、裂溝および通常の咬合機能が及ばない歯に存在する。図150は、歯磨きを3日間しなかった後の、そのような不潔域でのプラーク蓄積を示している。

　Carvalhoら（1989）は、臼歯部のほとんどの咬合面う蝕病巣が、遠心および中心小窩において萌出中に始まることを示した。その理由は、プラークが通常の咬合機能を持つ完全萌出歯よりも、それがない萌出中の臼歯でより急速に再蓄積するからである。

　さらに、う蝕感受性はエナメル質の萌出後年齢と強く相関する。口腔環境に何年か接して第二の成熟が完了するまで、萌出中および萌出直後のエナメル質は、もっともう蝕感受性が高い（Kotsanos and Darling, 1991）。このリスクの高い期間中は、プラーク・コントロールとフッ化物の局所応用を強化すべきである。

　1966年までに、Backer-Dirksは、エナメル質のう蝕病巣が、萌出段階やエナメル質の萌出後年齢と関連して形成されたり、停止することを評価していた。彼は7～15歳の小児の男女90名を調査し、小窩裂溝、隣接面および平滑面を追跡調査した。頬面は他の歯面よりも詳しく診査された。各歯面は歯ブラシで清掃され、エアで乾燥されて、次のように分類された。すなわち、健全、白斑う

第 5 章　う蝕病巣の形成と診断

表16　上顎第一大臼歯の同一?面における8歳から15歳に至るう蝕評価

診断	年齢（歳）		合計
	8	15	
健全	93	74	111
		37	
白斑	72	15	41
		26	
う窩のあるう蝕	19	4	
		9	32
合計		19	184

Backer-Dirks（1966）.

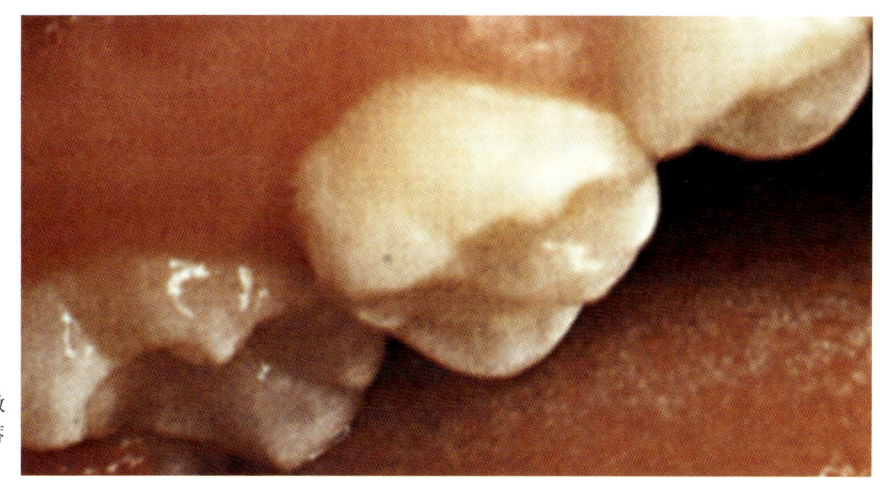

図151　一部が萌出し、咀嚼の機械的刺激がない上顎第一大臼歯咬合面のプラーク蓄積（A.Thylstrupの好意による）。

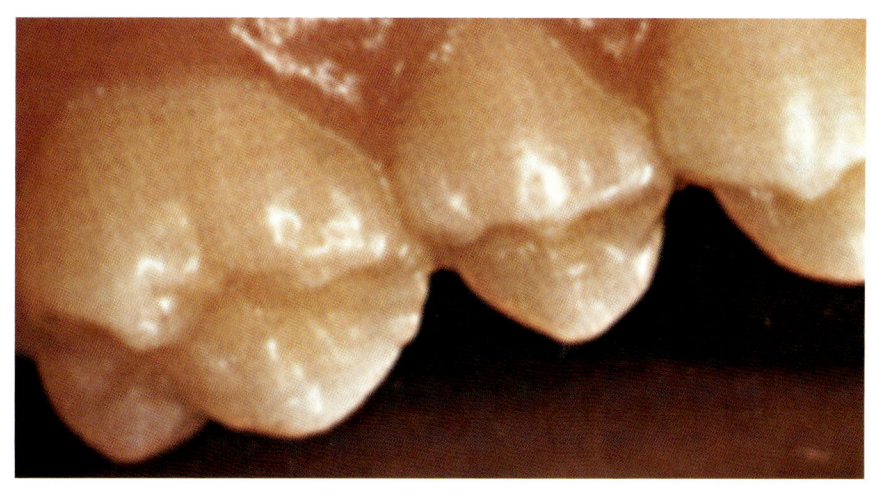

図152　萌出が完了した同一の大臼歯咬合面のプラーク蓄積。歯面からの生理的な歯肉遊離が徐々に起こり、臨床的歯冠の露出が進んだ。この変化はう蝕原性プラークの機械的除去あるいは抑制に好都合である（A.Thylstrupの好意による）。

蝕（表面光沢の部分的喪失の有無にかかわらず、歯面が白いオペーク様病巣を示す）、う窩のあるう蝕（エナメル質の連続性の破壊が探針で検出される）である。

表16は、8歳から15歳までの上顎第一大臼歯の同一頬面の推移を整理したものである。オペーク様白斑を示した72歯面のうち、う窩に進行したのは9歯面だけであった。オペーク様白斑病巣のあった歯面の半数以上が、15歳の段階で健全と診断された。白斑から臨床的健全歯面への回復は、すべての年齢でみられ、8→9歳、10→11歳、12→13歳、14→15歳で、それぞれ11、10、12、4歯面（計37歯面）であった。白斑の48％が萌出から6ヵ月以内に、また84％が萌出後18ヵ月以内に検出されたことから、頬面の白斑病巣は、萌出のほぼ直後に形成されたと結論づけられた（Backer-Dirks, 1966）。

頬面の白濁の消失は、再石灰化か摩耗のいずれか、または両方を意味している。図151、152は、7歳から15

175

歳にかけて上顎第一大臼歯頬面の歯肉レベルが明らかに変化することを示している。この期間中、歯肉は歯面から徐々に生理的に離れ、臨床的歯冠の露出が続いている。この間に上顎第二大臼歯も萌出し、第一大臼歯の遠心での歯肉付着位置が再構成される。すなわち歯冠の生理的で受動的な露出は、プラーク蓄積の局所的条件に変化を与える。

この研究から、萌出中の上顎第一大臼歯の歯肉縁に沿ったプラーク蓄積にとって都合の良い条件が、白斑病巣を早期に形成させる、と結論される。さらに萌出すれば、う蝕原性プラークの機械的除去や抑制に好都合の変化がもたらされ、病巣の進行停止や完全な消失も起きる。同様の変化は萌出中、あるいはすでに萌出した下顎臼歯の頬面および舌面で頻繁に見られる。

う蝕形成に及ぼす口腔の機械的作用の影響を研究する別のアプローチは、一定期間にわたる歯磨きの停止である。von der Fehrら(1970)の実験的う蝕研究では、第2章で論じたように、対象者はボランティアの歯科学生であった。実験期間中、健全な歯肉縁レベルが確立された。歯面は注意深く清掃され、徹底的に乾燥されて、次のようなう蝕指数でスコア化された。0＝健全歯面、1＝限局した灰色の色調(周波条の有無にかかわらない)、2＝よく強調された周波条があり、灰色がかった白斑の形成もある、3＝進行した白色の脱灰。記録は2つの照明を持つ双眼実体顕微鏡下で行われた。

すべての参加者は、その後23日間、口腔清掃を停止した。対象者の1群はショ糖群に区分され、食間にショ糖溶液で2分間、1日9回洗口した。口腔清掃中止期間の終了時点で、歯面は注意深く清掃研磨され、う蝕が再診査された。口腔清掃が再開され、参加者は0.2%NaF洗口液を毎日使うよう指示された。さらに1ヵ月間、口腔清掃とフッ化物洗口を続けた後、清掃研磨された歯の最終的なう蝕診査が行われて実験が終了した。

口腔清掃中止期間の終了時、う蝕指数の平均値は両群とも上昇していたが、対照群よりも、ショ糖群で非常に高かった。口腔清掃を再開し、フッ化物洗口を行った期間の終了時点では、指数の平均値は実験前のレベルに復帰した。図153は、口腔清掃を3週間停止した後の被験者の典型的な外見を示している。左側ではプラークが染め出されている。はじめの1週間で、プラークの大部分が、いわゆる不潔域に蓄積した。右側ではプラークが除去され、プラーク蓄積がもっとも多かった頬側歯頸部では、う窩のないエナメル質う蝕(白斑)が検出された。

この研究は、歯面における細菌蓄積の毎日1回の機械的除去、または抑制がないと、う蝕原性プラークが頬側歯頸部にエナメル質脱灰の初期兆候を発現させ、かつ、この過程は毎日の食間のショ糖溶液による洗口で促進されることを示した。毎日の機械的プラーク・コントロールが再開され、毎日のフッ化物洗口とPMTC(専門家による機械的歯面清掃)が行われると、う蝕進行の停止のみならず、エナメル質脱灰の臨床的な回復兆候も認められた。

基本的には同様の結果が、同じ実験デザインを用いたLöeら(1972)の研究でも得られている。Jenkinsら(1973)は、頻繁なスクロース洗口がエナメル質のう蝕様変化に必須であることをvon der Fehrら(1970)により提案された予備的な実験う蝕モデルで確認することはできなかった。スクロースで洗口しなかったコントロール群でも、同じう蝕指数スコアの上昇が示され、このことはプラーク蓄積が増大すると、食品由来の糖質は最大の変化をもたらさないことを示唆している。

そこで、Geddesら(1978)は、技術的な改良を加えて実験を繰り返し、う蝕指数(Edgar et al, 1978)の変化を最適化できる14日間の実験期間を設定した。その結果、von der Fehrら(1970)の研究結果が再確認された。すなわち口腔清掃のない期間中に平均う蝕指数が上昇し、その増加は、スクロースで1日9回洗口した群で最大であった。口腔清掃を再開した1ヵ月後、平均う蝕指数の値は実験前のレベルに回復した。

これらの実験う蝕研究は、う蝕の進行に個人内および個人間のばらつきがあるものの、口腔清掃の中止は、う蝕の形成をもたらすことを示した。実験期間中、プラーク蓄積を阻害しないで、スクロースで頻繁に洗口すると、う蝕進行率を増加させるようだが、個人差が大きい。歯肉縁に沿ったプラークの蓄積は、歯磨き中止後、24時間以内に臨床的に視認できるようになる(Axelsson, 1989, 199；Lang et al, 1973)。この最初の形成の後、プラークは、およそ1週間後に、他の歯や歯面でプラークの厚さと臨

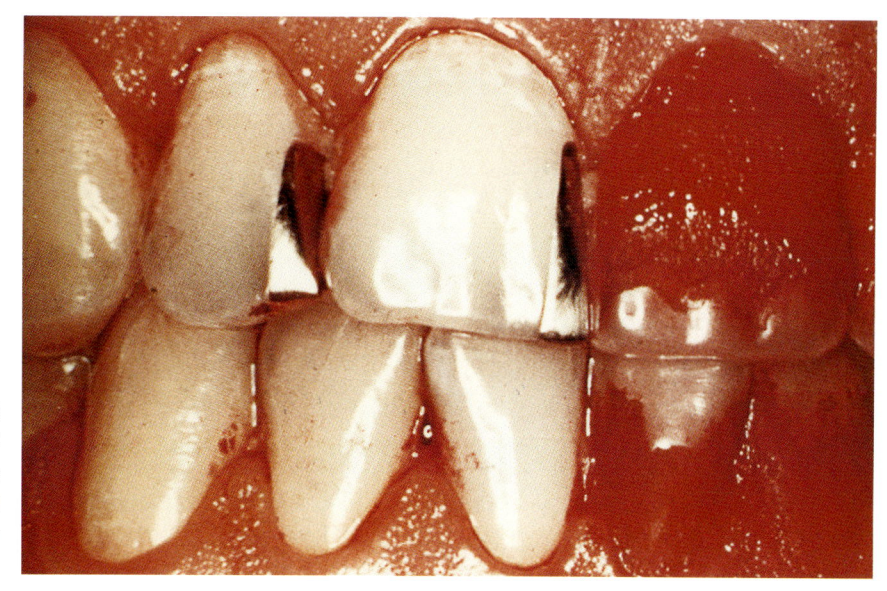

図153 口腔清掃を3週間停止した後の被験者の典型的な所見。左側ではプラークが染め出されている。右側ではプラークが除去され、プラーク蓄積が最大であった頬側歯頸部の白斑形成が確認された（von der Fehr et al, 1970.許可により転載）。

床的な広がりが最大に達するまで、歯冠方向へ蓄積してゆく（Listgarten, 1976；Löe et al, 1965）。

歯肉付近のプラークでは、その厚さに大きな差はないが、一方、咬合面や切歯でのプラークの広がりは、おそらく個人の咀嚼パターンを反映して、歯群や歯面の間で大きく異なるようである。咀嚼に伴う摩擦は、切歯および咬合面でのプラーク蓄積に影響する（Carvalho et al, 1989, 1991；Ekstrand et al, 1993）。一方、プラーク形成の診査（Löe et al, 1965）および実験研究（Lindhe and Wicén, 1969；Wilcox and Everett, 1963）は、現代の食事では歯肉縁と歯頸部が食塊によるストレスを受けないことを示している。前述の研究で、う蝕形成は歯肉縁に沿って観察されている。このことは、細菌性プラークが長時間、口腔内の機械的な清掃から隔離されたところでは、目に見えるう蝕の兆候が形成されることを示している。

しかし、口腔清掃習慣が貧弱で不規則な個人に比べ、毎日慎重に歯磨きをしている個人では、非常に異なる限られたプラーク保持パターンを示す。歯磨きをしている人々では、残存プラークは、歯ブラシの到達の限界である臼歯や隣接歯に固着する傾向にあり、そこは、もっともう蝕になりやすい部位である。上述の実験で、口腔清掃を再開し、う蝕の再検査の前に慎重なPMTCを行うと、う蝕進行の停止のみならず、臨床的には容易に識別できない段階の、ごく表面的なエナメル質病巣への回復がもたらされる。

もっとも極端なヒトう蝕実験モデルでは、歯面への機械的な作用を完全に排除するので、全く抑制されないプラークの蓄積が起きる。Nygaard Östbyら（1957）による、そのような最初のモデルでは、金のプレートが2つのピンレッジで歯に固定された。白濁斑が4～6週間でエナメル質に形成された。

Von der Fehr（1965）は、数週間から数ヵ月の各種の期間にわたり、同じ方法により、エナメル質う蝕の組織学的な特徴を調べた。金のプレートで保護された部位に一致して、肉眼的なエナメル質の透明感の消失が認められた。その変化はエナメル線条が、やや強調されるレベルから明瞭な白斑まで、さまざまであった。マイクロラジオグラフによる観察で、X線の吸収性が低いゾーン（内部白斑）の上に表層と平行に走るX線不透過ゾーンがあることがわかった。

HalsとSimonsen（1972）は方法を改変し、アマルガム周囲のう蝕研究のなかで、0.3mmまたは0.5mmの厚さがある2つの金属ポストを持つ矯正用バンドを用いた。そのポストは、バンドと歯の頬面との間にスペースを作るようバンドの内側に溶接されていた。このモデルは、Holmenら（1988）により、矯正治療中の15名の小児に応用され、プラークの定期的な清掃の中止、あるいはプラーク除去の効果が検討された。左右の同名小臼歯にバンドが5週間装着された。各組の一方はコントロールとして、実験の全期間中、バンドがセメントで固定された。

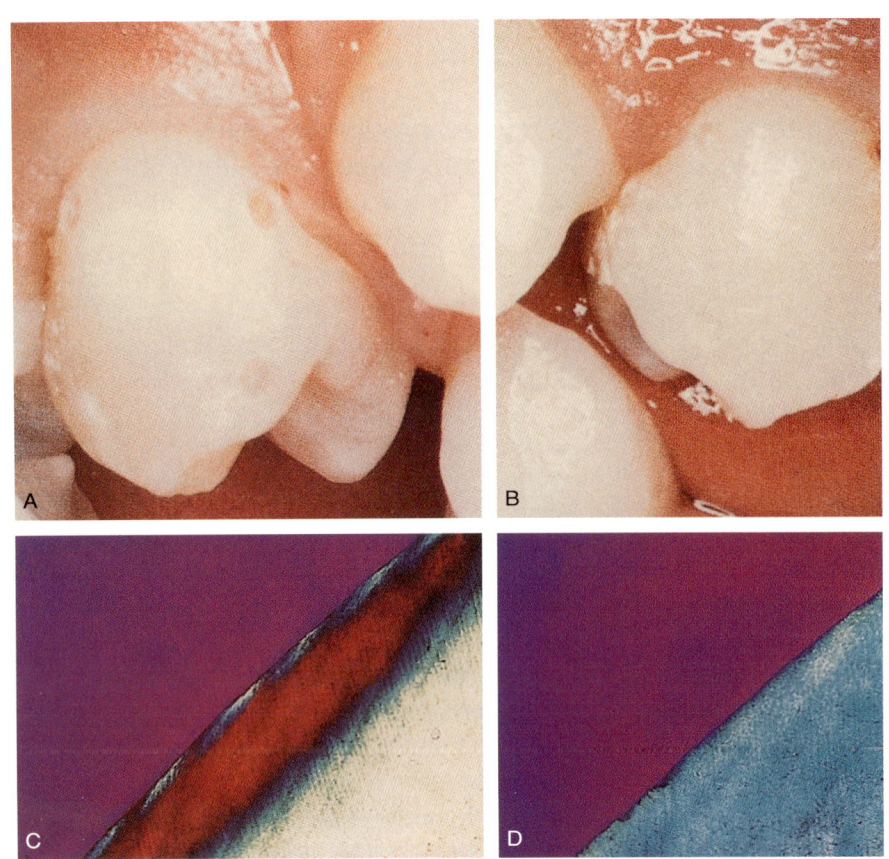

図154 A：矯正治療の期間中、バンドが5週間装着された対照群の歯の典型的な表層下う蝕病巣。B：5週間の矯正治療の期間中、週1回清掃のためバンドが外されたことにより変化がなかった歯。C：対照群の歯の偏光顕微鏡所見。D：実験群の歯の偏光顕微鏡所見（Holmen et al, 1988. 許可により転載）。

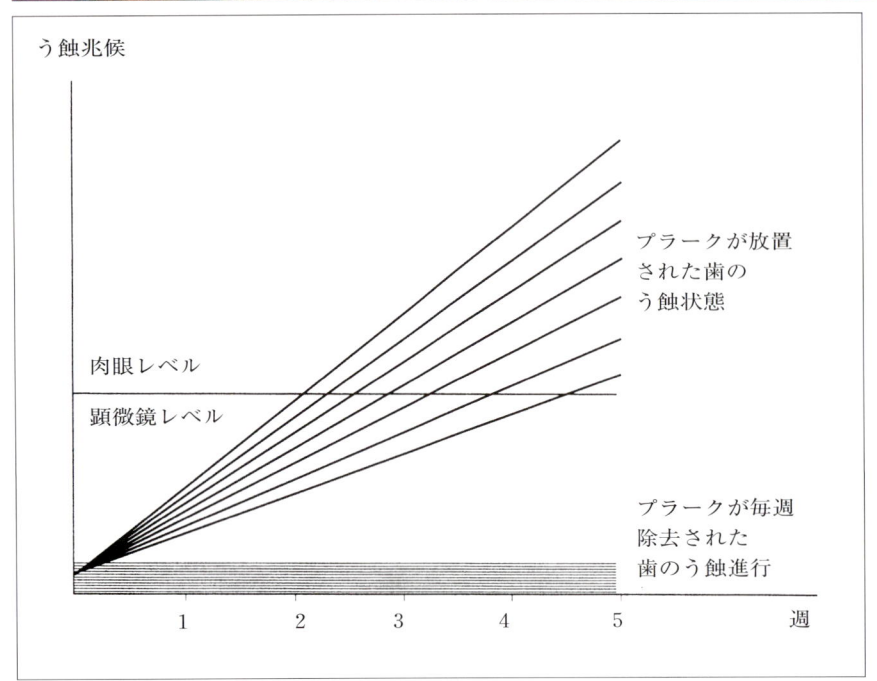

図155 プラークが放置された対照歯と毎週プラークが除去された実験歯のう蝕進行（臨床的ならびに顕微鏡的な兆候）（Holmen et al, 1988. 許可により転載）。

もう一方のバンドは毎週外され、頬側面がフッ化物非配合の歯磨剤で研磨、あるいは綿球で簡単に清拭された。実験期間中は、いかなる形のフッ化物も使用されなかった。

歯は肉眼、偏光顕微鏡ならびにSEMで観察された。コントロール歯のエナメル質は、エナメル線条の目立った重なりから、はっきりした白斑までの変化を示した。対照的に、すべての試験群の歯は臨床的に健全であった。

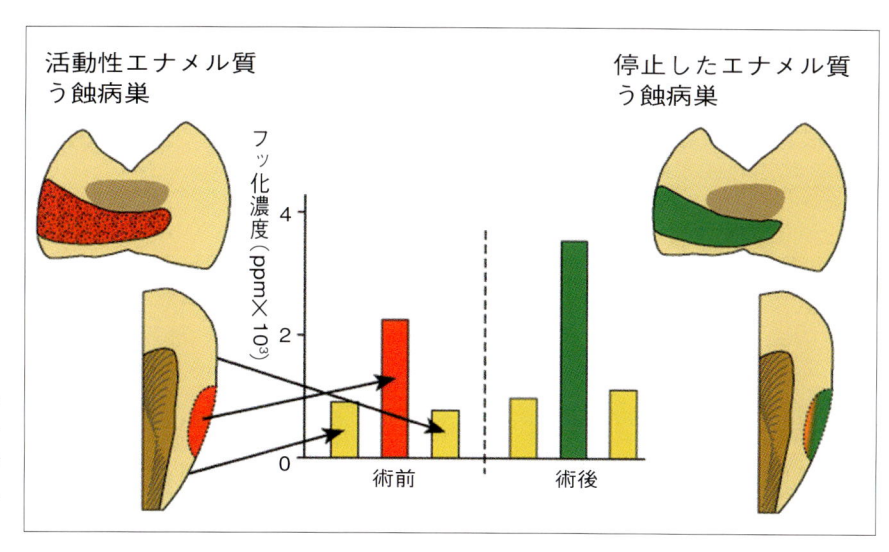

図156 （左）下顎第二大臼歯のう窩のない活動性エナメル質う蝕病巣。（右）プラーク・コントロールとフッ化物の局所応用で停止したう蝕病巣（Weatherell et al, 1977. を改変）。

偏光下でコントロールの歯は、症度がさまざまな表層下脱灰を示した。一方、試験群では、清掃方法とは無関係に表層下脱灰は検出されなかった（図154）。

SEMでは、コントロール歯に活動性のう蝕様脱灰の兆候が見られた。試験群の歯の清掃面は粗糙面がなくてスムースなこと、ならびに微細な引っかき傷が特徴的であった。綿球で清掃した面の外観は、摩耗が少ない他は全く同様であった。この研究は、う蝕の発生と進行における口腔内の機械的な刺激の重要性を明瞭に示した。たとえ、個別のその他の因子の複雑な相互作用があったとしても、機械的な刺激の完全除去（プラークの放置）は、う蝕病巣の進行速度の違い（図155）に応じて、すべての個人にう蝕病巣を発生させた。決定的な要因は、フッ化物がない場合でも、細菌活動性の機械的な抑制である。試験群の歯はどれも、う蝕の証拠を示さなかったという事実は"清潔な歯はう蝕にならない"という原則のさらなる支持をもたらした。

これらのin vivo研究は、口腔内の機械的な刺激が部分的、あるいは完全に排除されると、う蝕原性プラークへの変化が促され、エナメル質の溶解に結びつくことを明瞭に示した。さらに、彼らは機械的刺激が再開されると、う蝕のさらなる進行が停止するのみならず、部分的には、う蝕が回復することを示した。すべての研究で、臨床的には白濁または白斑として識別されるエナメル質の透明性の限局的な喪失は、う蝕に伴う脱灰の目安となっていた。

う蝕の進行停止（Arrest）
フッ化物とプラークのコントロール

Backer-Dirks（1966）やvon der Fehrら（1970）の研究で示されたように、エナメル質う蝕病巣の停止は事実である。in vitroならびにin vivo研究は、エナメル質う蝕病巣がプラーク・コントロールまたはフッ化物の局所応用で、うまく停止することを示している。もっとも有効な方法は、図156に示したように両者の併用である。図の左は上顎第二大臼歯の舌側近心面における、う窩を伴わない活動性のう蝕病巣である。フッ化物はプラーク液中に、そしてエナメル質表面には、フッ化カルシウムとして蓄積する。酸侵襲の間、フッ化カルシウムは溶解する。エナメル質表層は微小孔フィルターとして働き、F^-とH^+イオン（HF）が表層下脱灰部へ拡散して、活動性う蝕病巣内のフッ化物量は、周囲の健全エナメル質よりも高まる。

F^-イオンは、酸侵襲の間に、病巣内でエナメル質結晶の脱灰を遅延させ、pHが上昇したときには、結晶成長による再石灰化と結晶表面でのフルオロアパタイト（FA）の蓄積を促進する。もし患者が高い水準で隣接面プラークのコントロールを維持し、フッ化物配合歯磨剤を使えば、そのような病巣はうまく停止しうる。病巣の再石灰化は、通常不完全である。低濃度フッ化物への"持続的な"接触は、病巣の最表層を急速に石灰化させてしまう（微小孔フィルターの閉塞）高濃度のフッ化物よりも、より完全な再石灰化をもたらす。その結果、再石

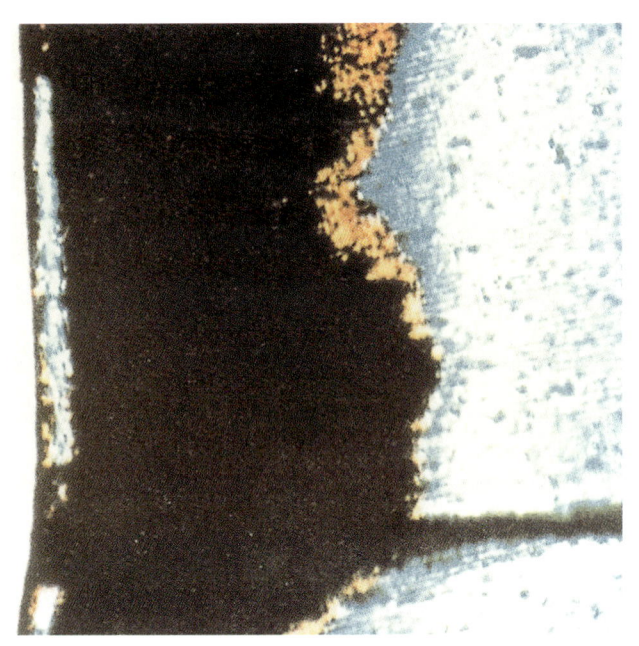

図157　実験的に形成されたう窩のないエナメル質う蝕病巣の切片の偏光顕微鏡像。表層のゾーン（微小孔フィルター）と内層のミネラル喪失が著しいう蝕病巣に注目（Silverstone, 1973. 許可により転載）。

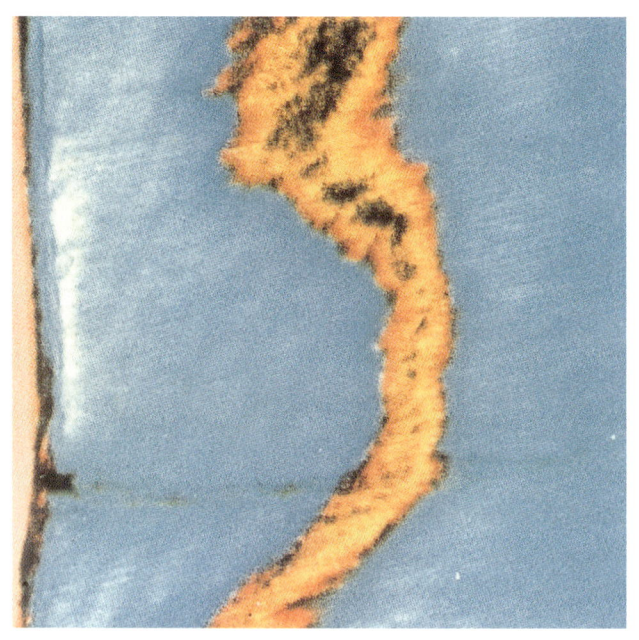

図158　低濃度フッ化物の応用により、うまく停止したエナメル質の人工う蝕病巣。う蝕病巣の底部にのみミネラル喪失がわずかに残存する（Silverstone, 1973. 許可により転載）。

灰化したエナメル質表層は、もとの健全な表層よりも、う蝕になりにくくなる。フッ化物の総量は停止した病巣でより高い。

前臨床的な顕微鏡レベルの段階において、飲料水とフッ化物配合歯磨剤からの低濃度フッ化物に頻繁に（毎日）接触しつつ、酸侵襲とpHの上昇が繰り返されると、いわゆる第二の成熟が起き、エナメル質は徐々にう蝕抵抗性となる。実験的う蝕様病巣に関する*in vivo*研究によると、成熟したエナメル質を持つ未萌出歯では、口腔内に0～3年、4～10年、30年以上と接した歯に比べて、それぞれ1.5、2、3倍も脱灰深度が深い（Kotsanos and Darling, 1991）。

図157は、*in vitro*実験で形成した、う窩のないエナメル質う蝕断面の偏光顕微鏡像である。表層ゾーン（微小孔フィルター）があって、内層のいわゆる病巣体部には、広範囲にミネラル喪失が見られる。図158は、低濃度フッ化物の使用により、そのような病巣がうまく停止した状態を示している。病巣体部の底部にのみミネラル喪失が少し残っている。臨床的にそのように停止したう蝕病巣は、健全エナメル質のような滑沢で、硬く、透明な表層を持つが、エナメル質の内層はやや白っぽい。

前述したHalsと Simonsen（1972）の矯正バンドを応用して、Holmenら（1987）は矯正目的で抜去予定の小臼歯の頬面にプラーク蓄積部位を設定し、4週間で活動性のう蝕病巣を形成した。図159は、プラークを4週間蓄積した後、矯正バンドを除去したときの典型的な白斑の外観である。フッ化物配合歯磨剤からのフッ化物を併用しつつ、通常のプラーク・コントロールを行い、1週間口腔環境に接すると、外面の部分的に脱灰した表面の再石灰化、摩耗および研磨のために、白っぽさが減った非活動性で停止した病巣が現われる（図160）。

図161は、プラーク蓄積の後、矯正バンドを外したときの、白っぽさが少ない、別の活動性エナメル質病巣である。プラーク・コントロールと口腔環境への接触から2週間後、停止した病巣は臨床的には識別しにくくなっている。その表層は、光沢のある外見を呈している（図162）。

これらの実験から、プラーク蓄積に対する口腔内での機械的な抑制を部分的に排除すると、う蝕の進行は促進され、かつ口腔清掃を含む機械的な刺激を再開すると、病巣のさらなる進行が止まるだけでなく、部分的にう蝕は回復すると結論される。時間に関連して、微小な摩耗の促進は、う蝕原性細菌量の機械的除去がう蝕の停止の

第5章 う蝕病巣の形成と診断

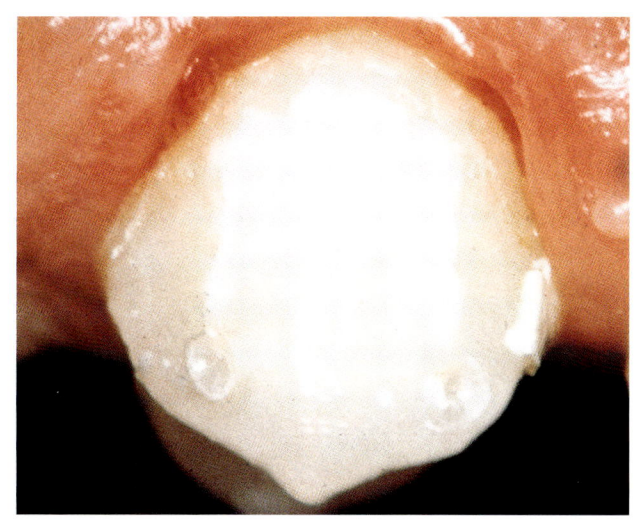

図159 矯正バンドの下で、4週間プラークが放置されて形成された白斑う蝕病巣（Holmen et al, 1987. 許可により転載）。

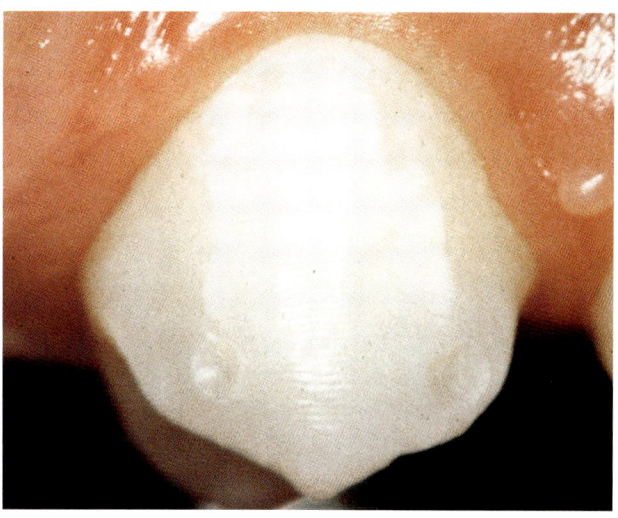

図160 わずか1週間のプラーク・コントロールとフッ化物配合歯磨剤を使用した口腔環境への接触で、非活動性化あるいは停止した同一のう蝕病巣。う蝕病巣は再石灰化、摩耗ならびに一部溶解した表層の研磨により、う蝕病巣の白濁は減少した（Holmen et al, 1987.）。

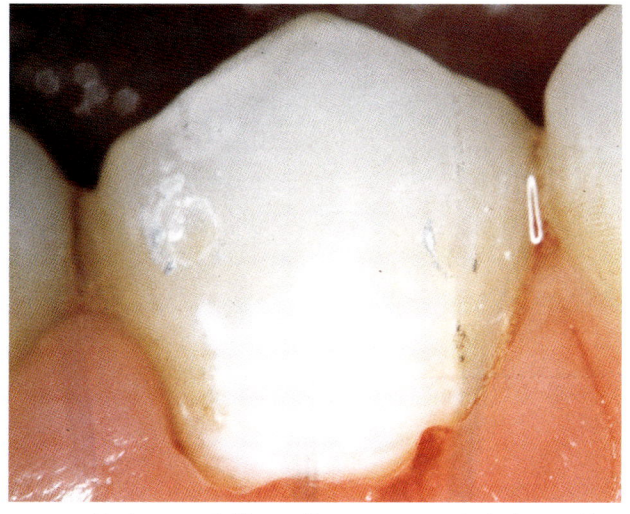

図161 矯正バンドを外した後の、図159よりも白濁が弱い活動性エナメル質う蝕病巣。う蝕侵襲速度が低いことを示す（Holmen et al, 1987. 許可により転載）。

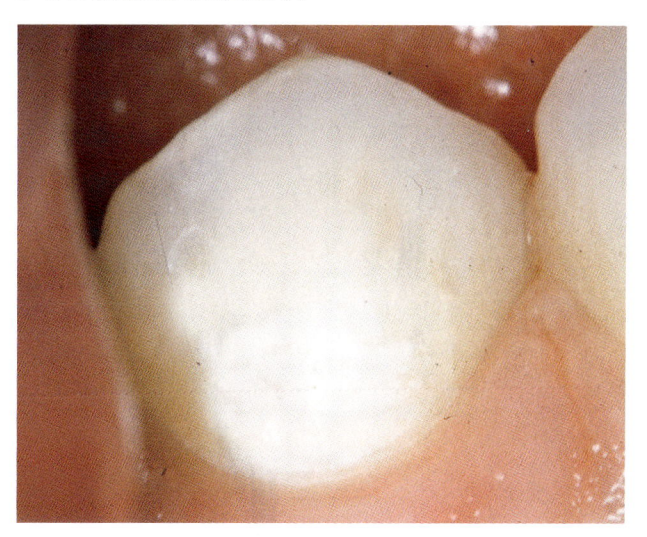

図162 図161と同一のう蝕病巣で、2週間のプラーク・コントロールと口腔環境への接触後の状態。停止したう蝕病巣は容易に識別できない。表面の光沢のある所見に注目（Holmen et al, 1987. 許可により転載）。

要因であるという概念を支持する。(Holmen and Thylstrup, 1986)。

　口腔清掃がおろそかで不規則、かつフッ化物配合歯磨剤の使用が限られている矯正患者では、う蝕は頻発する問題である。そのう蝕病巣は、おおむねダイレクト・ボンディング・テクニックに関連するプラーク蓄積が原因となり、頰側歯頸部に発生する。約2年間、通常の矯正治療を受けた小児について、ÅrtunとThylstrup（1986,1989）は、ボンディングの解除から1、2、3、4、8、12週間で、そのようなう蝕病巣を追跡した。

　上顎切歯の接着ブラケットに隣接する脱灰部位が詳しく調べられた。（1）プラーク分布、病巣の程度と表面性状、エナメル質不透明度の臨床的診査、（2）各来院ごとのプラーク除去前後のカラースライド撮影（プラーク除去後は、事前に20秒間のエアブローによる乾燥を併用）、（3）各来院ごとに歯面を研磨して、5％(vol/vol)次亜塩素酸ナトリウムで30秒間洗浄後、レプリカを採って、SEM観察。SEM診査の基準として、ボンディング解除

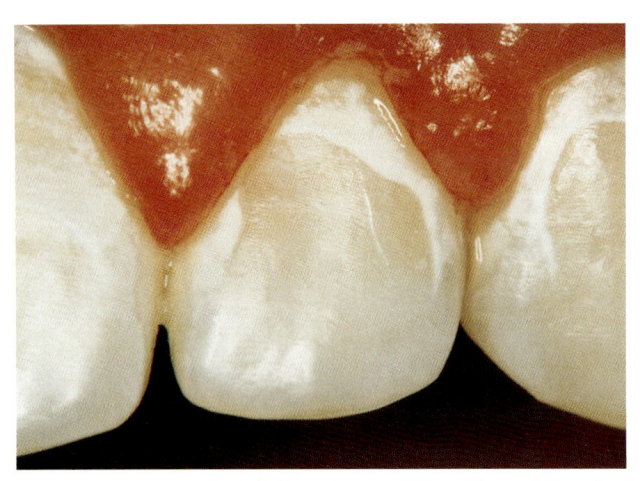

図163　健全エナメル質（矯正装置のため2年間にわたり、接着材料で被覆されていた）と矯正用ブラケットを除去した後の活動性エナメル質う蝕病巣間の明瞭な境界線。う蝕病巣は歯肉とブラケット間の多量のプラーク蓄積部位に一致している（A.Thylstrupの好意による）。

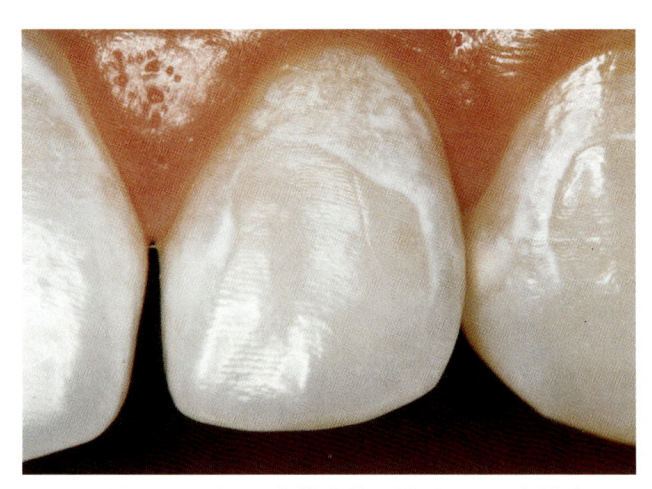

図164　図163で示したう蝕病巣の矯正バンドを除去して3ヵ月後の所見。活動性う蝕病巣は完全に停止した。う蝕病巣の白斑所見と粗糙な表面は再石灰化とエナメル質表面の研磨により減少した（A.Thylstrupの好意による）。

時に、鋭い手用器具で歯面ボンディング部の歯面に溝が形成された。

　ボンディング解除のときには、大量のプラーク蓄積がブラケットの歯肉側領域に観察された。清掃後、唇側エナメル質は特徴的な活動性う蝕のチョーク様白濁を示した。う蝕病巣とボンディング剤で覆われていた健全エナメル質の境界は、非常に明瞭であった（図163）。

　ボンディング解除時のチョーク様で軟化した状態から緩徐な変化が、その後の2〜8週間に認められた。病巣の表層は光沢さを増し、軽い探針操作では、隣接する健全エナメル質のレベルまで硬さが改善していた。付随して、ボンディング解除時の明らかな白色が、より散乱した白濁に変化した（図164）。

　3ヵ月の観察終了時には、エナメル質白濁が少し残っているだけであった。いくつかの症例では、観察から最初の1週間で微小な表面う窩が形成された。その部位も正常なエナメル質の透明感を比較的速やかに取り戻した。SEMでは、活動性病巣と隣接する健全エナメル質の境界に明らかな段差が認められた（図165）。

　3ヵ月後、病巣と健全歯の段差は、より明瞭となり、このことは、軟化した病巣面では、健全エナメル質よりも、摩耗が大きかったことを示している（図166）。ボンディング部の溝は識別できなかったが、病巣部とボンディング部の境界にある段差は依然として、明瞭であった。3ヵ月の観察で、明らかな摩耗が判明し、表面微小う窩は半滑になるか、かろうじて識別できる程度になった。

　この研究から、矯正バンドで長時間プラーク除去が停止すると、従来の短期間の研究で確認されたよりも、明らかなう蝕性溶解が起きる、と結論された。表層の直接的な溶解は、病巣と健全部で高さが違うという形でより顕在化した。それゆえ、白っぽさが少なく、停止したう蝕という臨床的な所見は、主として、部分的に溶解し、チョーク様表面を持つ活動性う蝕が、摩耗し、研磨された結果ということになる。この現象は、表面硬さの回復という臨床的な印象の説明ともなる。この研究は、う蝕原性プラークの除去はう蝕進行の停止をもたらし、病巣の回復という臨床的な所見は口腔清掃を含め、再石灰化と口腔内での摩耗が関与していることを再び示した。

　う蝕の進行は、短期間の高濃度フッ化物使用と長期間の低濃度フッ化物応用のいずれかとプラーク・コントロールで停止可能である。エナメル質表面の急速な停止の長期的効果が、緩徐だが、エナメル質う蝕病巣全体にわたる完全な停止と比較されたことは、これまでのところない。

到達性

　歯磨きをしている小児および若い成人おいては、臼歯、とりわけ第二大臼歯の近心面から第二小臼歯の遠心面

第 5 章　う蝕病巣の形成と診断

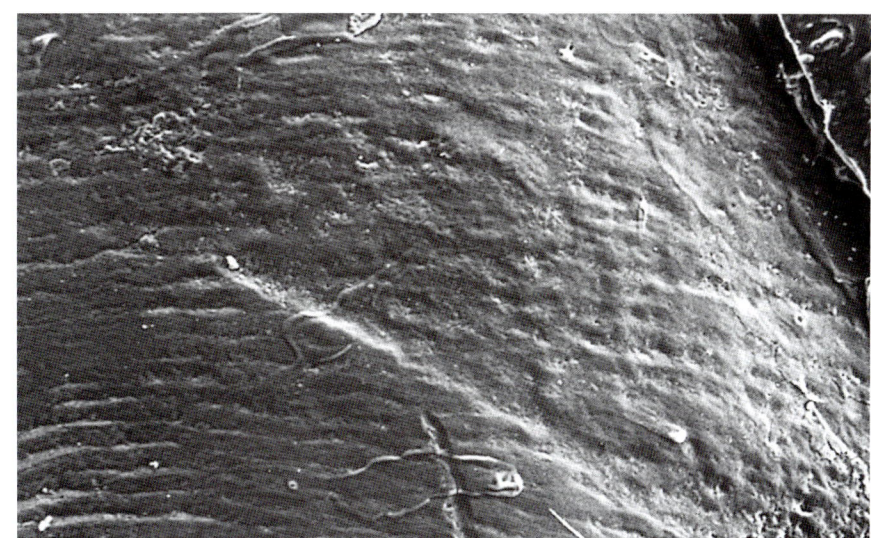

図165　活動性う蝕病巣（図163）のレプリカのSEM像。活動性う蝕病巣の溶解した表面と溝を形成してある隣接する健全エナメル質の間の段差に注目（A. Thylstrupの好意による）。

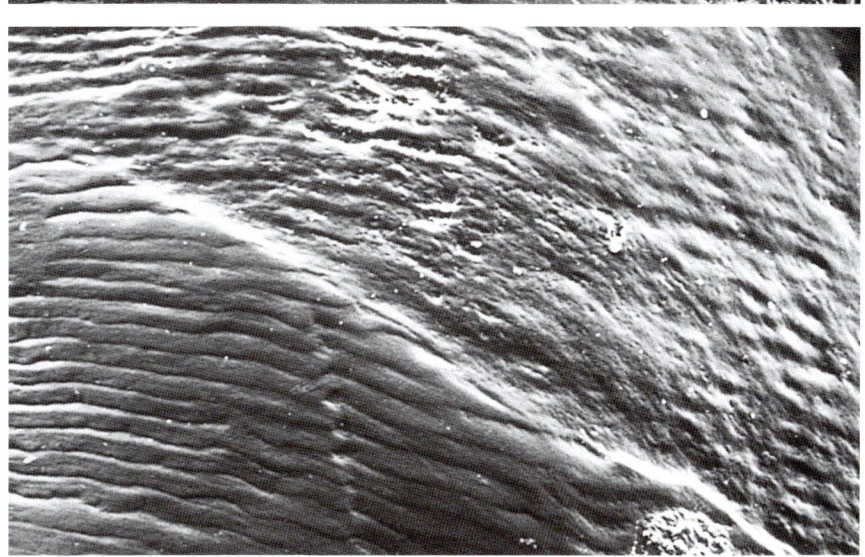

図166　停止したう蝕病巣（図164）のレプリカのSEM像。3ヵ月後、溝はほとんど消失し、健全部と停止した表面の間の段差は、やや強調された（A. Thylstrupの好意による）。

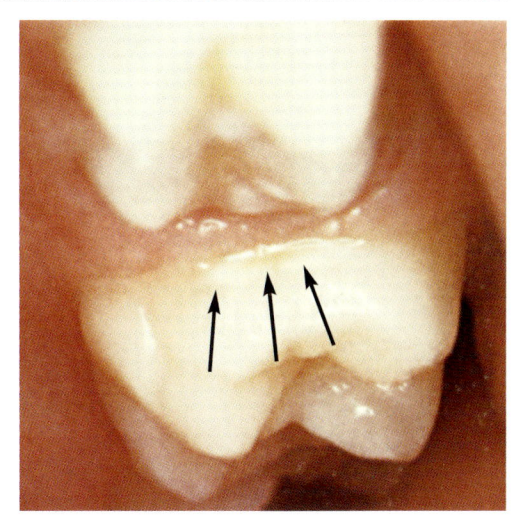

図167　上顎第一大臼歯近心面の活動性エナメル質う蝕病巣。この面は第二乳臼歯の脱落で露出した。白濁う蝕病巣の歯頸側境界線にある歯肉辺縁の位置に注目。接触点はう蝕病巣よりも上方にある（矢印）（A. Thylstrupの好意による）。

は、う蝕感受性が一般に高い部位である。永久歯では、第一大臼歯の近心面がもっとも早期にう蝕になる。これは、第二乳臼歯の遠心と比較的広く接し、歯ブラシが届きにくいためである。図167は、上顎第一大臼歯近心面の活動性エナメル質う蝕である。この面は第二乳臼歯の脱落で露出した。白濁病巣の歯頸側にある歯肉縁の位置

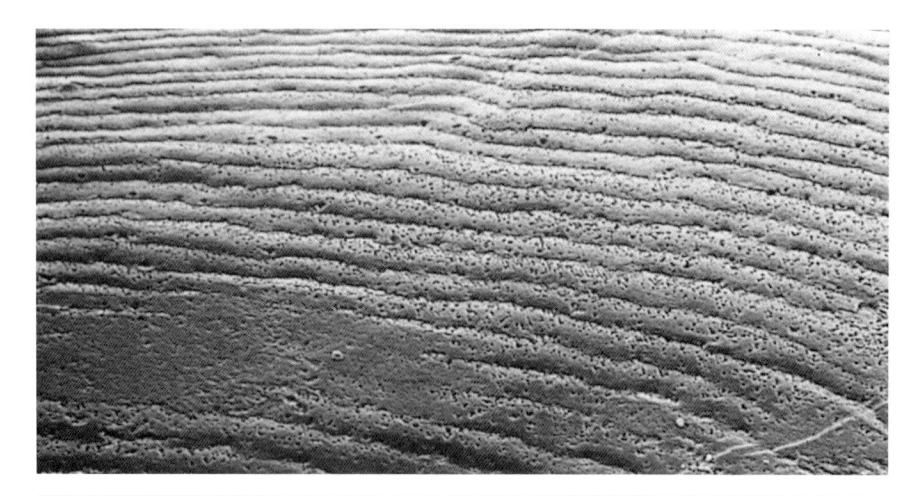

図168　活動性エナメル質う蝕病巣における接触点（接触小面）から歯頸側にかけて見られる表面の初期溶解（Thylstrup and Fejerskov, 1981. 許可により転載）。

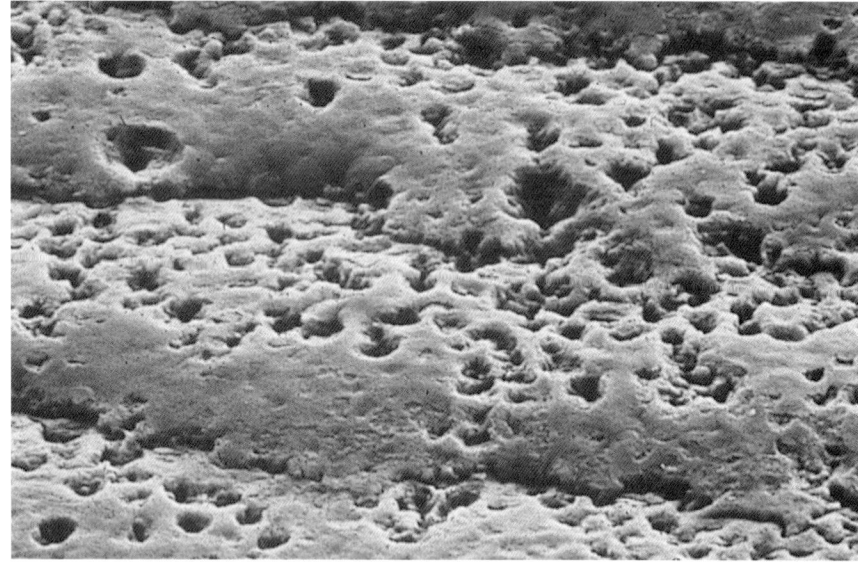

図169　図168に示した表面溶解パターンの強拡大（Thylstrup and Fejerskov, 1981. 許可により転載）。

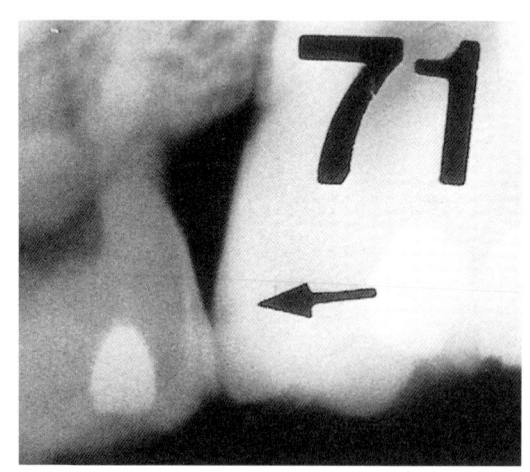

図170　第二乳臼歯に隣接し、象牙質にもう蝕病巣のある大臼歯近心面のエナメル質う蝕病巣（矢印）。

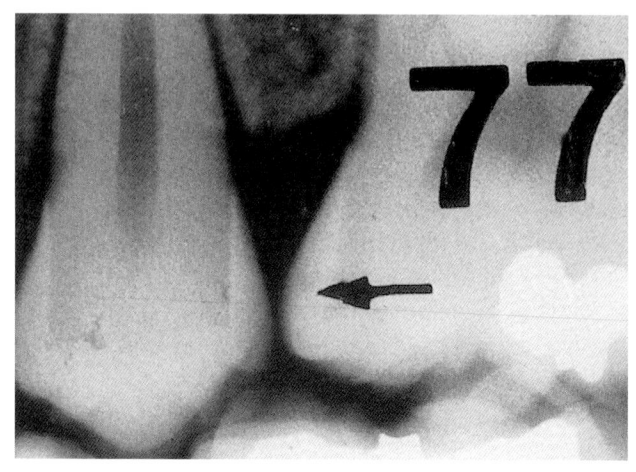

図171　図170に示した第一大臼歯の再石灰化したエナメル質（矢印）。6年後、X線写真上で、う蝕病巣の兆候は見られない。再石灰化は第二乳臼歯の脱落と第二小臼歯の萌出までの約2ヵ月に起きた。

に注意されたい。接触点は病巣よりも上方（歯冠側）にある。

　図168は、活動性エナメル質う蝕の接触点の歯頸側にある初期溶解面（微小孔フィルター）のSEMである。

　表面溶解パターンの詳細は、図169に示した。これら

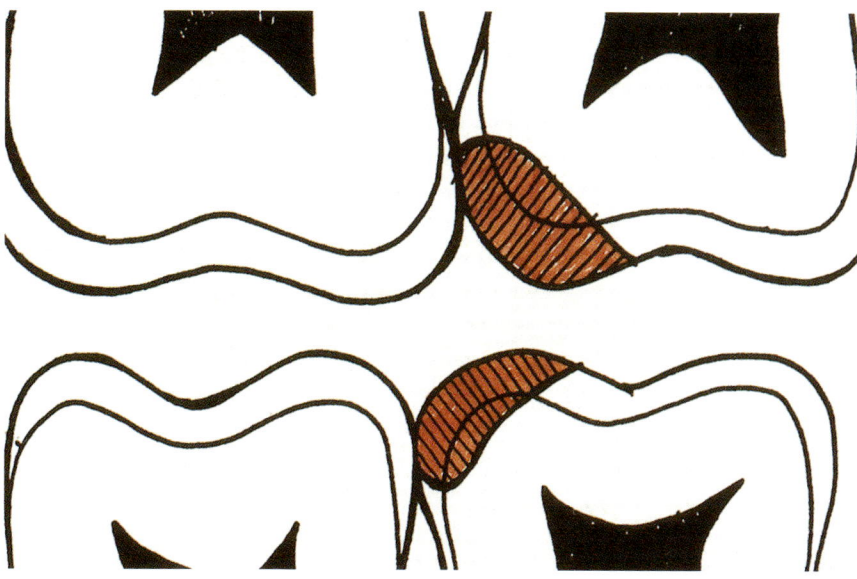

図172 第一大臼歯の露出期間を延長するための研磨テクニック。第二乳臼歯の露出した象牙質はグラスアイオノマー・セメントで修復されるべきである（Ek and Forsberg, 1994. 許可により転載）。

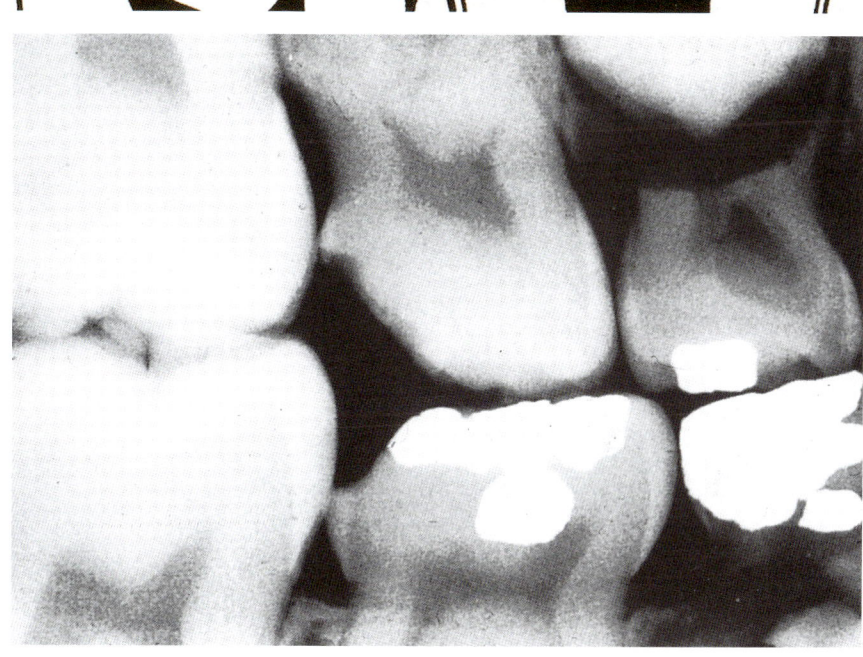

図173 第一大臼歯近心面を露出させるための研磨テクニックの適用を示すX線写真（H.Forsbergの好意による）。

の図は、臼歯の隣接面う蝕が根尖側、ときとしては、歯肉縁下から接触点にかけて始まることを明瞭に示している。したがって、このようなう蝕を予防し、あるいは初期う蝕を停止するためには、根尖側から接触点までのう蝕原性プラークが除去されなければならない。

第二乳臼歯の脱落から第二小臼歯の萌出完了までのおよそ2ヵ月という短い間、第一大臼歯の近心面には、プラーク・コントロールとフッ化物の局所応用が到達可能で、エナメル質う蝕の停止のための非常に優れた機会が提供される（図170、171）。

もし第二乳臼歯の遠心面にう蝕があれば、研磨テクニック（図172、173）が、第一大臼歯の近心面の露出を長引かせるのに推奨される。これは、エナメル質う蝕の予防とすでに形成されたエナメル質う蝕およびう窩を伴わない象牙質う蝕の停止に有効である。露出した第二乳臼歯の象牙質（必要部分ではう蝕除去）は、グラスアイオノマー・セメントで半永久的に修復されるべきである。この材料は、フッ化物徐放源として作用し、フッ化物バーニッシュのような局所応用剤で、フッ化物の再補充が可能である。

Carvalhoら（1989）は、PMTCの48時間後で、萌出途中にある第一大臼歯咬合面のプラークの再蓄積量は、完全

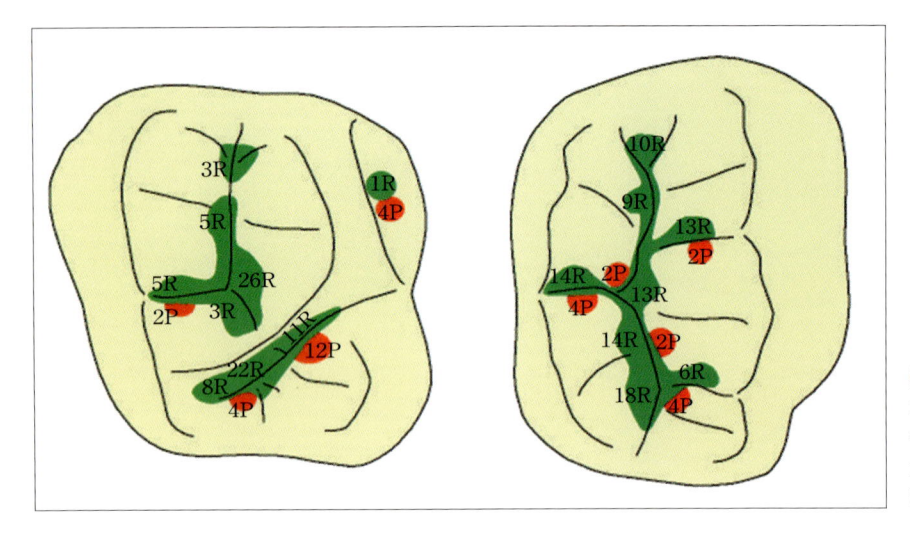

図174 非侵襲的予防プログラムの子供における咬合面エナメル質う蝕の進行。（緑）停止したう蝕、（赤）う窩に進行しなかったエナメル質う蝕（Carvalho et al, 1992. を改変）。

萌出歯のほぼ5倍であると報告している。このことは、なぜほとんどすべての臼歯の裂溝う蝕が、非常に長い萌出期間（第一大臼歯で12～14ヵ月、第二大臼歯で14～18ヵ月）のなかで始まるのか、そして、なぜ裂溝う蝕が、萌出の所用期間がわずか1～2ヵ月である小臼歯では、めったに起きないのかを説明している。

Carvalhoら（1992）は、萌出中、あるいは萌出直後の永久歯を持つ小児の両親に特別の方法で裂溝を磨くように教えている。ハイリスクグループでは、必要に応じた間隔で、PMTCとフッ化ナトリウム溶液の応用を、臼歯が完全に萌出し、咀嚼できるようになるまで続ける。図174は、ベースライン診査でのエナメル質う蝕であり、その後、咬合面の種々の部位で停止した病巣数、ならびに3年間の追跡研究の間に形成された、ごく限られた数のう窩を伴わない新しいエナメル質う蝕を示している。

他の研究でも、同様の結果が第一ならびに第二大臼歯で得られている（Kuzmina, 1997）。これらの研究は、完全萌出でう蝕のない歯へのフィッシャー・シーラントは、費用の面で過剰処置であるということを支持している。しかしながら、う蝕有病率が高い住民では、萌出途中の第一ならびに第二大臼歯にフッ化物徐放性フィッシャー・シーラント（グラスアイオノマー系材料）を可及的早期に使うことは、裂溝う蝕のコントロールに非常に効果的な手段なのである。

象牙質う蝕

活動性であろうとなかろうと、う窩のないエナメル質う蝕が象牙質へと進む、その進行速度は次のような多くの要因で決定される。

1. 個人の総合的に評価されたう蝕リスク（C1～C3）。
2. エナメル質う蝕が形成された速度。
3. エナメル質う蝕のサイズ、深さならびに部位。
4. エナメル質の萌出後年齢。
5. セルフケアと必要に応じて供給される予防プログラムの将来的な効果。

臼歯の隣接面では、エナメル質から象牙質へのう蝕病巣の進行は、連続的なバイトウイングX線写真で容易に追跡できる。しかし、X線写真は、その病巣のう窩の有無は明らかにしない。初期の研究で、Backer-Dirks（1966）は、第一大臼歯近心面のう蝕の50％が11歳から15歳にかけて、67％が9歳から15歳にかけて、74％が7歳から15歳にかけて、それぞれ象牙質へ進行することを示した。しかし、小臼歯と大臼歯に関する最近の研究では、隣接面のエナメル質う蝕の象牙質への進行は、13歳から15歳で14％（Bille and Carsten, 1989）、14歳から18歳で30～40％（Lervik et al, 1990）であり、11歳から22歳では5.4％と低く、これは修復よりも予防と再石灰化に基づくものである（Mejàre et al, 1999）。

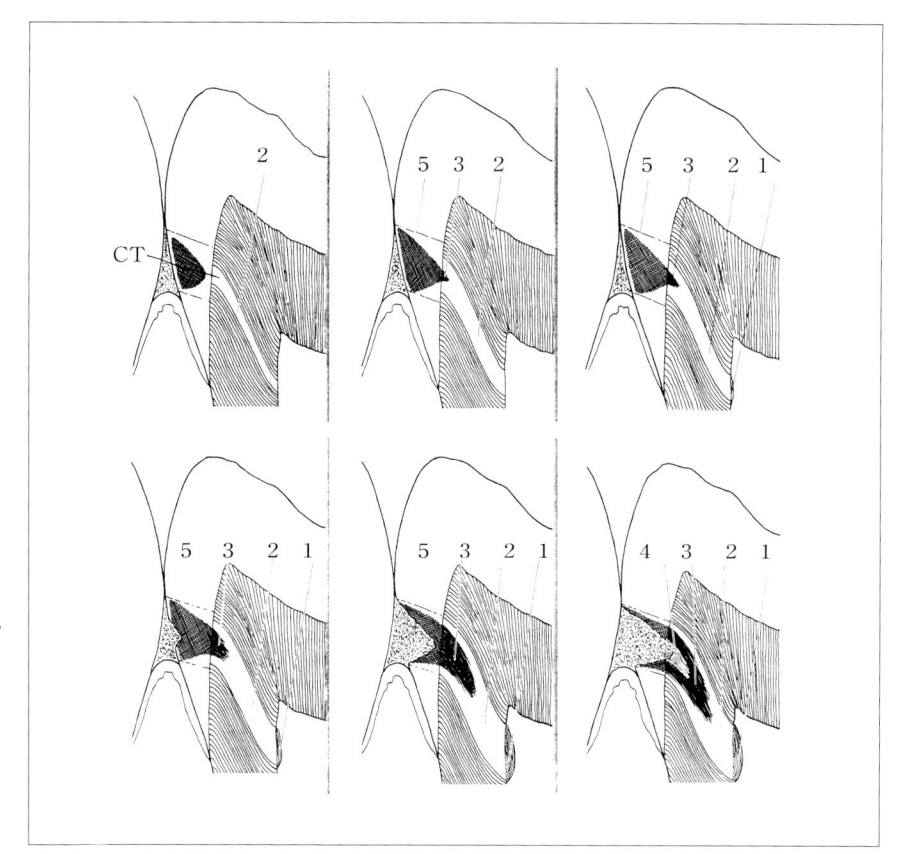

図175 う蝕病巣形成の進行段階の模式図。
(1) 反応性象牙質
(2) 硬化反応層または透明層
(3) 脱灰層
(4) 細菌感染層
(5) 外層の小柱方向
(CT) 中央横断線
(Bjorndal, 1991. を改変)。

う蝕の進行

　これに関連して、歯冠の2つの石灰化組織（エナメル質と象牙質）は、由来のみならず、成分が異なることを認識することが重要である。これらは、それゆえ、化学物質（酸）、咬耗、温度などの刺激に対して違う反応を示す。

　エナメル質は歯胚の外胚葉に由来し、一方、歯髄-象牙質器官は間葉由来である。エナメル質は無血管、無細胞性で損傷に対して反応しない。一方、象牙質、象牙質細胞ならびに象牙芽細胞は、歯髄-象牙質器官に不可欠の構成成分であり、外的な侵襲に対して防御的に反応する生活組織である。エナメル質は微細孔のある固体なので、刺激物は口腔から象牙質と歯髄に浸透できる。それゆえ、う蝕進行中の象牙質の変化は、エナメル質う蝕の拡大についての考慮なしには理解できない。

　もっとも一般的な歯髄-象牙質器官による反応は、象牙細管の硬化、すなわち象牙細管中へのミネラルの沈着である。光学顕微鏡で検出できるエナメル質う蝕に対する、もっとも早期の象牙質の反応は、う蝕円錐がエナメル象牙境を横切る場所に生じる象牙細管の硬化である（図175）。エナメル質の脱灰はエナメル質の多孔性、すなわち、エナメル質の透過性を増加させ、エナメル質う蝕病巣のもっとも多孔性の部分の下にある象牙質に、防御反応を発現させる最初のおだやかな刺激が到達する。初期の象牙質の反応は、生化学的および組織化学的な手法で検出された。

　初期の象牙細管の硬化は、エナメル質う蝕病巣の前縁がエナメル象牙境に達する前に検出される。エナメル質とエナメル象牙境が接触すると、境界に沿った象牙質における脱灰の最初の兆候が、う蝕形成の程度に応じて、黄色ないし茶色の着色として認められる（図175、176）。長い間、エナメル質と象牙質の解剖学的な不連続性は破壊的な物質の浸透を促すといった前提のもと、象牙質の脱灰はエナメル象牙境に沿って側方に拡大すると考えられてきた。

　しかし、最近の系統的な研究は、着色象牙質の脱灰はエナメル象牙境におけるエナメル質う蝕病巣の範囲を超えて拡大することはない、と結論した（Björndal, 1991）。もし活動性のエナメル質う蝕を、進行速度が異なる多数

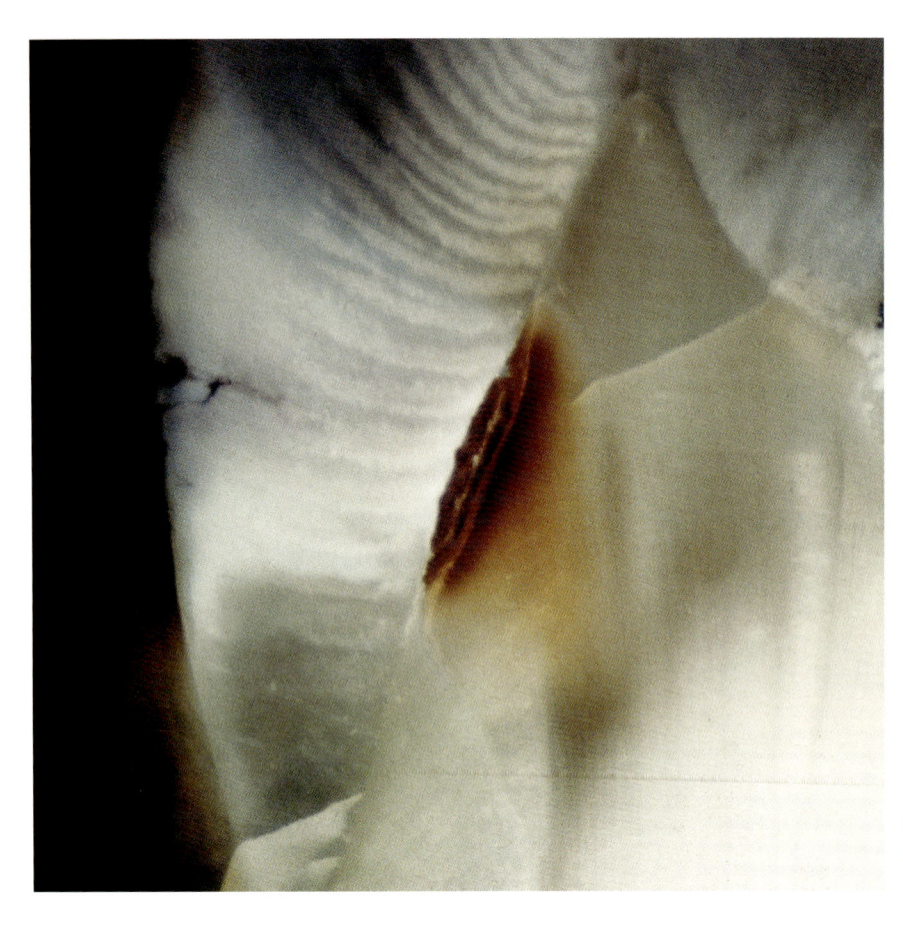

図176 大臼歯の隣接面における象牙質う蝕病巣の横断切片所見。エナメル象牙境に沿う暗色部は、非活動性の停止したう蝕病巣を示す（I.Espelidの好意による）。

の微小な病巣の集合とみなせば、脱灰に対して側方の象牙細管の硬化は、エナメル象牙境に向かうエナメルう蝕の進行していない部分からの小柱の方向における刺激への反応と解釈できそうである（図175、176参照）。

それゆえ、う蝕進行のこの段階で、象牙質のう蝕病巣は従来推測されていたような中心部病巣と拡大する破壊病巣を持つう蝕本体、と考えるべきではない。象牙質の変化は単にエナメル質表層の各種の酸侵襲と、それらのエナメル質内での小柱方向への移動に対する歯髄および象牙質の反応の継続を示すにすぎない。

このアプローチの意味は、通常の清掃またはう蝕原性細菌の除去により表層での酸産生が停止したとき、脱灰も停止し、う蝕進行が停止するということである。

図177は、エナメル質のう窩とエナメル象牙境に沿った象牙質の病巣がやや拡大した活動性う蝕の断面である。右側はエナメル質のう窩底部の詳細（SEM）で、そこは主として、球菌からなるう蝕原性プラークで覆われている。いくつかの小柱の構造は石灰度が低いが、個々のエナメル小柱がまだ認められる。

エナメル質に微小なう窩があり、その下部の象牙質にう窩のない病巣を持つ別のう蝕病巣の断面を図178に示した。しかし、このような病巣の停止後では、エナメル質と象牙質による唾液からのミネラル取り込みはごく限られていて、そのため、脱灰したエナメル質と象牙質は、両者とも組織内の瘢痕のように残存している。図179は、エナメル質表層にう窩があり、象牙質に病巣がある非活動性隣接面う蝕の研磨切片のマイクロラジオグラフである。う蝕は数年間停止していた（Thylstrup and Fejerskov, 1994）。エナメル質では、う窩底部にミネラルの沈着を認めるが、周辺の脱灰象牙質は、う蝕の停止後も変化のないままである。

介入

これまで象牙質のう蝕は、さらなる破壊を止めるため、修復介入が必要となるう蝕進行段階であるとみなされており、この段階のX線学的な検出の改善を目指して、多くの研究がなされた。しかし、う蝕という用語は、う蝕の進行期間中に歯髄-象牙質器官で起きる変化の連続性

第 5 章 う蝕病巣の形成と診断

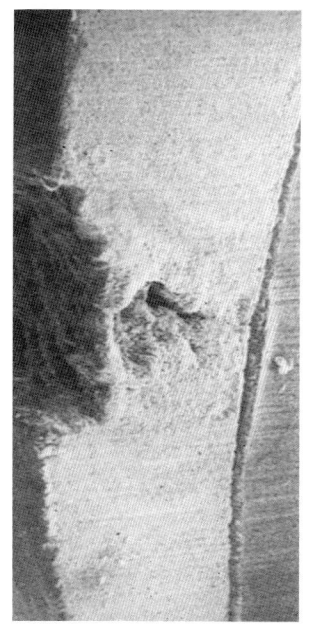

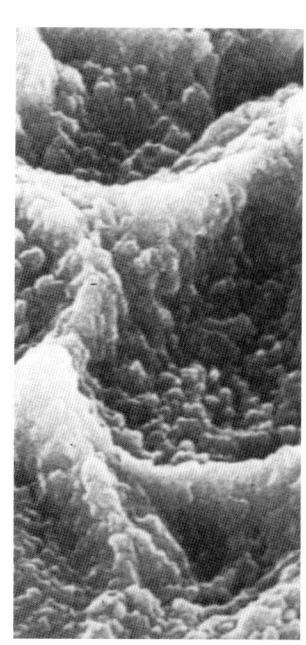

図177 (左)エナメル質とエナメル象牙境沿いの象牙質に、う窩が形成された活動性う蝕病巣の断面所見。(右)う蝕原性プラーク、特に球菌で覆われたエナメル質う蝕底部のSEM像(A. Thylstrupの好意による)。

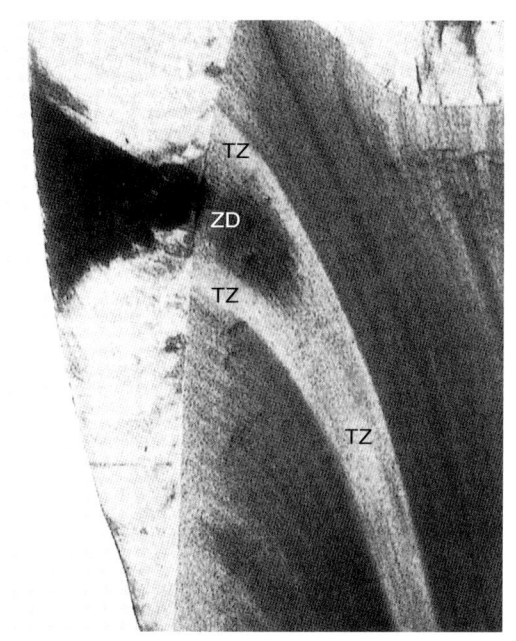

図178 活動性隣接面う蝕病巣の研磨切片。う蝕病巣はエナメル象牙境に達し、外層象牙質(ZD)の脱灰と硬化変性(TZ)が見られる(A. Thylstrupの好意による)。

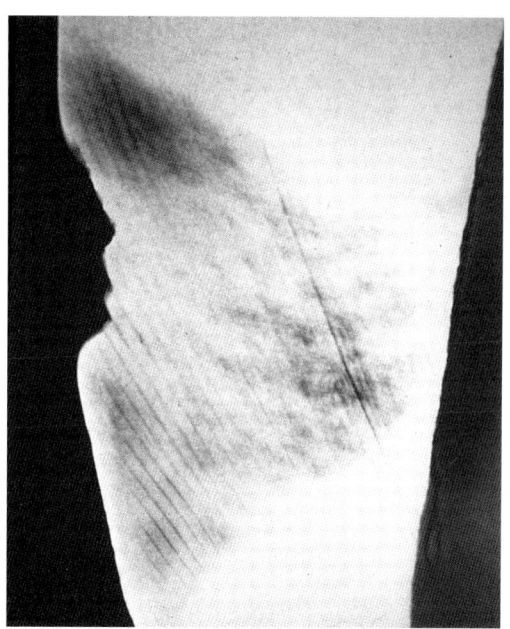

図179 エナメル質外層のう窩と象牙質へのう蝕進行を伴う、非活動性隣接面う蝕病巣の研磨切片のマイクロラジオグラフ。う蝕病巣は数年間にわたって停止したままであった(A. Thylstrupの好意による)。

を定義するには、漠然としすぎている。そのため、この用語は修復学的介入の基準としては、有用な意味を全く提供していない。

う蝕進行中の歯髄-象牙質器官の徐々に進む露出を理解するために、エナメル質からミネラルが喪失して、そのため多孔質となるものの、エナメル質には組織を保持するのには十分なミネラルが残存する、ということに注意を向けることは重要である(図146、147参照)。表層下の領域は空洞ではなく、ややミネラルが喪失しているものの、高度に石灰化した組織である。したがって、表層崩壊の最初の兆候はエナメル質最表層に限局し、おそらく咀嚼中の機械的損傷、歯間部摩耗中の微細な損傷、あるいは不注意な隣接面の探針操作による医原性の損傷で起こる(図177参照)。

189

図180 最表層の破壊と象牙細管（ZP）内への細菌侵入を伴う、う窩のある象牙質う蝕病巣。細菌はすでに歯髄に達している（Thylstrup and Fejerskov, 1994. 許可により転載）。

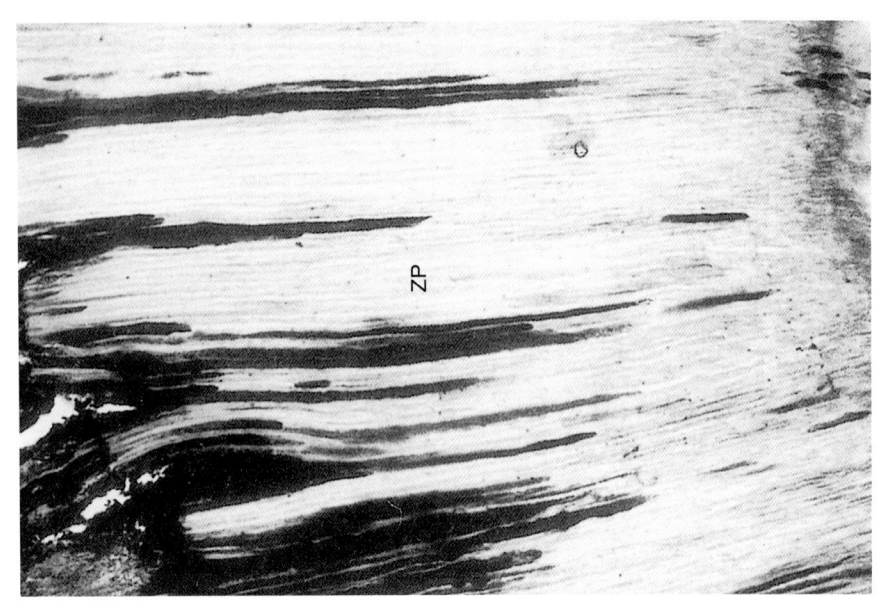

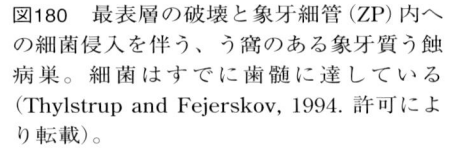

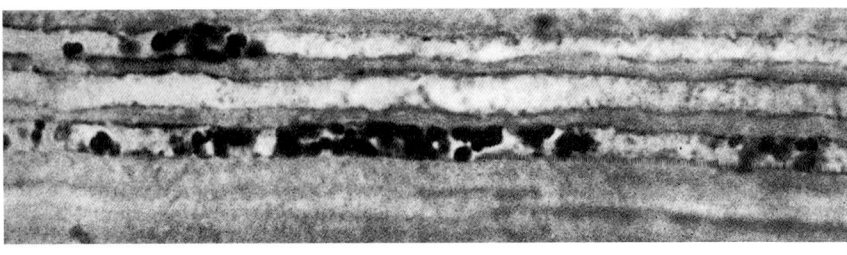

図181 象牙細管に侵入した細菌群（Thylstrup and Fejerskov, 1994. 許可により転載）。

　もし、そのような部位で、プラークがほとんどない状態が維持されなければ、そのプロセスは持続してしまう。なぜなら、他の問題と同様に、微小なう窩に潜む細菌は表層よりも保護され、それが嫌気性で酸産生能のある細菌にとって、好都合の環境変化となるからである（第1章参照）。それゆえ、エナメル質の活動性の破壊とう窩の徐々に進む拡大は、保護された細菌の酸産生と機械的な微小な損傷が複合した結果である。

　う窩がまだエナメル質内に限局している限りは、象牙質への大量の細菌侵入はないとみて良い。この段階なら、う蝕病巣はうまく停止できる（図179参照）。しかし、持続的に放置された活動性のう蝕病巣は、結局は象牙質内のう窩へと進行する。象牙質がう窩の細菌に接触すると、酸とタンパク分解酵素の作用により象牙質の最表層が分解してしまう。このゾーンは破壊層と呼ばれる（図175参照）。この層の直下には、細管内に侵入した細菌がよく観察される（図180）。

　もしう蝕の進行が非常に速いと、いわゆる象牙質の死腔は見られない。これは象牙芽細胞の突起が細管の硬化なしで、破壊されたことを意味する。このような空洞の象牙細管は、直ちに細菌の侵入を受ける（図181）。細菌侵入層と透明層である硬化象牙質の間に、う窩内の嫌気性酸産生細菌が産生した酸で形成される脱灰層が存在する。

　う蝕進行のさまざまな各ステージに対応した歯髄反応の程度については、まだ不確かな点がいくつかある。たとえ象牙質への細菌侵入以前であっても、反応性（第三）象牙質が形成されることがある。反応性象牙質は石灰化度が低く、不規則な象牙細管を含んでいる。象牙質の脱灰が歯髄の0.5〜1mm以内まで進むと、象牙芽細胞下部に炎症反応が観察されることがある。しかし、これは歯髄の真の炎症を意味しない。炎症細胞の反応は、細菌性毒素に対して発現すると信じられている。

　処置の見通しからすると、う窩が象牙質に達するまでは、侵襲的な介入の適応はないことに注意すべきである。その段階までは、う蝕病巣は停止可能であり、軟化象牙質も細菌の感染は受けていない。この原則は、特に頬舌側に適用されるが、ほとんどの隣接面ならびに咬合面の病巣にも有効である。

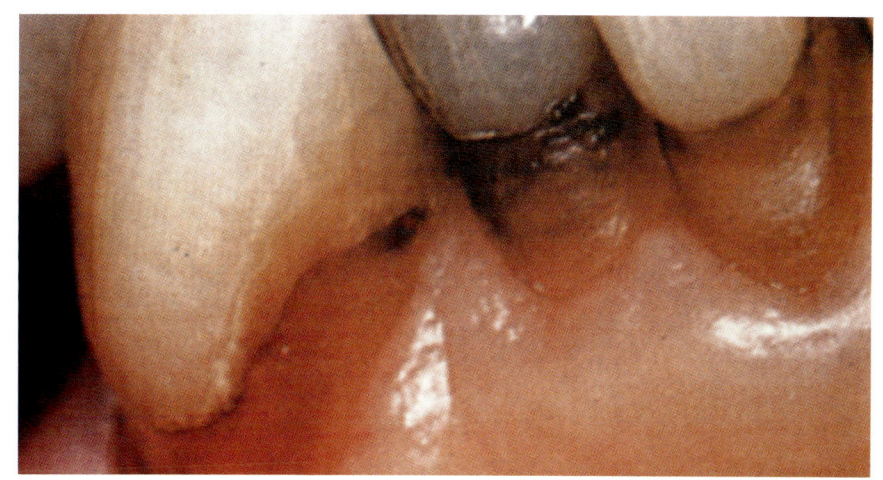

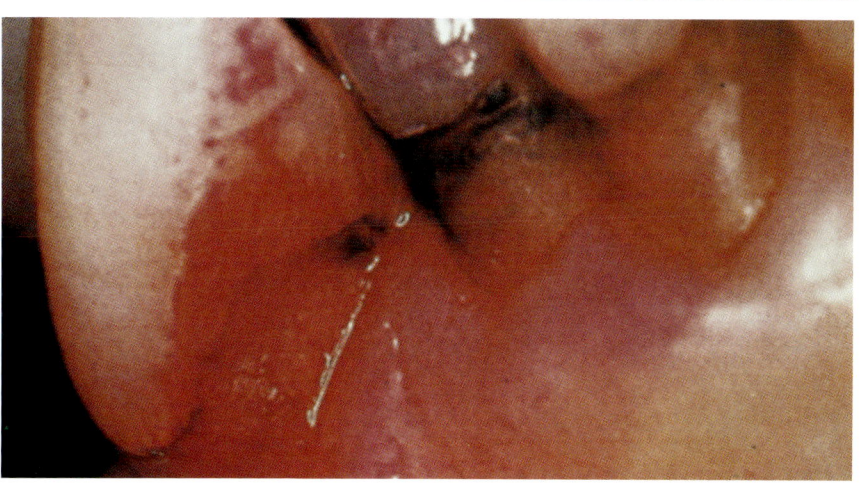

図182、183 染色液で明示されたエナメルセメント境界に沿ったプラークの蓄積（Thylstrup and Fejerskov, 1994. 許可により転載）。

活動性の象牙質う蝕は軟化して、色調が黄色である。エキスカベーションの目的は、感染して、壊死した組織の除去であって、直下にある健全歯質の除去は、何千もある象牙突起を破壊するので避けるべきである。もっとも適切なエキスカベーションの方法は、手用器具または低速回転のバー使用である。これにより、比較的硬い透明層と脱灰層の境界が術者にわかる。エキスカベーションの後、明らかな着色はなくなり、象牙質は触診すると硬い状態となるが、細菌は開放された象牙細管内に存在する場合がある（図180参照）。細菌学的な観察では、エキスカベーションした歯の25%に細菌が潜んでおり、組織学的手法では、30〜50%の歯で、少なくとも1本以上の象牙細管に細菌を認めている(Reeves and Stanley, 1966)。平均して1mm²当たり45,000の象牙細管があり、そのうちいくつかが、細菌の残存する死腔である（図181参照）。しかしながら、良く封鎖された維持の良い修復の下では、細菌は栄養に到達せず、いかなる障害も及ぼさない。

根面う蝕

HixとO'Leary(1976)によると、根面う蝕は、"エナメル質または修復物に接する、あるいは接しない根面のう窩または軟化部分"と定義されている。NyvadとFejerskov(1987)は、活動性および非活動性根面う蝕の定義を紹介した。根面う蝕は原発性か二次的か、セメント質か象牙質か、活動性か非活動性か、そして、う窩の有無で分類される（表15参照）。また根面う蝕は、その表面の性状（軟らかい、ざらつく、硬い）や色調（黄色、薄茶色、濃い茶色、黒色）でも分類される。

う蝕の進行

根面でのう蝕発生の初期の必要条件は、

1．根面がう蝕原性細菌に接触可能であること。
2．根面がう蝕発生までう蝕原性のプラーク（細菌塊）に

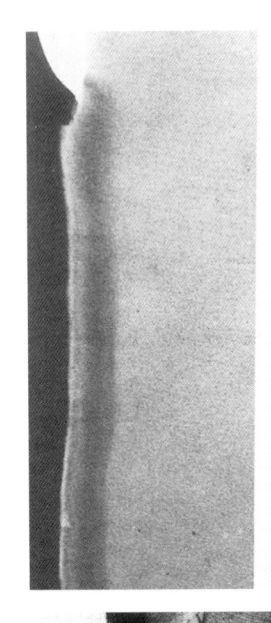

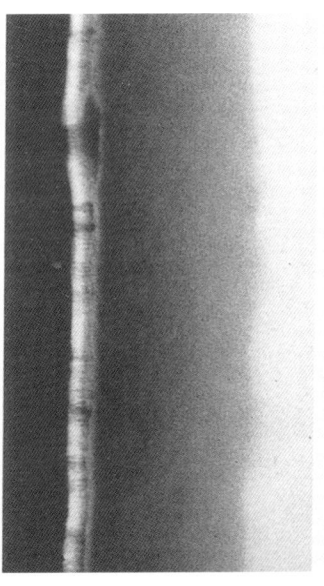

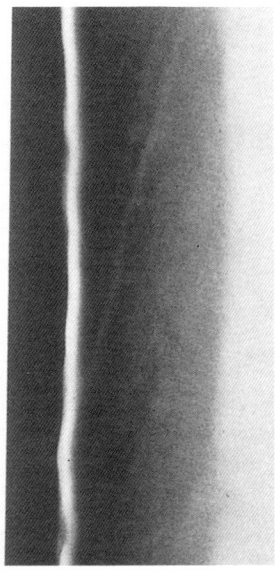

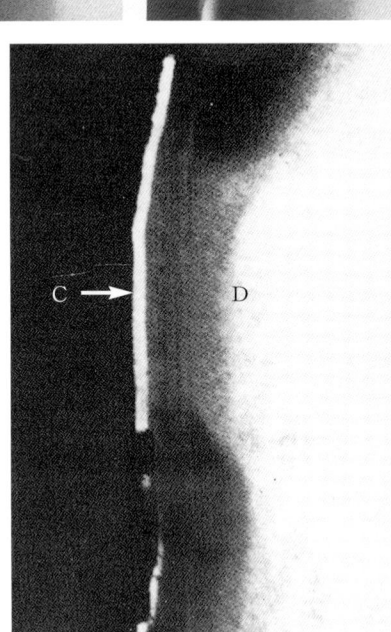

図184 口腔内で1、2ヵ月および3ヵ月間（左から右へ）、実験的に形成された根面う蝕病巣の切片のマイクロラジオグラフ。表層下のミネラル喪失の増加にもかかわらず、表層ゾーンのミネラル濃度が徐々に増加していることに注目（Nyvad et al, 1989. 許可により転載）。

図185 ｜ 図186

図185 露出した根面のセメント質の脱灰（Nyvad and Fejerskov, 1986. 許可により転載）。

図186 ほぼ確実に侵襲性の高いスケーリングとルートプレーニングにより、過再石灰化したセメント質（C）が除去された後に残ったセメント質の下部に生じた象牙質う蝕病巣（Nyvad and Fejerskov, 1986. 許可により転載）。

曝露することである。

　根面は、おろそかな口腔清掃や加齢に伴って、徐々に進む上皮付着の消失による歯肉の退縮で必然的に露出する。適切な口腔清掃を行っている人々でも、ある程度の歯肉退縮が起こり、高齢者に分布するというパターンが非常に特徴的である。その他の典型的なパターンは、青少年で数歯の頬面によく見られるというもので、これは不適切なプラーク・コントロール方法、すなわち水平歯磨きの悪影響が原因である。

　根面が、歯肉退縮のために口腔環境に接すると、特にプラークが蓄積する不潔域である広い隣接面部や歯肉縁とセメント象牙境に沿ってプラークが付着しやすい部位が増加する（図182、183）。さらに、エナメル質表面に比べると、根面は非常に粗糙でプラークが維持されやすい。すなわち原発性の根面う蝕は、プラークが歯肉縁に沿って形成されるため、歯軸方向よりも水平方向での広がりが大きい。

　初期の活動性根面う蝕は、触診すると軟化しており、粗糙感があって、通常はプラークで覆われている。色は黄色か薄茶色である。しかし、LynchとBeighton（1994）は、色調とは関係なく、軟化した活動性の根面う蝕は、

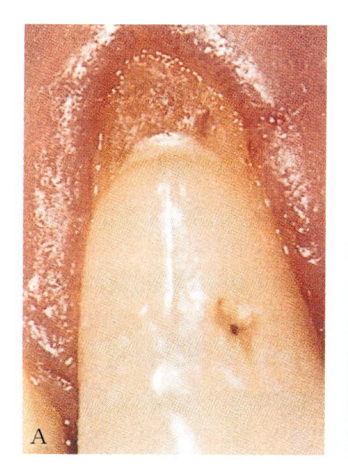

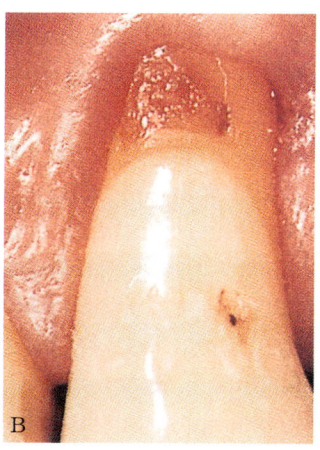

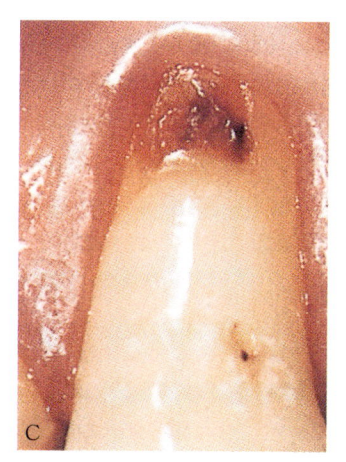

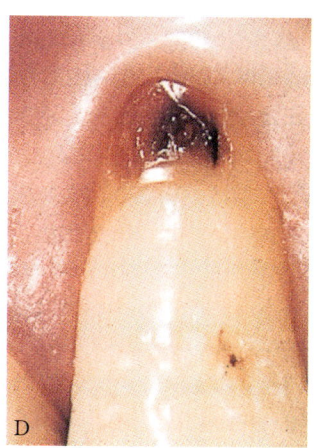

図187 プラークで覆われた活動性根面う蝕病巣において、口腔衛生の改善後に生じた色調と表面状態の変化。A：活動性う蝕病巣。B：口腔衛生改善2ヵ月後のう蝕病巣。C：6ヵ月後のう蝕病巣。D：18ヵ月後のう蝕病巣（Nyvad and Fejerskov, 1986. 許可により転載）。

歯肉縁に近接して存在し、硬い非活動性根面う蝕は離れており、また粗糙な病巣はその中間に位置すると報告している。

実験的な研究によると、プラークで持続的に覆われた根面では、非常に急速にう蝕が進むことが示されている（Nyvad et al, 1989）。図184は、1、2、3ヵ月後の根面う蝕の深度と形態を示すマイクロラジオグラフである。表層下のミネラル喪失が進む一方、表層のミネラル濃度は徐々に増加している。

根面う蝕の表層には、ごく初期では細菌が侵入している。細菌はセメント象牙境のコラーゲン線維を分解するらしく、細菌は初期の根面う蝕でも露出した多くの象牙細管で検出される。象牙質の反応は、歯冠う蝕について記したものと同一である。すなわち、根面う蝕部位に対応した歯髄-象牙質器官は、組織深部でミネラル増加の反応を示し、その結果、病巣ではミネラル濃度が高まる。同様に、第三の反応性象牙質が、罹患した象牙細管に対応した象牙質の歯髄側表面に高頻度に観察される。

露出した根面が、なおセメント質で覆われていると、う蝕形成の初期では根面に定着した酸産生菌が産生した酸により、通常、その部位も脱灰を受ける（図185）。歯根では、有機質量が非常に多いため、根面う蝕の進行中には、エナメル質のう蝕を起こすものとは別の細菌が存在することもある。

例えば、歯周炎のある歯では、スケーリングやルートプレーニングで、過石灰化したセメント質が完全に除去されてしまう。そのような部位では、酸産生性ならびにタンパク質分解性の細菌は、残存したセメント質の直下に広範な象牙質う蝕を形成してしまう（図186）。セメント質の厚さは、歯冠側1/3で、わずか0.03〜0.10mmである。鋭いキュレットタイプスケーラーで10〜20回ほど擦過する、あるいは、15μmダイアモンドコートの回転チップを0.1秒間作用させると、そのような薄い層は完全に除去されてしまい、歯根の象牙細管は露出して、細菌がすぐに侵入する。それゆえ、スケーリングと歯面清掃については、非侵襲的なアプローチが重要である。

根面う蝕は、通常、う窩に至らないが、活動性根面う蝕は、軽い探針操作やスケーリングによって、医原的に損傷されうる、ということはきわめて重要である。エナメル質の活動性う蝕における表層と同様、根面う蝕表層の損傷で限局的なう窩の形成が始まる。

停止

ほとんどの根面う蝕では、象牙細管に細菌が侵入しているにもかかわらず、口腔清掃の改善とフッ化物配合歯磨剤で活動性のう蝕が停止しうる。NyvadとFejerskov（1986）が行った活動性根面う蝕を持つ老人を対象とした研究は、改善された口腔清掃により、活動性根面う蝕が非活動性に変化することを示した。図187は、活動性プラークで覆われた上顎左側犬歯唇面の根面う蝕が、改善された口腔清掃のもとで非活動性となるにつれ、色調や表面の構造がどのように変わるのかを示している。

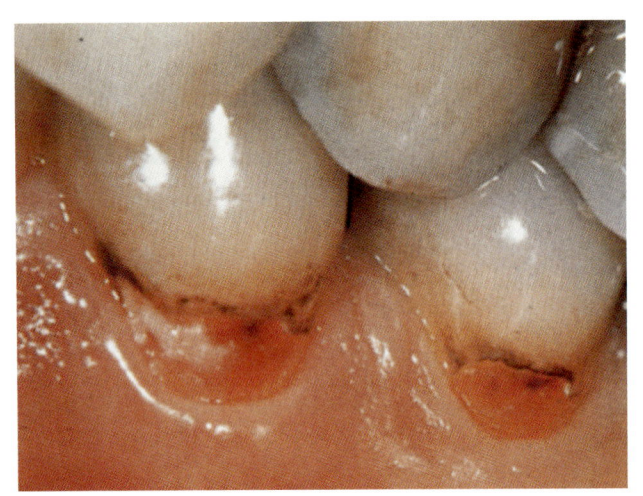

図188　典型的な黄色の軟化歯質を伴うプラークに覆われた活動性の根面う蝕病巣（Nyvad, 1997. 許可により転載）。

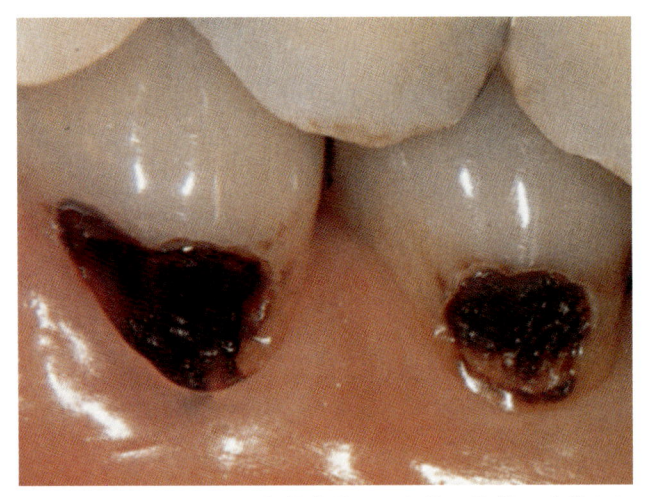

図189　図188に示したう蝕病巣の10年後の状態。改善されたプラーク・コントロールとフッ化物の使用で、う窩は非活動性となっている（Nyvad, 1997. 許可により転載）。

Nyvadら（1997）の最近の研究では、パーシャル・デンチャーに取り付けられた歯根試料に、う蝕病巣が口腔内で実験的に形成され、それが3ヵ月にわたるフッ化物配合歯磨剤の使用により停止している。

深いう窩のある根面う蝕でも、口腔清掃の改善とフッ化物の使用で、うまく非活動性へと変化しうる。NyvadとFejerskov（1997）が示した図188は、典型的な黄色で軟化した表面を持つ活動性のプラークに覆われた根面う蝕である。口腔清掃の改善とフッ化物の局所応用を実施して10年後、そのう蝕は非活動性となっており、典型的な濃い茶色ないし黒色のやや硬化した表面を示している（図189）。

う蝕病巣の診断と記録

歯冠う蝕病巣は、臨床的には検出できない脱灰として始まる。さらに進行するにつれ、最終的には臨床的に検出可能となり、そのタイプ、部位、サイズ、深さ、形態などで分類できるようになる（表15参照）。

象牙質に深く進行した潜在的な裂溝う蝕は別として、臨床的な検出と診断確定のジレンマは、進行したう蝕についてではなく、基本的には、初期う蝕病巣（表層エナメル質限局）、う窩を伴わない象牙質う蝕や、二次う蝕（修復物周囲）、歯肉縁下の根面う蝕で生じる。このことは、診断の方法や基準が診査によって異なるという事実によりさらに複雑となる。う蝕有病や処置ニーズを地域レベルで評価する疫学研究者、ならびに抗う蝕製剤の効果と関連してう蝕の発病を評価する歯学研究者にとって、う蝕病巣の存在の決定が、個々の患者のために処置の選択肢を考えるという責任により、複雑化されることはない。一般に集団を調査する疫学研究者は、ばらつきを減らすために、う蝕の陽性診断を明確なう窩に限定する。ほとんどの調査ガイドラインでは、疑わしいう蝕病巣は健全と記録するよう、はっきりと述べている。

一方、臨床医にとってう蝕の診断、すなわち、エナメル質に限局しているため回復の可能性があるのか、明らかなう窩なのかは、適切な処置を考えるうえで問題となってしまう。さらに、歯面ごとに疑わしいう蝕病巣の正しい診断をどうするか、という問題も生じてしまう。言い換えると、診断方法の選択は診査の目的に依存する。

Pitts（1997）によると、う蝕診断の理想的な方法または器具とは、非侵襲的かつう蝕病巣のサイズと活動性を評価するうえで、簡単で精度と信頼性が高く、特異度と敏感度に優れ、確実であり、しかも、う蝕の進行過程に直接的に関連した生物学的プロセスに基づいているものである。また、それは歯科医師と患者にとって価格が手頃であり、臨床と研究の場面いずれにも利用できるべきである。その使用によって、長期にわたる口腔保健を促進する情報化と適切な予防処置の決定が推進されるべきである。不幸にして、そのような要求を1つですべて満た

すような方法は、今のところ存在しない。さらなるテクノロジーの開発を待つ間、歯科医師と研究者は当面、特定の診断目的に応じた最適な方法の組み合わせを選択しなければならない。

診断器具

　何十年も以前は、視診（照明とミラー）、触診およびバイトウイングX線写真が、う蝕の臨床診断に使える唯一の器具であった。疫学調査やほとんどの患者の診査で、それらはなお有用な器具である。しかし、この10年で、新しいテクノロジーに基づく各種の診断器具が増えてきた。現在、次のような方法が利用可能である。

1．一般臨床医が使用する視診。
2．照明、ミラー、軽圧の探針操作による触診法。
3．ヨーロッパの疫学調査で用いる従来型の視診法。
4．精密な臨床視診。
5．暫間的な歯間離開による視診法。
6．暫間的な歯間離開と隣接面の印象による視診法。
7．従来型バイトウイングX線写真法。
8．デジタルX線写真法。
9．コンピュータ支援X線写真法。
10．光ファイバー透過光診断法（FOTI）。
11．電気抵抗計測法（周波数固定）。
12．交流電気抵抗スペクトル法（ACIST）。
13．内視鏡蛍光検査（EFF）。
14．定量的レーザー（光学）蛍光法（QLF）。

　これらの方法の精度（敏感度と特異度）、実用性および費用効果は大きく異なる。いくつかは迅速かつ安価だが主観的で、そのため大規模な疫学調査で有用である（触診法、ヨーロッパ型疫学調査法）。一方、その他は客観的で定量的な診断を提供するが、時間がかかり、高価な装置を必要とする（ACIST、EFF、QLF）。現在、後者の方法は研究用途に限られている。

一般臨床で用いる視診

　照明、ミラー、探針を組み合わせて、歯面別に詳しく診査する視診法は、今のところ国際的にも一般臨床でもっとも適用されている方法である。その敏感度は低く、特異度は高いが、この方法は以下の検出が可能である。

1．平滑面（頰舌面）、ほとんどの前歯部隣接面、およびいくつかの裂溝開口部のう窩を伴わないエナメル質う蝕病巣（D_1）。
2．エナメル質に限局した臨床的に検出可能なう窩（D_1、D_2）。
3．頰舌面および前歯隣接面で象牙質にう窩が及んだ象牙質う蝕病巣（D_3）。ただし、臼歯隣接面と咬合面では限界がある。
4．う窩を伴う二次う蝕病巣。
5．う窩を伴う、あるいは伴わない活動性および非活動性根面う蝕。

　この方法は、臼歯部隣接面と咬合面のう窩のない病巣の検出に限界があることが大きな欠点である。

臨床的視診ー触診法

　この方法は照明、ミラーおよび軽圧の探針操作の組み合わせに基づくもので、アメリカでのほとんどの疫学調査に用いられる。もし、その歯がアメリカ歯科医師会（ADA）の基準、すなわち、探針を捕捉する、あるいはその撤去に抵抗を示す軟化したエナメル質がある（いわゆるスティッキー・フィッシャー）、ならびに中等度から強い触診圧で探針が隣接面にくい込む、という条件に当てはまれば、う蝕と診断される。照明は通常必要であるが、歯は清掃も乾燥もされない。診査は一人当たり3分を要する。この方法は、アメリカでの一般の臨床でもよく使われる。

ヨーロッパの疫学診査で用いられる従来型の視診法

　探針操作は、いくつかの理由で批判されている。
・感染部位からう蝕原因菌をうつしてしまう。
・再石灰化する可能性のあるエナメル質および象牙質を不可逆的に損傷してしまう。
・特に裂溝と臼歯隣接面では、視診単独以上に高い

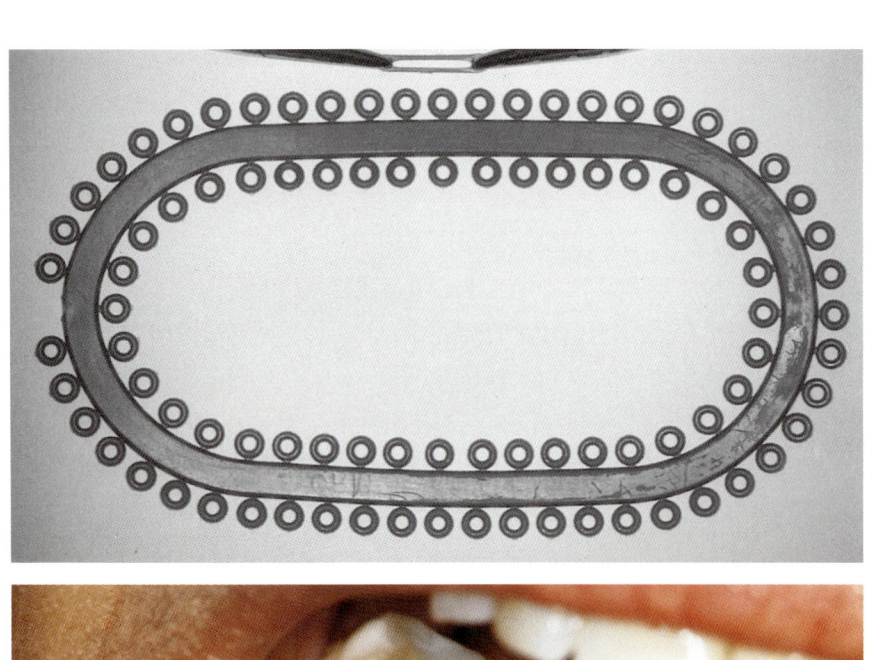

図190 暫間的歯間離開のための矯正用弾性バンド。大臼歯と小臼歯用に異なったサイズが利用できる。

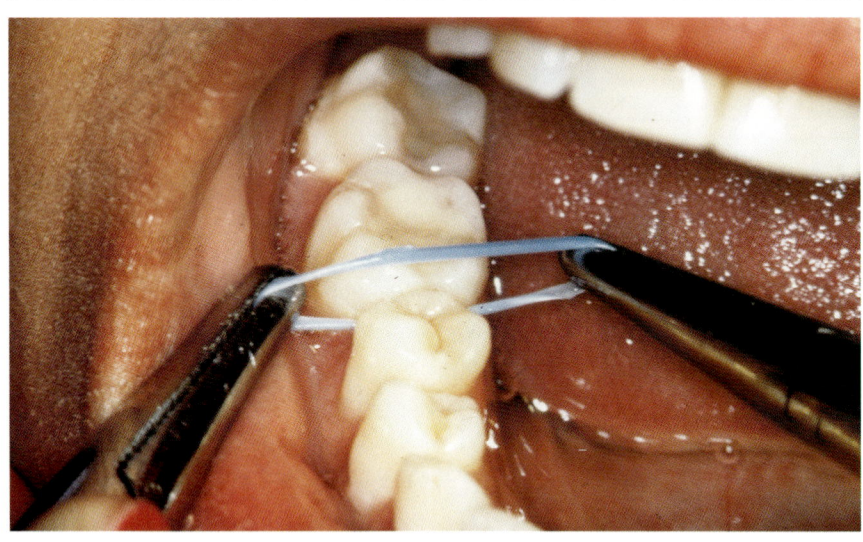

図191 2つの外科用フォーセップで、弾性バンドを引き伸ばして装着を行う。

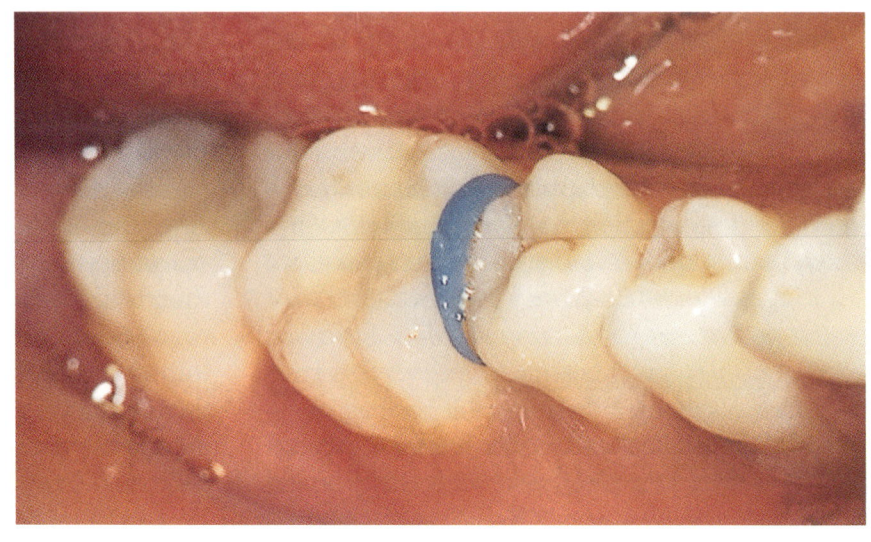

図192 口腔内での弾性バンド（小臼歯では約3日間、大臼歯では5日間維持する）。

診査精度を示さない。

そのため、詳細な視診に基づくヨーロッパ型調査用診査システムが、多くの疫学研究者達によって適用されてきた。被験者は診査の前に歯を清掃し、歯はエアで乾燥され、診査には、およそ10分を要する。一般的な有病状況（低いう蝕有病率と遅い進行状況）のもとでは、敏感度

を犠牲にして、特異度が強調される視診が好ましいとされる（レビューについては、Pitts, 1997. を参照）。

精密な臨床視診

全歯面の清掃（フロッシングを含む）と徹底的な乾燥後に行われる精密な臨床視診は、前述した迅速な臨床診査よりも多くの病巣を検出するであろう。

暫間的な歯間離開による視診法

隣接面う蝕の補助として、かつて一般的であった暫間的な歯間離開は、ほとんどの患者や歯科医師に受け入れ可能なより人道的で侵襲性の低い方法として、今日、再び支持が高くなっている。この方法により、X線学的に検出される隣接面のエナメル質う蝕（D$_1$、D$_2$）および象牙質う蝕（D$_3$）が、実際にう窩を持つものかどうかを、より決定的に評価することが可能である（Pitts and Longbottom, 1987；Pitts and Rimmer1992；Rimmer and Pitts, 1990）。

図190〜192は、一般的な矯正用弾性バンドを暫間的歯間離開に用いた状況を示している。

暫間的な歯間離開と隣接面の印象による視診法

離開された隣接面の局所的な印象を併用した暫間的な歯間離開は、視診だけによる離開法よりも、さらに敏感度高くう窩を検出できる。この方法は、う窩のサイズの視覚的なモニタリングあるいは、一連の印象計測のための基準となるレプリカを提供する利点を持つ（Neilson and Pitts, 1993；Seddon, 1989）。

この方法は、国際的にも支持が得られつつあり、最近示されたう窩の状態とう蝕活動性の関係は、適切な意思決定の支援における重要な第一歩であろう（Bjarnason 1996；Danielsen et al, 1996；Lunder and von der Fehr, 1996）。

従来型バイトウイングX線写真法

う蝕の検出と治療の補助としてのX線学的な診査が受容されることについては、いくつかの理由が関与している。

1．この方法は、他の方法では到達できない部位を明らかにする。X線写真はごく初期で潜在的に可逆的である段階で、う蝕病巣の検出を可能にする。一般に臨床診査がX線写真で行われると、より多くの隣接面ならびに咬合面う蝕が記録される。
2．う蝕病巣の深さは、例えば、MöllerとPoulsen（1973）の方法を改変して、Gröndahlら（1977）により開発されたX線写真指数によって評価、スコア化される。0＝エナメル質にX線学的な変化がない、1＝エナメル質にX線学的変化がある、2＝X線透過性がエナメル象牙境まで拡大、3＝X線透過性が象牙質のおよそ半分まで拡大、4＝X線透過性が歯髄に接近。
3．X線写真は、永久的な記録なので、再診査により、う蝕病巣の進行や回復の評価、疾病の活動性、予防や治療の効果判定ができる。
4．X線診査は非侵襲性である。一方、軽圧の探針操作は、う窩のないエナメル質や象牙質う蝕病巣への医原性の損傷を与えてしまう。

X線写真には一方で、いくつかの限界もある。

1．正確な再現性のために、標準化された幾何学的角度、照射時間、現像方法ならびに分析設備が必要である。X線写真用の長いコーンに固定されたバイトウイング・フィルム・ホルダーで、幾何学的角度が標準化される。
2．X線写真では、う蝕形成のもっとも早い段階は明らかにできない。
3．X線写真では、隣接面の健全性、表層下脱灰の有無、う窩の有無をはっきりとは区別できない。
4．X線写真では、脱灰の程度をやや過小評価するが、照射エラーの結果として、過大評価も起きうる。
5．X線診断は主観的で、X線所見の解釈も診査者間および診査者内の誤差を免れない。
6．根尖側の隣接面二次う蝕は検出されにくい。
7．う窩を伴わない根面う蝕病巣の診断は困難である。

一般臨床、研究および臨床試験で用いられる従来型のX線写真法に関係したデータは大量にあるが、う蝕プロ

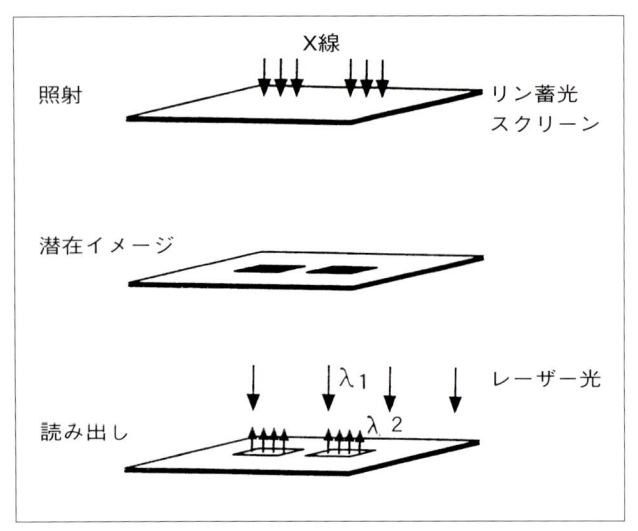

図193 Digora画像プレートシステム。X線画像情報はリン蓄光スクリーン上に取り込まれる。

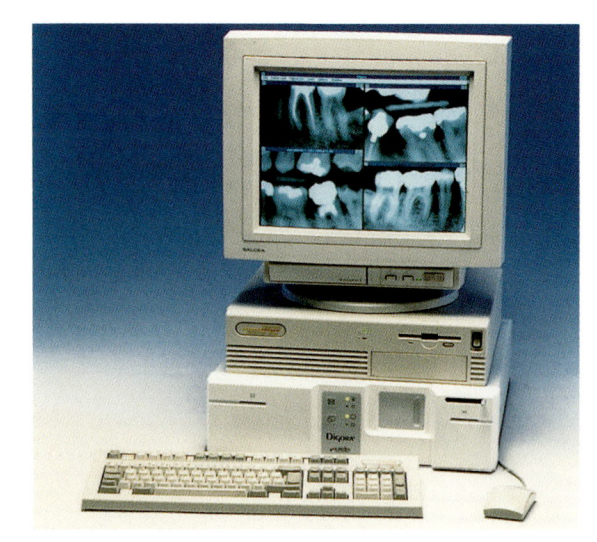

図194 Digoraシステムの情報表示。

セスパターンの最近の変化以前の研究は、現在の状況に注意して推定されるべきである。

X線診査の結果は、部位別に十分考慮すべきである。隣接面については、最近の研究によると、D_1の識別の敏感度が中等度で、予防的ケアに鋭敏に反応する比較的小さな隣接面う蝕病巣を、他のほとんどの方法によるよりも、良く検出する。特異度は臨床的方法ほどではないが、一般に高い。D_3の識別でも、敏感度は中程度で特異度は高い。咬合面に関して、新しい研究成果はX線写真法の検出性能と応用性を変えた。

バイトウイング撮影に固有の画像位置では健全エナメル質の大部分が重なることのため、エナメル質う蝕病巣のX線による診断が不可能になる。一方、この方法は、臨床的診査では検出できないかもしれない深い象牙質う蝕病巣の検出には、中等度の敏感度を示して、応用性がきわめて高い。

デジタルX線写真法

口腔内撮影のためのフィルムレスのデジタル技術は、いくつかの重要な理由で開発されてきた。

1. 従来のX線フィルムは、到達したX線の数パーセントしか吸収せず、患者に照射したX線のごくわずかしか利用されない。
2. 不備な暗室での作業は、不必要に高いX線線量と診断情報の損失をもたらす。
3. フィルム現像には時間を要し、現像液と定着液は環境にとって有害である。

口腔内X線法に直接画像取り込みできるデジタル技術が利用可能となったのは、つい最近、1980年代の終わりからである。間接的デジタルX線法の研究と開発は、直接デジタル（フィルムレス）技術への道を拓いた。1989年、最初に実用可能となったのは、デジタルビデオカメラと同じCCDチップに基づくものであった。ほとんどのCCDシステムでは、1本の臼歯または2本の小臼歯と、わずかな歯根尖周囲骨が1つの画像上に視覚化されるだけであった。小さな画像領域、ややかさばるセンサー、センサーとコンピュータ間のワイヤ接続の必要性は、これらのシステムを臨床で使うには扱いにくいものにした。さらに、これらのシステムはダイナミックレンジが比較的狭く、このことは、最良の画質が限られた照射範囲でしか得られないことを意味していた。

Digoraイメージプレートシステムは、基本的にはCCDとは違ったデジタル画像入力方式を持つ別の選択肢であった。X線情報は、リン蓄光スクリーンまたはイメージプレートに入力される（図193）。基本となる部品はイメージプレートと読み出し装置、つまりセンサーで、これがパーソナルコンピュータに接続されている。スキャン部分の外形サイズは、483×452×135mmである。

第5章　う蝕病巣の形成と診断

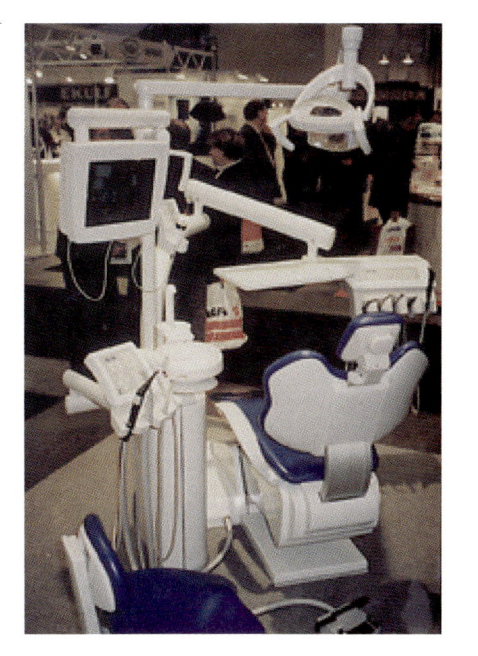

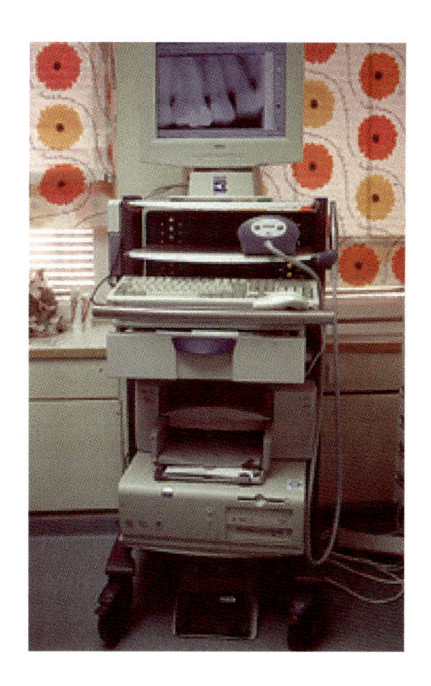

図195　Kavo社の新型ユニット。
図196　Dürr社製Vista Rayのモバイルシステム。

照射後、イメージプレートはスキャナーに移され、レーザービームがリン板面を横切るように偏光制御される。放出された光エネルギーは、フォトマルメーターに集められ、アナログ信号に変換され、次いで、デジタル化される。Digoraシステムにより表示される解剖学的領域は、現代のフィルムを用いた技術で示されるものとほぼ同じである（図194）。

フィルムの現像に相当するイメージプレートのスキャンは別として、口腔内X線写真を得るために必要なすべての手順は、従来のX線写真法と全く同じである。読み出しは30秒以内で、その間に画像がコンピュータのモニター上に徐々に表示されてゆく。イメージプレートの感度レンジは広く、直線性を持つ。広い感度レンジと高感度のイメージプレート、最近の高品位のCRTディスプレイにより、イメージプレートシステムは、CCDやフィルムシステムよりも幅広い照射強度でのデータ取得が可能である。

他のデジタル画像と同じく、Digoraの画像は照射後に目的に応じた特性画像に変換が可能である。このシステムは、マイクロソフト社のWindows環境で作動し、すべての操作が簡素化されている。画像の明るさとコントラストは、座標システムに表示されるバーを動かし、角度を変えることで、それぞれ調節でき、これにより、原画像と変換された画像のグレイ値が、X軸とY軸上に表示される。画像処理ソフトウェアでエッジ強調やグレイスケール反転も可能である。

さらに、距離（1/10mm単位）や角度など、他のタイプの計測も可能である。すべての計測値がスクリーンに表示される。選択領域のグレイ値分布ヒストグラム、平均値と偏差も表示できる。グレイ値は選択した位置と角度のラインに沿って、グラフとしても表示される。

隣接面と咬合面う蝕の検出については、いくつかのCCDシステム（Dürr Vista Ray TrophyRVG, Sens-A-Ray, Visualix/Vixa）、および診断システムの間で、有意な違いはなかった。しかし、最近発表されたCMDs/APSセンサーは、まだCCDやDigoraシステムと比較されていない。

歯科ユニットにリンクされたデジタルX線システムは、患者のすぐ前にあるブラケットテーブルにフラットスクリーンが装備され、興味をそそるデザインとなっている。これにより、X線写真や口腔内カメラの所見について、患者と対話もできる（図195）。他の選択肢はDürrのモバイルシステムで、Vista RayデジタルX線システム、Visa Cam2口腔内カメラ、フラットスクリーン、コンピュータおよびプリンターが安定の良いカートにまとめられ、移動できるようになっている（図196）。

コントラスト強調は、特異度を多少犠牲にして、敏感度を高めてしまうかもしれないが、一般に新しいデジタルシステムは、従来型のX線写真法と遜色はない。

199

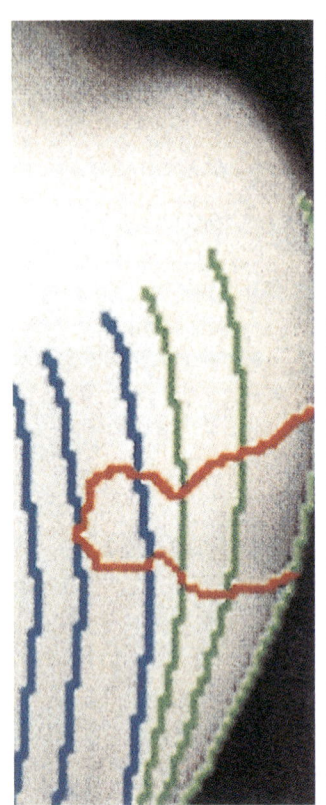

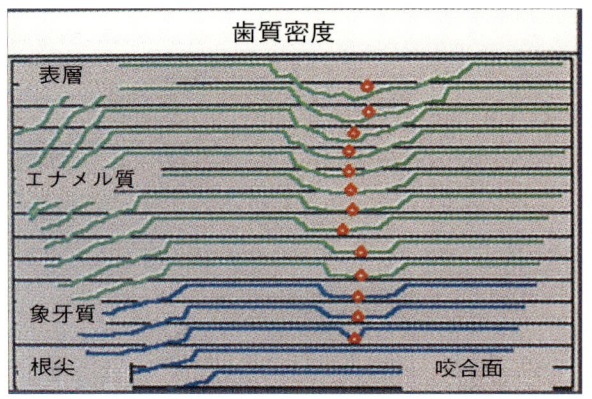

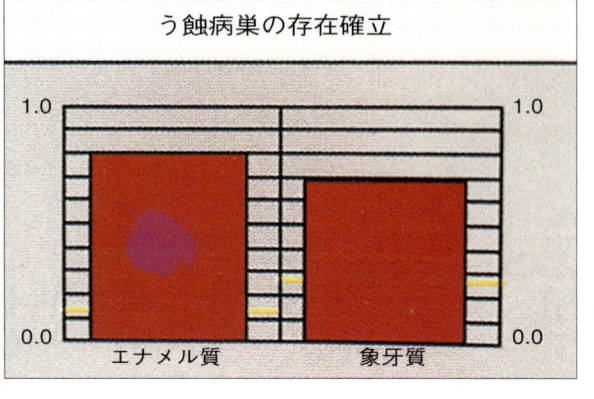

図197-a～c　Trophy97システムにより評価されたう蝕病巣のサイズと進行状況。

コンピュータ支援X線写真法

　コンピュータ支援X線写真法は、う蝕病巣のサイズの評価と記録にコンピュータの計測性能を活用する。新しいTrophy97システムでは、人工知能ソフトウェア（Logicon Caries Detector）が統合されている。隣接面のう蝕病巣が独自の組織学的なデータベースに基づき診断、評価されて、病巣のサイズと進行がグラフィックとして、視覚化される（図197-a～c）。

　D_1とD_3、いずれの判別においても、コンピュータ支援分野の方法は、隣接面う蝕について高いレベルの敏感度を提供する。初期のソフトウェアは、特異度をやや犠牲にしていたが、より新しい方法では、その計測についても高い性能を備えている。

　現状では、いくつかのコンピュータ支援システムとサービスを、高性能パーソナルコンピュータによるローカルネットワークのなかで統合する方向に向かっている（図198）。X線画像（従来型デジタルおよびコンピュータ支援）と臨床スライドが診察や情報提供のために転送される。

光ファイバー透過光診断法（FOTI）

　光ファイバー透過光診断法は、古典的な診断補助として開発された。約20年前に提唱されたものの、広く受け入れられることは決してなかった。しかし、これは、少なくとも前歯部と小臼歯では、臨床診査とバイトウイングX線診断を補うため、常に使用する器具とすべきである。光ファイバー透過光診断法は、その性能を評価する研究で、さまざまな成功をおさめてきた。それはおそらく他と同じく、このテクニックには多くの習得期間を要すると認識されなかったためであろう。

　しかし、最近の実験研究で、Vaarkampら（1997）は、波長依存型FOTIで、エナメル質う蝕病巣を定量的に診断できることを示した。初期の研究でVerdonschotら（1991）は、FOTIは、エナメル質う蝕病巣を検出するうえで、バイトウイングX線写真よりも、有用であることを見いだした。別の研究で、Peersら（1993）は、小さな隣接面う蝕の診断について、臨床診断、FOTIならびにバイトウイングX線写真の有効性と再現性を評価した。その結果、FOTIの有効性が少なくともバイトウイングX線写真と同等に高く、両者はともに臨床診断単独よりも

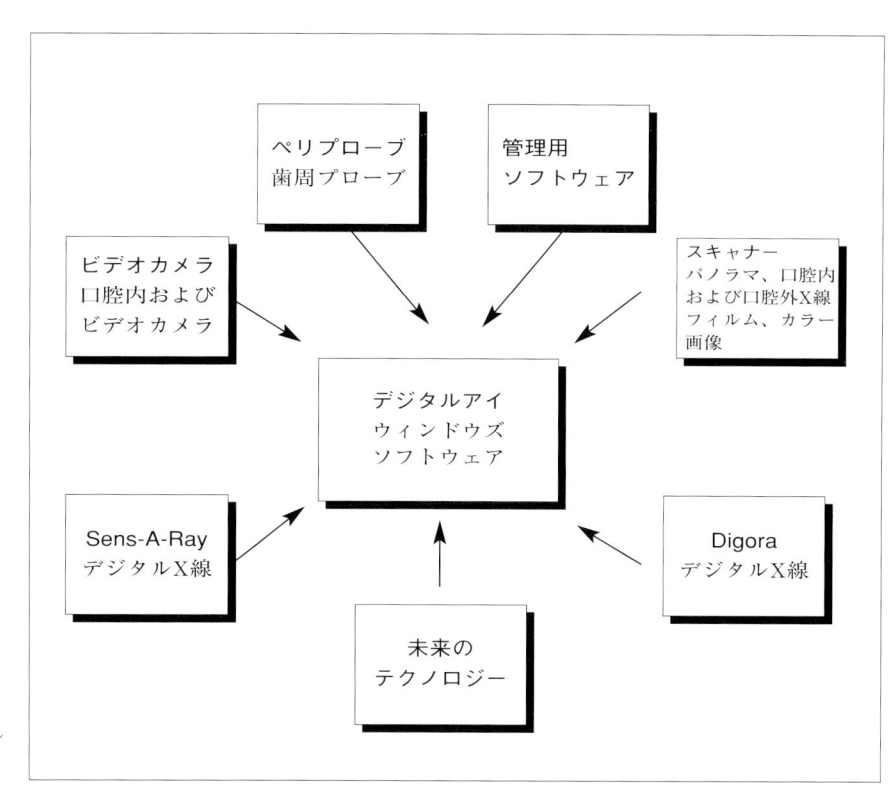

図198 診断と情報共有のための統合コンピュータ支援システムの構成。

優れていた。

FOTIは、D_1レベルの隣接面う蝕病巣を鋭敏に検出できないが、敏感度は高く、D_3レベルでは臨床診断よりも成績が良い。このことは、FOTIを補助器具として真剣に考えるべきであり、X線写真が適切でない、または使用できない状況下では、活用すべきであることを意味している。FOTIは、従来、象牙質の隣接面う蝕病巣に推奨されてきたが、咬合面う蝕病巣の診断にも応用しうる。今日までの結果はまだ曖昧であるが、Wenzelら（1992）は、視診やX線画像所見に比較して、FOTIは抜去歯のう窩のない咬合面象牙質う蝕病巣を、平均的にはもっとも精度良く診断できたとしている。

電気抵抗計測法（周波数固定）

う蝕診断の電気的手段は新しいものではない。咬合面と隣接面う蝕病巣をかなり確実に検出できる周波数固定の電気的装置に対する関心が、再び高まってきている。装置は現在オランダで発売されている。同種の装置は、何年か前にアメリカと日本でも製造された。

電気的な検出方法は、近年、その診断能力が明らかに改善されて、最大の性能が備わるにつれ、多くの人々により検討されている。咬合面おいて、市販の周波数固定装置は、エナメル質う蝕病巣に対して、高い敏感度と特異度を繰り返し示している。象牙質の病巣では、特異度は中等度でしかないが、敏感度は高い。この方法を隣接面に応用するのはかなり難しいが、最近のデータによれば、それも解決可能で、敏感度もD_1およびD_3レベル両方で高いことが示されている。特異度はD_1レベルで高いが、D_3については少し低く中等度とされる（Pitts et al, 1995）。

交流電気抵抗スペクトル法（ACIST）

う蝕病巣の検出および計測のための、さらに洗練されたアプローチは、ACISTを使って歯とう蝕病巣の電気的特性を判定することである。ACISTでは、複数の周波数が走査される。ACISTは新しく、う蝕のごく一部しか評価されていない。しかし、今日までの結果は有望で、D_1レベルについては、100％の敏感度と特異度を示し、D_3レベルでも特異度がわずかに低下したにすぎない（Longbottom et al, 1996）。

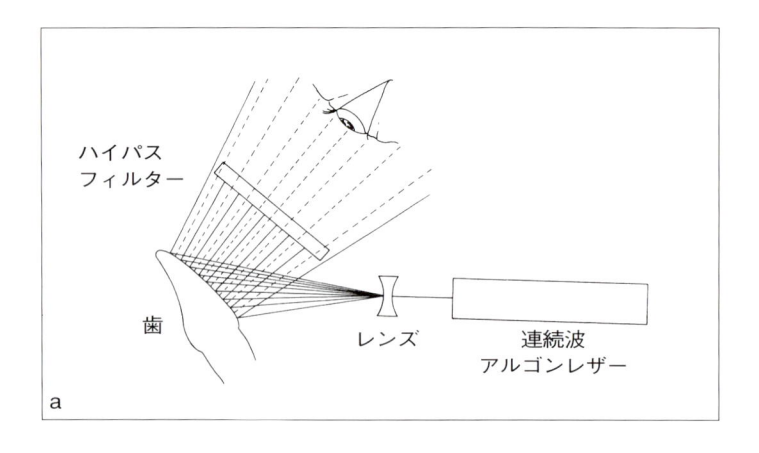

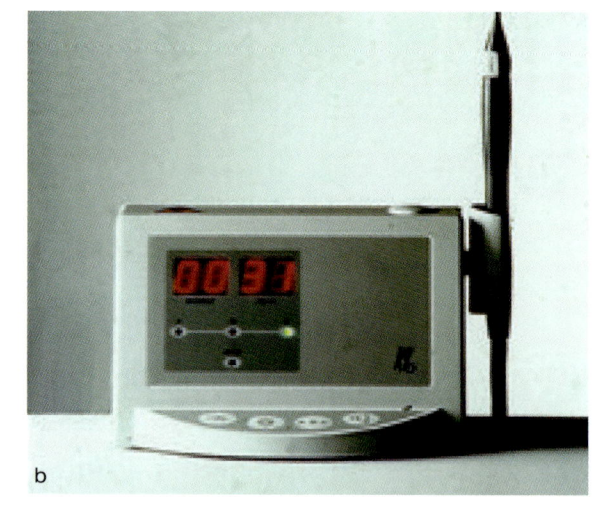

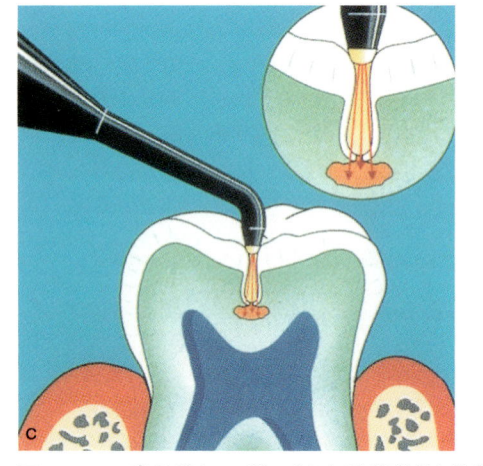

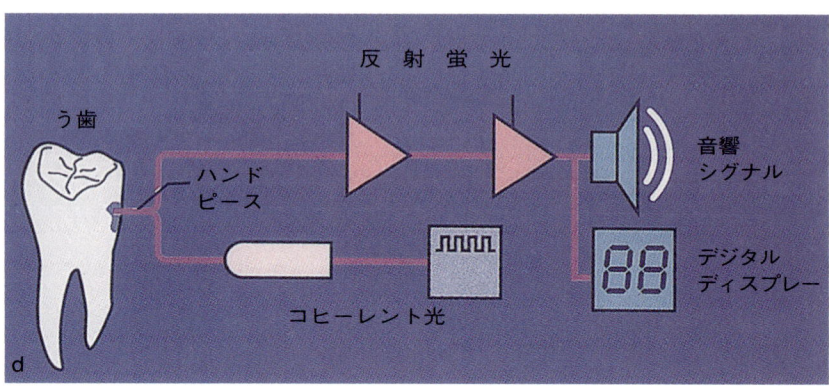

図199　a：定量的レーザー（または光学的）蛍光法の原理（Hafstrom and Bjorkman, 1992.）。b：Kavo Diagnodentレーザー蛍光装置。c：Diagnodentの利点はレーザーが微小な到達経路で反射する裂溝部での蛍光を測定できることにある。d：Kavo Diagnodentシステムの模式図。

内視鏡蛍光検査（EFF）

PittsとLongbottom（1987）は、う蝕病巣の臨床診断におけるEFFの実用性を調べ、咬合面と隣接面について、その結果を従来法と比較した。この研究では、う蝕検出用に口腔内ビデオシステム（プロトタイプのビデオスコープ）を用いる方法が開発された。今では、市販の口腔内カメラが臨床用として急速に広まっているが、このことは臨床的な重要性を示している。

EFFは、エナメル質の咬合面う蝕では高い敏感度を示したが、咬合面の象牙質う蝕（D_3）の敏感度は低い（ten Cate, et al, 1996）。特異度は咬合面では低いが、D_1、D_3とも隣接面では高い。この方法は隣接面の象牙質ではなく、エナメル質う蝕病巣の検出には妥当である。

定量的レーザー（光学）蛍光法（QLF）

EFFに関連し、大変興味を刺激する方法が定量的レーザー（光学）蛍光法である。現在、QLFは、到達可能な平滑面とエナメル質の厚さの一部を評価することが可能である。

QLFの原理を図199に示した。励起はアルゴンレーザーからの青緑色光（488nm）で行われる。黄色部（約540nm）で発生するエナメル質の蛍光は、歯で散乱した青色のレーザー光を除外するため、黄色のハイパスフィルター（520nm）を介して観察される。脱灰を特徴づける暗色部は、視覚的にまたは写真フィルム上で確認される。

エナメル質平滑面の初期う蝕病巣の検出において、QLF法では、病巣サイズの変化を計測するため、複雑なコンピュータ処理が伴う。この処理はいくつかのソフトウェアで有用である。

近年、市販のレーザー蛍光システム（Kavo-Diagnodent）が紹介された。このシステムは頰舌面と咬合面のう窩を

表17 診断器具と可能な評価の要約

装置/方法	評価のタイプ		
	主観的（S）/客観的（O）	有無判定（D）/半定量的（Sq）/定量的（Q）	判断対象（D_1/D_3）
現行の方法			
従来型視診（一般臨床）	S	DまたはSq	1および3
臨床的視診―触診法	S	DまたはSq	1および3
従来型視診（ヨーロッパ型）	S	DまたはSq	3
精密な臨床視診	S	DまたはSq	1および3
暫間的な歯間離開による視診法	S	DまたはSq	1および3
暫間的な歯間離開と隣接面の印象による視診法	S/O	DまたはSqまたはQ	1および3
従来型バイトウイングX線写真法	S	DまたはSq	1および3
デジタルX線写真法	S	DまたはSq	1および3
コンピュータ支援X線写真法	O	DまたはSqまたはQ	1および3
光ファイバー透過光診断法（FOTI）	S	DまたはSqまたはQ	1および3
電気抵抗計測法（周波数固定）	O	DまたはSq	1および3
開発中の方法			
交流電気抵抗スペクトル法（ACIST）	O	DまたはSqまたはQ	1および3
内視鏡蛍光検査（EFF）	S	DまたはSq	1および3
定量的レーザー（光学）蛍光法（QLF）※	O	DまたはSqまたはQ	1

Pitts（1997）．※現状では部位到達性とう蝕病巣の評価深度にやや限界があり、咬合面と露出した平滑面にのみ応用可能。

伴わないエナメル質、ならびに象牙質のう蝕病巣に有効である（Lussi et al, 1999）。特に、このシステムは長期的なう蝕予防研究に有用であろう。

選択

表17は、以上述べてきたう蝕診断法のほとんどが主観的であり、う蝕活動性を長期にわたり、正確に計測する性能があることを示している。おおむね客観的な手法は、局所的な印象を併用した歯間離開法、コンピュータ支援X線写真法、電気的診断法ならびにQLFである。これらは定量的に計測できる性能を持ち、診断とう蝕活動性、つまり予後の判定支援に利用できる。かつて、診断装置の多くは、疾病有無の単純な決定を支援するためにのみ使用された。今は、ほとんどの方法が、D_1かD_3いずれかの判定に使用できる。2つの例外は、D_3（象牙質う蝕）を対象とした従来からの疫学診査とエナメル質う蝕病巣のみを検出できるQLFである。

図200は、以上述べてきた方法を咬合面および隣接面のD_1（う窩のないエナメル質う蝕病巣）と、D_3（象牙質う蝕病巣）の診断能の観点から総括したものである。明らかに、単独ですべての種類のう蝕病巣に対する正確な診断を十分に果たせるものはない。

利用できる方法の性能は低く制約も大きいので、より精度が高く、適切な新しい装置が開発される間、臨床家は現在ある方法のより良く、賢い使い方を探さなければならない。

将来の研究のターゲットは、供給可能で、単純な組み合わせの複合的方法を検討することであろう。ほとんどの一般歯科医師の臨床的な要求を満たすには、精密な臨床視診、X線写真（従来法のバイトウイングまたはデジタルX線写真）、ならびに光ファイバー透過光診断法の組み合わせが最適であろう。

咬合面う蝕の診断

咬合面う蝕は、隣接面や縁下の根面う蝕と違って、視覚的な観察が行いやすいので、比較的簡単に診断できると思われるかもしれない。しかし、臨床的（視診または視診と探針操作触診併用）、またはX線学的な咬合面う蝕病巣の診断は、デリケートな問題である。それは咬合面が、個人差がきわめて大きい小窩や裂溝を備えた三次元的な形状を持つためである。

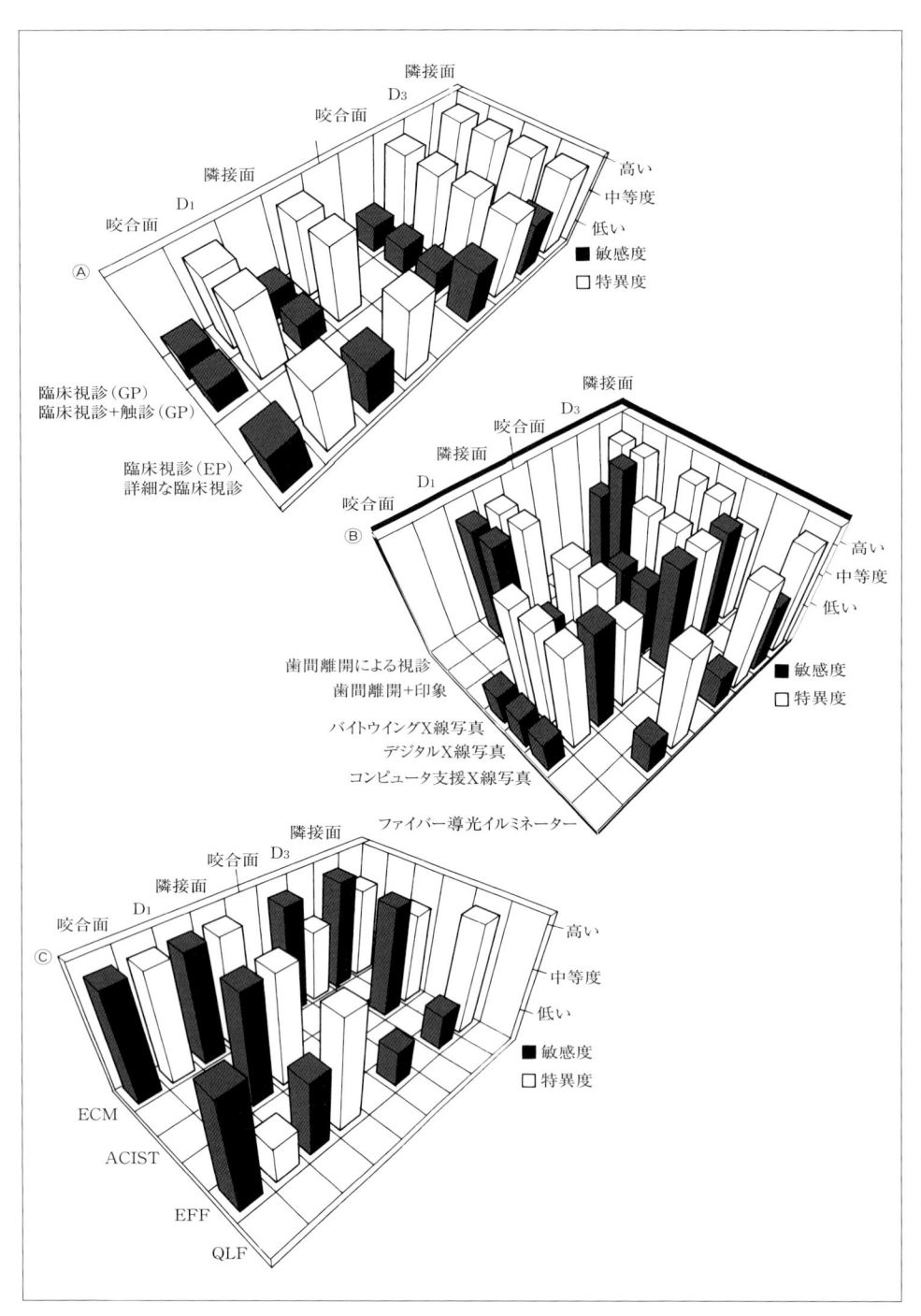

図200 診断対象（D₁=う窩のないエナメル質う蝕病巣、D₃=象牙質う蝕病巣）および歯面（隣接面と咬合面）別に見たう蝕診断方法の比較。A：臨床的方法、B：歯間離開、X線写真およびイルミネーター、C：電気的および光学的方法。（GP）一般臨床、（EP）ヨーロッパの疫学的方法、（ECM）電気抵抗計測法（周波数固定）、（ACIST）交流電気抵抗スペクトル法、（EFF）内視鏡蛍光検査、（QLF）定量的レーザー（光学）蛍光法（Pitts, 1997. 許可により転載）。

う蝕の進行

咬合面う蝕は、すべての裂溝が同じ程度に侵されるのではなく、部位に偏って発生するというのが、一般的な臨床所見である。実体顕微鏡やSEMで見ると、永久臼歯咬合面は、深く切れ込む、あるいは河岸段丘のような谷で分けられた、高い山々のある複雑な地形のようである（図201）。

各歯種は、それぞれ独自の咬合面の解剖学的特徴を持ち、う蝕は同一歯種では、同一の特異的解剖形態に深く関連して検出される。例えば、上顎の臼歯では、中央および遠心小窩が典型的なプラーク蓄積部位であり、それゆえ、う蝕がもっとも頻発するのも、これらの部位である。一般に、咬合面う蝕は、細菌の蓄積が機能的摩耗を免れるような部位で発症する（図20、174参照）。

すなわち、プラークの蓄積と咬合面でのう蝕発生については、（1）萌出の段階または歯の機能的な使用、（2）

第5章　う蝕病巣の形成と診断

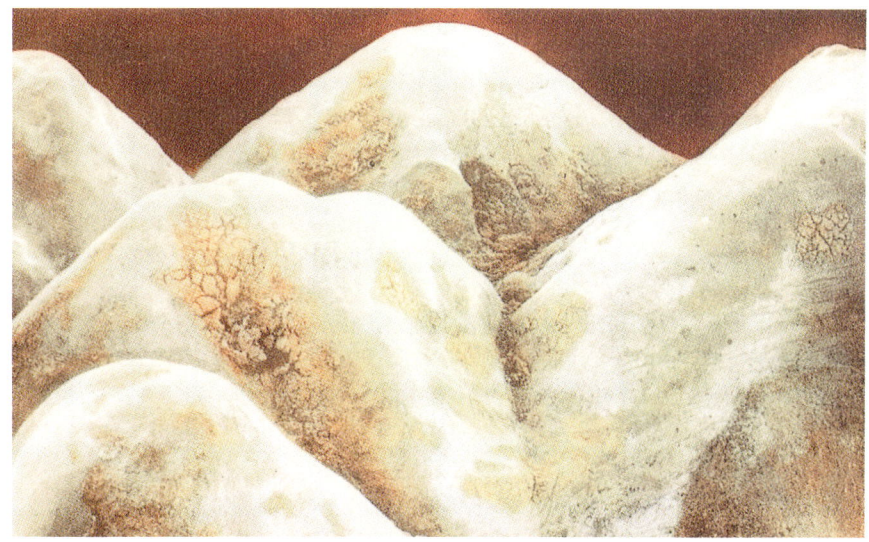

図201　永久臼歯の咬合面形態。

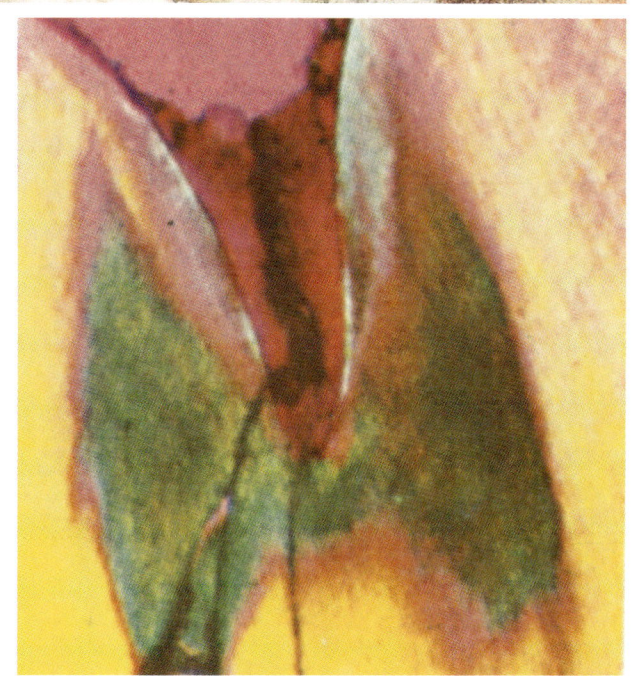

図202　停滞したう蝕原性プラークで満たされた異常に広くて、浅い裂溝断面の偏光顕微鏡所見。裂溝全域にう窩のないエナメル質う蝕病巣が存在する。

歯の特異的解剖形態、という2つの因子が考えられる。これは、臼歯咬合面のう蝕が、なぜきわめて長い萌出期間中（12〜18ヵ月）に発症するのか、そして萌出期間が1〜2ヵ月の小臼歯では、う蝕が、なぜほとんど見られないのかを説明している。このことは、Månsson（1997）による2年半に及ぶ縦断研究で確認された。萌出時点から3ヵ月ごとに第一大臼歯を診査したところ、そのう蝕形成は、平均して萌出開始から11ヵ月以内（大部分は3〜9ヵ月以内）、すなわち萌出中であったことが判明した。一方、萌出開始から15ヵ月以降は、咬合面う蝕がほとんど発生していなかった。

　咬合面う蝕のモニタリングと予防手段は、萌出期間（ハイリスク期間）中に強化されるべきである。もし、歯が咬合面う蝕を生じることなく、自然な咬合機能状態にまで萌出できたら、リスクは過ぎ去っており、診査はもっと簡単かつ低頻度で良い。またフィッシャー・シーラントを応用する理由も全くない。

　断面を見ると、ほとんどの臼歯では、広い開口部（入り口）とほぼエナメル象牙境にまで至る狭い溝（深さ約1.0mm、幅約0.1mm）が続いている（図116参照）。う蝕病巣は、一般に裂溝の入り口のどちらかの面に発生し、う窩のないエナメル質の白斑として検出される。鋭い探針での軽い探針操作で、そのような病巣の表層ゾーンは損傷を受け、病巣本体に達するう窩が形成される。鋭い視診と鈍い探針を用いること、ならびにプラーク・コントロールとフッ化物で、う蝕を停止することが最重要のルールである。

　咬合面う蝕に関する臨床的、学術的な最大の関心は、深くて到達不能な裂溝内部で起きうる事柄である。しかし、う蝕は表面で蓄積した細菌の代謝が原因となり、常に表層エナメル質から始まる。プラークがう蝕原性を帯びる変化には、狭い溝の入り口の上部にある空間が必要であると推定するのは妥当である。この仮定は、開口部で生菌が見られるのとは対照的に、死菌または各種の段階の歯石形成が裂溝の深さに依存して見られる、という

205

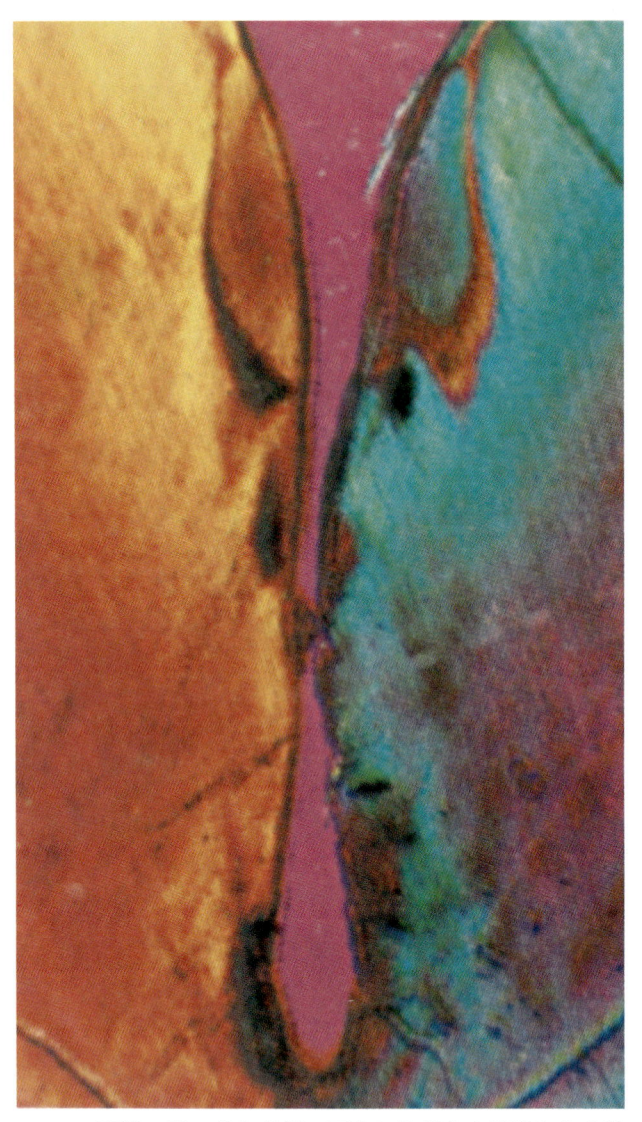

図203 裂溝の開口部と底部の両方に位置する停滞したう蝕原性プラークを伴うリスクのある裂溝。裂溝の開口部の両側と底部周囲に限局性のう窩のないエナメル質う蝕病巣が形成されている。

微細構造研究（Ekstrand, 1988；Theilade et al, 1976）により支持される。

　10％未満の裂溝はフラスコ状で、狭いネックと広い底部を持つ。う蝕病巣は開口部と裂溝底部で発生しうる（図117参照）。このような裂溝はリスクがあるとみなすべきである。診断の面から言えば、幸いなことに、咬頭の斜面角度とそのような粘着性のリスク裂溝には強い相関が認められている。

　図202は、異常に広く浅い裂溝で、食渣やう蝕原性プラークで満たされており、それに関連して、う窩のないエナメル質う蝕病巣が裂溝全域に見られる。図203は、食渣とう蝕原性プラークが裂溝の開口部と底部に存在する、いわゆるリスク裂溝である。このケースでは、局在したう窩のないエナメル質う蝕病巣が、裂溝の開口部と丸い底部の両側面に形成されている。しかし、このような水平的なトンネルともいうべき変則的でリスクの高い裂溝でも、う蝕のないままで保持が可能である（図118参照）。

　このように咬合面の活動性破壊は、細菌性プラーク蓄積の結果として、裂溝システムの最深部での局所的な変化として始まる。この機械的な刺激のない部位で、微小なう窩の形成は細菌が付着して定着する可能性をさらに強めてしまう。これは脱灰と破壊を促し、さらに細菌増殖の局所的な状況を高めてしまう。

　図204-a～cは、下顎臼歯の遠心小窩にできた着色う窩を伴う活動性咬合面う蝕病巣のさまざまな段階を示している。小窩の断面は、エナメル質の50％程度までのう窩形成を伴う表層エナメル質の破壊を示すが、象牙質に及ぶう窩はない。すなわち象牙細管への細菌感染はなく、病巣は停止が可能である（図204-b）。しかし、エナメル質う蝕病巣（脱灰部）はエナメル象牙境に近接しており、小柱の方向に対応して、境界部に脱灰象牙質が存在する。図204-aの近心小窩の断面が図204-cである。活動性の脱灰は認められない。

　図205-aは、上顎第一大臼歯の中心小窩にできた限局性のう窩である。裂溝の断面はう窩の先端を断ち切ったような形状であり、破壊部の最表層と象牙質の脱灰部が、エナメル質う蝕病巣の範囲に留まっていることを示している（図205-b）。裂溝の断面は、そこが石灰化物で満たされていることを示しており、このことは、う蝕原性のプラークが全くないことを意味している（図205-c）。それゆえ、こげ茶色のう窩は停止している、あるいは進行が停滞していると推測される。

　歯科保健のためのケアがない地域の住民では、咬合面う蝕の自然な進行が速い。これは、う蝕が始まる咬合面に特有の解剖学的特性のためである。咬合面う蝕病巣は通常、小窩、すなわち2、3の裂溝が合流する陥没部から始まる。最初の脱灰では、複数の面が侵襲されるので、そのプロセスは三次元的である。エナメル質う蝕病巣は、常に小柱に沿うので、小窩で始まったエナメル質う蝕病

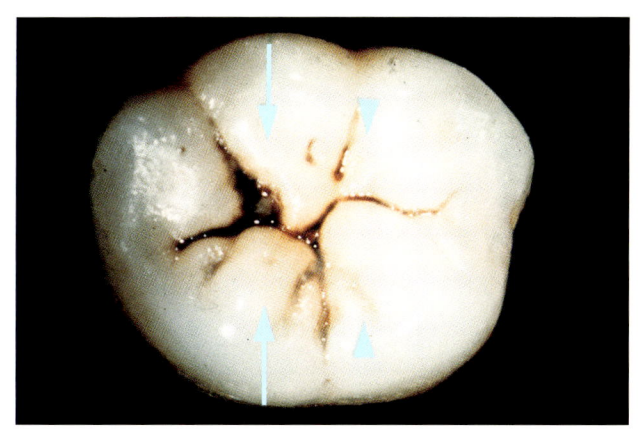

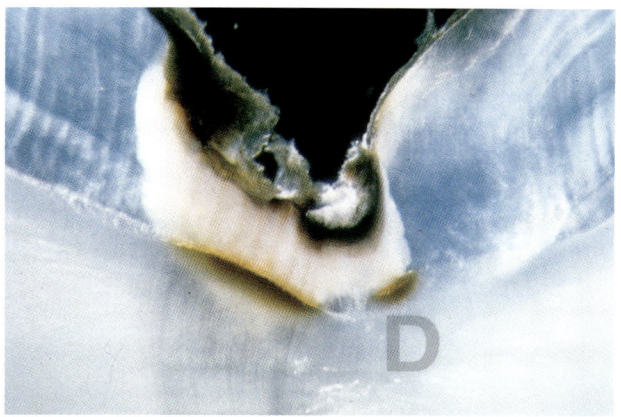

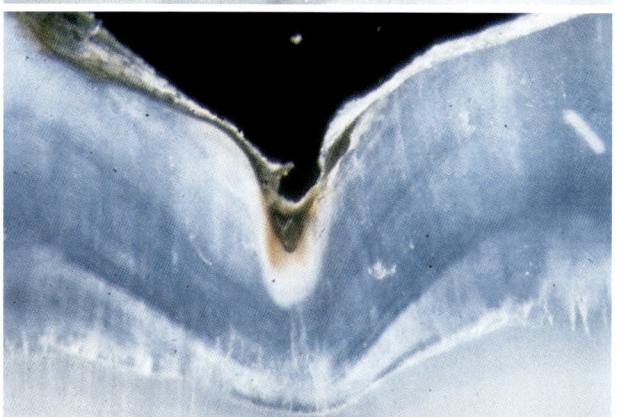

第5章 う蝕病巣の形成と診断

図204-a | 図204-b
図204-c

図204-a 遠心小窩に限局した着色をして、う窩を伴う、う蝕病巣を呈する。下顎大臼歯咬合面に限局したう蝕病巣（矢印）（Thylstrup et al, 1989. 許可により転載）。

図204-b 遠心小窩のう蝕病巣の断面。エナメル質の50％に及ぶう窩を伴う表層エナメル質の崩壊を認めるが、象牙質内にう窩はない。う蝕病巣部のエナメル小柱の方向に一致した象牙質の明らかな脱灰（D）を認めるが、このう窩は象牙質を切削することなく、グラスアイオノマー・セメントで処置できたはずである（Thylstrup et al, 1989. 許可により転載）。

図204-c 図204-aの近心側の裂溝（矢印頭部：▼）の断面。活動性した脱灰はない（Thylstrup et al, 1989. 許可により転載）。

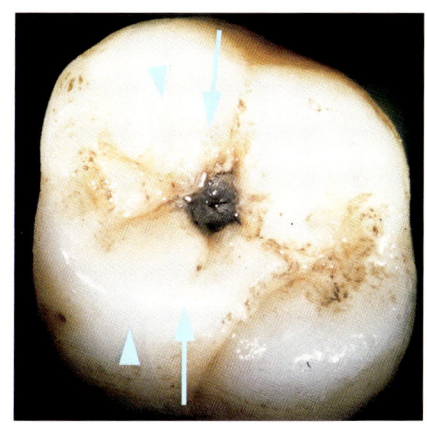

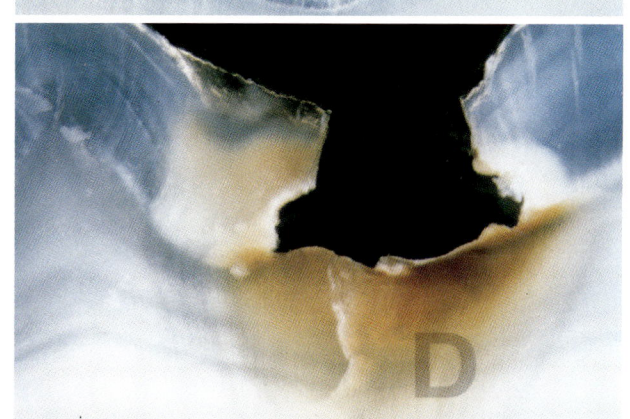

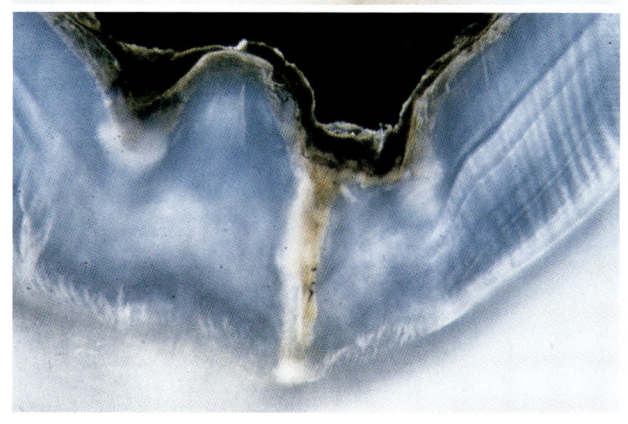

図205-a | 図205-b
図205-c

図205-a 上顎第一大臼歯の中心小窩に限局したう窩（矢印）。矢印頭部は裂溝（Thylstrup et al, 1989. 許可により転載）。

図205-b 途切れた形状のう窩を示すう蝕病巣の断面。崩壊した表層部と脱灰した象牙質（D）はエナメル質う蝕病巣の範囲に留まっている（Thylstrup et al, 1989. 許可により転載）。

図205-c 図205-aに示した裂溝の断面。石灰化した物質で満たされており、う蝕原性のプラークが完全にないことがわかる。すなわち裂溝表層の濃い茶色のう蝕病巣は、非活動性で停止しているとみなすべきである（Thylstrup et al, 1989. 許可により転載）。

巣は底部をエナメル象牙境に向けた円錐状と想像される。象牙質による反応は、侵襲されたエナメル小柱の方向に対応して起きる。そのようなう蝕病巣の断面では、2つの独立したう蝕病巣の二次元的所見を示すが、う蝕

207

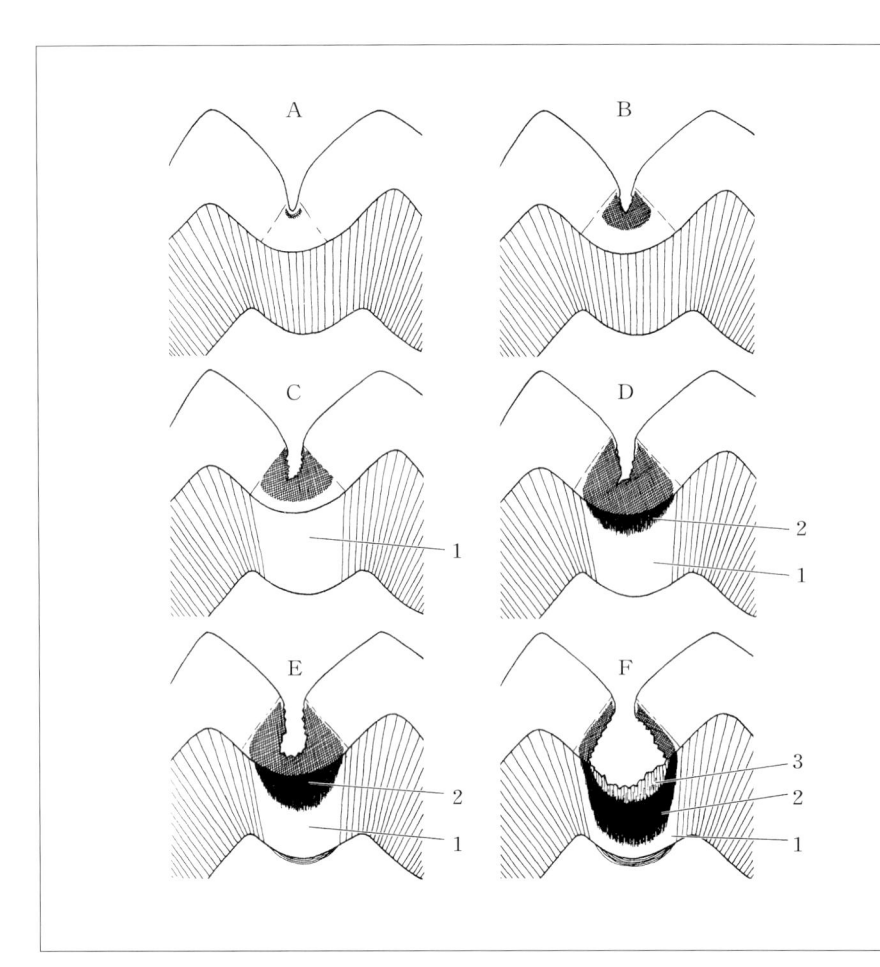

図206 咬合面小窩におけるう蝕病巣の進行段階。A：う窩のないエナメル質う蝕病巣。B：表層にう窩のあるエナメル質う蝕病巣。C：表層にう窩のあるエナメル質う蝕病巣で、象牙質の反応を伴う。D：表層にう窩のあるエナメル質う蝕病巣で、う窩のない象牙質う蝕病巣を伴う。E：表層にう窩のあるエナメル質う蝕病巣で、う窩のない象牙質う蝕病巣と歯髄反応を伴う。F：う窩のある象牙質う蝕病巣で、歯髄のさらなる化学的反応を伴う。(1) 歯髄に至る透明層、(2) 脱灰象牙質層、(3) 細菌侵入と象牙質の崩壊 (Ekstrand et al, 1995. を改変)。

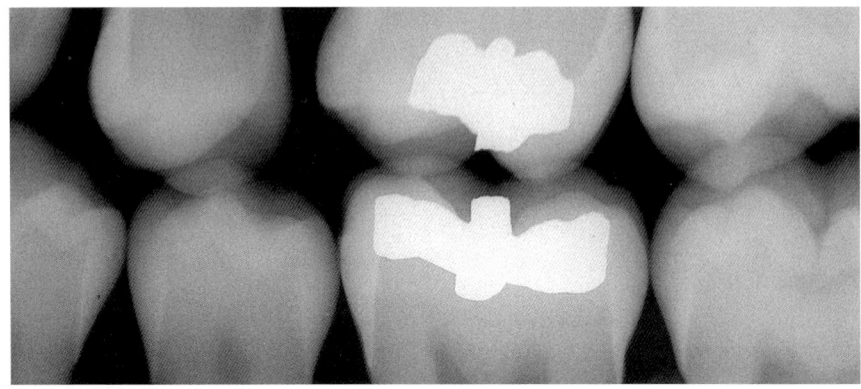

図207 下顎の左側第二大臼歯の象牙質に限局したう蝕病巣 (D_3)。

病巣は三次元的であり、実際には円錐形である。教科書では従来、咬合面の不明瞭さ、あるいは、いわゆる潜在的う蝕を強調してきたが、この部位のう蝕病巣の形成パターンは、咬合面の小窩裂溝システムにおけるエナメル小柱の構造的配列を考えれば、特に驚くにあたらない。

エナメル質の破壊が進むにつれ、う窩が形成され、その外形線はその部位の小柱配列を反映している。すなわち、う窩は切り取られたような円錐形となる。う蝕が始まる部位の咬合面の解剖学的特性は、咬合面のう窩の入り口が、なぜ底部よりも小さいのかを説明する。う蝕プロセスの閉鎖性は、細菌が抑制されずに成育するので、組織の破壊が進むのには明らかに都合が良い。咬合面エナメル質の崩壊は、裂溝全体で進む脱灰よりも、むしろ最初に形成された病巣のさらなる脱灰進行の結果である。

図206は、もっとも初期のエナメル質う蝕病巣から、歯質除去と修復の適応となるような細菌侵入と象牙質の崩壊を伴う象牙質内のう窩形成に至る咬合面小窩での、

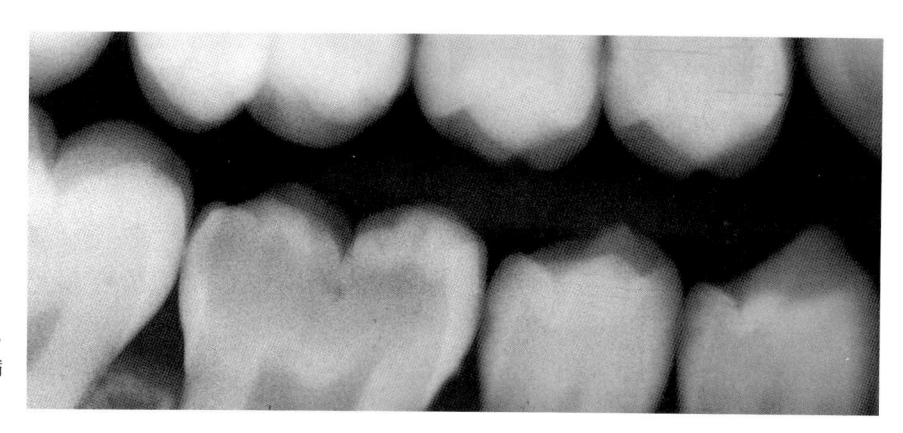

図208 下顎の右側第一大臼歯の、おそらく歯髄に及ぶ（D₄）進行した象牙質う蝕病巣。

う蝕病巣形成の進行段階を示している。ただし、象牙質での脱灰と歯髄方向への硬化および透明層がかなり認められても、第二段階から最終段階（図206-E）は、そのような侵襲的な介入の適応ではない。選択すべき方法は、フィッシャー・シーラントか、レジン系グラスアイオノマー・セメントか、コンポマーを使った最小限の非侵襲性の封鎖性修復である。

診断方法

典型的な裂溝および粘着性裂溝（図203参照）で、初期段階にあるう蝕病巣は、清掃して、乾燥すれば、壁面のう窩のない活動性白斑として観察可能ではあるが、ほとんどは肉眼的に潜在性である。萌出直後、そのようなう蝕病巣のほとんどは停止し（図174、204-a～c、205-c参照）、食品由来の成分により茶色の色素沈着を起こす。この診断上の問題は、G. V. Black（1908）により、かなり以前に認識され、次のように記されている。"かなり多くの小窩裂溝は、若年期にはやや軟化した所見を示すが、それらは、その後の免疫や局所的な条件の変化により停止する。それらは、色調が濃くなり、それ以上は変化することなく維持される。それらは、充填が全くなくても安全なので、処置すべきではない"。

歯科医師は現在でも、停止したう蝕病巣と活動性の病巣を判別することに困難を感じており、通常は"臨床的判断"、すなわち患者の過去のう蝕経験、口腔衛生、食習慣、唾液機能、予防方法への協力度などを決定の基礎としている。

前述した診断方法はいずれも、特に咬合面初期う蝕の検出において、一般的な支持を獲得していない。咬合面う蝕は小児の新生う蝕の大部分を今日でも占めているので、その診断は非常に重要と思われる。象牙質に達しているが臨床的に検出されない咬合面う蝕は、多くの地域で大きな問題であることがいくつかの研究で報告されている。臨床的に（ミラーと探針で）検出されない臼歯う蝕病巣に関する比較研究によると、バイトウイングX線写真で、う蝕病巣の検出率が1974年には10％向上し（1974）、一方、1982年には32％向上している（Sawle and Andlaw, 1988）。

X線写真は、視診単独よりも良いが、う蝕病巣の程度の評価や咬合面のエナメル質う蝕病巣（D₁）の検出には不正確である。X線写真で、咬合面う蝕病巣は裂溝直下に位置し、大きく、かすかに拡散したX線透過像として観察される。図207は、左側下顎第二大臼歯の限局性象牙質う蝕病巣（D₃）を、また図208は、右側下顎第一大臼歯の、おそらく歯髄に及んだ（D₄）非常に進行したう蝕病巣を示している。

う窩のない咬合面のエナメル質および象牙質う蝕病巣に対する視診ならびに触診（探針操作）の敏感度はともに低いが、詳細な臨床視診の敏感度はやや良い。一方、すべての臨床的診断方法は高い特異性を持つ（図200参照）。

う窩のない咬合面う蝕病巣は、小児と若年成人では圧倒的に有病率が高い。従来、それらは頬舌面の同様のう蝕に比べて、3倍も高頻度に充填された。理想的には、う窩のないう蝕病巣は修復しないで停止させるべきである。重要なことは、活動性と非活動性う蝕病巣の判別、ならびにう窩を伴ううう蝕の有無の区別である。

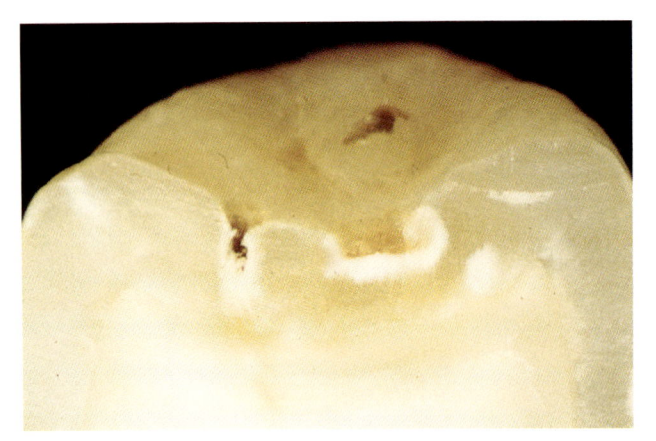

図209-a　う窩のない白斑う蝕病巣（I.Espelidの好意による）。

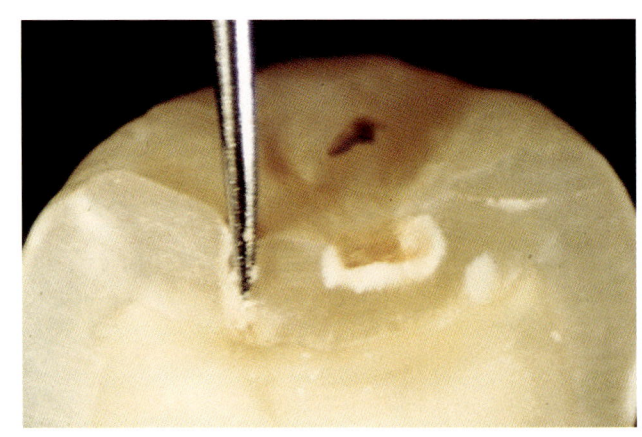

図209-b　歯科用探針での加圧により、生じる可能性のあるう窩の形成（I.Espelidの好意による）。

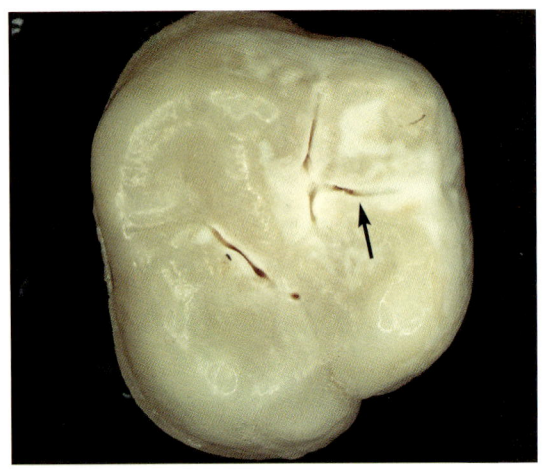

図210-a	図210-b
図210-c	

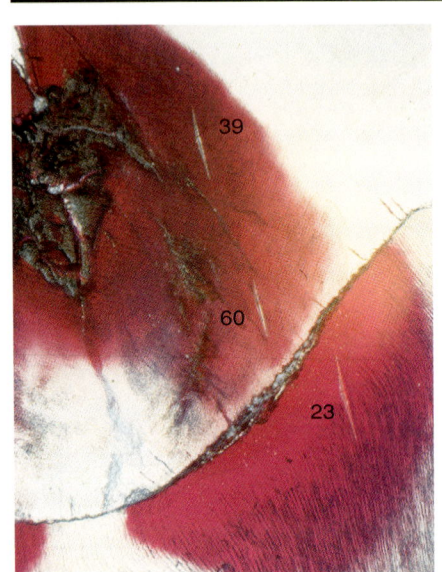

図210-a　抜去された第三大臼歯の遠心小窩にあるう窩のない咬合面う蝕病巣（矢印）。このう蝕病巣は従来のバイトウイングX線写真で検出できたはずである（Lussi, 1991.許可により転載）。

図210-b　う蝕病巣切片の偏光顕微鏡写真。表層脱灰が裂溝開口部周辺から、その下のエナメル象牙境に達し、象牙質の外側1/3に拡大していることに注目。このようなう蝕病巣の形成段階でも、侵襲的な治療は禁忌である。PMTCとフッ化物徐放性のフィッシャー・シーラントが最適である。せいぜい診断を確認するため、ダイヤモンドチップで裂溝の開口部を開拡する程度とする。裂溝底部にう窩がなければ、侵襲を最小とする接着性修復を行う（Lussi,1991.許可により転載）。

図210-c　象牙質に進行したう蝕病巣の拡大所見。病巣内層の象牙細管に注目（Lussi, 1991.許可により転載）。

探針操作法

　この10年間、う蝕検出における探針の役割が論議の焦点となってきた。歴史的に探針は不可欠であった。もし、尖端が小窩裂溝あるいはう窩に捕捉されると、修復が適応されてきた。現代のう蝕管理では、そのような方法が入る余地はない。今日、う蝕のないう蝕病巣は、再石灰化、またはシーラントや微小修復といった最小介入の技術で管理される。

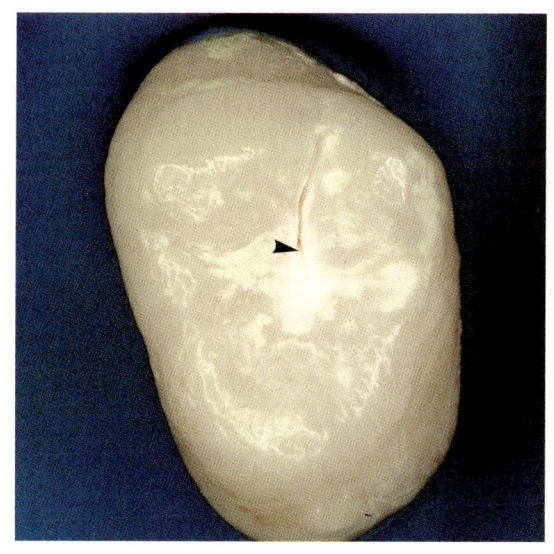

図211-a　裂溝開口部周囲のう窩のない表層う蝕病巣（矢印頭部）。従来のバイトウイングX線写真では、検出できないと思われる（Lussi, 1991. 許可により転載）。

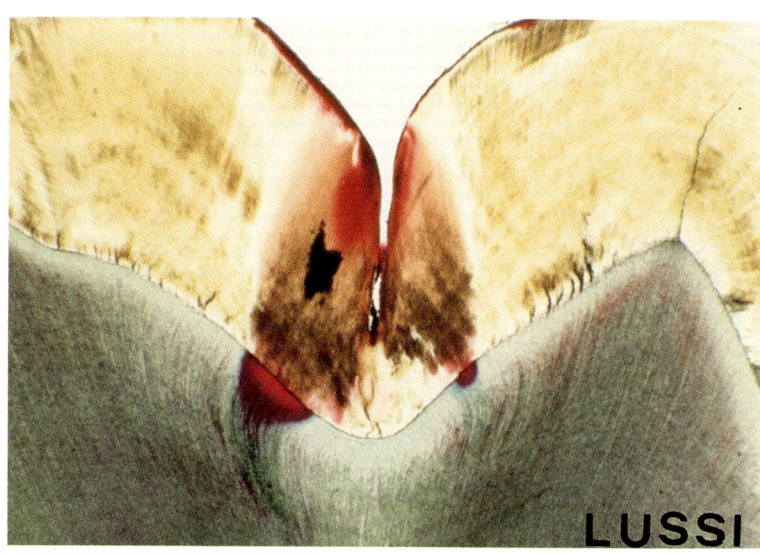

図211-b　その裂溝断面の偏光顕微鏡写真。う窩はないが、象牙質う蝕病巣を認める（Lussi, 1991. 許可により転載）。

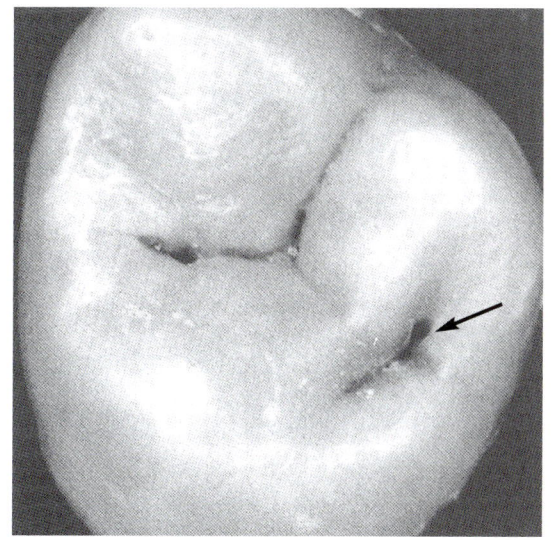

図212-a　遠心小窩の明らかなう窩（矢印）（Lussi, 1991. 許可により転載）。

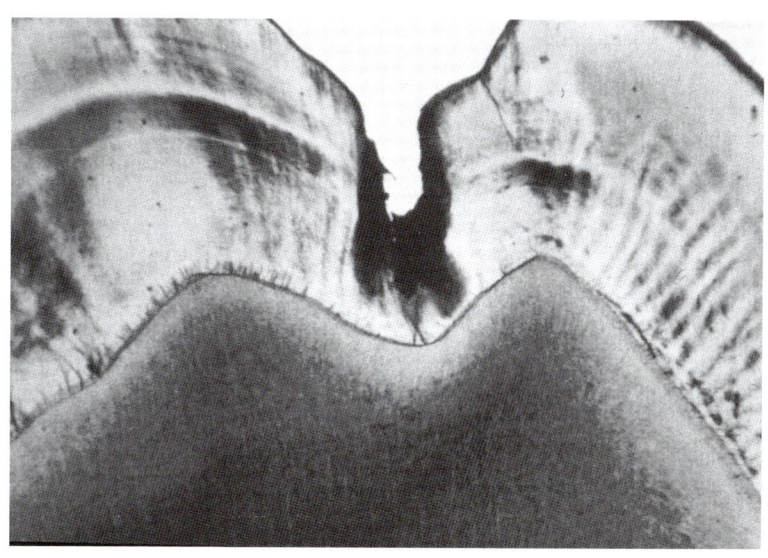

図212-b　そのう蝕病巣断面の偏光顕微鏡写真。う窩は広くて、浅い裂溝のエナメル質の表層に限局している。エナメル質の脱灰層はエナメル象牙境にまで進行していない（Lussi, 1991. 許可により転載）。

　探針は、う蝕診断の精度を向上させない、といった揺るぎない証拠もある。軽い力で使用しても、探針は歯の表面を損傷して、白斑をう窩に変えてしまう可能性がある。狭い小窩のう窩のないう蝕病巣は、とりわけ傷つきやすい（図209-a,b）。探針は、どんな小窩裂溝にもその他の歯面にも使用すべきではない。着色した、あるいはう窩のない小窩裂溝への探針の使用は、非倫理的である。必要なときは、診査の前にプラークや食渣を除いたり、う蝕病巣の表面状態を非侵襲的に確認するために尖っていない歯周プローブを使うのが良いであろう。

　Lussiら（1991）は、*in vitro*研究で、咬合面う蝕病巣の検出および処置決定における探針の限界を示した。34名の歯科医師が61歯を診断し、推奨する治療法を決めるよう要求された。それらの歯はその後、組織学標本にして、評価された（ゴールドスタンダード）。組織診断と臨床診断の一致率が評価された。

　その結果は、探針による診査と視診単独の間では、診断精度に違いがないことを示した。敏感度（62%）と特異

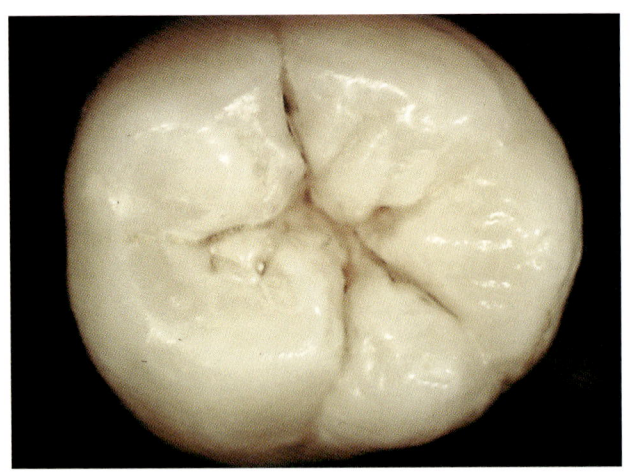

図213-a　診断制度の研究で使われた健全大臼歯の咬合面（Espelid et al, 1994. 許可により転載）。

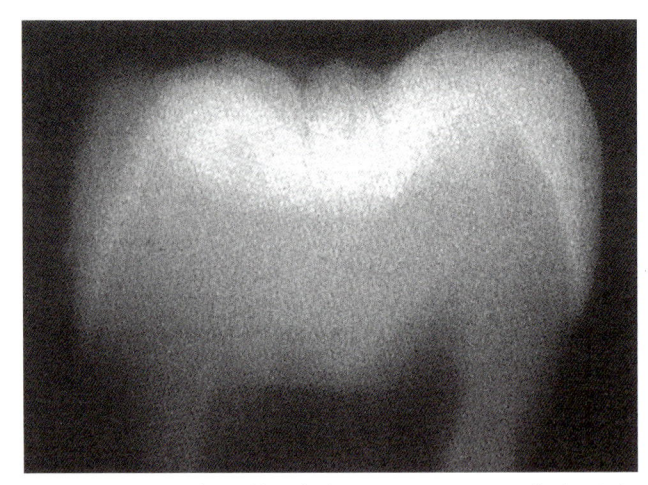

図213-b　同一臼歯のX線写真（Espelid et al, 1994. 許可により転載）。

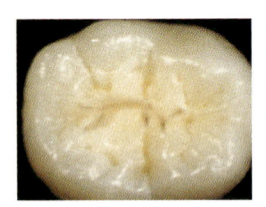

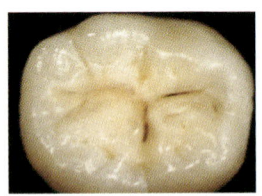

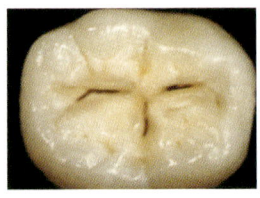

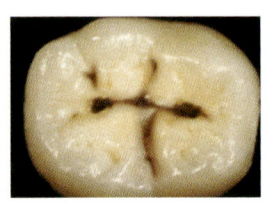

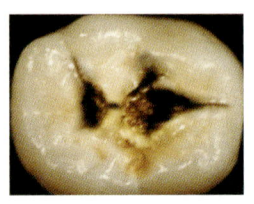

図214　X線写真による咬合面う蝕診断の5段階スケール（左から右へ）。第1度＝エナメル質にう窩のない白斑またはやや着色したう蝕病巣。X線写真では、う蝕病巣が検出されない。第2度＝裂溝開口部の最表層う窩、裂溝周囲のエナメル質表面にう窩のない脱灰、かつ/またはX線写真で検出されるエナメル質のう蝕病巣。第3度＝裂溝開口部に限局的なう窩を伴う中等度の脱灰、かつ/またはX線写真で検出できる象牙質の外側1/3に及ぶう蝕病巣。第4度＝う窩を伴うかなりの脱灰、かつ/またはX線写真で検出できる象牙質の1/3〜2/3に及ぶう蝕病巣。第5度＝進行したう窩、かつ/またはX線で検出できる象牙質の歯髄側1/3に及ぶう蝕病巣（Espelid et al, 1994. 許可により転載）。

度（84％）については、歯科医師は健全歯を修復するよりも、う蝕歯を処置しない傾向にあることを示していた。およそ42％の歯は正確に診断されたが、"臨床的に"正しい処置決定率は73％であった。視診単独に比べ、探針の使用は裂溝う蝕の診断の有効性を向上させることはない、と結論された。

図210〜212は、咬合面う蝕病巣の臨床的所見とその組織切片を示している。大部分の抜去歯は、ごく一部のみ萌出、あるいは咬合していない第三大臼歯だったので、裂溝を囲む窩部のう窩のない活動性エナメル質う蝕病巣を呈した。

X線写真

従来のバイトウイングX線写真を用いたう窩のない咬合面の象牙質う蝕病巣（D_3）（図200、207参照）に対する検出性能は、明らかに改善するであろう。しかし、偽陽性診断の危険性が、まだ存在する。

ノルウェーでの研究（Espelid et al, 1994）で、640名の歯科医師が、咬合面のカラー写真（図213-a）とX線写真（図213-b）に基づいて、健全臼歯の咬合面を診断するよう要請された。参加者のうち、15％は象牙質う蝕と診断し、53％は咬合面が健全であると考え、32％は不明とした。彼らは、そのようなう蝕病巣を持ち、口腔衛生と食習慣が平均的である20歳の患者に適切な療法を示唆するようにも要請された。その結果、22％は処置が全く不要とし、23％はフッ化物応用を、19％はフィッシャー・シーラントを、また36％は修復を提案した。

同じく、in vivoでの研究（Elderton and Nutall, 1983）では、18名の被験者が15名の歯科医師により、臨床診査とバイトウイングX線写真による診査を受けた。処置に関する示唆はきわめて広範囲で、20〜153の咬合面修復に及んだ。たった2つの咬合面の診断が15名の歯科医師の

間で一致した。この研究は診断技術のみならず、咬合面う蝕の管理の面からも、臨床家の能力を改善すべき必要性を指摘している。

精密な臨床的視診とX線写真に基づく診断基準を標準化するためには、5段階スケールが提案されている（Espelid et al, 1994；Tveit et al, 1994）（図214）。

第1度：エナメル質にう窩のない白斑またはやや着色したう蝕病巣。X線写真では、う蝕病巣が検出されない。
第2度：裂溝開口部の最表層う窩、裂溝周囲のエナメル質表面にう窩のない脱灰、かつ/またはX線写真で検出されるエナメル質のう蝕病巣。
第3度：裂溝開口部に限局的なう窩を伴う中等度の脱灰、かつ/またはX線写真で検出できる象牙質の外側1/3に及ぶう蝕病巣。
第4度：う窩を伴うかなりの脱灰、かつ/またはX線写真で検出できる象牙質の1/3〜2/3に及ぶう蝕病巣。
第5度：進行したう窩、かつ/またはX線写真で検出できる象牙質の歯髄側1/3に及ぶう蝕病巣。

新しい方法

新しい診断方法のうち、電気抵抗測定値の上昇が詳細な臨床診断、裂溝形状と着色、X線写真およびFOTIなどよりも、咬合面う蝕病巣のより確実な指標となる。電気抵抗計測法（周波数固定）は、咬合面エナメル質（D_1）と象牙質（D_3）について、高い敏感度と特異度を有する。

最近の*in vitro*の研究で、Ekstrandら（1997）は、新しい視診スコアシステム、新しい電気抵抗装置（カリエスメーター）、ならびに従来のX線写真法の間で、咬合面の脱灰深度の評価に関する再現性と精度を比較している。歯を分割した後の組織学的評価がゴールドスタンダードとされた。

新しい視診システムは、確実だが、習得に時間がかかり、歯を清掃しなければならない。電気抵抗法の再現性と精度は十分であったが、一方、X線写真法では、初期の咬合面う蝕病巣は検出できなかった。この研究の結果は、視診と電気抵抗法はいずれも、他の関連した臨床的方法と併用すれば、咬合面う蝕の診断精度を改善することを示した。

隣接面う蝕の診断

隣接面う蝕について、臨床医が考慮すべきことは、他の歯面で考慮すべきことと同一である。すなわち、その面は健全かう蝕病巣があるのか、もしそうなら、どのくらい進行していれば、う蝕病巣なのか、エナメル質限局か、エナメル質と象牙質両方に及ぶのか、露髄しているのか、そして最後に、う窩の有無、などである。

診断方法

詳細な視診

薄い前歯では、う窩のない、またはう窩のある隣接面は詳細な視診で簡単に検出できる。診断性能は光ファイバー透過光でさらに向上する。

暫間的歯間離開

臼歯部の隣接面は、通常、直接は見ることができないので、暫間的な特定歯の歯間離開が安価で、可逆的な臨床的診査方法として推奨されてきた（Pitts and Longbottom, 1987）（図190〜192参照）。主な欠点は2回の予約が必要なことである。

印象を併用すると、この方法は、エナメル質（D_1）と象牙質（D_3）のう蝕病巣のいずれにおいても、高い敏感度と特異度を示す（図200参照）。また、この方法は臨床医がそのう蝕病巣が、う窩を伴うのかどうかを確認したり、う窩のサイズや深さを評価するのを可能にする。印象それ自体、あるいは石膏模型は将来に向けての参考資料として保管でき、う窩進行の経過観察を可能にする。

PittsとRimmer（1992）は、この方法を200名以上の学童対象の研究に応用し、バイトウイングX線写真上のう蝕病巣所見と比較した。X線写真で、エナメル質の外側1/2にう蝕病巣を認めた症例は、う窩を示さなかった。X線写真で、エナメル質の内側1/2にう蝕病巣を認めたケースの10％、ならびに象牙質の厚さの1/2にう蝕病巣を認めたケースの40％で、う窩が認められた。X線写真で、象牙質の1/2以上に進行したう蝕病巣では、すべて

う窩を認めた。しかし、う窩の深さについてデータはなく、エナメル質と象牙質に存在したう窩の数も示されていない。

LunderとvonderFehr（1996）は、同じテクニックを用い、う蝕活動性が中等度または高い17～18歳の対象者に、X線写真上で、エナメル象牙境に進んだう蝕病巣（D₂）と、象牙質に及んだう蝕病巣を持つエナメル質う窩の有病状況を比較することにより、う窩形成とう蝕活動性の関係を調べた。D₂のう窩形成はう蝕活動性中等度の対象者では、ほとんどなく、一方、う蝕活動性が高い対象者では、D₂、D₃いずれも、ほとんどがう窩を伴っていた。しかし、う窩の深さ（表層エナメル質のみか、エナメル質内層に及ぶか）は、評価されていない。

すべてのう窩を伴わない隣接面う蝕病巣は、エナメル質限局（D₁、D₂）でも、象牙質に及ぶ場合（D₃）でも、強化され、的を絞ったプラーク・コントロールとフッ化物応用で停止可能である。ただし、う窩のあるう蝕病巣は、到達できない部位にプラークが保持されるので、停止することは難しいと思われる。修復学的な介入による過剰治療の危険性は、う窩を伴う隣接面う蝕病巣か否かを判別する目的で、暫間的な歯間離開を応用すれば、最小限にできる。この方法は、歯科的ケアが良く整備され、う蝕が減少している先進国で広く応用されるのが適切である。

X線写真

今日まで、バイトウイングX線写真は、隣接面う蝕病巣を検出する標準的な診断方法であり、その価値は論をまたない。X線写真は、臨床診査単独で行うよりも、小さな隣接面う蝕病巣を50％以上（30～69％）も多く検出する。前述したように、そのような小さな隣接面う蝕病巣の結末には、3つの可能性、すなわち、進行、停止、回復がある（Mejàre et al, 1999）。

スウェーデンの幼稚園（4～6歳）で、Moberg-Sköldら（1997）は、詳細な臨床的視診では、小児一人当たり、2.0の隣接面う蝕病巣を検出したのに対し、バイトウイングX線写真を使った場合は、小児一人当たり3.8の隣接面う蝕病巣を検出した。しかし、う蝕が減少している学童では、隣接面う蝕病巣の検出にバイトウイングX線写真を使うことの効果は、批判的な再評価がなされて当然である。De Vriesら（1999）は、隣接面う蝕病巣の診断において、12歳未満の小児では、X線写真がないことによる情報のロスは重要ではないが、それより年長の小児の診査ではX線写真を含めるべきである、と結論している。

定期的なバイトウイングX線写真を併用した、その年齢の小児に対する経過観察の頻度は、リスク区分に関連し、ハイリスク患者では年1回、ローリスク患者では2～4年に1回である。（リスク区分は受診のたびごとに、X線写真撮影前に行われるべきである）。混合歯列期の小児では1～2年間隔が推奨される。西側の先進社会では、隣接面のエナメル質う蝕病巣がX線写真上で象牙質にまで拡大したと確認される段階までの進行は、今では3～9年間ときわめて緩慢であり、う蝕病巣が進行するか、停止するか、回復するか（Mejàre et al, 1999. を参照）、といった経過を観察するのに十分ゆとりがある。

この目的のために使われるバイトウイングX線写真は、位置、照射ならびに現像が標準化されていなければならないし、歯の重なりは避けなければならない。照射方向を規定できるフィルムホルダーは、フィルム位置とX線の照射角度を標準化するのに役立つ。さらに、フィルムは適切な光源と倍率で読影されるべきである。

電離放射線の使用は危険がないわけではなく、X線被曝を最小限にし、診断に有効な画像を得るために、あらゆる努力をなすべきである。X線量はX線の絞り、正確なタイマー機能、技術的エラーと再撮影の回避、高速のEスピードフィルムの使用、鉛エプロンと甲状腺カバーによる患者の保護などで減らすことができる。

隣接面エナメル質の系統的な長期経過観察のために、いくつかのスコアと指標が提唱されている。D₁～D₄の基準は本章の冒頭に記載した。X線写真で検出できるう蝕病巣のための次のような3段階スケールが、スウェーデン健康福祉委員会で数年前に提唱された。

・D₁：エナメル質の1/2までのう蝕病巣。
・D₂：エナメル質の内層1/2までのう蝕病巣。
・D₃：象牙質のう蝕病巣。

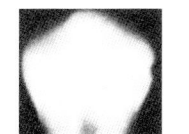

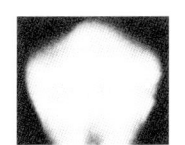

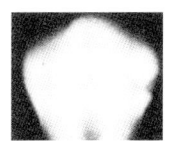

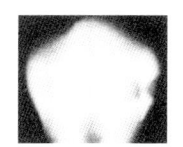

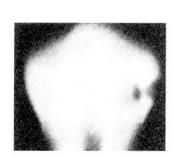

図215　X線写真による隣接面う蝕診断のためのノルウェー式5段階スケール（左から右へ）。第1度＝エナメル質の外層1/2のう蝕病巣。第2度＝エナメル質の内層1/2のう蝕病巣で、象牙質には進行していない。第3度＝象牙質の外層1/3までのう蝕病巣。第4度＝象牙質の中層1/3〜2/3に及ぶう蝕病巣。第5度＝象牙質の内層1/3に及ぶう蝕病巣（Espelid and Tveit, 1984. 許可により転載）。

図215は、ノルウェーのX線写真用の5段階スコアである（Espelid and Tveit, 1984）。

第1度：エナメル質の外層1/2のう蝕病巣。
第2度：エナメル質の内層1/2のう蝕病巣で、象牙質には未進行。
第3度：象牙質の外層1/3までのう蝕病巣。
第4度：象牙質の中層1/3〜2/3に及ぶう蝕病巣。
第5度：象牙質の内層1/3に及ぶう蝕病巣。

処置の決定：予防または開拡

　まだ解決されていない問題は、隣接面う蝕の検出ではなく、どの段階で修復処置の適応とするかである。すべてのう蝕病巣は程度にかかわらず、すべて修復すべきだと信じている歯科医師もいる。う蝕活動性がまだ比較的高い地域では、X線透過性がエナメル質に留まる隣接面う蝕病巣への修復処置は、一般的ではない。

　どの地域でも、そのような初期う蝕を修復することは非倫理的である。活動性がなく、エナメル質内で著しく進行していないう蝕病巣を修復することは、医療過誤に等しい。歯科医師の大多数は、修復によらない介入の最終判断は、そのう蝕病巣が象牙質内に拡大しているというX線写真上の確認であろう、と考えている。しかし、象牙質にう窩がないのであれば、象牙細管は細菌に感染しておらず、そのう蝕病巣はまだ停止可能である。う窩のない象牙質う蝕病巣への修復介入は、それゆえ、やはり医療過誤とみなされるべきである。

　歯科医師は、隣接面の修復は危険性がないわけではないことに留意すべきである。最近の研究のひとつは、隣接面う蝕病巣の修復のための窩洞形成に関連して、医原性の損傷が高頻度（約66％）である、と報告している（Qvist et al, 1992）。回転器具を使う場合は、となりの歯の隣接面を保護するために、いわゆる隣接面保護具を使うべきである。そのような面には、停止可能なう窩のないう蝕病巣が存在する可能性がある。

　10代および若年成人では、隣接面修復物の歯頸側辺縁が、しばしば歯肉縁下に設定される。これは、接触点下の隣接面空隙が頬舌側の乳頭歯肉と鞍部で完全に埋められているからである。そのような修復物のほとんどの歯頸側辺縁は、不適切に仕上げられていて、オーバーハングがあるほか、レジン系材料では、特にプラーク蓄積性が高い。プラーク維持が促進されると、その因子はう蝕再発や歯周炎発症のリスクを高めてしまう。

　侵襲性の治療かどうかを判定する際、臨床医は次の質問に取り組まねばならない。

1．そのう蝕病巣はどのくらい速く進行するのか。
2．そのエナメル質または象牙質う蝕病巣のサイズと深さは、どれくらいか（ノルウェー5段階スケールを参照）。
3．そのう蝕病巣は、う窩を伴うのか、伴わないのか（もし詳細な臨床診査でう窩が見つからなければ、この判断は暫間的な歯間離開で可能）。
4．その患者の予測されるう蝕リスクとその特徴はどうか。
5．その患者のセルフケアと専門的な予防手段は、なぜう蝕病巣の進行阻止に失敗したのか。
6．そのう蝕病巣を停止させるために、複合的な予防への努力をどのように改善できるか。
7．予防への努力の結果を評価するために、どのくらいの時間がかかるのか。

　このリストの2と3は、BilleとThylstrup（1982）が8〜15歳の小児で行った研究で評価されている。対象者は、修復を含む定期的な歯科的ケアの前に臨床診査とX線写真による診査を受けた。隣接面う蝕病巣は、X線写真上でMöllerとPoulsen（1973）、ならびにGröndahlら（1977

X線スコア＼臨床スコア	1	2	3	4	5	6	合計
0	2	4					6
1	6	21	16	5	2		50
2	1	11	16	7			35
3	1	5	22	23	7		58
4				1	6	2	9

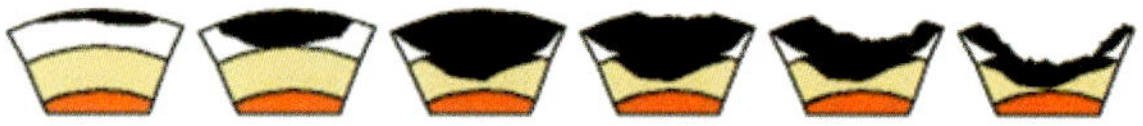

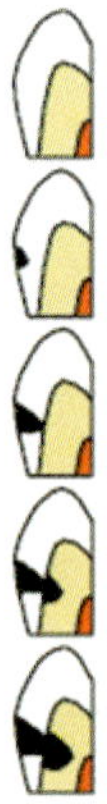

図216　隣接面う蝕のX線スコアと臨床スコアの比較。X線スコア（Möller and Poulsen, 1973；Gröndahl et al, 1977）。(0) エナメル質に変化なし。(1) エナメル質にX線学的変化。(2) エナメル象牙境に至る透過性病巣。(3) 象牙質のおよそ半分に達する透過性病巣。(4、5) 象牙質の変化とエナメル質での活動性う窩、象牙細管への侵入はまだなく、侵襲的な窩洞形成の適応とはならない。(6) 象牙質に至るう窩形成-窩洞形成と修復の適応（Bille and Thylstrup, 1982. を改変）。

により提唱されたのと同じ診断基準（図216）に基づいて評価された。

・スコア０：X線写真上で変化が認められないエナメル質。
・スコア１：X線写真上でエナメル質に変化を認める。
・スコア２：X線透過像がエナメル象牙境に達する。
・スコア３：X線透過像が象牙質の約1/2に達する。
・スコア４：X線透過像が歯髄に近接する。

窩洞形成の際、切削はう蝕病巣の外形が隣接面ボックス、すなわち隣接面の接触点よりも、歯頸側にある歯質の底部にまで拡大しているのが確認された時点で中止された。ミラーと探針を使い、通常の臨床用照明のもとで、隣接面ボックス底部の組織変化が６段階の臨床的スコア方法で分類された（図216参照）。これが隣接面う蝕病巣の診断のゴールドスタンダードとなった。

・スコア１、２：エナメル質での活動性変化。
・スコア３：エナメル質でのう窩形成を伴わない象牙質での変化。
・スコア４、５：象牙質での変化とエナメル質での活動性のう窩形成（すなわち、この段階では象牙細管内での細菌感染は起きておらず、修復介入の適応ではない）。
・スコア６：象牙質へのう窩の拡大「“削って詰めて請求する（drilling, filling and billing）”の適応となる可能性」。

図217は、この研究からのバイトウイングX線写真で、下顎の右側第一大臼歯遠心面と左側第二大臼歯近心面のエナメル質におけるX線透過像、すなわちX線写真診断スコア１を示している。隣接面におけるエナメル質う蝕病巣のX線透過性は、各エナメル小柱のミネラル喪失の総和を示しているが、この段階で小柱の破壊は一切ない。咬合面からX線写真で観察されたう蝕病巣の深さまで切削により形成された窩洞は、そのう蝕病巣がう窩を伴わず、第一大臼歯の舌側遠心面と第二大臼歯の舌側近心面に限局していることを明らかにしている。う蝕病巣の位置と炎症が起きた歯肉辺縁および病巣因子（歯肉縁上および縁下のプラーク）との近接性に留意されたい（図218）。

このようなエナメル質う蝕病巣は、フッ化物を配合した木製トゥースピックを舌側から１日２回使い、必要に応じた間隔での三角形チップの往復運動によるPMTCとフッ化物バーニッシュを併用すれば停止しうるであろう。前述したように、von der Fehrら（1970）とHolmenら（1987）（図159～162参照）の*in vivo*研究、ならびにSilverstone（1973）の*in vitro*研究（図157、158参照）は、実験的に形成したエナメル質う蝕病巣が順調に停止することを示している。

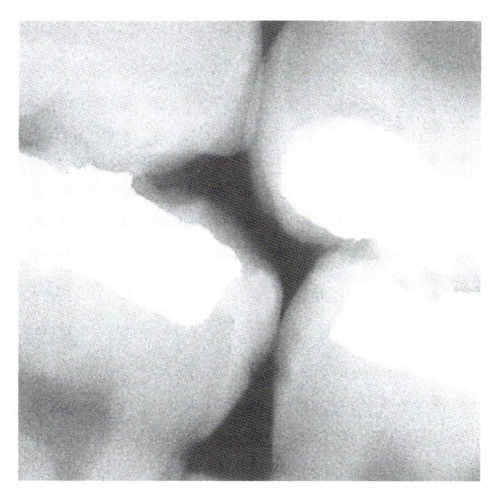

図217　下顎の右側第一大臼歯遠心面と右側第二大臼歯近心面のエナメル質に認められたX線透過性のう蝕病巣（Bille and Thylstrup, 1982. 許可により転載）。

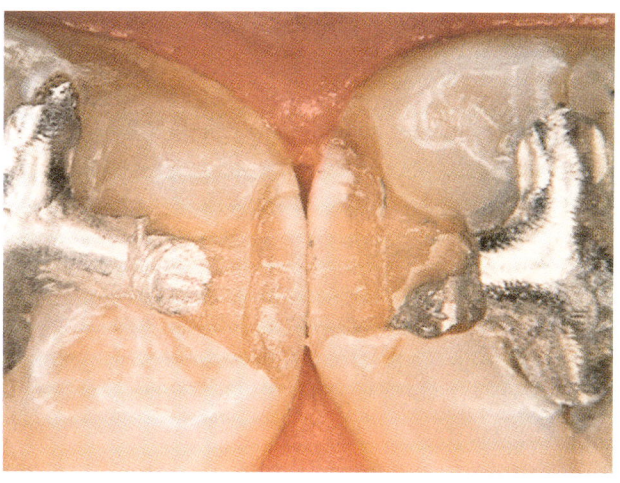

図218　X線写真で示されたう蝕病巣の深さまでの窩洞形成。このう蝕病巣は第一大臼歯の舌側遠心、および第二大臼歯の舌側近心に限局したう窩のないエナメル質う蝕病巣であることがわかる。う蝕病巣の位置、炎症のある歯肉辺縁および歯肉縁上・縁下プラークの位置が接近していることに注目（Bille and Thylstrup, 1982. 許可により転載）。

　もし第二の成熟期の間、隣接面が健全のまま、あるいはう窩のないう蝕病巣のまま維持できれば、将来的にう窩となるリスクは減少する（Kotsanos and Darling, 1991）。
　X線写真スコアと臨床診断スコアの関係をクロス表として、図216に示した。158のう蝕病巣のうち、X線透過像が象牙質のほぼ1/2まで達しているもの（X線写真スコア3）が58例見つかったが、そのいずれも、象牙質に達する臨床的なう窩（臨床スコア6）を示さなかった。X線写真スコア4を示した9つのう蝕病巣のうち、わずか2例が臨床スコア6であった（Bille and Thylstrup, 1982）。他の研究も同様の結果を示した（Mejàre and Malmgren, 1986；Pitts and Rimmer, 1992）。
　これらの研究は、隣接面う蝕病巣の適切な処置決定がなされるのを確実にするため、X線写真上の所見を分離して解釈しないことの重要性を確認した。むしろ、X線写真の所見は、他の診査、すなわち暫間的な歯間離開、詳細な臨床診査、前述した7つの問題点などのデータと関連づけて評価しなければならない。
　修復が予定された158のう蝕病巣のうち、66％は肉眼的なう窩がないことが窩洞形成でわかった。窩洞形成中の直接的な臨床視診で、観察された歯の状況は、一般に受け入れられている標準化されたX線写真での診断基準とほとんど関連していなかった。すなわち、う窩が存在したのは、エナメル象牙境までX線透過像が拡大していたう蝕病巣のわずか20％、また象牙質にまでX線透過像が及んでいたう蝕病巣の50％であった。そして、すべてのう窩はエナメル質に限局していたのである。
　BilleとThylstrup（1982）は、"象牙質に及ぶ肉眼的なう窩は、すべて修復の適応だと仮定すると、今回の結果は、今までよりもさらなる個別の処置決定方略が総合的な歯科保健ケアに参加している人々においてはふさわしいことを示した"と結論している。この研究は1982年に報告されたが、卒前教育で教えられている、あるいは大部分の一般臨床医によって実践されているような処置の意思決定に、多少のインパクトがあったようである。
　スウェーデンでの研究で、歯科衛生士と一般臨床医が抜去された100歯のX線写真上で、隣接面う蝕病巣を診断し、200名以上の患者について詳細な臨床診断を行った。う蝕病巣の検出と記録に関するエラーについては、歯科衛生士と歯科医師の間で統計学的に有意な違いはなかった。歯科医師の代わりに歯科衛生士が診査することによって、修復が必要な患者が見落とされることはなく、また非修復（予防的）処置のより正確なニーズがむしろ把握されたかもしれない、と結論された（Öhrn et al, 1996）。

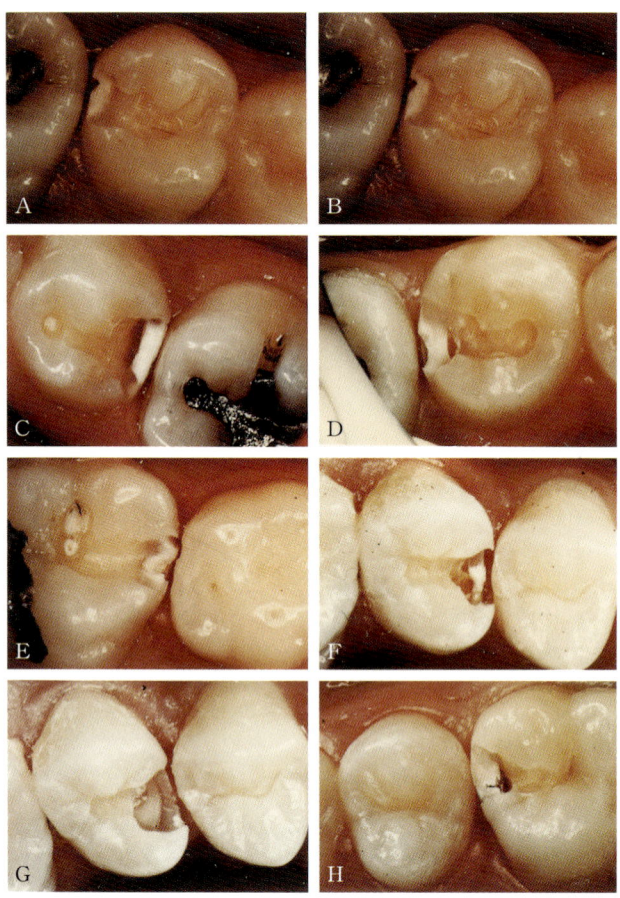

図219　萌出間もない小臼歯と大臼歯の隣接面う蝕病巣の臨床的な組織変化。理論的には、今日利用できる予防材料や手段を使えば、象牙質にまで進行していないう蝕病巣（A〜E、H）は停止できたはずである。しかし、プラークが蓄積しやすいう窩（B、D、E）では、う蝕病巣がエナメル質に限局しているが、う蝕停止への変化が難しかったかもしれない。通常FやGのう蝕病巣は修復されなければならない（Mejàre and Malmgren, 1986. 許可により転載）。

その後の大規模な研究で、Thylstrupら（1986）は、同じ診断スコアシステムを用いて、彼らの初期の知見（Bille and Thylstrup, 1982）を再確認した。修復処置の際、263名のデンマークの歯科医師は、1,080ヵ所の隣接面う蝕病巣で臨床的な組織変化を記録した。その知見は歯の種類、患者の年齢ならびにX線写真からわかる情報と関連していた。観察された組織の変化は、かろうじて識別できる白斑から軟化したう窩まで、非常に多岐にわたっていた。この多様性は、X線写真でわかる情報とは無関係であった。もっとも頻繁に観察されたう蝕病巣の形成段階は、う窩に進行した状況であった。X線写真スコア3であった78ヵ所のう蝕病巣のうち、実際にう窩を認めたのは10％未満であった。乳臼歯のうち、わずか3歯だけが象牙質に及ぶう窩を有していた。象牙質に及ぶう窩が観察されたのは、X線写真スコア3であった330ヵ所のう蝕病巣のうち、わずか3ヵ所、X線写真スコア4であった102ヵ所のう蝕病巣のうち、27ヵ所であった。非侵襲的な方法で、う蝕を停止できる現在の可能性を考えると、これらの知見は、隣接面う蝕病巣の修復処置の理論的根拠を見直す必要性を示唆している。

別の in vivo 研究で、Mejàre（1985）は、矯正治療のため小臼歯を抜去される63名のティーンエージャーを調査した。抜去後の直接的臨床診査とX線写真を比較すると、診査した歯面では、う窩のないう蝕病巣がもっとも高頻度であった（う窩なし：305歯面、う窩あり：28歯面）。う窩のないう蝕病巣のうち、約66.6％（203歯面）は、バイトウイングX線写真では検出できなかった。直接観察の結果を、探針を併用した臨床診査の結果と比較すると、う窩がないという診断の精度は、初期う蝕で98.0％、健全歯では100.0％であった。直接観察でう窩のあった歯面の28.5％だけが、探針で識別できたにすぎなかった。

MejàreとMalmgren（1986）による追加の研究で、幼弱な小臼歯と臼歯の隣接面に対する修復処置の際に、臨床的な組織変化が記録された。エナメル質の内側1/2、または象牙質の外側1/2にX線透過像を認める60ヵ所の隣接面う蝕病巣が処置された。組織変化の程度と特徴が、窩洞形成中に拡大写真を撮影することにより記録された。それぞれのう蝕病巣の最大範囲は、X線写真上で観察されたう蝕病巣の程度と関連していた。

象牙質の外側1/2にX線透過像を認めたう蝕病巣の78％にう窩が認められ、これは、BilleとThylstrup（1982）、Thylstrupら（1986）およびPittsとRimmer（1992）の以前の研究よりも、きわめて高いものであった。しかし、これらのう窩は、主としてエナメル質に限局していた。すべてのケースで、エナメル質の着色を認め、う蝕病巣の83％では象牙質が軟化し、着色していた。12％では歯質がひどく損傷していた。図219は、う蝕病巣の例である。今日利用できる予防材料や方法を使えば、象牙質までう窩が拡大していなかったう蝕病巣は、理論的には停止できたであろう。しかし、エナメル質に限局していても、プラークが維持されやすいう窩は進行停止の予後があまり良くなかった。

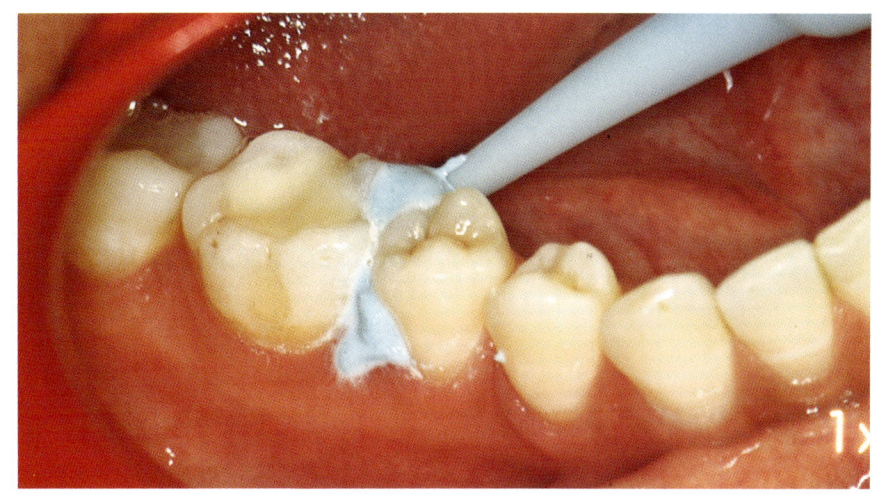

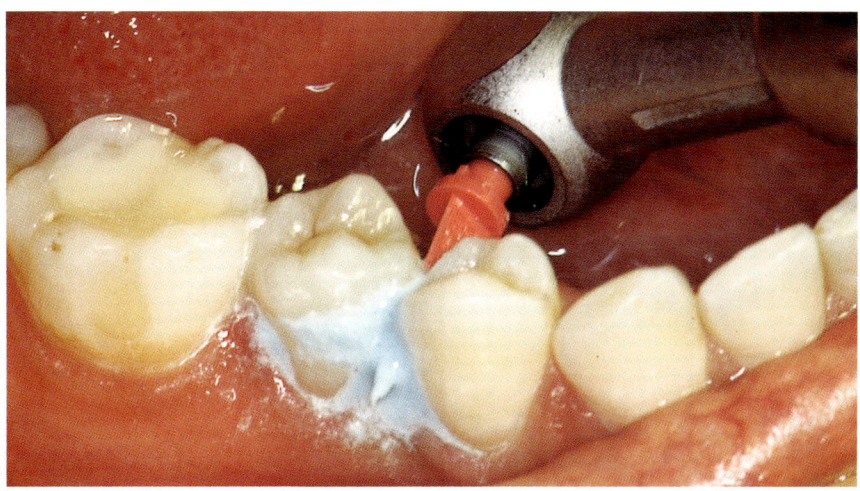

図220、221 PMTC（専門家による機械的歯面清掃）。

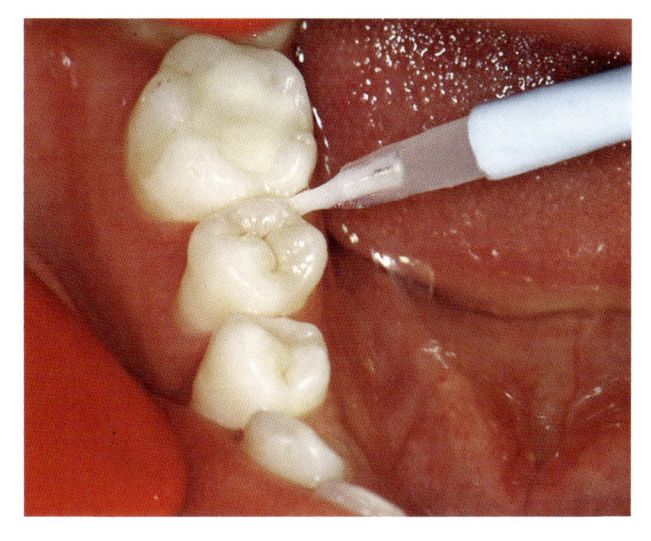

図222 う蝕原性細菌を破壊するための徐放性の化学的プラーク・コントロール製剤（Cervitec）の応用。

　これらの研究は、処置決定の前に、臨床視診をX線写真による診査で補うことの重要性を示している。倫理的な理由から、PittsとRimmer（1992）の研究で、視診は矯正用ゴムバンドを使った暫間的な歯間離開を併用して行われた。Bjarnason（1996）は、臨床視診のためだけでなく、最小侵襲の修復処置のためにも、同じテクニックを用いた。その修復技術では、ラバーダム下で行う外側性隣接面レジン充填と、いわゆる部分的トンネリングが併

219

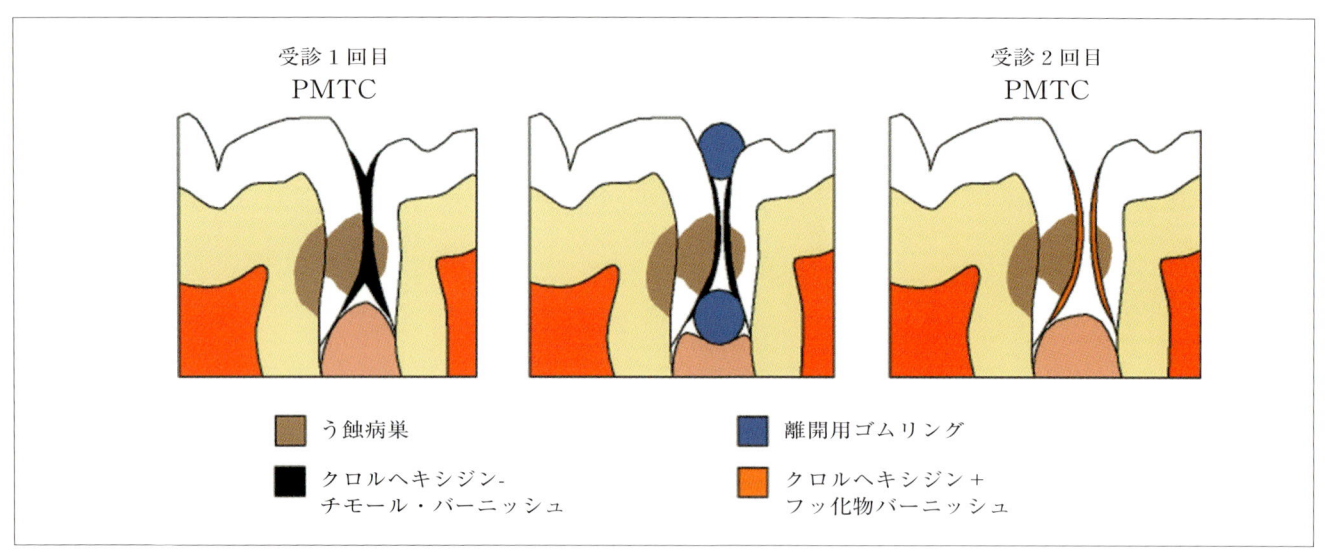

図223　開拡よりも予防を。PMTC（専門家による機械的歯面清掃）（Axelsson, 1995.）。

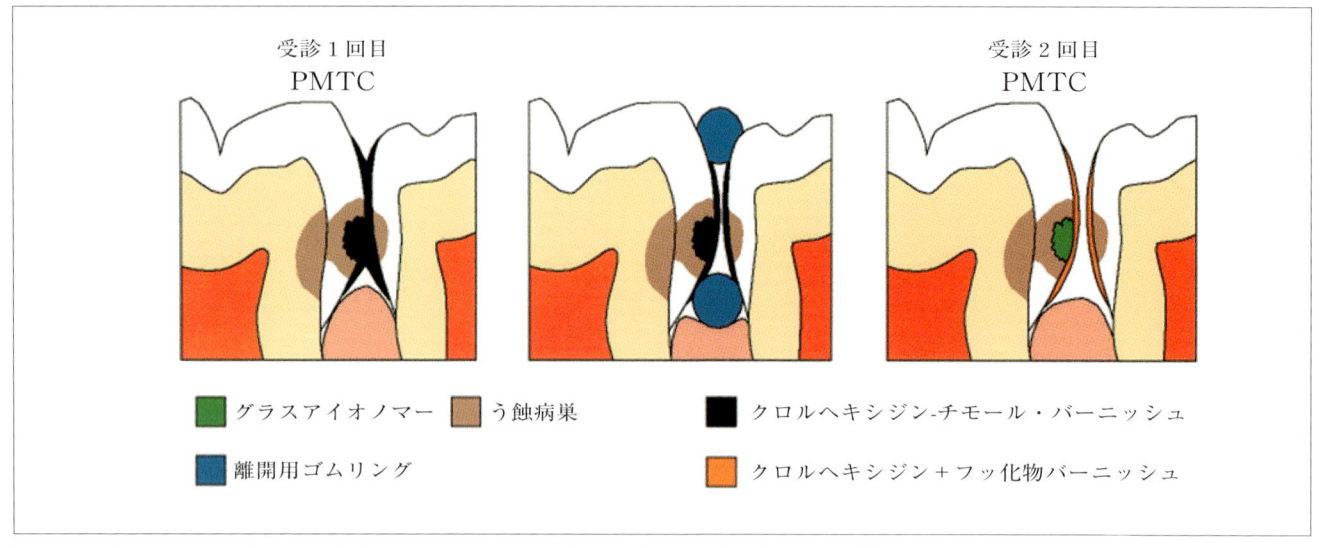

図224　非侵襲性修復処置（ART）。PMTC（専門家による機械的歯面清掃）（Axelsson, 1995.）。

用された。

非侵襲性修復テクニック

現在の知見に基づくと、エナメル質と象牙質のう窩を伴わない隣接面う蝕病巣と、う窩が限られたう蝕病巣に対して推奨される手順は、次の症例にふさわしい。すなわち初診の患者で、象牙質の外側1/2に及ぶ臼歯の隣接面う蝕病巣が1ヵ所以上発見されたが、詳細な臨床視診ではう窩がない、という症例である。

同日または次の予約で、プラークをPMTCで機械的に除去する。その際、往復運動するチップ（Eva-Profin）を、侵襲を受けた隣接面に使用する（図220、221）。徐放性の化学的プラーク・コントロール製剤（Cervitec 1％クロルヘキシジン-チモール・バーニッシュ）を、残存しているう蝕原因菌を除去するために使用する（図222）。次いで、5日後に臨床視診ができるように矯正用の離開用弾性バンドを暫間歯間離開のため挿入する（図223、224）。

2回目の受診で、PMTCの後、隣接面を直接診る。将来的に参考とするため、弾性印象を採得しても良い。う窩のないう蝕病巣は、う蝕病巣を停止させ、表層の微小孔を塞ぐためにクロルヘキシジンとフッ化物のバーニッシュ（Cervitec+Fluor Protector）で封鎖する（図223参照）。もし限局性のう窩が検出された場合は、小さなボール状のフィニッシングバーで機械的に清掃し、透明なマト

第5章　う蝕病巣の形成と診断

Box20　根面う蝕病巣の分類

第1度（初期）
・表面性状：軟化して歯科用探針が陥入
・実質欠損はない
・着色：薄い黄褐色から茶色までさまざま

第2度（浅い）
・表面性状：軟化し、不規則で粗糙、歯科用探針が陥入
・実質欠損あり（深さ0.5mm未満）
・着色：黄褐色から濃い茶色までさまざま

第3度（う窩）
・表面性状：軟化し、歯科用探針が陥入
・う蝕病巣が進行し、う窩が存在する（深さ0.5mm以上）が、歯髄には達していない
・着色：薄い茶色から濃い茶色までさまざま

第4度（歯髄炎）
・歯髄または根管へと深く、う蝕病巣が進行
・着色：茶色から濃い茶色までさまざま

Billings（1986）．

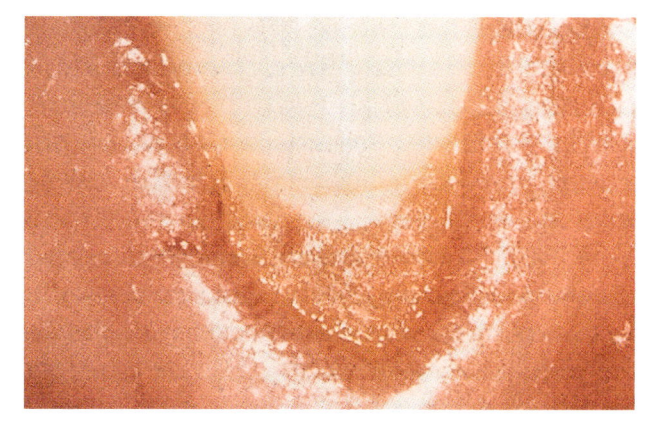

図225　活動性根面う蝕病巣。

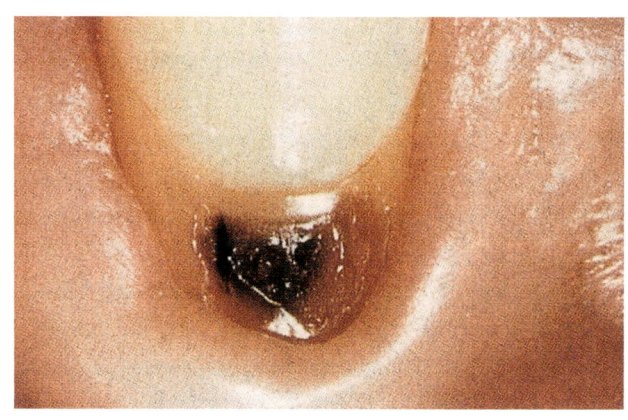

図226　非活動性根面う蝕病巣。プラーク・コントロールの改善とフッ化物配合歯磨剤の使用で停止したもの。

リックスバンドを介して、光重合アイオノマー・セメントを充填すれば良い。極薄のタングステンコートの往復運動チップで仕上げた後、周囲のう窩のないエナメル質う蝕病巣を停止させ、封鎖するためクロルヘキシジンとフッ化物バーニッシュでコートする（図224参照）。

根面う蝕の診断

定義と分類

　根面う蝕は、通常、2mm以下の浅い形状で、多くはう窩がなく、不明瞭で軟化しており、着色していることが多く、セメント質の崩壊と象牙質の侵襲で特徴づけられる。いくつかの定義と分類が提唱されている。HixとO'Leary（1976）は、根面う蝕を"隣接するエナメル質あるいは、すでにある修復物を含む、または含まない（原発性または二次う蝕病巣）根面のう窩または軟化部"と定義している。

　Billings（1986）は、Box20に示した分類を提唱し、これは、次の重症度に基づいている。すなわち、初期、浅い実質欠損（0.5mm未満）、着色、う窩を伴う深いう蝕病巣（0.5mm以上）、歯髄に達するもの、となる。

　NyvadとFejerskov（1982, 1987）は、活動性と非活動性う蝕病巣を次の基準で分類することを提案している。

1．活動性根面う蝕病巣：形状が明らかで、黄色から薄茶色に着色したすべての部位。う蝕病巣は目で見えるプラークで覆われており、中等度の加圧での探針操作で軟化した、あるいは皮革のような感触がある（図225）。

2．非活動性（停止状態の）根面う蝕病巣：外形が明らかで、濃い茶色か黒色のすべての部位。う蝕病巣の表面は滑沢で光沢があり、中等度の探針操作で硬い状態にある（図226）。

221

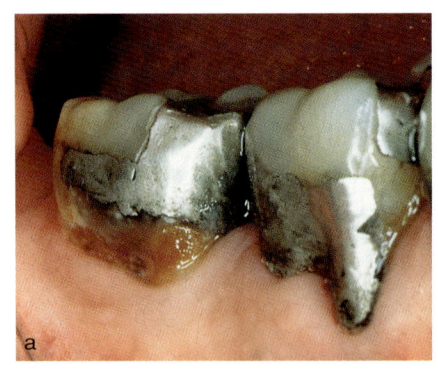

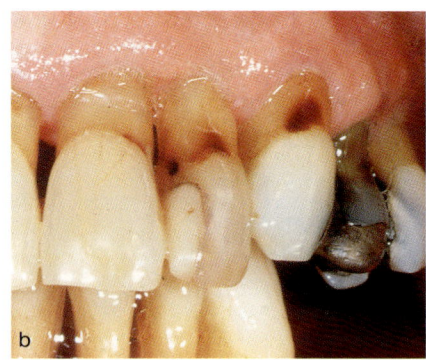

図227-a	図227-b
図227-c	図227-d
図227-e	図227-f

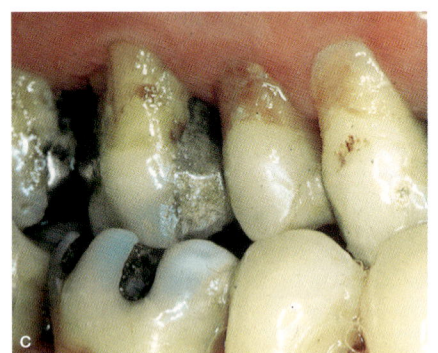

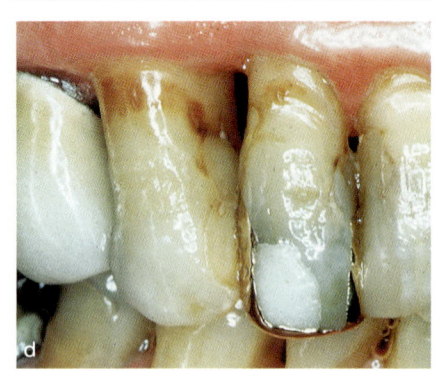

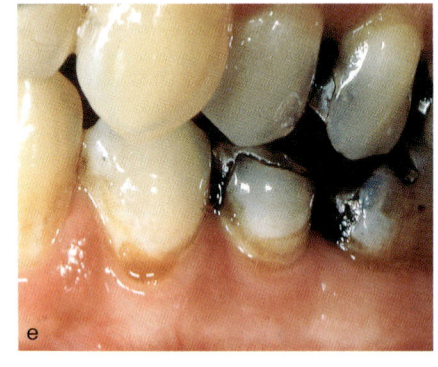

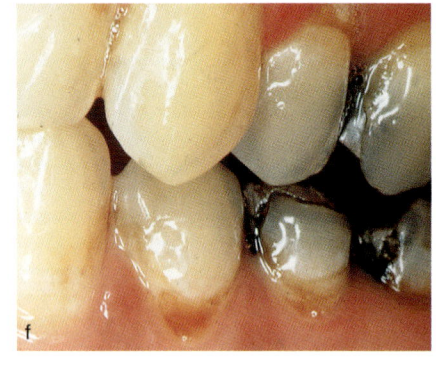

図227 さまざまな根面う蝕病巣。a：活動性頰側う蝕病巣。b：非活動性頰側う蝕病巣。c：プラークで覆われた活動性う蝕病巣。d：非活動性う蝕病巣と適切な口腔衛生状態。e：活動性頰側う蝕病巣。f：12ヵ月間の改善された口腔清掃とフッ化物応用後に非活動性に転換した同一のう蝕病巣（Ravald, 1992. 許可により転載）。

　図226は、図225の活動性う蝕病巣が改善されたプラーク・コントロールとフッ化物配合歯磨剤の使用により、どのように停止したのかを示している（Nyvad and Fejerskov, 1986）。活動性および非活動性う蝕病巣はともにう窩を示すが、後者では辺縁が滑沢である（図226参照）。

　根面う蝕は、原発性か二次う蝕か、セメント質か象牙質か、活動性か非活動性か、う窩の有無などで分類されできる。う蝕病巣は軟らかい皮革のような、あるいは硬いといった表面の状態や黄色、薄茶色、濃い茶色あるいは黒色といった色調でも分類できる（表15参照）。根面が歯肉退縮の結果、口腔環境に接触すると、プラークが保持されやすい領域が、特に広い隣接面やセメントエナメル境界に沿って増える。原発の根面う蝕は、歯肉辺縁に沿って縁上プラークの厚さが増すので、垂直方向よりも、水平方向のサイズが大きい。初発の活動性う蝕病巣は、探針操作すると軟らかく、皮革のような感触があり、通常はプラークで覆われている。その色調は、黄色か薄茶色であるが、長期間口腔環境に接していると、濃い茶色か黒色に変化する。この変化は、食品中の成分や喫煙、あるいはう蝕病巣に存在する色素生産性の細菌など外来性因子の結果である。

　図227は、さまざまな根面う蝕を示している。

診断方法

　根面う蝕の診断に関する問題は、歯冠う蝕の問題とやや異なっている。頰舌面において、う窩の有無、あるいは活動性か非活動性か、といった診断の違いを前述の分

類に従って判定するには、詳細な臨床視診で十分であろう。活動性と非活動性の境界のケースでは、表面性状（軟らかい、ざらつく、硬い）が、色調（黄色、黄褐色、茶色、濃い茶色、黒色）よりも、より重要である。LynchとBeighton（1994）は、色調と関係なく、軟らかいう蝕病巣は歯肉辺縁に近接しており、硬いう蝕病巣は離れていて、粗糙な感触のう蝕病巣はその中間にある、と報告している。

臨床的な診断には、鋭い目と鈍い探針（sharp eyes and a blunt probe）が推奨され、鋭利な探針では、軽い探針操作も禁忌である。

診断がもっとも難しいう蝕病巣のタイプは、アタッチメント・ロスはあるが歯肉退縮はない、という部位での隣接面の病巣である。言い換えると、歯周ポケット内にあって見えないう蝕病巣である。垂直方向のバイトウイングX線写真は、診断に必須である。このようなう蝕病巣は、エナメル質う蝕病巣よりも速く進行し、早期の検出に失敗すると、歯髄炎に進むのみならず、歯肉療法も不可能な歯になりうる。臨床医は、画像の隣り合う部分のコントラストが原因で隣接面の歯根の暗い影として現われる歯頸部のX線透過像と、そのような真のう蝕病巣を、区別するよう注意すべきである。

処置

活動性のエナメル質う蝕病巣と同じく、活動性の根面う蝕の処置は、まず予防的で非侵襲的であるべきであり、う蝕病巣を停止させ、活動性から非活動性に回復させる方向を目指すべきである。NyvadとFejerskov（1986）による研究で示され、前述もしたように、う窩のある根面う蝕病巣であっても、セルフケアでのプラーク・コントロールを改善し、フッ化物配合歯磨剤の使用を始めるだけで、停止させることが可能である（図187〜189、227-c, f参照）。例えば、徐放性のクロルヘキシジンとフッ化物バーニッシュを組み合わせて、PMTCを繰り返せば、活動性の根面う蝕病巣が停止する可能性をさらに改善することができる。

しかし、黒色でう窩のある非侵襲性う蝕病巣は、修復の適応となりうる。これは、プラークが停滞するためだけではなく、審美的な理由にもよるものである。修復材料には、グラスアイオノマー・セメントやレジン系グラスアイオノマー・セメント、コンポマーといった歯質と同色のフッ化物徐放性材料を選択する。

二次う蝕の診断

定義と有病状況

二次う蝕歯は、成人、特に50歳以上では、原発性う蝕の8倍も多い（Goldberg et al,1981）。しかし、有病率は国民の総う蝕有病率や歯科的ケアシステムの開発状況に依存して、国ごとに大きく異なっている。成人でう蝕が少なく、歯科的ケアの資源に乏しい発展途上国では、二次う蝕はほとんど無視できる。一方、成人でう蝕有病が高く（特に処置歯面が多い）、予防歯科よりも、修復が強調された歯科的ケアシステムを持つ先進国では、二次う蝕の有病率は非常に高い。

スウェーデンのVärmlandで無作為抽出した35歳、50歳、65歳、75歳の対象者に関する評価調査で、詳細な臨床視診と口腔全体のX線写真を組み合わせた診査を行ったところ、50歳、65歳および75歳では、それぞれ一人当たり平均1ヵ所の二次う蝕病巣が見つかった。原発性の歯冠う蝕は、3つの年齢層で、それぞれ0.4、0.3、0.2であった。根面う蝕の病巣数は50歳、65歳、75歳で、それぞれ0.3ヵ所であった。35歳では、0.7ヵ所の二次う蝕病巣と0.7ヵ所の原発性歯冠う蝕病巣があったが、根面う蝕病巣は全くなかった（Axelsson et al, 1990）。詳細な臨床視診と機械的プラーク・コントロールに基づく15年にわたる予防歯科研究で、最高齢群は65〜85歳であったが、15年間で一人当たり平均1ヵ所のう蝕病巣が増加したにすぎなかった。ただし、う蝕病巣の90％は二次う蝕であった（Axelsson et al, 1991）。

咬合面の例外を除いて、二次う蝕は頻繁に修復される歯面、すなわち臼歯の隣接面（主として歯肉縁下）、次いで、臼歯の頬面と下顎臼歯の舌面によく起きる。最近のレビューによると、二次う蝕は修復が失敗する大きな理由となっている（Kidd et al, 1992）。

診断方法

二次う蝕の診断は、通常、軽圧による探針操作を含む

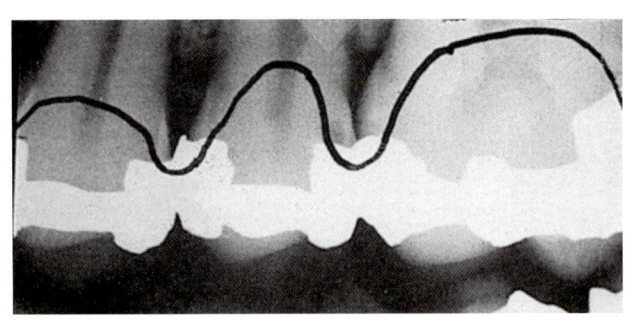

図228　二次う蝕を示す修復物辺縁の透過像。黒の線は歯肉辺縁と歯肉乳頭の位置を示す。

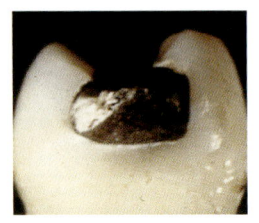

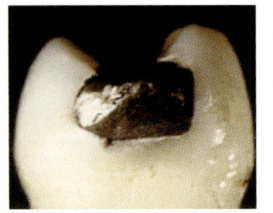

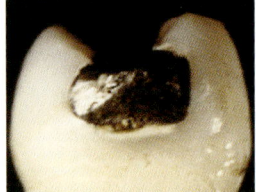

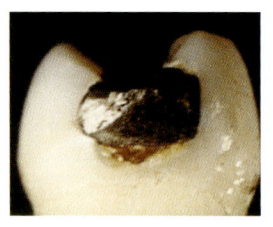

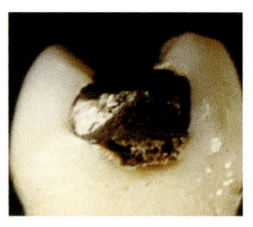

図229　隣接面二次う蝕のX線写真診断のためのノルウェー式5段階スケール（左から右へ）。第1度＝う窩のない白斑または軽度に着色したう蝕病巣、かつ/またはX線写真で、エナメル質の外側1/2にう蝕病巣を認める。第2度＝最表層のう窩、かつ/またはX線写真で、エナメル質の内側1/2にう蝕病巣がある。第3度＝小さなう窩、かつ/またはX線写真で、象牙質外側の1/3にう蝕病巣を認める。第4度＝かなりのう窩、かつ/またはX線写真で、象牙質の中層1/3にう蝕病巣を認める。第5度＝進行したう窩、かつ/またはX線写真で、象牙質の内側1/3にう蝕病巣を認める（Espelid and Tveit, 1986. 許可により転載）。

臨床診査に基づいており、あまり正確ではない。例えば、修復物の不良辺縁のギャップが大きくなるにつれ、う蝕再発の可能性が高まる。視診と探針操作で抜去歯を診査した2つの研究では、修復物を除去して（Söderholm et al, 1989）、あるいは歯を切断して決定した真の二次う蝕に対するこれらの方法の頻度、予測性ならびに敏感度は低かった。事実、修復のやり直しが推奨されたケースの50％以上では、真の二次う蝕が正しく判定されていなかった。

しかし、辺縁が不適合の修復をやり直すべきだとする他の指摘もある。クロルヘキシジン・バーニッシュを使って、ミュータンス連鎖球菌を成人の口腔から長期にわたって除去しようとした研究で、対象者の1/3では処置が不成功に終わった。なぜなら、細菌の供給源になるプラークの停滞部位があったからである（Sandham et al, 1988）。

二次う蝕の診断における難しさは、ある意味では、原発性う蝕病巣の問題と共通する。原発性う蝕と同じく、活動性う蝕と慢性的で変化のないう蝕病巣とを判別することに問題がある。もしう蝕病巣が進行していないのであれば、修復介入は必要がない。残念ながら、活動性の二次う蝕を非活動性のものと判別する臨床的な基準はない。二次う蝕は歯冠にも根面にも存在しうるし、セメントエナメル境界に沿って歯冠と根面両方にまたがることも多い。それも、う窩があったり、なかったりする（表15参照）。

二次う蝕の診断は、他の問題とも関連する。第一に、咬合面の修復物とエナメル質の間のう蝕病巣（いわゆる壁面う蝕病巣）は、重症化した段階になるまでは検出できない。そのようなう蝕病巣は、エナメル質よりも象牙質内に拡大している。アマルガム周辺の色調も、灰色ないし青い着色が腐食生成物によっても、二次う蝕によっても生じうるので、常に前兆を示すとは限らない。

第二に、もっとも頻度高く二次う蝕が起きる隣接面歯頸側の辺縁部（アマルガムで約94％、レジン充填で62％）（Mjör, 1985）は、X線写真上でのみ、しかも、前回のバイトウイングX線写真と注意深く比較して、検出が可能となる。修復物辺縁の暗い影は、二次う蝕を意味する（図228）。しかし、う蝕病巣は常にX線写真上で検出できるとは限らない。例えば、修復物の舌側近心辺縁に限局した二次う蝕は、さらに根尖側に位置する頬側近心の辺縁のために見えにくい。X線写真は、それゆえ、そのう蝕病巣が、う窩を伴うのか否かを決定するため、探針操作を含む詳細な臨床診査と組み合わせて使用すべきで

ある。探針操作の到達性については、隣接面の修復物は障害にはならない。

図229は、隣接面の二次う蝕に関するノルウェー式の5段階システムを時系列で示している（Espelid and Tveit, 1986）。

・第1度：う窩のない白斑または軽度に着色したう蝕病巣、かつ/またはX線写真で、エナメル質の外側1/2にう蝕病巣を認める。
・第2度：最表層のう窩、かつ/またはX線写真で、エナメル質の内側1/2にう蝕病巣がある。
・第3度：小さなう窩、かつ/またはX線写真で、象牙質外側の1/3にう蝕病巣を認める。
・第4度：かなりのう窩、かつ/またはX線写真で、象牙質の中層1/3にう蝕病巣を認める。
・第5度：進行したう窩、かつ/またはX線写真で、象牙質の内側1/3にう蝕病巣を認める。

結論

う蝕の発生

う蝕病巣（carious lesion）は、感染症であるう蝕症（dental caries）の結果として生じる損傷とみなすべきである。う蝕病巣は臨床的には、検出不能のエナメル質の脱灰として始まり、顕微鏡レベルで見えるのみである。徐々に視認できるようになり、はじめはエナメル質表層の、次いで、象牙質のう窩のない脱灰へ、そして、ついには象牙質のう窩へと進行する。原発性のう蝕病巣は、歯冠、特に大臼歯の咬合面や後方歯の隣接面の歯肉縁上に位置することがもっとも多い。根面う蝕は、高齢者ならびに歯周疾患で露出した根面を持つう蝕リスクのある成人で起きることがある。

う蝕病巣は、タイプ（原発性か、二次う蝕か）、部位（歯冠、歯根、各歯面）、サイズと深さ（エナメル質、象牙質、歯根セメント質）、ならびに形状（う窩を伴わない、滑沢、粗糙、軟化、う窩を伴う）、などで分類される。処置ニーズの観点から、そのう蝕病巣が活動性か非活動性か、またう窩の有無の評価が重要となる。

エナメル質のう蝕病巣は、主としてプラークが蓄積し、長時間放置される部位で形成される。このプラークは、代謝可能な糖分と接触すると、低pHの期間を延長させる。歯磨きをする人々では、そのような条件が臼歯部（特に第二大臼歯の近心面から第二小臼歯の遠心面にかけて）の隣接面と、萌出中の大臼歯の咬合面（特に遠心小窩）で高頻度に生じる。

中等度のpHレベルでは、微小フィルターのような表層ゾーンと個々のエナメル小柱から大幅にミネラルが消失した、いわゆる病巣本体を持つ、う窩のないエナメル質う蝕病巣が生じる。そのようなう窩のないう蝕病巣は、表層のミネラルを一切失わずに停止することができる。非常に低いpH（4.5〜5.0）では、エナメル質の小柱間溶解が起きて、微小なう窩を伴う溶解型のエナメル質う蝕病巣が形成される。そのようなう蝕病巣でも停止するが、周囲の健全なエナメル質に比べると、エナメル質表層がやや消失している。言い換えると、すべてのう窩のないう蝕病巣と、さらに活動性の溶解型エナメル質う蝕病巣は、一般に修復による介入が必要となる明らかなう窩を伴う象牙質への拡大を防ぐため、できるだけ早期に診断し、停止すべきである。

う蝕有病率が低く、あるいは中等度で、良く組織化された予防プログラムが身近にある場合、ほとんどのエナメル質う蝕病巣は停止し、それゆえ、決して象牙質にまでは進行しないであろう。一方、口腔衛生がおろそかで、フッ化物を毎日使用しておらず、非常にう蝕活動性が高い個人では、エナメル質う蝕病巣は、象牙質のう窩にまで非常に急速に（6〜12ヵ月以内に）進行しうる。エナメル象牙境での象牙質の脱灰は、う蝕病巣の表層におけるエナメル質う蝕病巣の幅に対応し、象牙細管と同じ方向に進行する。象牙質の非常に進んだ脱灰は、エナメル質のう蝕病巣がなくても起こりうる。そのような条件では、象牙細管には細菌感染がない。それゆえ、う窩のない象牙質のう蝕病巣は、すべて停止が可能であり、侵襲的に治療すべきではない。

根面う蝕は、う蝕原性の細菌叢に接触でき、う蝕原性プラーク（バイオフィルム）に接した根面にのみ形成される。原発性のう蝕病巣は、主としてプラークが停止しやすい部位、特に広い隣接面と歯肉縁、およびセメントエ

ナメル境界に沿って形成される。それらは、プラークが蓄積する不潔域である。原発性の根面う蝕病巣は、縁上プラークの厚さが歯肉-歯頸部辺縁に沿って大きいため、垂直方向よりも、水平方向に大きい形状を示す。露出した根面がセメント質で覆われている場合、酸産生細菌が根面に定着しているため、初期段階のう蝕は、セメント質の脱灰が含まれる。そのような初期う蝕病巣は、停止が可能な軟らかい、黄色のう窩のない根面を形成する。

しかし、セメント質が侵襲性のスケーリングやルートプレーニングといった医原性の原因で部分的に除去されると、露出した象牙質はきわめて急速に破壊されうる。う窩の形成は、酸産生細菌とコラゲナーゼ産生細菌の複合的な影響によるものである。

う窩が生じた活動性のう蝕病巣でさえも、プラーク・コントロールの改善とフッ化物の使用により、茶色ないし黒色の非活動性う蝕病巣に回復が可能である。しかし、そのような停止したう蝕病巣も、プラーク停滞の予防だけでなく、審美性を改善する意味から修復の適応であろう。

診断

この何十年もの間、患者のう蝕病巣の検出や臨床試験で受け入れられてきた方法は、臨床的な視診・触診の組み合わせ診査（照明、ミラー、および探針操作）と、バイトウイングX線写真であった。大部分の患者にとって、これらのテクニックは、現在でも適切である。しかし、この10年の間に、診断に利用可能な材料と方法は相当増えてきている。

1．一般臨床医が使用する視診。
2．照明、ミラー、軽圧の探針操作による触診法。
3．ヨーロッパの疫学調査で用いられる従来型の視診法。
4．診査前の歯面の機械的清掃と乾燥を併用した詳細な臨床視診。
5．暫間的な歯間離開による視診法。
6．暫間的な歯間離開とう窩を伴ううう蝕病巣のサイズと深さを評価するための弾性印象を併用した視診法。
7．従来型バイトウイングX線写真法。
8．従来のX線に比べ、X線被曝が減少できるデジタルX線写真法。
9．コンピュータ支援X線写真法：う蝕病巣サイズの評価と記録にコンピュータの計測性能を利用。
10．光ファイバー透過光診断法（FOTI）。
11．電気抵抗計測法（周波数固定）。
12．内視鏡蛍光検査（EFF）。
13．交流電気抵抗スペクトル法（ACIST）。
14．定量的レーザー（光学）蛍光法（QLF）。

これらの方法の精度（敏感性と特異度）と応用性は大幅に異なる。例えば、視診・触診やヨーロッパ方式などは迅速かつ安価であるが、主観的であるため、大規模な疫学調査に有用である。その他は客観的で定量的な診断方法であるが、非常に時間がかかり、高額な機器（ACIST, EFF, QLF）が必要で、現在は限られた研究プロジェクトのみに応用されている。

診断法の選択は、診査の目的に依存する。象牙質に深く進行した咬合面の裂溝う蝕病巣は別として、臨床的な検出と診断確定が難しいのは、進行したう蝕病巣ではなく、原発性の初期う蝕病巣（エナメル質表層に限局）や、う窩のない象牙質のう蝕病巣、修復物辺縁の二次う蝕、歯肉縁下の根面う蝕である。

臨床的診査の一般的傾向は、鋭利な探針による軽圧の探針操作への依存から、う窩のないう蝕病巣の早期検出のための詳細な臨床視診（sharp eyes and a blunt probe）へと移行している。処置もう窩の形成防止のため、う蝕病巣の停止と表層ゾーンの保存へと方針が変わっている。

一般の臨床では、前述の方法で、X線写真（従来法またはデジタル法）とFOTIの組み合わせが、患者のう蝕病巣診断に適切である。暫間的な歯間離開は、臼歯部隣接面の象牙質う蝕病巣におけるう窩の有無を確認するために適用すべきである。

咬合面う蝕の診断において、探針の使用は、機械的清掃と乾燥後に行う視診を超える精度の改善をもたらさない。う窩のない活動性エナメル質う蝕病巣は、小窩裂溝開口部のいずれかの側の白斑として検出できる。

従来型のバイトウイングX線写真については、う窩が

あるまたはう窩のない象牙質のう蝕病巣のいずれかをも検出できる性能に改善された。しかし、偽陽性のリスクが多少ある。

QLFに基づいた新しい方法であるDiagnodentは、咬合面のエナメル質および象牙質のう蝕病巣検出に有用であることがわかっている。

う窩のない咬合面のエナメル質および象牙質のう蝕病巣は、プラーク・コントロールとフッ化物、またはフィッシャー・シーラントのような非侵襲的な処置で停止可能である。X線写真あるいはQLFの併用で検出された象牙質う蝕病巣では、裂溝の試験的開拡が裂溝底部から象牙質にかけて存在する可能性のあるう窩を、直接視診するために適用できるかもしれない。う窩がない場合、裂溝はフッ化物徐放性材料（レジン系グラスアイオノマー・セメントまたはコンポマー）で封鎖すべきである。

最近の革新のなかで、QLFと電気抵抗計測法（周波数固定）は、咬合面のエナメル質および象牙質のう蝕病巣検出には、もっとも有望と思われる。

前歯部において、エナメル質および象牙質の隣接面う蝕病巣は、う窩の有無を詳細な臨床視診とFOTIの併用で簡単に検出できる。臼歯では、X線写真（バイトウイング、デジタルまたはコンピュータ計測）が隣接面のエナメル質および象牙質のう蝕病巣の検出や進行、停止あるいは回復といった経過の観察に優れている。この部位においては、詳細な臨床視診でも初期う蝕病巣の検出には限界がある。

しかし、X線写真も詳細な臨床視診も、う窩を伴う隣接面の象牙質う蝕病巣とう窩のないう蝕病巣とを判別するには役立たない。それゆえ、暫間的な歯間離開が推奨される。視診の将来的な参考として、印象の併用が可能である。これらの研究では、X線写真上で、象牙質の外側1/2にう蝕病巣が検出されたものの、下部分では象牙質にう窩は発見されなかった。そのようなう蝕病巣は、修復するよりも停止を図るべきである。

鑑別診断と処理ニーズ評価のため、根面う蝕は、活動性と非活動性ならびにう窩の有無で分類すべきである。粗糙で軟らかいプラークで覆われた表面で黄色であれば、それは活動性を示唆する。一方、滑沢で、濃い茶色ないし黒色の表面で中等度の探針操作圧で硬ければ、非活動性の（停止した）う蝕病巣である。

う窩の形成は、活動性と非活動性どちらにもありうるが、後者では、辺縁が滑沢である。頬舌面では、前述した基準での詳細な臨床診査が診断に適切である。鋭利な探針による探針操作は禁忌である。

診断がもっとも難しい根面う蝕病巣のタイプは、隣接面の歯肉縁下に位置するものである。垂直方向のバイトウイングX線写真を使用して、詳細な臨床診査を行うべきである。

活動性のエナメル質う蝕病巣と同じく、活動性の根面う蝕病巣の初期治療は、予防優先で非侵襲的として（プラーク・コントロールの改善とフッ化物応用など）、う蝕病巣の停止と活動性から非活動性への回復を図るべきである。

もっとも強調されることは、う窩に至らない活動性う蝕病巣の早期検出である。処置は、予防主体でニーズに見合っていて、できるだけ早いう蝕病巣の停止を目指すべきである。一度停止したう蝕病巣は、う窩の形成には至らないので、修復による介入の適応ではなくなる（う蝕病巣の形成のレビューについては、Thylstrup et al, 1994；Thylstrup and Fejerskov, 1994.を、う蝕病巣の診断のレビューについては、Grondahl, 1994；Ismail, 1997；Pitts, 1997.を参照）。

第6章

う蝕の疫学

　WHOの口腔保健ユニットの重要な役割は、コンピュータを用いた国家規模調査により登録された、世界中の口腔疾患に関する疫学データの収集と分析である。口腔健康水準の目標（ゴール）は一定期間について設定されており、その都度改定が行われている。集団や国民のう蝕有病状態は疫学調査によって評価されるので、被験者それぞれに、同じ診断基準が確実に適用されるように配慮が必要である。

　う蝕は疫学者に興味ある挑戦を与えている。例えば、病気や病巣の兆候は個人の何本かの歯や何ヵ所かの部位に見つかるかもしれないし、その重症度も異なっている。個々の歯面にどの程度の破壊が進行しているかによって、う蝕病巣は広範な連続体として臨床的特徴を示す。表面の注意深い清掃、乾燥後の慎重な検査や、X線撮影のような複雑な補助技術を用いないと、初期脱灰は検出されにくい。さらに進行した病巣では、容易にう窩が検出される。その中間段階では、広い範囲の臨床兆候は過去あるいは現在のう蝕侵襲を示している。

　調査結果を意味のあるものとするために、研究者達は確かな診断基準を確立しなければならない。

1．研究目的を満たすこと。

2．調査期間を通して、検査者に検査基準や技術の一貫性（再現性）を持たせること。
3．（調査に2人以上の検査者がかかわるなら）複数の検査者の間で一貫性（再現性）を持たせること。
4．客観的な妥当性を確立すること（すなわち、測定しようとしているものの尺度）。
5．病理生物学的な合理性を与えること（すなわち、実際に病気を反映していること）。

　疫学調査では、う蝕に対するゴールドスタンダードはない。もっとも重要な決定要因は調査目的とすべきである。

疫学調査の限界

う蝕の境界

　単純な口腔保健調査は通常、イエスかノーかの二者択一原則に則り、進行した病気の兆候のみを記録するというWHOガイドラインの基準を適用する。すなわち、歯面は健全かう蝕かのどちらかを記録する（小窩裂溝や平滑面の病巣が検出できる軟化底、脱灰・浸食されたエナメル質、

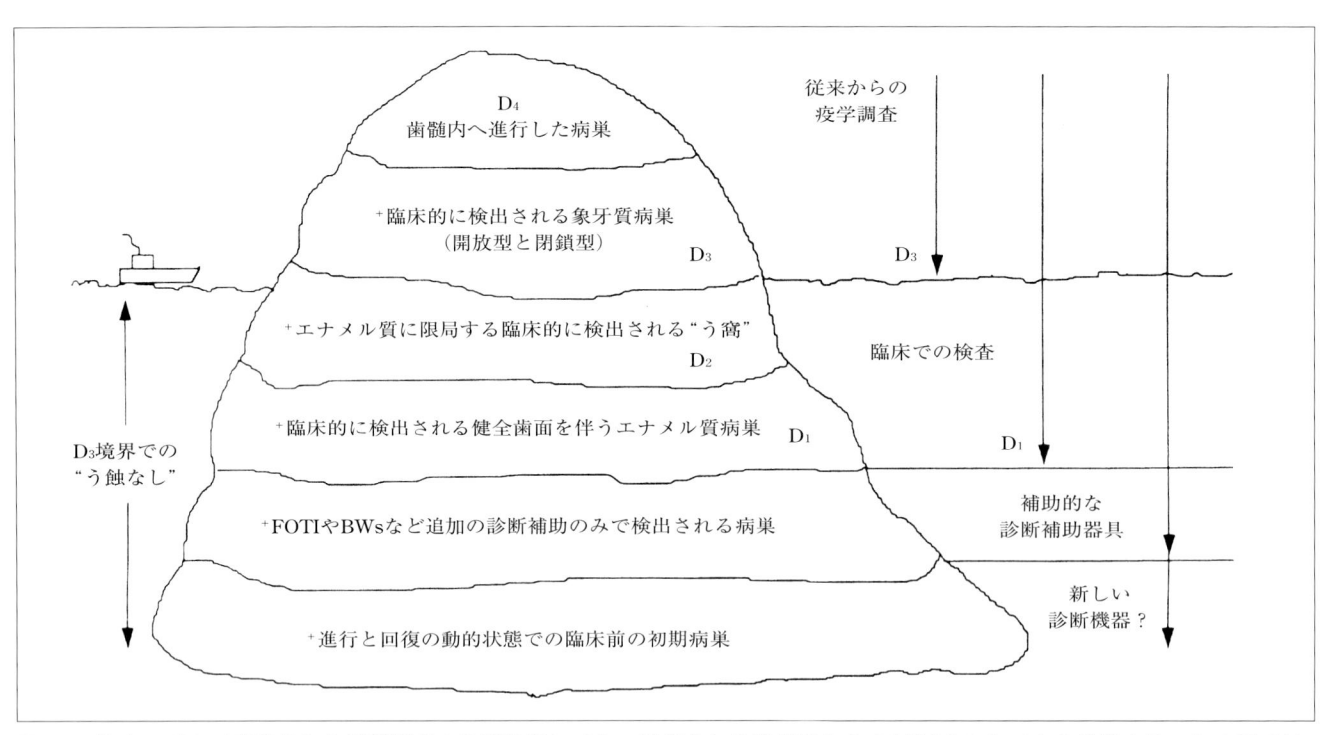

図230　氷山モデルで表現された疫学調査のう蝕診断レベル。選択される境界は氷山の"浮き"のレベルを決定する。この図では、疫学調査で伝統的に使用されていた境界は、水面のレベル、すなわち象牙質に達するう蝕（D_3）である。検査者は、臨床的に検出される病巣より程度が軽いすべての病巣、兆候を無視し、"う蝕なし"と記録している。FOTI：光ファイバー透過光診断法（Fiber-optic transillumination）、BWs：バイトウイングX線写真（Pitt,1977.許可により転載）。

軟化壁があるときに、う蝕は"あり"と記録される。暫間修復歯もこのカテゴリーに含まれる。隣接面では、検査者は探針が病巣に到達したことを確認しなければならない。疑わしい場合は、歯面は健全として記録される）。

調査では、いろいろな制約のために何らかの妥協を強いられる。この要因は些細なことではない。診断基準は特殊環境下での実用性、利便性のために確立されたものであるから、肯定的診断（う蝕あり）の最低基準を満たさない歯面が必ずしも健全とは限らない。多くの偽陰性結果は利便性、実用性のために容認される。真の健全歯面に加えて、ある程度のう蝕を伴う歯面も健全として表示されることになる。言い換えると、WHO基準に従って行われる疫学調査では、真のう蝕歯数とう蝕歯面数はかなり過小評価されている。

Pitts（1997）は、う窩を伴わないエナメル質病巣（D_1とD_2）は象牙質病巣（D_3とD_4）、特に、象牙質内にう窩を伴うの病巣の約3倍多いことを指摘した。精密なう蝕診断は図230のように氷山モデルとして表現できる。浮いている部分の位置は境界を選択することによって決まる。

この図では、水面位置が従来から歯科疫学調査で使われている境界にあたる。象牙質う蝕（D_3）、すなわち、診査者は象牙質内に臨床的に検出できる病巣より軽度なすべての兆候を無視し、その歯面をカリエスフリーと記録する。氷山は不連続の段階として階層化されてきた。あるいは、もっとも重症なD_4（歯髄内へ進行した病巣）から臨床的に検出できるD_1病巣（明らかに健全な表層を有すエナメル質う蝕）よりも進行していない不顕性の病巣まで階層化されてきた。

D_1からD_4の用語はWHOによって正式に、広く使われてきた。一般によく選択されてきた2つの領域はD_3（D_3、D_4病巣を含む象牙質う蝕）とD_1（$D_1+D_2+D_3+D_4$の病巣を含むエナメル質う蝕）である。図230は、同じ方法を用いても、異なる診断境界を使用する検査と比べると、臨床現場での検査はより多くの病巣を検出するということを明らかに示している。同様に、補助診断機器の使用も多くの病巣検出につながるだろう。

例えば、スウェーデンで通常行われるバイトウイングX線写真を用いた隣接面う蝕を記録する調査では、

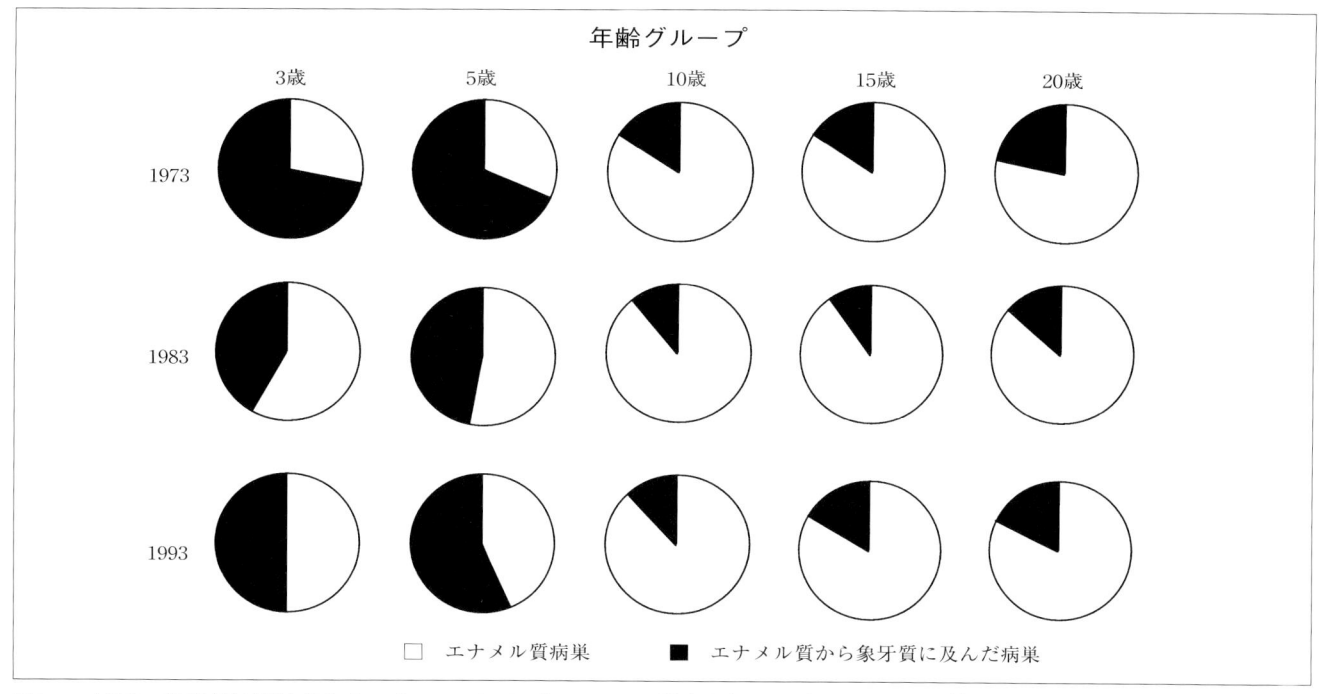

図231 1973〜1993年に実施されたスウェーデンJönköpingでの調査より、バイトウイングX線写真で検出された子供と青年の隣接面のエナメル質う蝕と象牙質う蝕の比率（Hugosson et al, 1999. 許可により転載）。

WHO基準による国家的疫学調査と違って、象牙質内にう窩が形成されていない病巣やう窩がある病巣と同様に、エナメル質病巣（D_1、D_2）が検出される。したがって、象牙質内にう窩を形成しない隣接面病巣を含んでいるスウェーデンの疫学データは、他の国家規模調査と比較して過大評価となっている。図231はスウェーデンのJönköpingから得られた結果である。1973年、1983年、1993年の3歳、5歳、10歳、15歳、20歳の小児・成人について、バイトウイングX線写真を用いて検出された隣接面のエナメル質う蝕・象牙質う蝕の比率を示している（Hugoson et al, 1999）。

さらに、二区分の変数"あり"、"なし"としてのう蝕検査には、別の問題がある。それは、う窩形成の始まりである表層からの無機質の流出は、う蝕形成過程での持続的変化を意味するからである。"あり"、"なし"に分類するために、この連続変数は必然的に情報欠如となる（例えば、成長期小児の身長を測定するときに二区分判定をするなら、全く意味をなさないであろう）。残念ながら、う蝕には（身長や体重のように）連続変数として病巣を測る方法はない。しかし、"ある"か"ない"かの二者択一としてのみ病巣を分類する優先理由もない。例えば、咬合面う蝕、隣接面う蝕、二次う蝕のためのノルウエー式の5段階システムのような二者択一方式が提唱されてきた（Espelid and Tveit, 1986；Espelid et al, 1994；Tveit et al, 1994；第5章参照）。

う蝕を診査するすべての方法、すなわち、2つの追加記述的な二分類法においては、かつてう蝕であった"充填"とう蝕原因で抜歯された"喪失"を常に含んでいる。そこで、う蝕の疫学調査には新たな問題が持ち上がる。病巣の侵襲単位は、通常、咬合面、近心、頰側、遠心、舌側の歯面である。調査（研究）の目的にもよるが、これらの歯面は診断の単位を構成するかもしれない。歯面に存在するもっとも悪い病巣の状態が分類にあてられる。歯の異なる形態（小窩、裂溝、平滑面）別に、侵襲するう蝕情報が必要なときは、歯面別に分類するほうが妥当かもしれない。診断単位は固定されるものではない。時間に制約のある調査では、もっとも悪い状態に基づく歯面単位より、歯で分類するほうが適切かもしれない。小児対象の疫学調査は、多くの場合、歯冠部の初期う蝕を扱う。しかし、成人では歯冠う蝕と根面う蝕は通常、区別して考慮されるし、治療の必要性の観点から二次う蝕も含まれる。各方法はそれぞれの長所と限界を持っている

ので、情報の欠如は研究の具体的な目的のために容認できることとして、何らかの妥協をしなければならない。

再現性

調査住民あるいは調査対象者について、何らかの結論づけをするためには、再現性のある検査も重要である。測定の信頼性確保のために以下の事項が必要となる。

1. しっかり定義された診断基準。
2. その基準を用いて十分にトレーニングを積んだ診査者。
3. 診査を実施するにあたって、それが行える状況。
4. 診査者それぞれが終始一貫した基準での診査（診査者内の再現性）。
5. 複数の診査者で行う場合、各診査者が同じ基準を適用した診査（診査者間の再現性）。

診査者内の一致性を評価するためには、通常、同一診査者が対象者の一部を再診査し、その2回の診査結果を比較する。診査者間の信頼性を確かめるために、複数の診査者は同じ対象者グループを診査する。

個人変動

調査目的にかかわらず、歯科疫学では、つぎの2つの理由で分析単位は常に個々の対象者である。第一は、ヒト（個体）から離れて歯は存在しないことである。つまり、歯が存在している個体のなかに、存在しない歯の集団を定義することは不可能である。少なくとも、歯を抜くことなしに、歯の標本を抽出することすら不可能である。個体標本はヒトの集団から抽出される。第二は、ヒトが持っている歯は、それぞれが互いに独立していないことである。つまり、個人に存在するすべての歯は生物学的に同一環境を共有しており、一本の歯に影響を与えるリスクファクターは他の歯にも影響するようである。しかし、歯や歯面レベルで生態系や細菌環境も異なっているので、異なる歯面間でのう蝕有病性の差は個体差よりも大きい場合がある（例えば、下顎第一大臼歯の咬合面と下顎前歯の舌側面間の違い）。

記録システム

永久歯あるいは永久歯歯面の歯冠部う蝕有病に関する疫学データを収集するために、DMF（D：未処置、M：喪失、F：処置）スコアが使われる（乳歯列ではう蝕有病は未処置、抜歯、処置歯［DEFT］や、同じく歯面［DEFS］で示されている）。ひとたび、個体のう蝕状況が記録されると、次は、例えば、単純にD、M、Fの歯面（歯）を数えることによる、蓄積されたう蝕経験を示すスコア選定がなされる。

これらの合計が個人のスコアである。もし、歯面を数えるならスコアはDMFS、歯であればスコアはDMFTである。DMFシステムは、しばしば、指数と呼ばれる。これは厳密に言えば正しくない。なぜなら、"指数"は同じ診断基準の使用を意味し、これらのスコアは異なる診断基準の多様性に由来するかもしれないので、1つの調査から得られた指数スコアは他の指数スコアと必ずしも同じでない。

すでに議論したように、スウェーデンではバイトウイングX線写真上で検出できる、う窩を伴わない象牙質う蝕ですらう蝕有病に含むのに対し、ほとんどの国家規模疫学調査では視認できるう窩を伴ううう蝕病巣のみをう蝕有病に含む。だから、DMFスコアに基づく国家規模調査に、う窩を伴わないエナメル質う蝕（D_1とD_2）の不明な数は含まれないので、DMFスコアのDの構成要素は、特に表層レベルにおいては、かなり過小評価されている。

最近まで、デンタルケアが良く組織されているほとんどの先進工業国では、"予防拡大"の原則が数十年にわたって実践されてきた。大臼歯のみならず小臼歯にも、う窩を伴わない咬合面う蝕病巣やスティッキーフィッシャーは機械的に充填されてきたし、下顎臼歯では咬合面裂溝から連続する頬側裂溝まで、上顎大臼歯では口蓋側裂溝まで、頻繁に拡大修復が行われてきた。さらに、バイトウイングX線写真で検出された隣接面エナメル質病巣は、修復物の保持のために、（特に小臼歯では）咬合面の広大な健全歯質まで修復されてきた。ゴールドに焼

表18 WHOう蝕地図でのう蝕有病の等級

色	う蝕有病レベル	DMFT
緑	非常に低い	0.0～1.1
青	低い	1.2～2.6
黄	中等度	2.7～4.4
赤	高い	4.5～6.5
茶	非常に高い	＞ 6.5

DMFT＝未処置う蝕歯（DT）＋喪失歯（MT）＋処置う蝕歯（FT）

き付けたセラミックスやポーセレンの全部被覆冠も審美のために用いられてきた。また、多数歯欠損では、健全歯の支台形成が必要となるブリッジが製作されてきた。言い換えると、これらの国々では年齢にかかわりなくすべての成人のDMFスコア（特にDMFSスコア）の"F"がかなり過大評価されている。

限られた歯科資源しか持たない発展途上国の多くは、特にDMFSスコアの"M"が過大評価されている。なぜなら、1面のみの病巣、例えば、大臼歯咬合面の病巣はまっすぐ歯髄へ進行する、または、歯冠が完全に崩壊するまで進行するかもしれない。ほとんどの先進工業国では、早い段階で咬合面をシーラント填塞するか保存修復されているはずである。

小児や青年の永久歯では、う蝕有病はDMFT（DMF歯）よりDFS（DF歯面）スコアに基づくべきである。これらの年齢では、う蝕で歯を喪失することはほとんどなく、矯正治療や外傷による喪失がだんだん多くなるからである。DFSスコアもまた現在の治療ニーズを見積もるのに有用である。う蝕有病のWHO指標年齢である12歳児の例では、スカンジナビアでのDMFTスコアの1は、第一大臼歯の咬合面裂溝修復による過剰な治療（overtreatment）に代表されるように、通常、DMFSスコアも1である。

ところが、発展途上国では、同じDMFTスコア1は1MT（5歯面）を意味するかもしれない。あるいは、窩洞形成を伴う1から5歯面を意味するかもしれない。言い換えると、DMFスコア、特に、DMFTがう蝕有病（蓄積されたう蝕経験）を示すために世界中で使われてはいるけれども、普遍化（基本的な結論に導く推論）と解釈（データの意味づけ）に対してリスクがある。

う蝕有病

歯冠部う蝕

小児と青年の有病状態

子供と青年のう蝕有病は、ここ20年間、ほとんどの先進工業国で著しく低下してきている。1969年以来、WHOは毎年、DMF歯数で示す世界の12歳児のう蝕有病地図を作成してきた。12歳児でDMFT指数が0.0から6.5以上までの5段階で表示されている（表18）。

西暦2000年、2010年、2025年における12歳児のう蝕有病のWHO目標は、DMFT指数でそれぞれ3、2、1である。図232から図234は、1969年、1993年、1997年の12歳児のう蝕有病世界地図を示している。1969年には、明らかな差異があった。すなわち、先進工業国のDMFT指数は"中等度"以上と高く、一方、発展途上国では"中等度"を示す国があるものの、一般に"低い"か"非常に低い"であった。

続く20年の間、ほとんどの先進工業国のう蝕有病は低下傾向を示した。特に、スカンジナビア諸国、オーストラリア、ニュージーランドでは"非常に高い"階級から"低い"まで劇的な改善を認めた。1993年から1997年まで、カナダ、フランス、スペイン、イタリア、ギリシャ、アイスランドは"中等度"から"低い"へ、ブラジル、ペルー、パラグアイは"非常に高い"から"高い"へ、ドイツとバルカン諸国は"高い"から"中等度"へ、オーストラリアとフィンランドは"低い"から"非常に低い"へ、DMFT指数の階級はさらなる低下を成し遂げた。一方、同じ時期、中国は"非常に低い"から"低い"へ、南アフリカは"低い"から"中等度"へう蝕有病は上昇した。

局地的にみると、ある地域はさらに劇的に改善した。

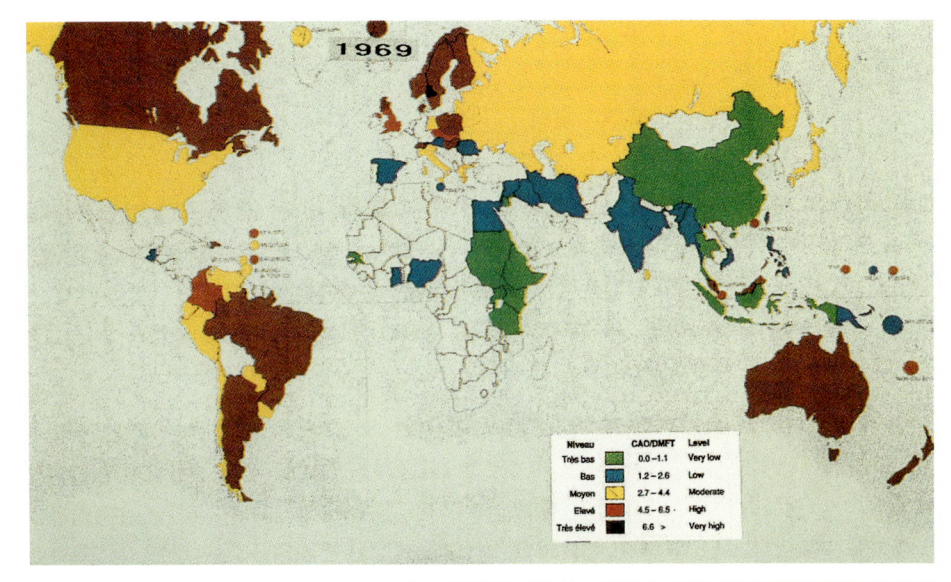

図232　1969年における12歳児の世界のう蝕有病状況（WHO, 1994. 許可により転載）。

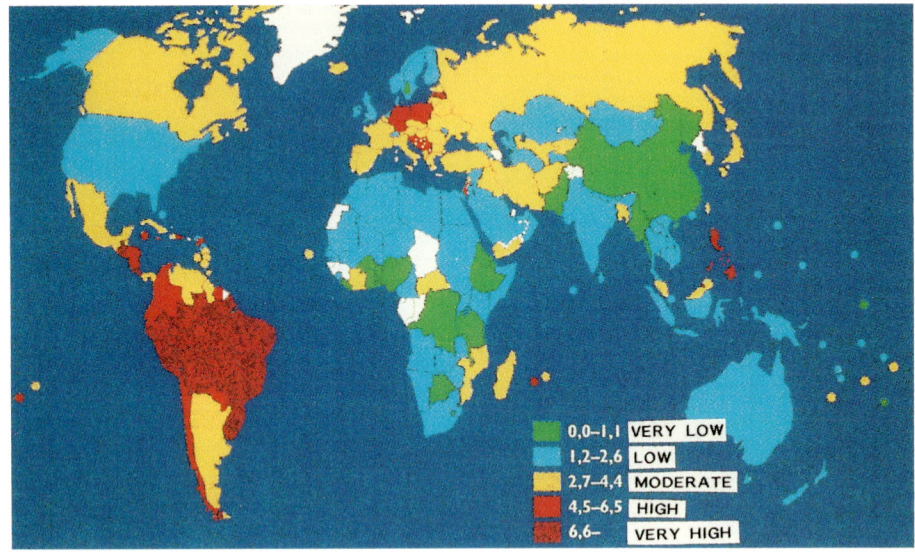

図233　1993年における12歳児の世界のう蝕有病状況（WHO, 1994. 許可により転載）。

　例えば、スウェーデン南西部にあるVärmlandでは、世界中でもっとも高いう蝕有病（1964年に40DF歯面数）から非常に低い（1994年に1 DF歯面数）ところまで低下した。
　先進工業国のう蝕有病は"非常に高い"あるいは"高い"階級から"中等度"あるいは"低い"階級まで低下してきた。一方、多くの発展途上国では"非常に低い"あるいは"低い"階級から"低い"あるいは"中等度"へ上昇してきた。図235は1980年から1991年の間、先進工業国と発展途上国の12歳児における平均DMFTの推移を、世界平均値との比較とともに示している。発展途上国の変動は世界全体の変動と似ている。これは、中国、インド、インドシナ諸国で世界人口の約40％を占めるように、発展途上国は世界の人口を代表することを意味している。予防プログラムが確立されてきたところを除いて、発展途上国のう蝕有病は一般的な傾向として高くなってきている。
　いくつかの国々でみられた、劇的なう蝕有病の低下の背後に何が存在しているのだろうか。いかにして再上昇を防止することができるであろうか。ある国々にみられる悪化状況をいかにして停止させることができるだろうか。これらの疑問に対する答えは1つである。すなわち、予防、さらなる予防、なお一層の予防である。先進工業国での前代未聞の公衆衛生サクセスストーリーに潜んでいる要因は口腔衛生の増進、フッ化物配合歯磨剤、上水道のフッ化物添加（あるいは、いくつかの国々ではフッ化物添加食塩）の広まり、食生活指導（含糖間食の禁止など）、ならびに、良く組織された学校を基盤とした予防プログ

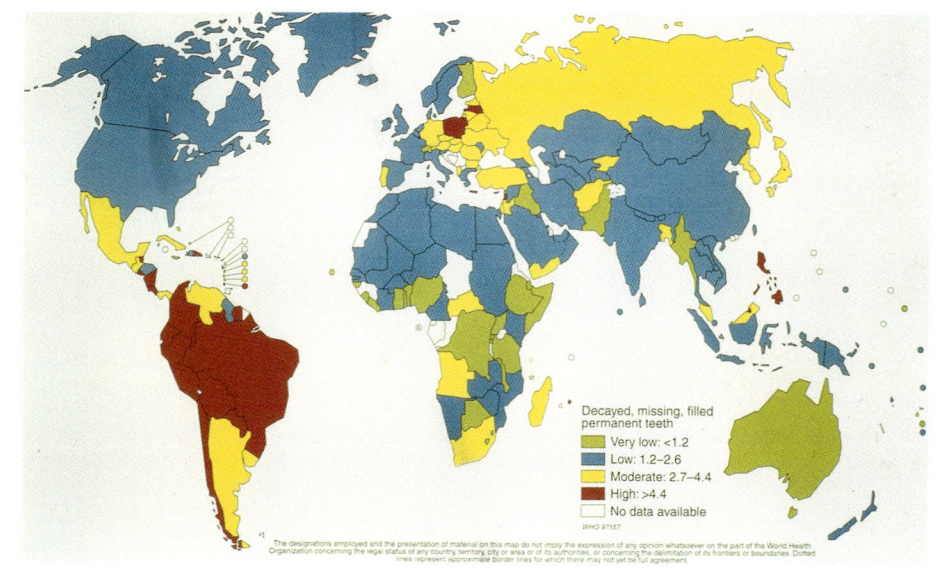

図234　1997年における12歳児の世界のう蝕有病状況（WHO, 1998. 許可により転載）。

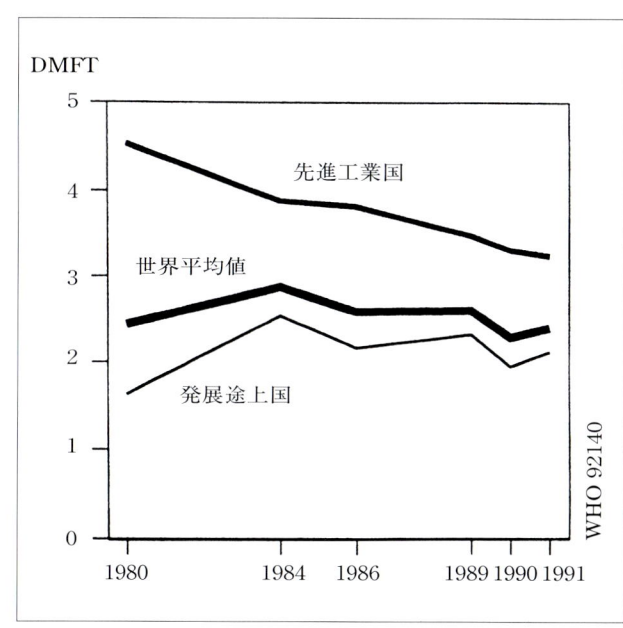

図235　1980～1991年における先進工業国と発展途上国の12歳児の平均DMFTおよび世界平均値の変動(WHO, 1994. 許可により転載)。

ラムの確立（特に、スカンジナビア諸国）である。

　より高度な技術と中央の管理・運営が必要な上水道、食塩、ミルクへのフッ化物添加は別として、前述した方法は技術的には簡単で、費用はほとんどかからないので、予防実施はプライマリーヘルスケアのなかに完全に適合している。先進工業国が直面してきた（今なお直面している）費用問題を回避することを可能にするための、先進工業国が過去25年間に培ってきた予防知識と予防法を、発展途上国は現在持っている。

　近年行われているデンタルケアは次のように分類されている。

1．"初期"一次予防：すべての妊婦のための予防法。出産後のう蝕原性細菌の母子感染と不良食習慣を防止すること。
2．第一次予防：正常歯列の維持。すなわち、完全に健康な口腔内でのう蝕、歯肉炎、歯周炎の予防。
3．第二次予防：疾患（う蝕、歯肉炎、歯周炎）の治癒後の再発防止。
4．第三次予防：う蝕、歯肉炎、歯周炎に対する治療、すなわち、修復、スケーリング、歯周外科。
5．疼痛の除去：抜歯および歯内療法。

表19 スウェーデンVärmlandの子供と青年（0～19歳）に供給されたデンタルケアの形態

期間（年）	初期・一次予防	一次予防	二次予防	三次予防	疼痛除去
1900～1929	0	0	0	25	75
1930～1949	0	0	2	48	50
1950～1959	0	0	10	70	20
1960～1969	0	5	20	70	5
1970～1979	5	15	40	40	"0"
1980～1989	15	45	30	10	0

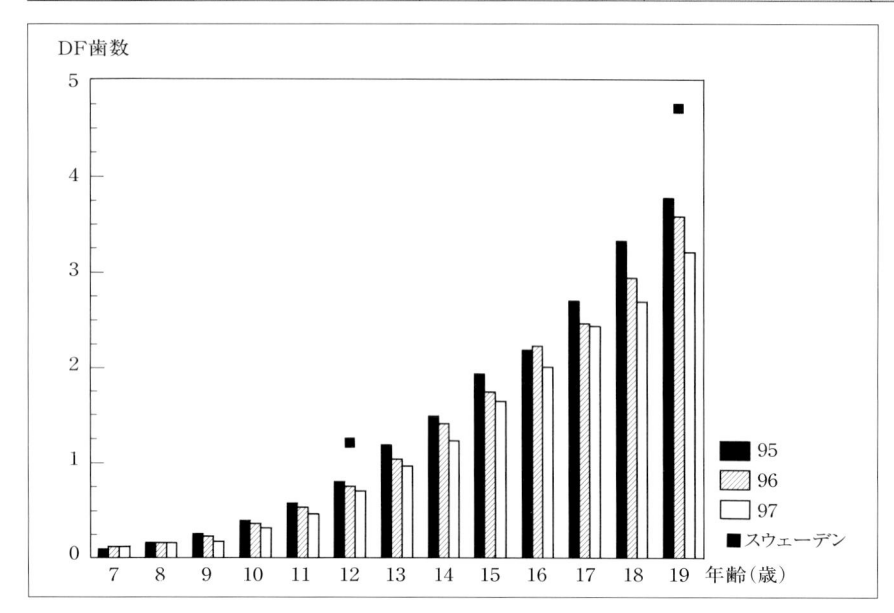

図236 1995～1997年に行われたスウェーデンVärmlandでの7～19歳のう蝕有病状態（平均DF歯数）。比較のために、1996年におけるスウェーデンの12～19歳の全国平均を加えている（Axelsson, 1998.）。

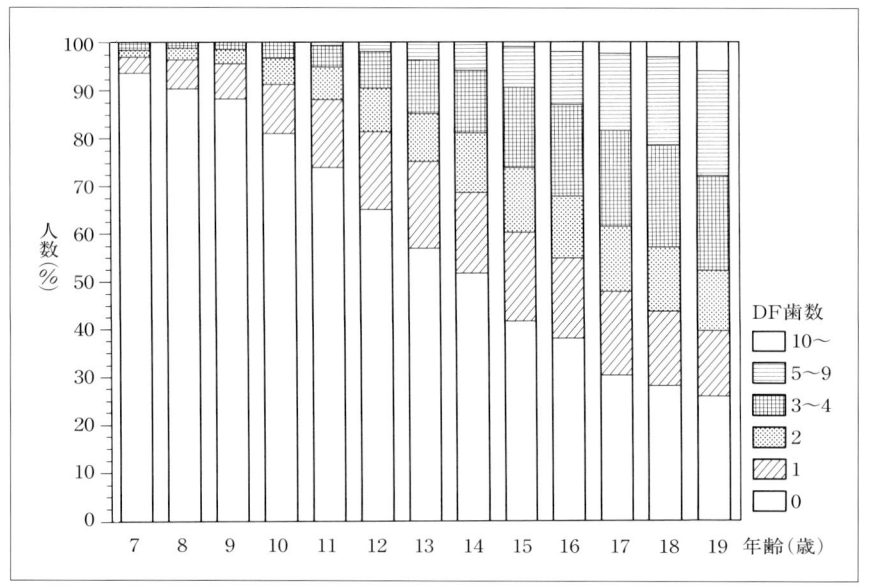

図237 1997年におけるスウェーデンVärmlandでの7～19歳のDF歯数に関する度数分布（Axelsson, 1998.）。

　スウェーデンのVärmlandで、1964年から1994年の12歳児におけるDF歯数の劇的な減少（40DF歯面から1DF歯面未満へ）の基盤となった、1900年から1990年までの小児と青年に対するケア形態の変遷を表19に示す。

　妊婦、母親、小児福祉センターを通して、妊婦と1～3歳児に利用できる初期・一次予防と第一次予防の結果、スウェーデンの3歳児カリエスフリーは35％（1973年）から97％（1993年）に増加した。

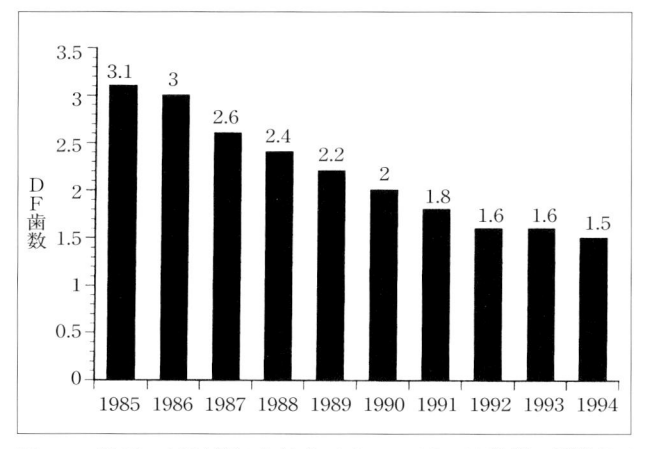

図238　1985～1994年におけるスウェーデン12歳児の平均DF歯数（Sundberg et al, 1996. 許可により転載）。

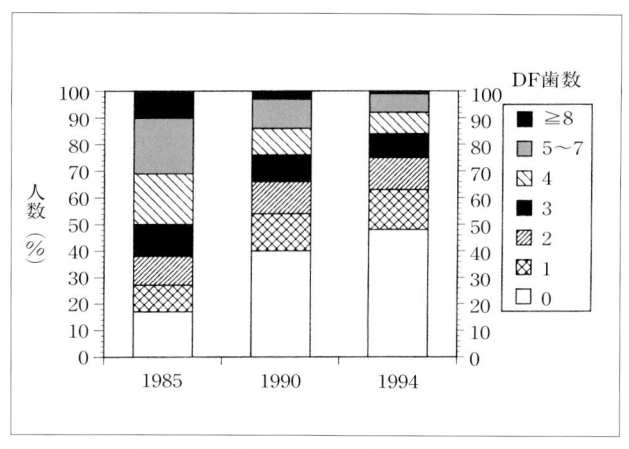

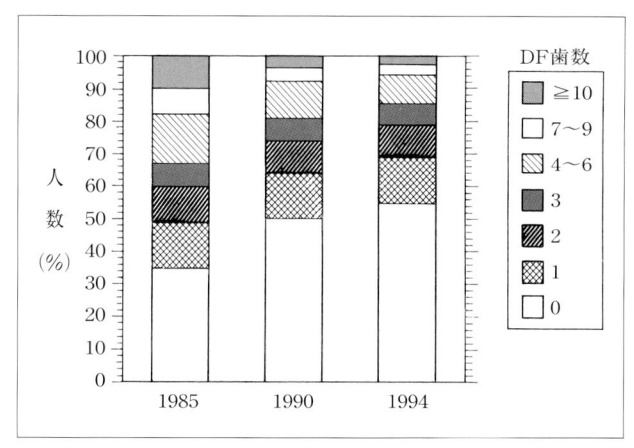

図239　1985年、1990年、1994年におけるスウェーデン12歳児のDF歯数の度数分布（Sundberg et al, 1996. 許可により転載）。

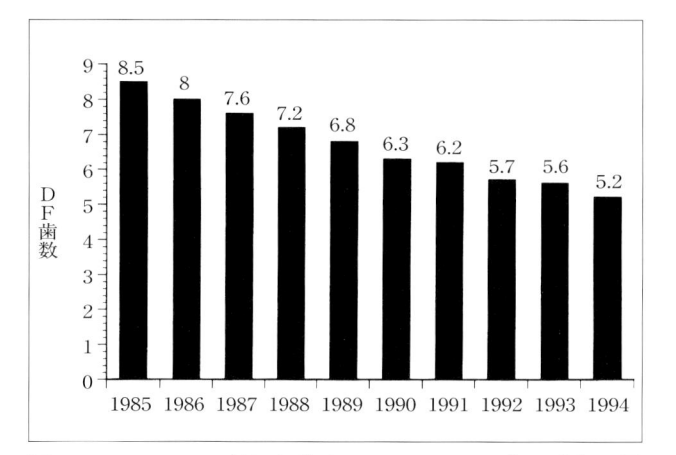

図240　1985～1994年におけるスウェーデン19歳の青年の平均DF歯数（Sundberg et al, 1996. 許可により転載）。

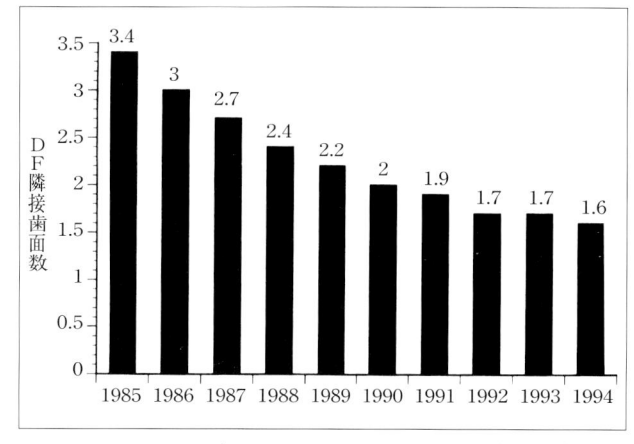

図241　1985～1994年におけるスウェーデン19歳の青年の平均隣接面DF歯面数（Sundberg et al, 1996. 許可により転載）。

図242　1985年、1990年、1994年におけるスウェーデン19歳の青年のDF歯数の度数分布（Sundberg et al, 1996. 許可により転載）。

　スウェーデンのVärmlandでは、1979年以来3歳児と19歳の全員に対し、う蝕有病と年間発生率を評価するために、コンピュータ利用の疫学システムが用いられている。図236は1995年、1996年、1997年に行われたVärmlandの7～19歳の平均DFTスコアと1996年のスウェーデン全国の平均スコアを比較している。Värmlandのう蝕有病は、少なくとも12歳の年齢から着実に低下してきたし、国の平均値よりかなり下回っている。1997年のDFT値ごとの人数割合を図237に示す。

　毎年、スウェーデン厚生会議（Swedish Board of Health and Welfare）は12歳と19歳のDFT指数と19歳の隣接面平均DFS指数のデータを全州から収集している。1985年から1994年までの12歳児の平均DFT値とDFTレベルに応じた人数割合を図238と図239に示す。1985年から1994年までの19歳の平均DFT、隣接面DFSの平均値と人数割合は、図240～242に示している。

　スウェーデンJönköpingの5歳児と15歳のDFSスコア

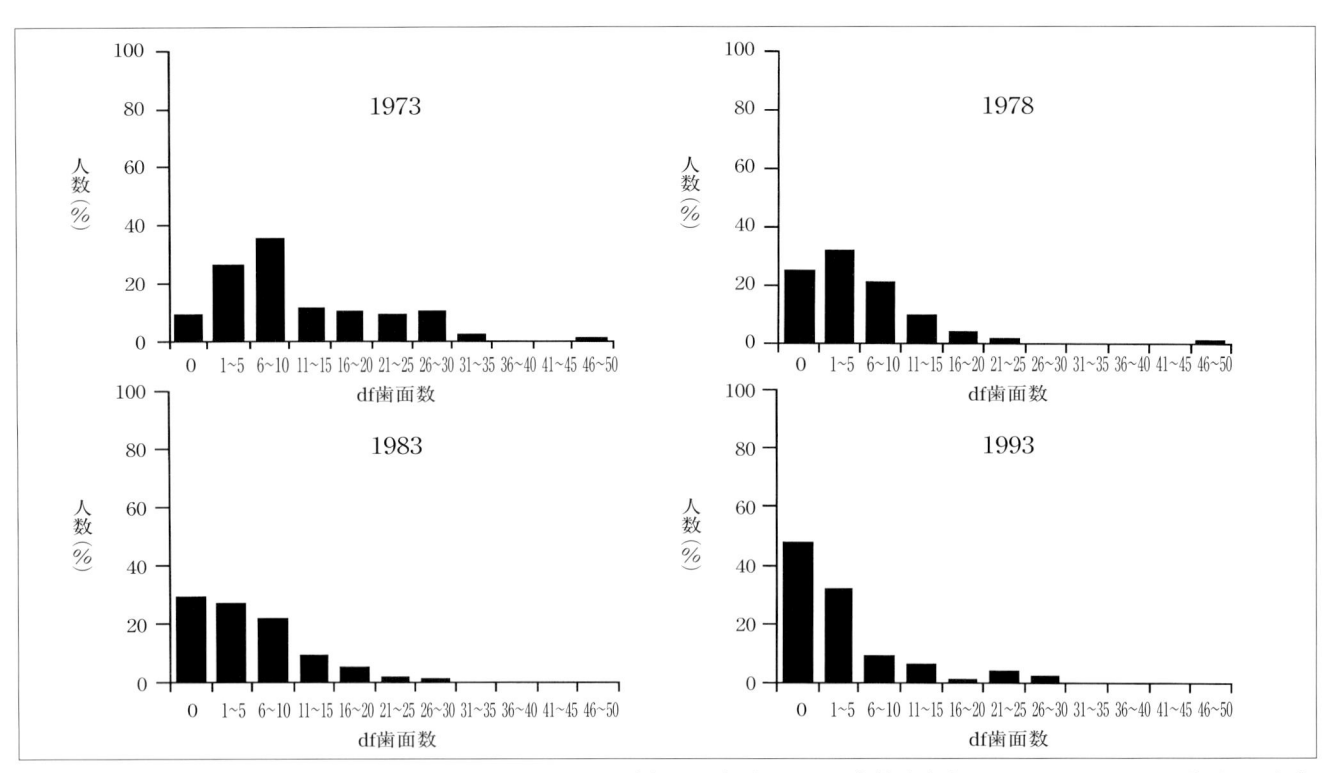

図243　1973〜1993年におけるスウェーデンJönköpingでの5歳児のdf歯面スコアの度数分布（Hugosson et al, 1999. 許可により転載）。

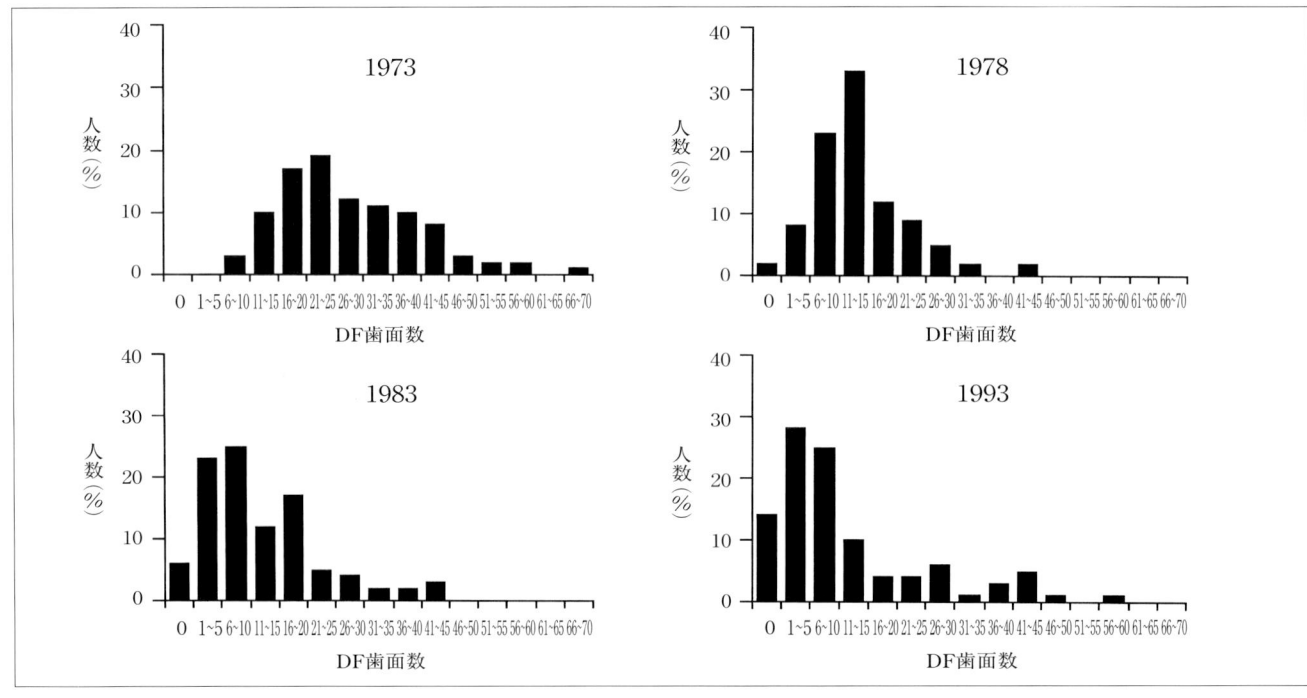

図244　1973〜1993年におけるスウェーデンJönköpingでの15歳児のDF歯面スコアの度数分布（Hugosson et al, 1999. 許可により転載）。

の度数分布における1973年から1993年までに変化は、図243と図244に示すとおりである。

成人と高齢者の有病

　国を代表する成人のう蝕有病調査はほとんどない。しかし、近年、35〜44歳のう蝕有病に関するWHOの最初

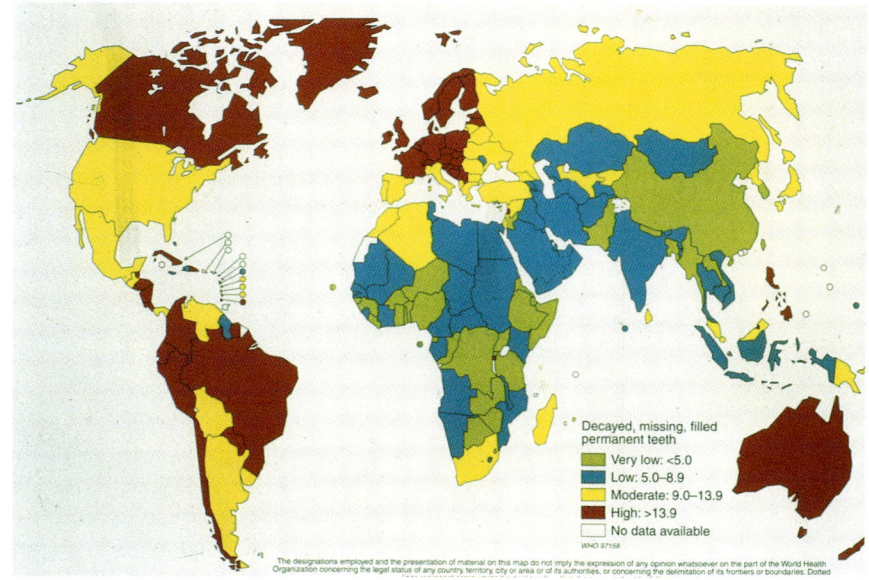

図245 1997年における35〜44歳成人の世界のう蝕有病状況（WHO, 1998. 許可により転載）。

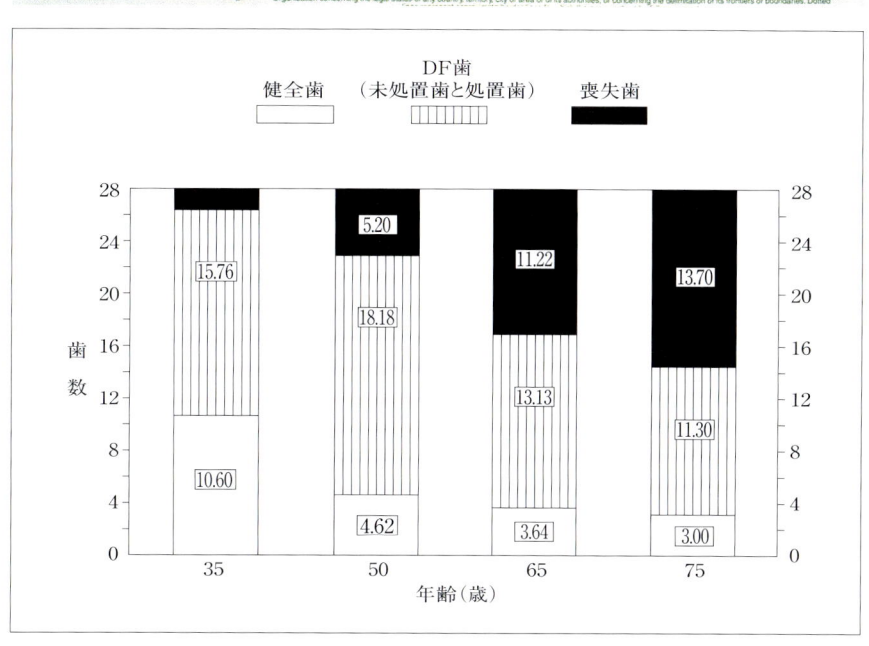

図246 スウェーデンVärmlandでの成人の健全歯、未処置歯、処置歯、喪失歯の度数分布（Axelsson et al. 許可により転載）。

の、DMFTで示す世界データが公表された（図245）。

ほとんどの先進工業国のう蝕有病は高く、残る数カ国（アメリカ、アルゼンチン、スペイン、ポルトガル、東ヨーロッパ諸国、日本）は"中等度"である。今のところ、スカンジナビア諸国、西ヨーロッパ、カナダ、オーストラリア、ニュージーランドでは、35〜44歳のう蝕有病の高さは12歳児の"低い"あるいは"非常に低い"（オーストラリア、フィンランド）状況ときわめて対照的である（図234参照）。しかし、これらは、う蝕有病が劇的に低下してきた国々である。1969年に12歳児のう蝕有病は非常に高かった。1969年の12歳児は1997年に40歳になり、35〜44歳のう蝕有病が高いことは理解できる。すなわち、この年代のう蝕経験は12歳の時点ですでに非常に高レベルにあり、それからさらに累積されているからである。一方、1997年の12歳児の"低い"あるいは"非常に低い"有病状況は、彼らが40歳になる2025年には、低い有病となって現われるであろう。

もちろん、う蝕有病は年齢と強く相関する。図246はスウェーデンVärmlandで35歳、50歳、65歳、75歳の成人について、無作為抽出された対象者の健全歯、未処置+処置歯（DFT）、喪失歯の頻度分布を示している。65歳と75歳では、MT（喪失歯）の約75%がう蝕、25%が歯周

239

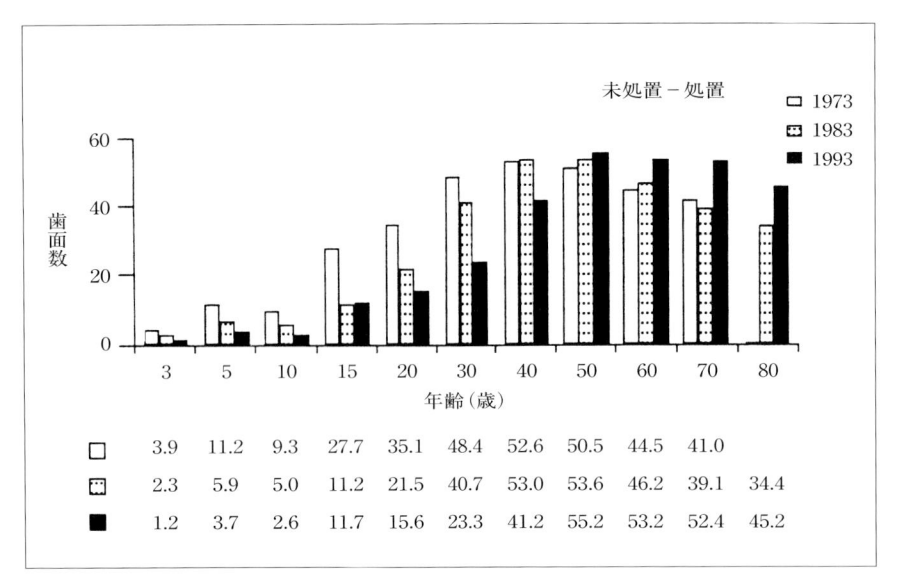

図247 1973〜1993年におけるスウェーデンJönköpingでの各年齢グループ別未処置歯面・処置歯面の有病状態。近年、高い年齢層では多数の歯が残存するようになったので、50歳以上での処置歯面は年次経過とともに増加している。未処置・処置（DF）歯面数の分離表示は、良く組織化されたデンタルケアの成果によって、未処置歯面がほとんどみられなくなったことを明らかにしている（Hugosson et al, 1995b. 許可により転載）。

病に起因すると見積もられている。図247は1973年、1983年、1993年のJönköpingにおける3〜80歳の未処置歯面（DS）と処置歯面（FS）の有病状況を示している。DF歯面数は50歳まで増加し、それ以降はMS（喪失歯面）数の増加のためにDF歯面数は減少している。1973年から1993年にかけて3歳から40歳の年齢でDFSスコアは減少しているが、残存歯が増加したことによって、50歳から80歳では逆に増加している。これは、1973年に比べて、1993年の残存歯数が多いことに起因するのであろう。良く組織化されたデンタルケアのために、未処置歯面はほとんどみられない。

比較のために、デンタルケアの資源が乏しい発展途上国のケニヤと中国のデータを図248に提示する。年齢グループ別に、エナメル質、象牙質、歯髄へ到達した未処置のう蝕歯（DT）、処置う蝕歯（FT）、および根面う蝕歯の比率を示している。う蝕はほとんど修復治療がなされていないものの、オーストラリアのような先進工業国と比べると、平均DFTスコアも低い（図249）。

カギを握るリスク歯とリスク歯面

喪失歯や未処置歯面、喪失歯面および処置歯面に反映される歯列中でのう蝕パターンは、一般に、個人のう蝕有病でみても均等に分布していない（第4章参照）。将来の歯の喪失を決定する要因は年齢、う蝕、歯周病、医原性根破折、外傷、および、歯の矯正治療である。それゆえに、成人、特に高齢者における歯の喪失原因の真相を分析することは困難であると論じられるかもしれない。年齢グループが異なると理由は違ってくるかもしれないし、デンタルケアのための有効資源やう蝕、歯周病有病の差異に依存するので、集団階層や国が異なることでもその理由は違ってくるかもしれない。

例えば、スウェーデンでは、35歳までに喪失した歯のほとんど全部が矯正治療のために抜去された小臼歯である。50歳の者では、喪失歯の約80％は直接的あるいは間接的（歯内治療に伴う諸問題、すなわち合併症、根尖性歯周組織炎、ポストに関連した根破折）なう蝕の結果であった。1948〜1953年に、この対象者が10歳から15歳であったとき、う蝕有病と罹患は非常に高く、学校でのデンタルケアは切削、充填および抜髄が主であった。喪失歯の約10％だけが矯正治療のために抜歯され、10％は歯周病が原因であった。65歳の高齢者では、喪失歯の約75％、20％、5％がそれぞれう蝕、歯周病、矯正治療により喪失してきたと見積もられる。言い換えると、う蝕はスウェーデン成人における歯の喪失の主原因である。65歳の高齢者では、下顎と上顎第一大臼歯のわずか5％と10％しか残っておらず、上顎と下顎切歯は約40％と60％残っている（図128、129参照）。

きわめて単純化すると、歯の喪失リスクは歯冠の頬舌幅と口唇からの後方距離の計測を組み合わせることで予測できる。臼歯（リスク歯）はもっとも後方に位置する歯である。第一大臼歯は隣接面の幅がもっとも厚く、下顎前歯はもっとも薄い。だから、歯磨きに際し、臼歯は補

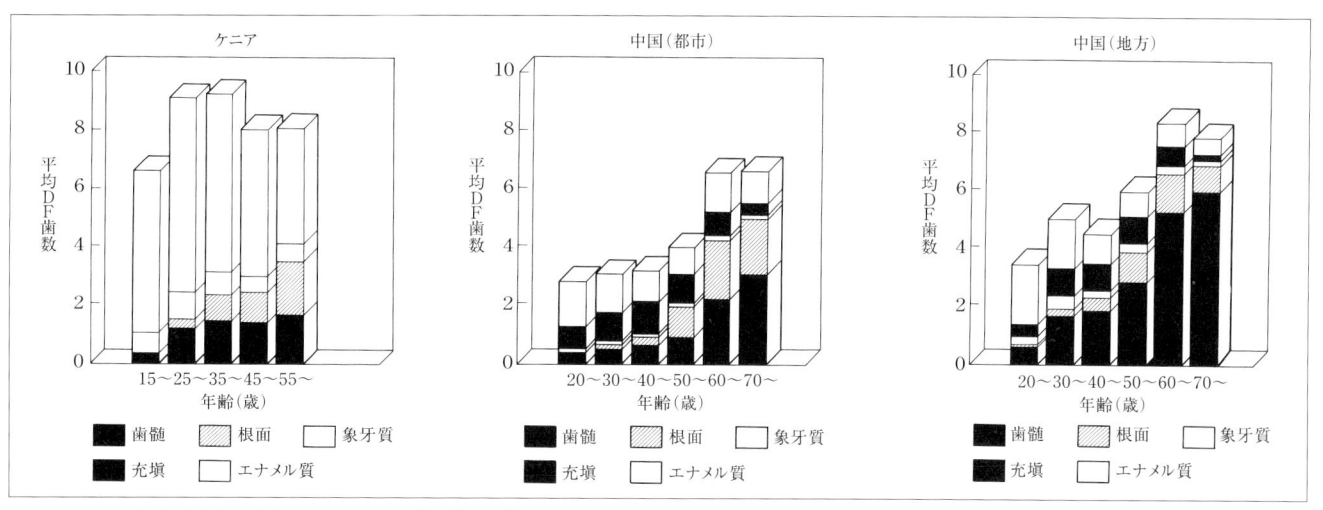

図248 ケニヤと中国の成人のエナメル質、象牙質、歯髄、根面のう蝕病巣で構成されるDFTの度数分布（Fejerskov et al, 1994. 許可により転載）。

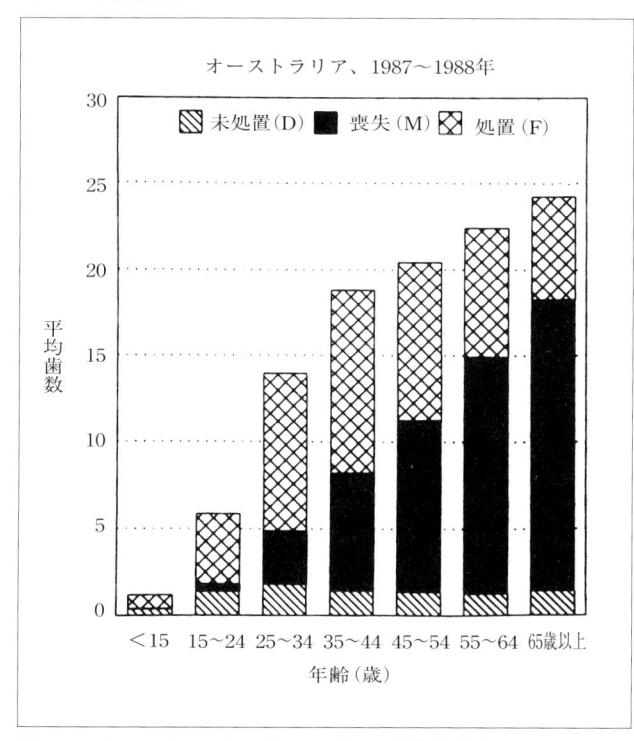

図249 オーストラリア人DMF歯の度数分布（Spencer et al, 1994. 許可により転載）。

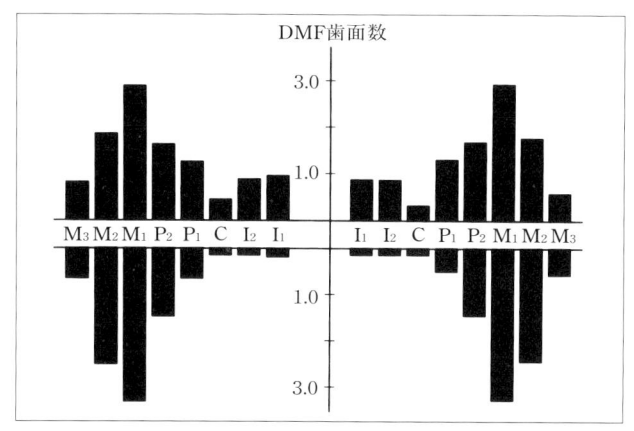

図250 フィンランド人20歳男性の歯種別平均DMF歯面数（I：切歯、P：小臼歯、M：臼歯）（Ainamo, 1970. 許可により転載）。

助器具による隣接面清掃とフッ化物の局所応用が必要となる。

先に述べたように、喪失リスクは年齢と集団のう蝕有病状況に左右されるので、喪失歯とDF歯面数の両方のパターン変動が判定されるかもしれない。

歯磨き習慣がある集団のなかでは、第二大臼歯近心面から第一小臼歯遠心面までのリスク歯面は咬合面の裂溝と隣接面である（図130参照）。

1970年に行われたフィンランド人20歳男性（新兵）の調査から、歯種別の平均DMF歯面数を図250に示している。第一大臼歯は未処置歯の頻度がもっとも高く、次に第二大臼歯、第二小臼歯の順である。スウェーデンの4州から無作為抽出された19歳の青年（1996）のなかでは、下顎右側第一大臼歯の遠心面がもっともう蝕頻度が高かったことをForslingら（1999）は報告した。これはおそらく、ほとんどの者が右利きなので、右利きの者は下顎右側の

241

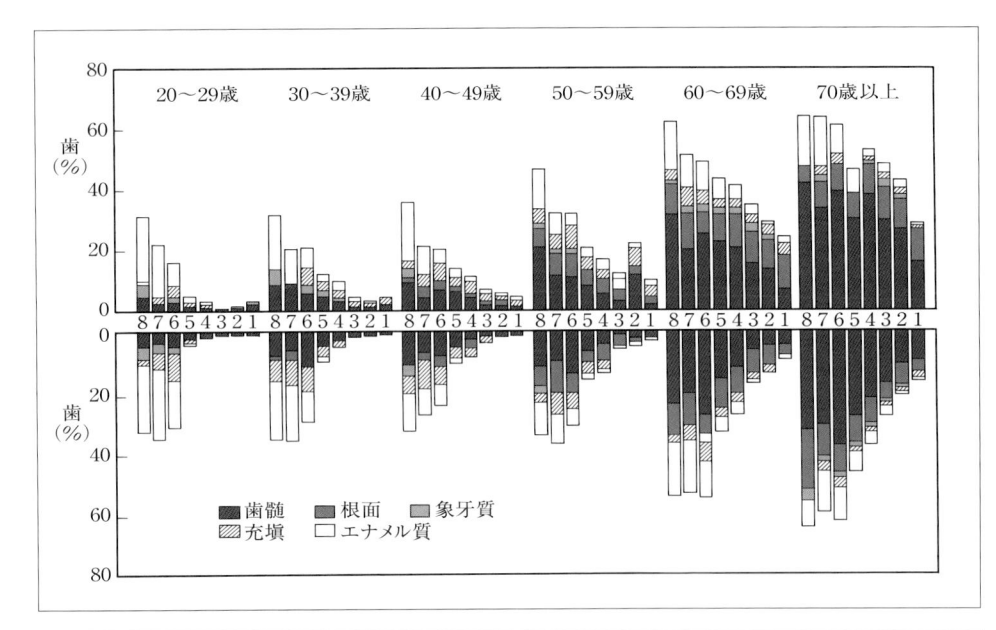

図251 中国人成人の歯種別、年齢グループ別エナメル質、象牙質、歯髄、根面のう蝕、および修復の頻度分布(Luan et al, 1989. 許可により転載)。

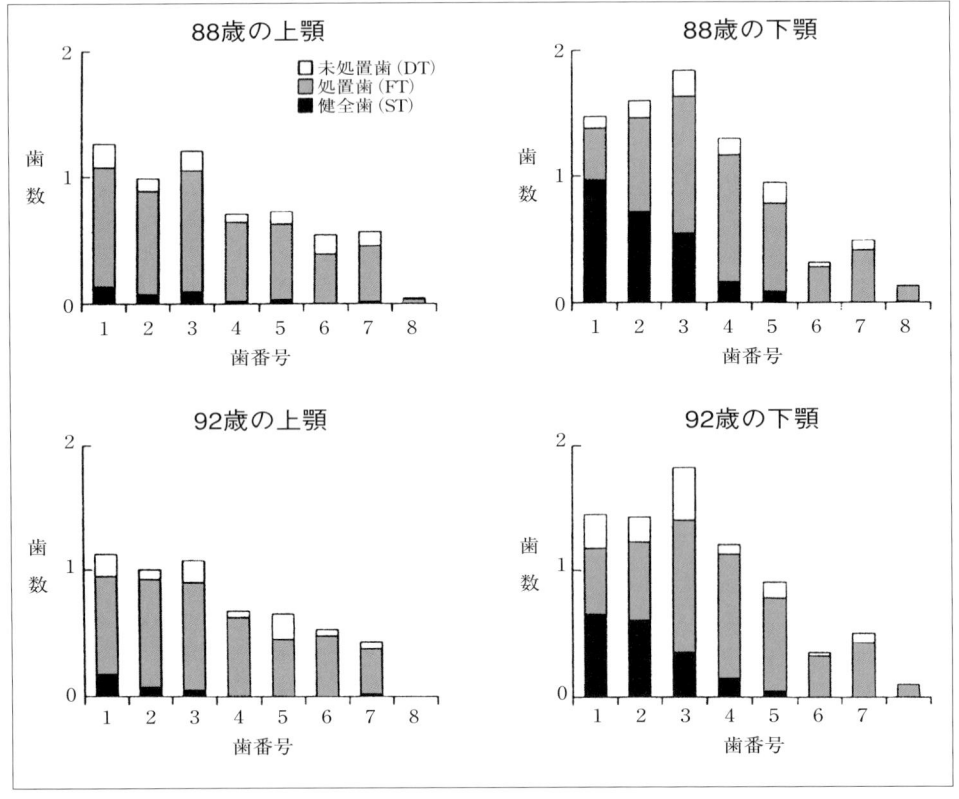

図252 スウェーデン人、88歳と92歳高齢者の歯種別、上下顎別未処置歯、処置歯、健全歯の度数分布(Lundgren, 1997. 許可により転載)。

舌側隣接面がもっとも多量のプラークが蓄積し、歯肉炎傾向があるということからもわかる。第二小臼歯の遠心面もう蝕歯面の比較的高い割合を認めた(図131参照)。

中国人の成人集団調査から、図251はエナメル質、象牙質、歯髄へ到達したう蝕歯、修復歯、および、根面う蝕歯の割合を歯種別、年齢グループ別に図で示している。すべての年齢グループで、う蝕歯の頻度がもっとも高かったのは上下顎とも大臼歯群である。小臼歯群と前歯群では、上顎が下顎よりう蝕頻度は高い。う蝕経験歯のうち、修復歯の割合は低い。

図252は88歳と92歳のスウェーデン高齢者の未処置歯、処置歯、健全歯の数と割合を歯種別に示している。これら高齢者の間でも、う蝕歯の比率は非常に小さい。しかし、上顎の歯はほとんど残っておらず、健全歯のほ

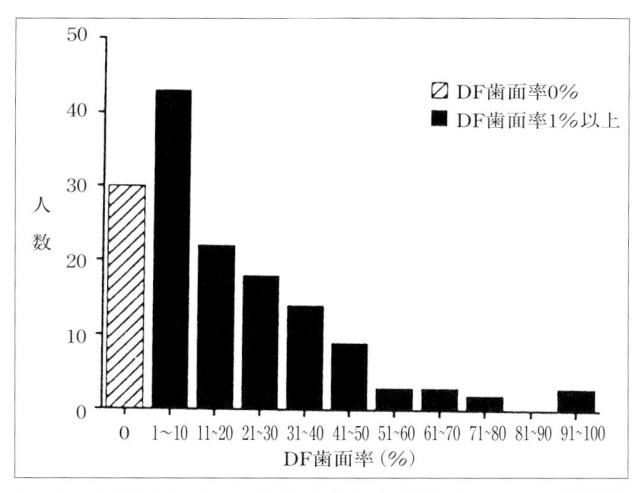

図253 歯周治療のために照会された患者について、根面う蝕指数（RCI）による根面う蝕歯面（DFS％）の度数分布（Ravald and Birkhed, 1991.許可により転載）。

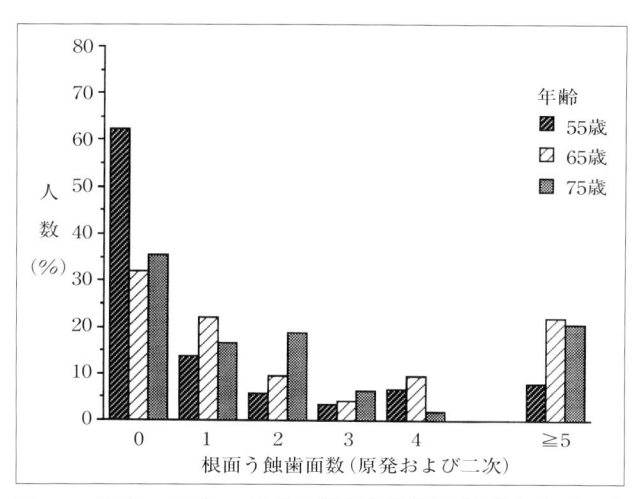

図254 55歳、65歳、75歳の根面う蝕歯面（原発および二次う蝕）の度数分布（Fure and Zickert, 1990.許可により転載）。

とんどは下顎前歯である。

う蝕は明らかに、口腔内に特徴的なパターンで分布している（図130～136参照）。はじめに、上顎と下顎の間にある程度の対称を示す（図251、252参照）。さらに、う蝕発生には両側性があることが明らかである（図250参照）。

この両側性の臨床的意味は、もしある歯面にう蝕が検出されたら、同側のどんな歯面より反対側の同名歯の歯面におけるう蝕リスクが大きいということである。下顎臼歯群は上顎臼歯群よりやや高く、全歯中もっともう蝕感受性が高い。反対に、上顎小臼歯や前歯群は対応する下顎の歯とは異なって、一般にう蝕感受性は高い。

しかし、集団ベースのデータ蓄積により認められる明らかな対称性は、個人ベースでは対称的に病気が発生するということを必ずしも意味しないことに注意すべきである。むしろ、対称性は、左側のう蝕出現確率は右側のそれと同程度であるという事実を示している。もちろん、上顎と下顎の歯列に関して同じことが言えるわけではない。上下顎間では、同じ歯種のう蝕出現確率は非常に異なる。

大臼歯群の小窩裂溝がもっとも感受性の高い環境にあり、次に、大臼歯群、小臼歯群、上顎前歯群の隣接面である。平滑面のう蝕はほとんどまれであり、もし発生したら、う蝕活動性が高いものであることを普通は示している。下顎臼歯群を除いて、舌側歯面にう蝕病巣はほとんど出現しない（図130～136参照）。歯面の感受性に関するこのような変化は口腔内環境の変化や、よくわかっていないが、おそらく歯面構造の変化を示しているのであろう。う蝕分布のこの独特なパターンを説明できる、今日わかっている口腔内要因としては、プラークの形成パターンと速度、取り残されたプラークの量（口腔内の頬側面や前歯部ではプラーク除去は比較的容易）、唾液の成分と関連する唾液腺開口部（分泌唾液対混合唾液）、唾液分泌速度、口腔内のさまざまな部位からの砂糖消失率の違い、および、種々の部位でのプラークpHの変動が挙げられる。

根面う蝕

根面う蝕有病は、通常、Katz（1980）が提唱した根面う蝕指数（Root Caries Index：RCI）に準じて評価される。すなわち、歯肉退縮のある未処置根面（R-D）、処置根面（R-F）、健全根面（R-N）の数と歯肉退縮のある未処置根面、処置根面の数の比率である。

$$\frac{(R\text{-}D) + (R\text{-}F)}{(R\text{-}D) + (R\text{-}F) + (R\text{-}N)} \times 100 = RCI$$

未処置あるいは処置根面は視認できる歯肉退縮にかかわりなく、適宜記録される。分母は露出根面の総数である。この指数では、クラウンによって修復された歯の根面は、同部にう蝕や充填がなされてない限り健全根面と

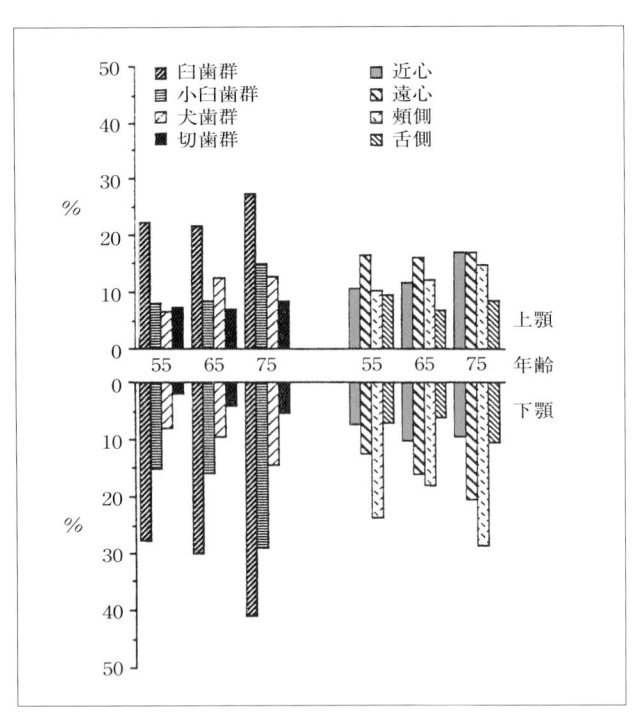

図255 55歳、65歳、75歳の歯群、歯面の種類別、平均根面う蝕指数（RCI）の度数分布（Fure and Zickert, 1990．許可により転載）。

みなされる。しかし、修復された理由は評価されるべきである。最近の研究で、Wallsら（2000）は頬側根面修復の55％は歯頸部の摩耗のためであったことを認めた。

図253は、歯周治療のために照会された患者について、RCI評価による根面う蝕有病の度数分布を示している（Ravald and Birkhed, 1991）。FureとZickert（1990b）は55歳、65歳、75歳の根面う蝕有病を調査した。図254に各年齢のう蝕根面の度数分布を示す。上下顎、年齢別に歯群、歯面の種類ごとにみた平均RCI値の分布を図255に示している。全年齢とも、臼歯群のRCIがもっとも高く、次いで小臼歯群と続く（特に、下顎の頬側歯面）。

根面に限られたう窩、修復のみを記録するデンマーク（表20）、フィンランド（表21）、アメリカ（表22）で行われた大規模な3つの国家調査では、同様の結果が得られた。根面う窩の有病率は、60歳くらいまではむしろ低く、その集団の約1/3以下の有病でしかない。フィンランドで、最高齢集団ですら有病率が33％を超えないことは印象的であるが、60歳以上の年齢集団では、有病率は約40％から63％の範囲におよび、これは無作為抽出集団を用いた他の調査結果と一致している。一方、フィンランド高齢者の無歯顎者率は非常に高い。

VehkalahtiとPaunio（1994）はフィンランドの成人全体を代表するように選びぬかれた成人集団（4,777名）について、根面う蝕発生を歯周健康状態との関連のなかで分析した。初発の根面う蝕のみを考慮し、二次う蝕や処置根面は除外した。歯周組織が健全な対象者はほとんど根面う蝕を持たなかった（4％）のに対し、歯肉に炎症がある者の15％、歯周ポケットがある者の17％は根面う蝕を持っていた。残存する歯肉縁下プラークと根面う蝕とは強い相関があった（図256、図257）。調査対象者はフィンランドの成人の代表であるから、この結果は十分に信頼性のあるものとして普遍化できる。

近年、根面の活動性病巣と非活動性病巣を区別することが提唱された。Fejerskovら（1991）は選ばれた60〜80歳のデンマーク人集団（90名）について、活動性と非活動性の根面う蝕有病率を報告した。彼らが記録した1,092の根面病巣のうち、156が活動性病巣と診断され、509が非活動性と診断された。残りの427根面は充填されていた。すなわち、予防により"不活化"が必要な根面は、病巣が検出された根面のわずか25〜30％でしかなかった（図258〜261）。

う蝕の発生

歯冠部う蝕

う蝕発生は、通常それぞれの集団や人口単位での1年間にみられる新しいう蝕の歯面の数で示される。同様な用語として、う蝕発生に対して"う蝕増加（caries increment）"、"う蝕侵襲率（caries attack rate）"、"う蝕進行性（caries progression）"、"う蝕活動性（carious activity）"などがある。初期う蝕のみがみられる小児や若年成人では、う蝕有病（う蝕経験）として歯が萌出したときからの蓄積した総数で示される。しかしながら、歯の多重修復を持つ複雑な治療を受けてきた成人、特に高齢者では、新たにできた二次病巣がよくみられるものである。

長期観察の疫学的または臨床的研究では、新しいう蝕歯面のDSsの閾値がみられるのは、う蝕3度、すなわちD_3レベルである。疫学調査では、概して象牙質までのう蝕病巣を検出するが、しかし臨床的な症例-対照研究で

表20 デンマークの有歯顎者2,112名の根面う蝕、修復根面の有病率と平均歯数

年齢（歳）	根面う蝕有病率（％）	修復根面保有率（％）	平均根面う蝕歯数	平均修復根面歯数
16～19	0.5	0.0	0.0	0.0
20～29	1.0	0.0	0.0	0.0
30～39	7.7	0.6	0.2	0.0
40～49	15.1	2.9	0.4	0.0
50～59	26.5	10.3	0.7	0.1
60～81	41.9	11.3	1.0	0.2

Kirkegaard et al (1985).

表21 フィンランドの有歯顎者5,028名の根面う蝕有病率

年齢（歳）	男	人数	女	人数
30～39	11%	851	7%	874
40～49	19%	736	11%	598
50～59	28%	516	16%	499
60～69	33%	289	27%	295
70歳以上	32%	176	27%	194
	21.6%*	2,568**	14.5%*	2,460**

Vehlalahti (1987). *平均、**合計

表22 アメリカ成人の根面う蝕有病率と未処置・処置根面う蝕の平均歯面数

年齢（歳）	未処置・処置根面 有病率（％）	平均根面数（DFS）
30～34	13.67	0.54 (1.99)
40～44	25.26	0.89 (2.62)
50～54	42.14	1.37 (2.84)
60～64歳以上	54.42	2.44 (4.11)
70～74	64.59	3.11 (5.76)
80歳以上	62.88	3.52 (5.00)

Miller et al (1987). を改変

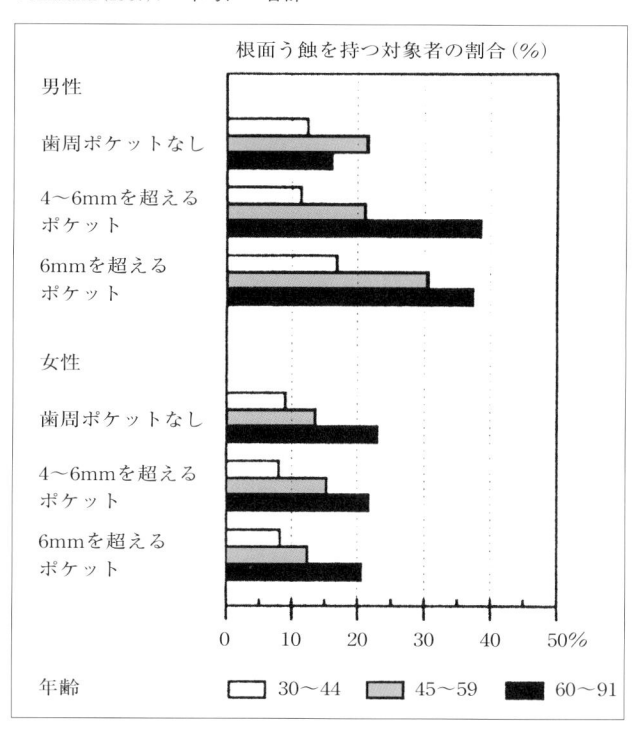

図256 歯周状態別、年齢別、根面う蝕を保有するフィンランド成人の割合（Vehkalahti and Paunio, 1994. 許可により転載）。

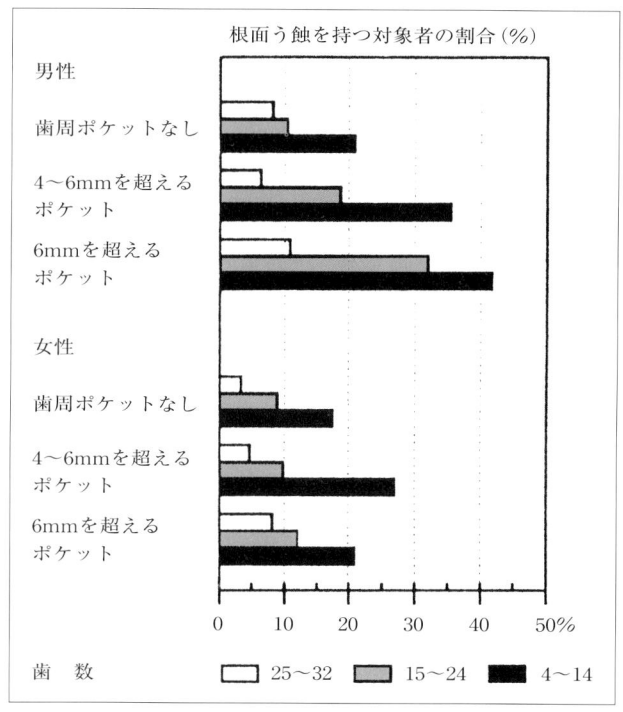

図257 歯周状態別、残存歯数別、根面う蝕を保有するフィンランド成人の割合（Vehkalahti and Paunio, 1994. 許可により転載）。

は、表面的には歯質の欠損がみられない隣接面や咬合面のD_3がバイトウイングX線写真で検出される。さらに、良く設定された臨床的な実験－対照症例研究では、新たなエナメル質病巣（D_1とD_2）が含まれることになる。

う蝕発生は、しばしば1年間の一人当たりの新たなう蝕歯面のDSsの平均数と新生DSsの頻度分布で示される。

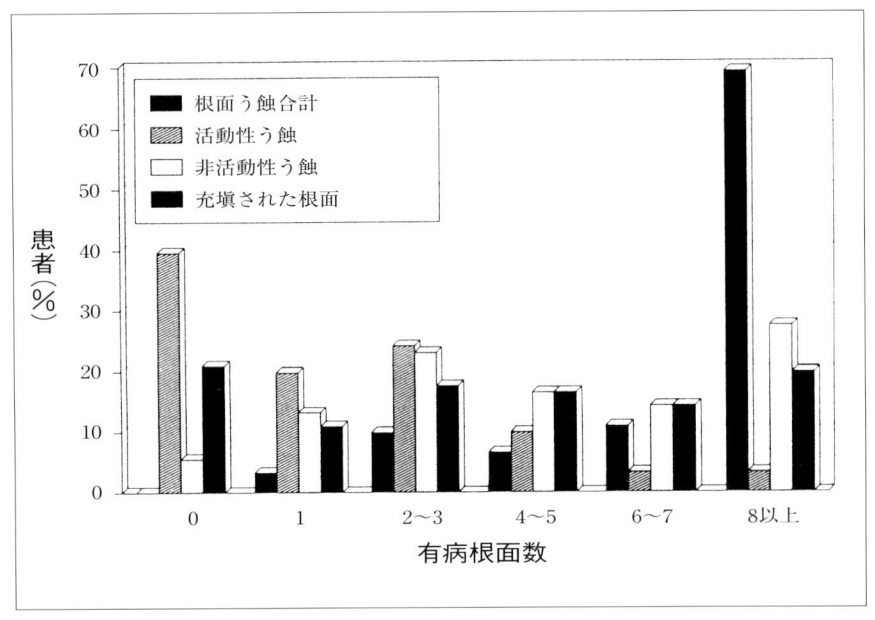

図258 60〜80歳のデンマーク人の活動性う蝕、非活動性う蝕を伴う根面、あるいは充填された根面の度数分布 (Fejerskov et al, 1991. 許可により転載)。

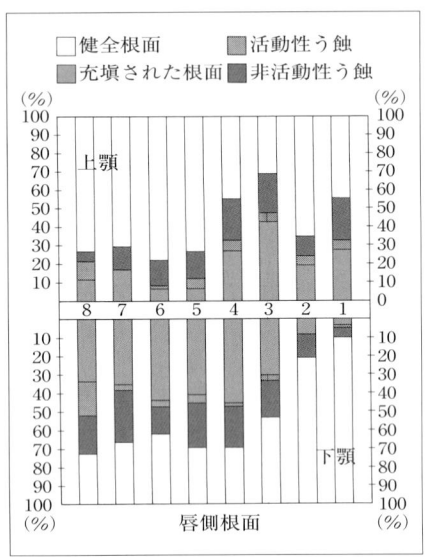

図259 60〜80歳のデンマーク人の活動性う蝕、非活動性う蝕、充填を伴う唇側根面の度数分布 (Fejerskov et al, 1991. 許可により転載)。

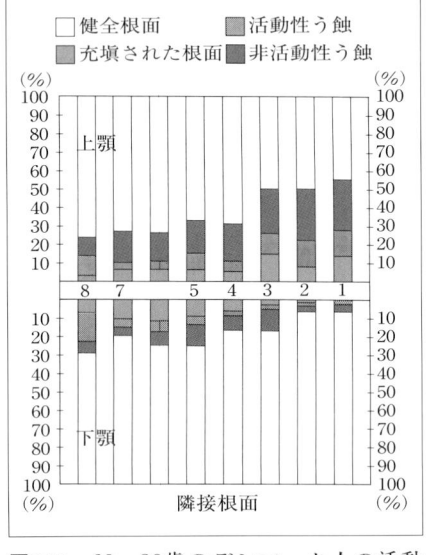

図260 60〜80歳のデンマーク人の活動性う蝕、非活動性う蝕、充填を伴う隣接根面の度数分布 (Fejerskov et al, 1991. 許可により転載)。

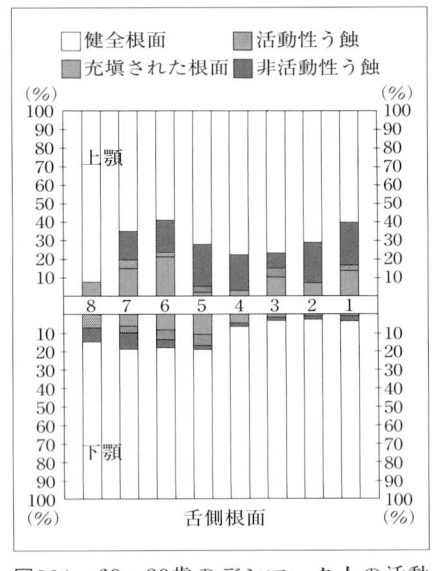

図261 60〜80歳のデンマーク人の活動性う蝕、非活動性う蝕、充填を伴う舌側根面の度数分布 (Fejerskov et al, 1991. 許可により転載)

なぜなら、国家的な疫学調査データが乏しく、例えば、う蝕有病状況として示された各国の12歳児についてのう蝕発生を比較することは不可能であるからである。

小児および若年成人にみられるう蝕発生

1979年のはじめ頃、スウェーデンのVärmlandにおいてコンピュータ援用疫学プログラムが導入され、公衆歯科衛生サービスにおけるニーズ関連予防プログラム (needs-related preventive programs) の効果を評価することになった。このVärmlandにおける3〜19歳までのほとんど100%全員のう蝕有病 (caries preverence) とう蝕発生 (caries incidence) が、年に1度診断されることになっている。1979〜1996年の間、7〜19歳ではどの年齢群においても約80%のう蝕発生減少が達成されていて、同じ時期のう蝕有病の減少を相当裏付けるものとなっている。

成人および高齢者におけるう蝕発生

成人や高齢者のう蝕発生について、対照群との比較を

第6章　う蝕の疫学

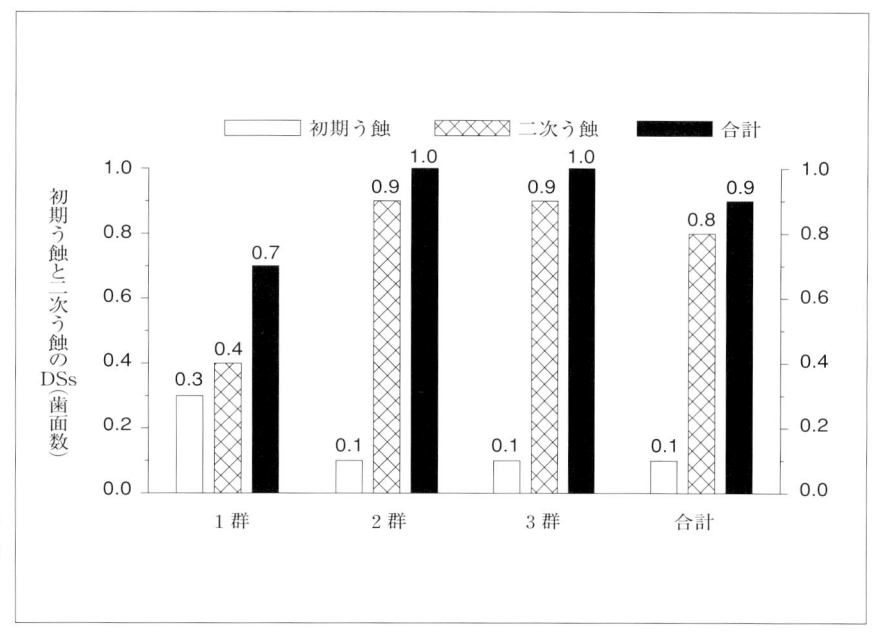

図262　年齢群別にみた初期う蝕と二次う蝕（再発性）の15年間のう蝕発生状況。1群（36〜50歳）、2群（51〜65歳）、3群（66〜85歳）。DSs Decayed surfaces（う蝕歯面）（Axelsson et al,1991. 許可により転載）。

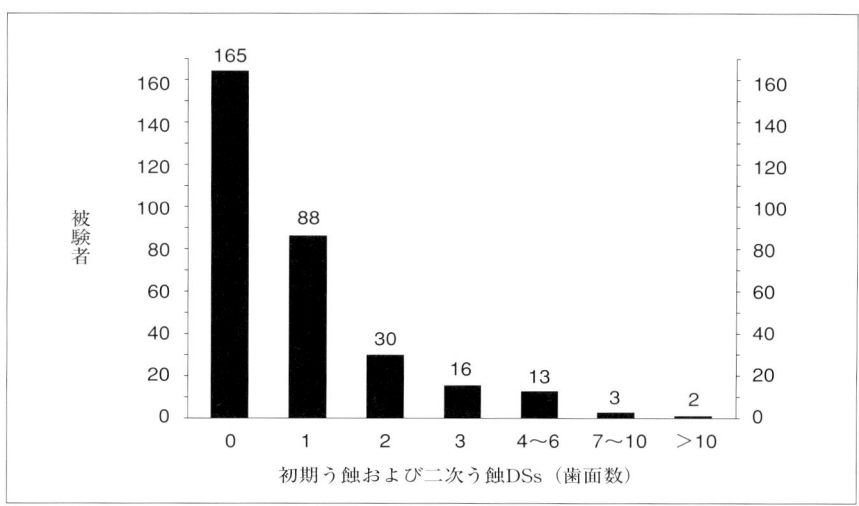

図263　15年間にわたる初期う蝕と二次う蝕歯面（DSs）の頻度分布（Axelsson et al, 1991. 許可により転載）。

した縦断臨床研究は、あまりみられない。なぜなら、歯の多重修復で複雑な治療処置を伴った成人や高齢者における新たなう蝕病巣というのは、特に工業国においては、歯冠部や歯根面にみられる二次う蝕がほとんどであるからである。このような集団では歯がいつ、どのようにして治療されたかの詳しい情報が得られなくては、う蝕発生を追跡する疫学調査を行うことはできないことになる。

成人や高齢者のう蝕発生についての6ヵ年間にわたる調査として、歯科衛生士によるセルフケアのための教育とニーズに関連した専門家による機械的歯面清掃（needs-related professional mechanical toothcleaning）を年4回ないし6回受けた成人のテスト群（N＝375）と対照群について、年1回の定期検診を受けた者との比較が行われた（Axelsson and Lindhe, 1981）。その結果、6ヵ年にわたってみると、対照群では平均14.0の新たなDSs（90％二次う蝕）がみられ、一方それに対応するテスト群のDSsは0.2のみであった。

倫理的な配慮として、6年後に対照群に対してニーズ関連予防歯科（needs-related preventive dentistry）が提供されて、多くの者がそれに応じた。そしてさらにその後の9年間にわたって、テスト群のすべての者が同じ歯科衛生士による個別的な二次予防プログラム受けている。費用効果（cost effectiveness）を最大にするために、予防処置の間隔は厳密に個別的なニーズに基づいて決められた。すなわち、約65％は年1回歯科衛生士の指導、30％は年2回、そして5％（ハイリスク者）は年3〜6回受けた。

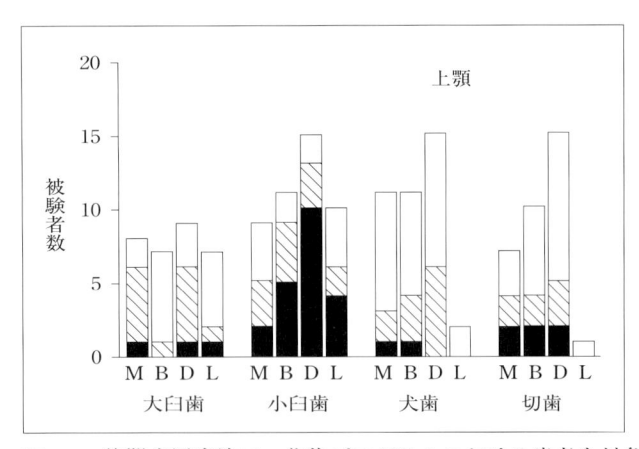

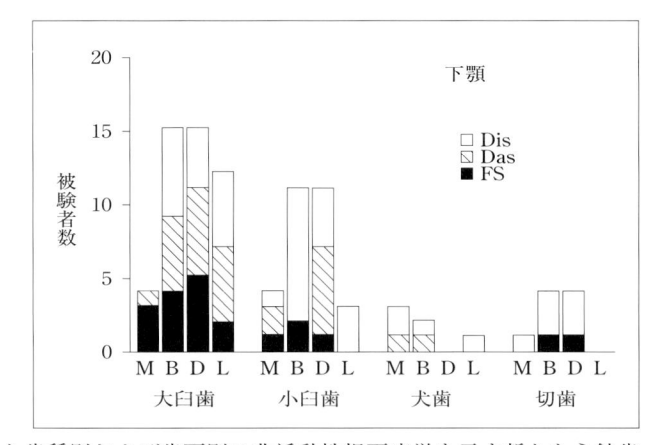

図264 後期歯周療法フッ化物プログラムにおける患者を対象とした歯種別および歯面別の非活動性根面病巣を示す新たなう蝕歯面（DiSs）、活動性根面病巣を示す新たなう蝕歯面（DaSs）、充塡された根面（Fss）、M＝近心面、B＝頰面、D＝遠心面、L＝舌面。(Ravald and Birkhed, 1992. 許可により転載)。

図262は、15年間にわたる年齢群別にみた新たな一人当たり平均初期う蝕と二次う蝕病巣発生を示したものである。新たなう蝕病巣のおよそ90％は、二次う蝕であった。しかしながら、う蝕予防効果でみると、若い年齢群よりも、高齢者群で高いことが示されている。図263では、15年間にわたる調査でテスト群にみられる新たな初期う蝕病巣と二次病巣の頻度分布が示されている。317名のうち、165名には新たな病巣が全くみられず、2名の者だけが10以上を示していた（年当たり約1DSs）(Axelsson et al, 1991)。

根面う蝕

露出した歯根面を持つ多くの高齢者で服薬の副作用としての唾液機能の障害がみられる者では、新たな根面病巣が全う蝕発生の部分を相当占めている。

根面う蝕の発生は、通常新たなDFSsのパーセントで示される。これは露出された根面数に関係して、一定期間における新たなDF根面として算出されるものである。Ravald (1992)によって提唱されたように、それは新たな活動性う蝕根面（newly decayed active lesion surfaces）、新たな非活動性う蝕根面（newly decayed inactive lesion surfaces）、そして新たに処置された根面（newly filled surfaces）に分けられる。

無作為抽出された36ヵ月にわたるアメリカの高齢者の根面う蝕発生研究では、80歳以上の被検者の中で、根面う蝕感受性の高い者では100歯当たり2.2％の根面う蝕発生率であったとされている。この発生率は、70～74歳群の100歯当たり1.4よりも有意に高い値を示している(Hand et al, 1988)。ボストンからの他の発生率研究の報告によれば、45～59歳年齢群では、う蝕および処置根面の平均年間発生率は2.3で、これに対応する70歳以上の値は3.5を示していた(Joshi et at, 1993)。

RavaldとBirkhed (1992)は、歯周処置後の2年間フッ化物応用プログラムを受けた99人の根面う蝕発生を検討した（図264）。その結果、上顎切歯、犬歯および小臼歯の遠心面と下顎大臼歯の頰側遠心面の根面う蝕発生が高率であったことを報告している。

5年以上の根面う蝕発生については、スウェーデンのGothenburgにおける60歳、70歳、80歳の無作為抽出集団についてのFure (1997)による最近の研究がある。この研究のひとつの目標は、喪失歯の根面を加えて示す根面う蝕指標（DMFRS％）を導入することであった。この研究で示されたことは、歯の抜去の主たる原因がう蝕であったということである。この研究はまた、歯冠部う蝕や根面う蝕が若い成人集団よりも高齢者集団に多く、しかも根面う蝕発生は歯冠部う蝕とは正の相関関係にあるが、残存歯数とは負の相関にあったということである。5年間のDMFRS％増加値でみると、高齢になるほど増加がみられ、60歳ではう蝕感受性歯根面100歯面当たり2.7、70歳で4.8、80歳で10.7であった。

図265は、5年間におけるう蝕病巣と処置歯面を歯冠部と露出歯根歯面の平均パーセントで示したものである。5年間における露出歯根面に関連するう蝕病巣と充

第6章 う蝕の疫学

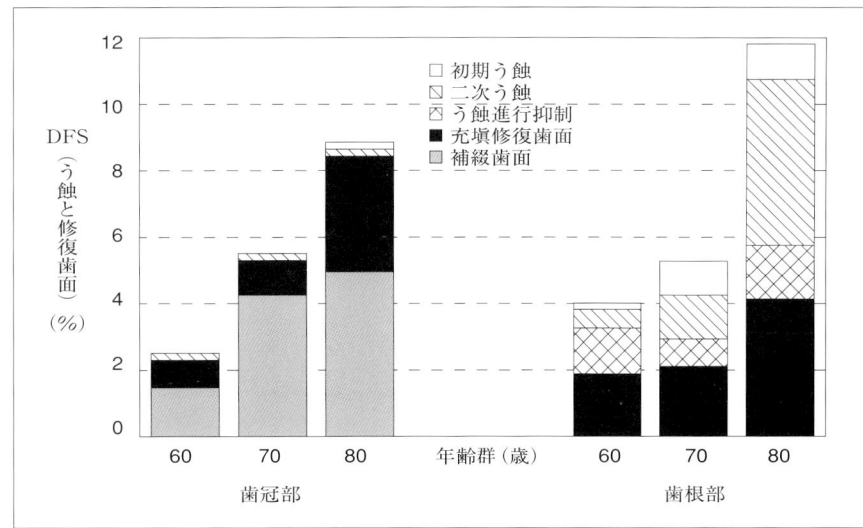

図265 5年間にわたる60歳、70歳、80歳代のスウェーデン成人・高齢者のう蝕病巣および修復歯面の頻度分布 (Fure, 1997. 許可により転載)。

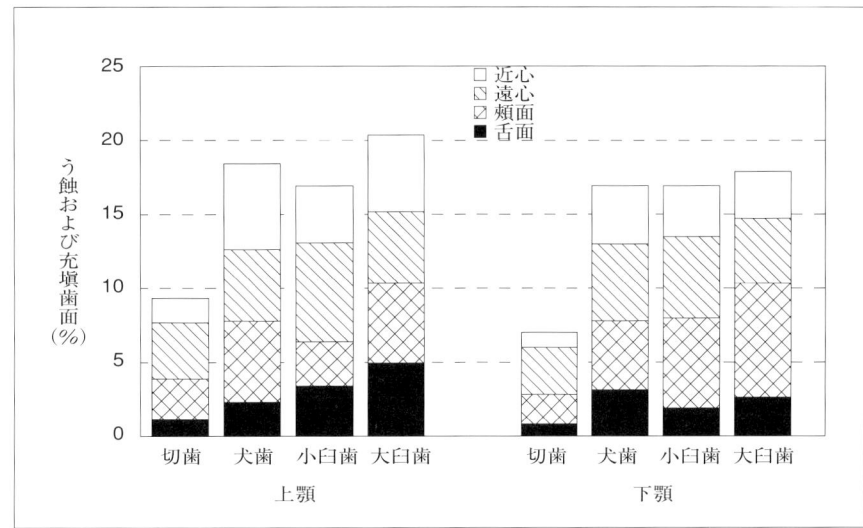

図266 5年間にわたる60歳、70歳、80歳代のスウェーデン成人・高齢者の歯種別および歯面別う蝕病巣および修復歯面の頻度分布 (Fure, 1997. 許可により転載)。

填処置歯面の分布は図266に示されている。この被験者が歯科治療を利用する頻度は、新たな処置歯面やクラウン（歯冠補綴歯）の治療状況に反映されている。しかしながら、調査のベースライン時にみられたう蝕病巣のある高齢者の多くで、新しい修復歯の辺縁歯面ではすでに新たな病巣の進行がみられた。

う蝕治療ニーズ

口腔保健のプランナーにとって重要なことは、集団におけるう蝕有病状況の変化を検討するばかりでなく、最近の治療ニーズを把握することであり、それによって、医療資源が"真の"う蝕治療ニーズに適用されるからである。1988年に、コンピュータ援用分析口腔疫学システム (a computer-aided analytic oral epidemiologic system) が設計されて、Värmlandの35歳、50歳、65歳と75歳の無作為抽出サンプルがテストされた。他の面では、CPITN (Community Periodontal Index of Treatment Needs = 地域歯周疾患治療必要度指数) に類似する新しいコミュニティーう蝕治療必要度指数 (a new Community Caries Index of Treatment Needs = CCITN) がう蝕治療必要度を推計するために設定された。

CCITNの基本的な考え方は、う蝕の治療必要度の推計が修復処置の推計だけでなく、それ以上のものを包含していることである。つまり予防が強調されるべきである。活動性う蝕のある病巣は進行抑制されるべきである。第5章に記載されているBilleとThylstrup (1982) やPittsとRimmer (1992)、Lussi (1991) らの研究によれば、隣接

249

表23　地域う蝕治療必要度指数

スコア	診断	治療必要度
0	①健全エナメル質	P？
1	②活動性初期エナメル質う蝕	P
2：1	③う窩が象牙質に認められない初期象牙質う蝕	P
2：2	④う窩は認められないが再発性（二次性）う蝕	P
3：1	⑤う窩が認められる初期象牙質う蝕	P＋R？
3：2	⑥う窩の認められる再発性（二次性）う蝕	P＋R
4：1	⑦う窩が認められない初期（活動性）根面う蝕	P
4：2	⑧う窩の認められない再発性（活動性）根面う蝕	P
5：1	⑨う窩が認められる初期根面う蝕	P＋R？
5：2	⑩う窩が認められる再発性根面う蝕	P＋R？

Axelsson（1988）.を改変。P＝予防、R＝修復治療。

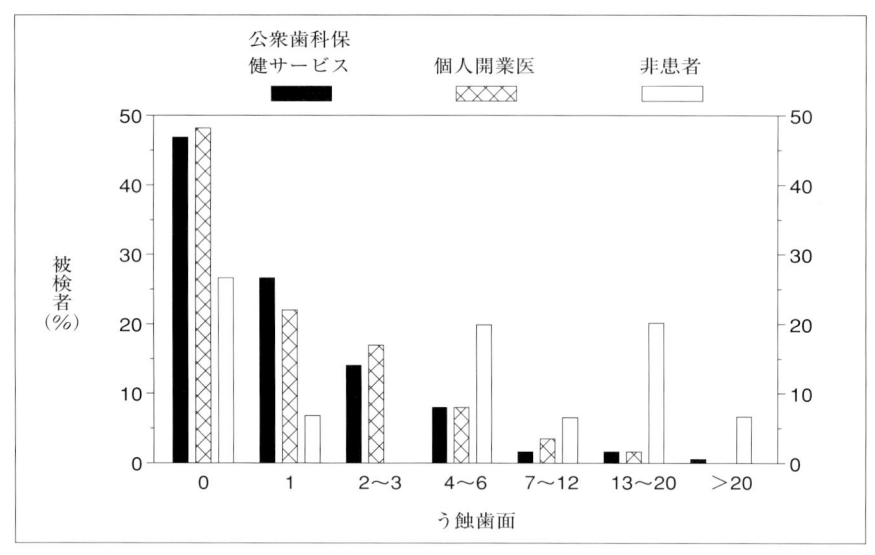

図267　スウェーデンのVärmlandにおいて無作為抽出された50歳成人のサンプルにおける歯科医療別う蝕病巣の頻度分布（Axelsson et al, 1988, 1990.許可により転載）。

面や小窩裂溝に、かすかなう蝕病巣が象牙質にまでう窩が広がっていることがあるということである。このような非う窩病巣（noncavitated lesions）のほとんどは、う蝕進行抑制の状態にある。さらに、NyvardとFejerskov（1986）は、口腔衛生の改善に呼応して、これらの活動性う蝕根面病巣もまた非活動性う蝕に変換することを示している。これらの知見がさらに強調していることは、"拡大に代わる予防"または"拡大よりも予防"ということであり、それは、かつてG.V. Blackの伝統的な概念であったう蝕病巣を残さないための"予防のための拡大（extension for prevention：予防拡大）"と対照をなすものである。

表23は、異なったレベルでの診断と治療ニーズを示したものである。活動性う蝕がみられないで、エナメル質に限局して進行しているう蝕病巣を修復治療することは、治療過誤として分類すべきである。多くの臨床家達は、少なくともう蝕病巣が象牙質まで達しているレントゲン写真上のエビデンスを確認してから、治療介入（operative intervention）を考慮することになる。しかしながら、象牙質にも何らう窩がみられないで、象牙細管にも微生物の侵襲がみられない場合には、そのう蝕病巣は進行抑制しているとみなされる。したがって、非活動性う蝕の象牙質病巣の修復治療もまた医療過誤とみなされることになる（第5章参照）。

もちろん、う蝕治療ニーズは、異なった地域の集団、年齢集団や個別的な症例によって相当に変化するものであろう。しかしながら、1988年でさえ、分析的疫学データによれば、成人集団におけるう治療ニーズは低いことが明らかにされている（Axelsson et al, 1988, 1990）。例えば、図267にはスウェーデンのVärmlandの50歳以上（N＝448）の無作為抽出サンプルについてのすべての明らかなう蝕病巣の頻度分布（CCITNスコア2：1、2：2、

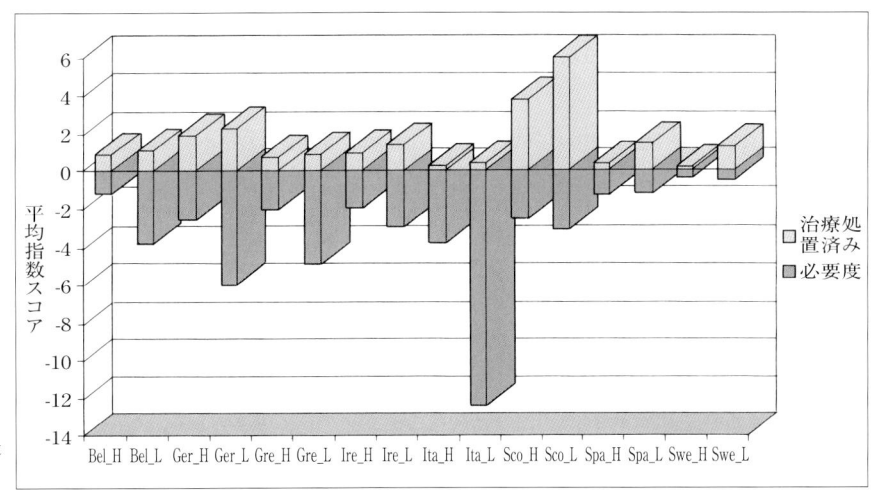

図268 ヨーロッパ8ヵ国の5歳児の歯科治療必要度（TNEED）と治療処置済み（TDONE）の家族の社会階層に関連した平均指数（高い：Hまたは低い：L）（Bolin et al, 1997.許可により転載）。

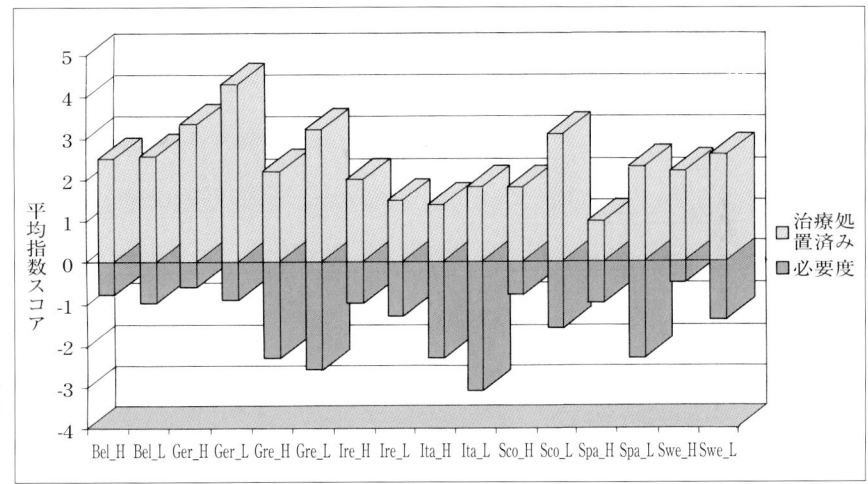

図269 ヨーロッパ8ヵ国の12歳児の歯科治療必要度（TNEED）と治療処置済み（TDONE）の家族の社会階層に関連した別の平均指数（高い：Hまたは低い：L）（Bolin et al, 1997.許可により転載）。

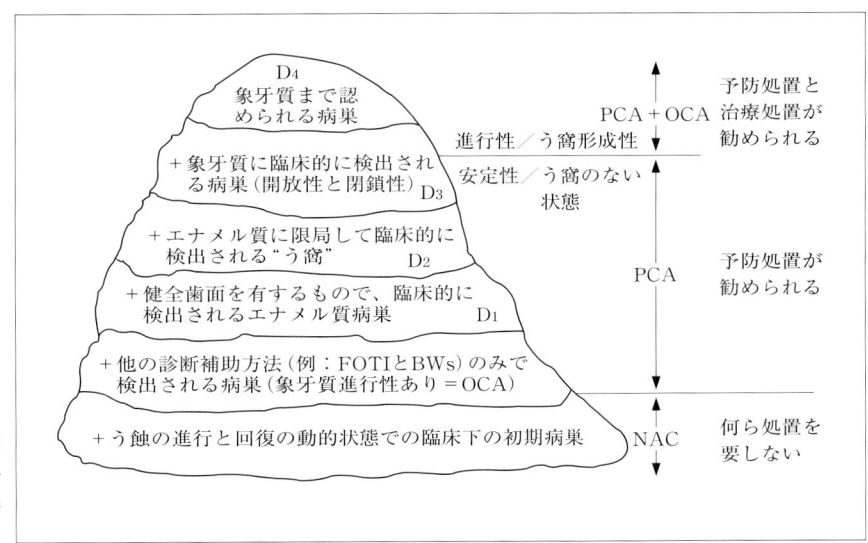

図270 氷山モデルとして表現されたう蝕治療必要度。（FOTI）：fiber-optic trans-illumination、（BWs）：bitewing radiographs（Pitts, 1997.許可により転載）。

3：1、3：2、4：2、5：1、5：2）が示されている。

被検者は、公衆歯科衛生サービス（40%）、個人開業医（55%）、または患者でない者（5%）についての通院経験の有無に基づいて分類されている。記録は、象牙質う蝕、再発性う蝕または根面う蝕について、公衆歯科衛生サービスと開業医で治療処置を受けた患者についてであるが、それらのうち4またはそれ以上のう蝕病巣を持つ者は主に非患者（nonpatients）であった（Axelsson et al, 1990）。

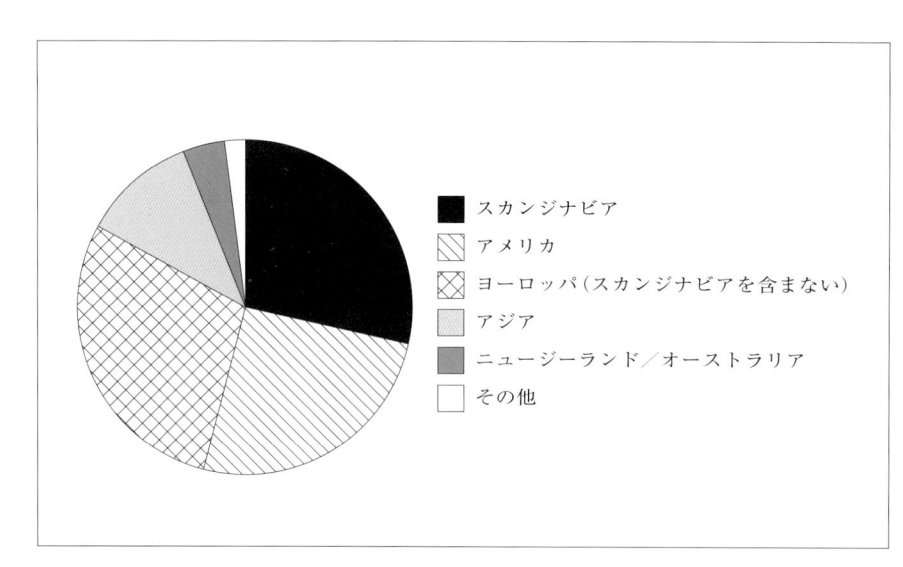

図271 西洋諸国における最近のう蝕状況減少傾向の理由に対する55名のう蝕研究エキスパートを対象として調査されたアンケート回答（Bratthall et al, 1996. 許可により転載）。

一方、Värmlandの子供達や若年成人集団の永久歯にはう窩病巣は皆無であった。

図268と図269は、ヨーロッパの8つの異なった国々から得られた資料で、社会階層に関連した家族の5～12歳児についてのう蝕治療ニーズの平均指数と処置された数値を示したものである。発展途上国における歯科治療資源は限られていて、う蝕治療ニーズは莫大なものである。

最近 Pitts（1997）は、氷山モデルを用いて、臨床的に検出されるもの、または臨床的に検出されがたいサブクリニカル・レベルでの進行性（progressive）、う窩形成性（cavitated）、進行抑制性（stable）、非う窩形成性（noncavitated）の歯冠部う蝕病巣に関連したう蝕治療ニーズを描いている（図270）。

う蝕有病状況が変化する理由

いくつかの工業国における12歳児にみられるう蝕有病状況は、非常に高いレベルにあった1969年から、1997年にみらる低いレベルへと減少してきている。それに対して、アジアやアフリカの多くの発展途上国では、う蝕有病状況は1969年のもっとも低かったレベルから、1997年には中等度レベルに増加してきている。

工業国においてう蝕有病が減少傾向にあるこの20年間において、いくつかのう蝕抑制の手段が導入され、これらの方法のひとつまたは組み合わせ法による効果について多くの研究が評価されてきた。しかしながら、その背景が複雑であり、さらに多くの要因が直接的も間接的にも関与しているので、それについての完全な展望を得ることは容易ではない。実際に、すべての可能性要因の相対的な効果についての実験的な研究というのは一つの報告もなされていないし、もっともそのような研究が実際に行われるということはあり得ないことでもある。さらに、たとえある特別な集団でそのような正確な調査研究が可能であったとしても、それが異なった状況で生活している他の集団に適用することはできないのかもしれない。それにもかかわらず、将来の予防方略を計画して設立するときには、まず主たる要因を重要度の順序でランキングすべきである。したがって、効果的な疾病予防のガイドラインは、今後、工業国に続いて経済が改善されて発展していく国々のう蝕有病状況の潜在的な増加傾向に対しても価値あるものとなるであろう。

最近のアンケート調査として、Bratthallら（1996）はう蝕研究について次のようなアンケートを55機関の著名な国際エキスパート達に発している。すなわち、"西洋工業国における20～25歳年齢群で、30年前に比べて現在う蝕が少なくなっている主たる理由はなんですか"と。各専門家は、国単位または地域単位で水道水フッ化物添加が行われているか否かも注意深く調べて答えるように要請された。図271は、その55名のエキスパート達に示された国または地域である。

アンケートは、25の質問項目からなっていて、以下の主要分類項目にしたがってグループ分けされている。すなわち、食事、フッ化物、プラーク、唾液、歯科医師／

第6章 う蝕の疫学

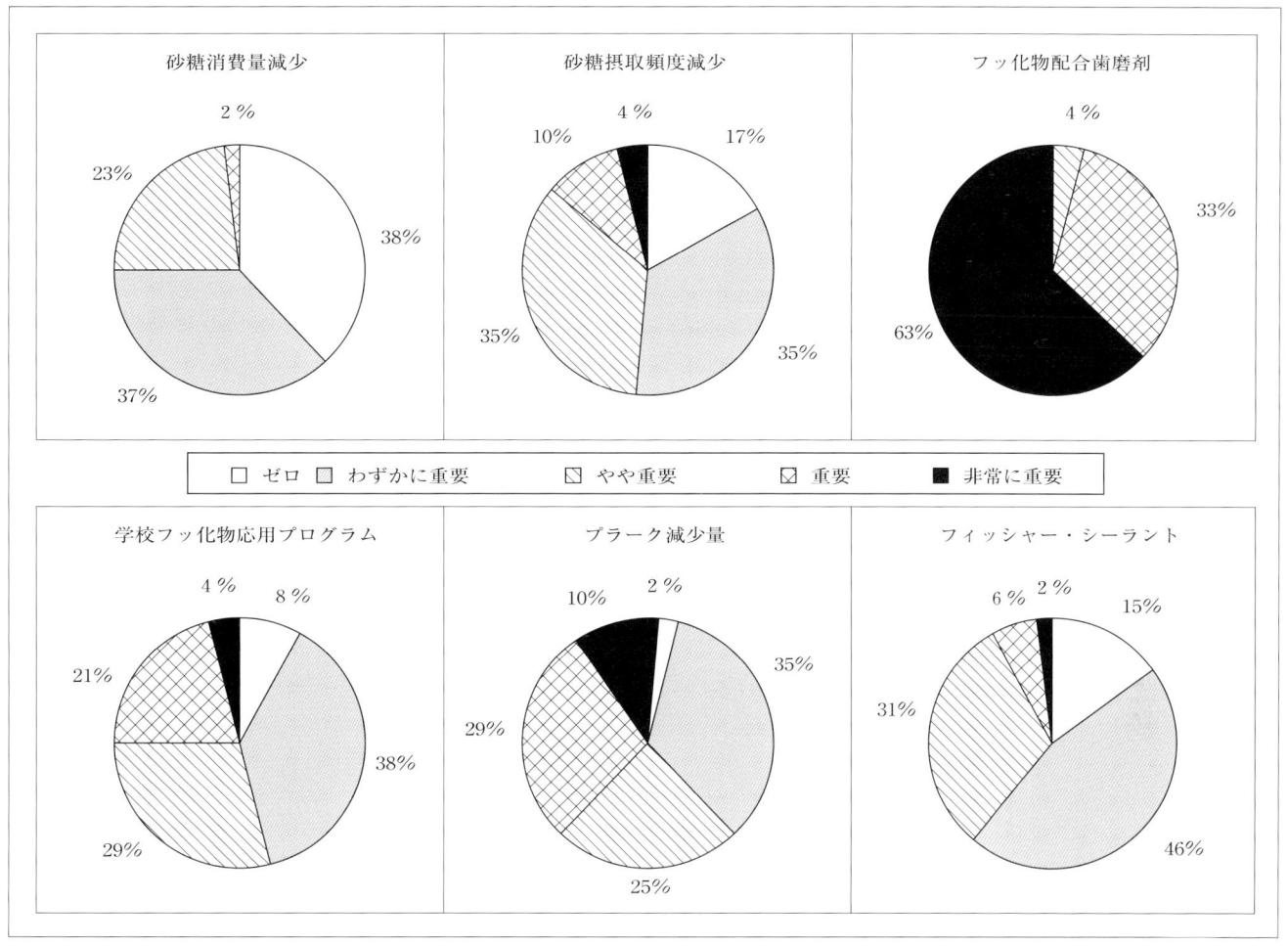

図272 う蝕研究部門のエキスパートを対象とした調査によるう蝕有病の最近の減少傾向に関連して選択された要因の重要度。(Bratthall et al, 1996. 許可により転載)。

歯科材料、そして他の要因と。各回答者は、以下の尺度でう蝕有病の減少傾向における各項目の役割の重要度を示すように指示されている。

1．非常に重要：40％以上のう蝕減少は、質問項目の寄与に関係している。
2．重要：40％う蝕減少の21％は、質問項目の寄与に関係している。
3．やや重要：20％う蝕減少の5％は、質問項目の寄与に関係している。
4．あまり重要でない：5％以下のう蝕減少は、質問項目の寄与に関係している。
5．何も重要でない：う蝕減少がみられない（0％）のは、質問項目の寄与に関係している。

それに加えて、回答者はう蝕減少にもっとも寄与すると思われる重要な単一要因について、回答者個人の見解としてその項目を示すようにと指示されている。

回答者がもっとも重要であると考える要因、すなわち全う蝕減少の40％以上を説明するものは、フッ化物配合歯磨剤の使用であった（図272）。しかしながら、幾人かの回答者はそのことをそれほど重要ではないと回答していた（つまり5～20％のう蝕減少程度であると）。しかしフッ化物配合歯磨剤がゼロの効果であると答えた者は皆無であった。

全体的な評価としては、（フッ化物の効果の可能性を除外して）口腔衛生が改善されたことによるという重要性が認められた。重要度が低いか、あるいはわずかな効果とされたものは、食習慣の改善によるものとして、全砂糖消費量が変化したこととか、あるいは代用糖による影

253

響などであった。同様な結果はまた、歯科衛生士（oral health personnel）によって行われた予防処置にもみられた。

　工業国の20〜25歳の若年成人におけるう蝕の減少は、プラーク・コントロールによる改善（主としてセルフケアによる）、そしてフッ化物の局所応用（主としてフッ化物配合歯磨剤）、さらに良く整備された予防プログラムなどの相乗効果によるものとであろう。

　以下のエビデンスは、そのような論議を裏付けるものである。

1. スカンジナビア諸国、スイスおよびオーストリアにおけるう蝕有病は、1969年の高いレベルから1993年の低いレベルへの減少がみられたが、しかしドイツは依然として高いレベルにある。過去の20〜30年間、これらの国のほとんどすべての子供達と若年成人は毎日のようにフッ化物配合歯磨剤を使っている。ドイツを除いて、これらの国々ではまた、包括的予防プログラム（comprehensive preventive programs）が、学校組織や公衆歯科衛生サービスを通して行われている。このようなプログラムには、セルフケアとしての教育とニーズに関連したプロフェッショナル予防処置（needs-related professional preventive measures）が含まれている。
2. ほとんどすべてのスウェーデンの子供達が過去20〜30年にかけて、フッ化物配合歯磨剤を毎日使用しているほかに、学校で行われるフッ化物洗口プログラムに参加しているという事実にもかかわらず、スウェーデンのVärmlandのう蝕有病状況についてみると1974年には12歳児のDFSs（う蝕歯面数）が25であったが（スウェーデンでもっとも高い）、1994年にはDFSsが1以下（スウェーデンでもっとも低い）に減少した。さらに、1979〜1999年にかけて、Värmlandの19歳のう蝕有病状況は、DFSsが22以上（DFSs＞22）であったが、DFSsが2以下（DFSs＜2）に減少した。この数値もスウェーデンでもっとも低い値となっている。
3. フッ化物配合歯磨剤は世界的にもっともよく用いられているが、しかし全世界人口の10％以下、工業国人口の約3分の1以下、の人々が毎日使用している状況である。
4. 歯磨きによる歯面清掃とフッ化物配合歯磨剤の相対的な効果については、対照群が設定された3ヵ年間の縦断研究としての適切な評価というのが、これまでにまだ行われていない。このような研究を遂行するためには、12歳児の集団で高いう蝕発生・う蝕有病状況にあり、そして新たに萌出した永久歯の歯面曝露率が高いという条件を満たしている者で歯磨きをしていない者について行われることになる。したがって、二つのテスト・グループと真のネガティブ対照群が選ばれるべきである。

次の研究デザインが用いられることになる。

・テスト・グループ1：学校で1日に一度、歯科助手（dental assistant）がプラセーボの歯磨剤を用いて、被験者の歯をバス法で磨くこととする。クオリティ・コントロールとして定期的に歯磨き後のプラーク染め出しを行うようにする。
・テスト・グループ2：テスト・グループ1と同様に行うが、ただしフッ化物配合歯磨剤を用いることとする。
・対照群（コントロール群）：いかなる介入もない、真のネガティブ対照群とする。

　テスト・グループ1と対照群との比較は、う蝕予防効果としての歯の歯面清掃が歯磨き動作で得られることを意味していることになる。すなわち、前歯部のすべての歯面と臼歯部の頬舌面および咬合面である。テスト・グループ1と2におけるこれらの歯面の比較をすることで、フッ化物配合歯磨剤のその後のう蝕予防効果も示されることになる。

　しかしながら、残念なことは、このような研究を進めるには、もう遅すぎるということである。なぜならフッ化物配合歯磨剤による歯磨きはあまりにも広く行われていて、しかもう蝕予防手段としてよく定着してきているので、倫理的な面から考えて、う蝕感受性の高い被験者を長期間にわたってその効果から遠退けるような方法と

5．スウェーデンにおける砂糖の日常摂取は、1960年からみて、ついに高い摂取量を維持するようになってきた（おおよそ120g／日）。さらに間接的な摂取の比率（菓子類、ケーキ類、飲み物などを通して）は増加してきている。したがって、過去30年間における劇的なう蝕の減少が、砂糖消費量の減少が寄与しているということにはならないのである。

6．例えば、う蝕有病が増加してきている中国やインドでは、不適切な口腔衛生（プラーク・コントロール）や限られた歯科医療の供給、あるいは工業化や経済の改善に伴うライフスタイルと食習慣の変化などの組み合わさった影響に起因している。この二つの国における歯周病の高い有病状況と治療必要度の高いニーズは、口腔衛生が低い水準で、限られた歯科医療資源（歯科医師一人当たり人口約10万人で歯科衛生士はいない状態）に基づくものであることが確かめられている。しかし、フッ化物配合歯磨剤の毎日の使用は、これらの国でも確かに増えてきている。

結論

う蝕有病状況

WHO基準を用いての疫学的調査において、う蝕有病（caries prevalence）は、臨床的に検出されるう窩が象牙質（D3）にあるか、修復処置または喪失歯、いわゆるDMFTスコアとしてのう蝕（decayed teeth）のみを示していることになる。したがって、有病状況というのは、バイトウイングX線写真上では検出されうるが、肉眼的にはう窩のない象牙質病巣やエナメル質う蝕病巣はかなり除外されることになる。歯科医療システムが良く整備されている国々において、喪失歯のMは小児や若年成人ではしばしば除外されるほどである。その理由は、永久歯で抜去される歯はほとんど歯科矯正治療のためであり、う蝕の原因ではないからである。

WHOは、12歳児のう蝕有病データ（DMFT）を収集するために、定期的な国家規模の疫学調査を勧告している。

1969年における最初のWHOのグローバル・マップでは、ほとんどの工業国においてう蝕有病が非常に高く、ラテンアメリカ諸国を除いた発展途上国で非常に低い状況にあった。ごく最近のWHOグローバル・マップでは、1997年以降からう蝕有病は低下していく傾向をみせて、ドイツ、日本、ポーランドおよびバルト海諸国を除いて、工業国においては非常に低いレベルにまで減少してきている。ほとんどの発展途上国では、う蝕有病は"非常に低い"レベルから"低い"レベルへと増えてきていることになっている。しかし、ラテンアメリカ諸国とフィリピンでは依然として高いレベルにとどまっている。

WHOはまた、35〜44歳の歯冠部う蝕有病状況の国家調査によるデータの収集を勧告している。WHOからの最近のデータによれば、1997年には多くの工業国における35〜44歳のう蝕有病状況が高いことを示している。スカンジナビア、カナダ、オーストラリア、ニュージーランドにおける35〜44歳代の高いう蝕有病については、その起源が1969年にこれらの国々で記録された12歳児の非常に高いう蝕有病に起因していることにある。つまり、1969年に12歳児であった者が、1997年には40歳に達しているということである。一方、1997年における12歳児で、"非常に"または"低い"う蝕有病の者は、2025年に40歳になったときには、同様に"低い"う蝕有病として反映されることになる。

歯列における未処置のう窩と喪失歯と充填処置された歯面を反映したう蝕のパターンは、う蝕有病状況が個別的に異なるように、概して一様でない分布である。ある集団における年齢やう蝕有病によって、喪失した歯、う蝕になった歯、そして修復された歯の合わさったパターンの変化として示されている。15歳では、第二乳臼歯はもっともう蝕に罹りやすく、次いで下顎の第一大臼歯、それから上顎中切歯となっている。永久歯列を有する小児や若年成人集団における歯磨きとしては、臼歯の裂溝と臼歯隣接面、さらに第二大臼歯の近心面から第一小臼歯の遠心面までが、重要なリスク歯面（the key-risk surfaces）となる。つまり、このパターンの部位は、う蝕誘発性のプラークの除去に対して、歯ブラシが届きにくい部位であることを反映しているところでもある。

根面う蝕の有病状況は、通常、根面う蝕指数（Root

Caries Index=RCI）によって評価される。すなわち、歯肉退縮を伴った未処置のう蝕歯面、処置歯面、そして健全歯面の全数に対する歯肉退縮を伴った未処置のう蝕歯面、処置歯面、そして健全歯面の数の比で示される。もっとも高いRCIスコアは、臼歯部にみられる。その有病状況は、小臼歯と下顎歯の頬面となっている。根面う蝕病巣の鑑別はまた、活動性（active）と非活動性（inactive）に分けられることになる。

う蝕の発生

歯冠部う蝕発生は、通常、個人やグループや集団人口における一年間内に発生した新たなう蝕歯面の数として示される。同義語としては、う蝕増加（caries increment）、う蝕侵襲率（caries attack rate）、う蝕進行性（caries progression）、そしてう蝕活動性（carious activity）がある。ほとんどの縦断疫学研究（追跡調査）や臨床研究では、新たなDSs（う蝕歯面数）に対する閾値はD_3のレベルである。しかしながら、疫学調査においては、このD_3レベルは新たなう窩病巣として組み入れられてしまうのである。非う窩性の隣接面および咬合面の病巣（noncavitated approximal and occulusal lesions）については、対照群が設定された臨床研究では、通常バイトウイングX線写真上で検出されるう蝕も含まれる。小児や若年成人における新たなう蝕歯面のほとんどすべては初期う蝕病巣であるが、しかしながら、工業国においては、個別的にみると40歳以上で二次う蝕（再発性）が優勢であるが、その理由としては修復歯面の高い有病状況が考えられる。

根面う蝕発生は、通常はある一定の期間の露出された根面の数に関連して発生した新たなう蝕または処置された根面の数で示されている。それはまた、新たなう蝕活性歯面または非活性歯面として分類することができる。

治療必要度（Treatment needs）

エナメル質病巣と象牙質の非活動性病巣は、う蝕進行が抑制しているとみられる。そしてう蝕活動性非う窩性のものと活動性根面病巣は非活動性病巣に変換されることがある。地域う蝕治療必要度指数（Community Caries Index of Teatment Needs）が提唱されたたが、この指数は治療処置を強調しているものではなく、予防を強調しているものである。

治療の必要のあるう窩のあるう蝕病巣の比率は、それぞれの集団の間で相当に異なっている。それはう蝕有病状況によるばかりでなく、それに対する医療供給の利用が可能かどうかによるものである。例えば、スウェーデンでは開放性のう窩病巣というのは、小児のみならず若年成人でもきわめてまれにみられるものであるが、成人および高齢者では高いう蝕有病状況にあり、したがって成人の90％は、定期的なメインテナンス・プログラムを受けている。ほとんどすべての小児や若年成人は、1歳から20歳に至るまで良く整備された予防プログラムに登録されている。したがって、う蝕有病状況は非常に低く、そして修復治療のニーズは無視できるほどである。それに対して、多くの発展途上国では、修復処置はほとんどみられないが、しかし多くの未処置う窩病巣がみられる状態である。

う蝕減少

最近、55ヵ所の国際的な著名なう蝕研究者に発送して得られたアンケート調査によるその見解によれば、フッ化物配合歯磨剤の毎日の使用と改善された口腔清掃の実施が、この30年間でヨーロッパ工業諸国における20歳から25歳にみられるう蝕有病の有意な減少を示した主たる要因であるとしている。もっとも有意な減少は、スカンジナビア諸国、スイス、オーストラリアで達成されているが、おそらくフッ化物使用（特にフッ化物配合歯磨剤）と改善されたプラーク・コントロール（特にセルフケア）、そして小児や若年成人のための学校施設または公衆歯科保健サービスによる十分に整備された予防プログラムなどの相乗効果によるものであろう（そのう蝕疫学に関するレビューについては、Bratthall, et al, 1996；Burt. 1997；Manji and Fejerskov, 1994；Petersson and Bratthall. 1996；and Spencer. 1997. を参照）。

参考文献

Abelson DC, Barton JE, Maietti GM, Cowherd MG (1981). Evaluation of interproximal cleaning by two types of dental floss. Clin Prev Dent 3:19-21.

Adriaens P, Loesche W, de Bover, J (1986). Bacteriological study of the microbial flora invading the radicular dentin of periodontally diseased caries-free human teeth. T Lehner and G Cimasoni (eds). Borderland Between Caries and Periodontal Disease. 3rd ed. pp. 383. Geneva: Editions Médicine et hygiéne.

Adriaens P, de Bover J, Loesche W (1988a). Bacterial invasion in root cementum and radicular dentine of periodontally diseased teeth in humans: a reservoir of periodontopathic bacteria. J Periodontol 59:222-230.

Adriaens P, Edwards C, de Bover J, Loesche W (1988b). Ultrastructural observations on bacterial invasion in cementum and radicular dentine of periodontally diseased human teeth. J Periodontol 55:493-503.

Ainamo J (1970). Concomitant periodontal disease and dental caries in young adult males. Proc Finn Dent Soc 66:303-366.

Alaluusua S, Myllärniemi S, Kallio M (1989). *Streptococcus mutans* infection level and caries in a group of 5-year-olds. Caries Res 23:190-194.

Alaluusua S, Kleemola-Kujala E, Grönros L, Evälathi M (1990). Salivary caries-related tests as predictors of future caries increment in teenagers. A 3-year longitudinal study. Oral Microbiol Immunol 5:77-81.

Alexander M (1971). Microbial Ecology. New York: John Wiley.

Antoft P, Gadegaard E, Jepsen P (1988). Caries experience, dental health behaviour and social status. A comparative study among Danish military recruits in 1972 and 1982. Comm Dent Health 5:255-264.

Årtun J, Thylstrup A (1986). Clinical and scanning electron microscopic study of surface changes of incipient enamel caries lesions after debonding. Scand J Dent Res 94:193-210.

Årtun J, Thylstrup A (1989). A 3-year clinical and SEM study of surface changes of carious enamel lesions after inactivation. Am J Dentofac Orthop 95:27-33.

Asher R, Kuster C, Moyer I, Boyd D (1986). Parents' carbohydrate intake and the oral health of their child. J Pedod 10:156-163.

Axelsson P, Lindhe J (1987). Efficacy of mouthrinses in inhibiting dental plaque and gingivitis in man. J Clin Periodontol 14:205-212.

Axelsson P, Paulander J, Nordqvist K, Karlsson R (1987a). The effect of fluoride containing dentifrice, rinsing and varnish on interproximal dental caries-a 3-year clinical trial. Comm Dent Oral Epidemiol 15:177-180.

Axelsson P, Kristoffersson K, Karlsson R, Bratthall D (1987b). A 30-month longitudinal study of the effects of some oral hygiene measures on *Streptococcus mutans* and approximal dental caries. J Dent Res 66:761-765.

Axelsson P (1988). The Community Caries Index of Treatment Needs (CCITN).

Axelsson P (1989). Placknybildningsindex PFRI - Indikator för karies- och parodontitprevention, munhygien-frekvens och ytrelaterad munhygien. Tandläk tidn 79:7:387-391.

Axelsson P, Paulander J, Tollskog G (1990). A new computer-based oral epidemiology system. The 2nd International Conference on Preventive Dentistry and Epidemiology, Karlstad, Sweden, 1990 [manuscript].

Axelsson P (1991). A four-point scale for selection of caries risk patients, based on salivary *S. mutans* levels and plaque formation rate index. In: Johnson N (ed). Risk Markers for Oral Diseases. Vol 1. Dental Caries. Cambridge: Cambridge University Press.

Axelsson P, Lindhe J, Nyström B (1991). On the prevention of caries and periodontal disease. Results of a 15-year longitudinal study in adults. J Clin Periodontol 13:182-189.

Axelsson P, Paulander J (1994). The oral health status in 50-55-year-olds in the county of Värmland [manuscript].

Axelsson P (1994). Mechanical plaque control. In: Lang N, Karring T (eds). Proceedings of the 1st European Workshop on Periodontology. Chicago: Quintessence.

Axelsson P, Buischi Y, Barbosa M, Karlsson R, Pradi M (1994). The effect of a new oral hygiene training program on approximal caries in 12- to 15-year-old Brazilian children: Results after 3 years. Adv Dent Res 8:278-284.

Axelsson P (1997). Plackbildungsrateindex bei 3- bis 19-jährigen. Phillip J 7/8:237-239.

Axelsson P, Paulander J, Hontwedt M, Östlund L, Engström A (1997a). The effect of F-chewing gum on salivary secretion rate, plaque (PI), plaque formation rate (PFRI), salivary mutans streptococci (MS) and oral mucosa in subjects with reduced salivary secretion rate-a 6-month longitudinal study [abstract]. Presented at the 5th World Congress on Preventive Dentistry, Cape Town, South Africa.

Axelsson P (1998). Needs-related plaque control measures based on risk prediction. In: Lang PN, Attström, Löe H (eds). Proceedings of the European Workshop on Mechanical Plaque Control. Chicago: Quintessence.

Axelsson P, Paulander J, Lindhe J (1998). Relationship between smoking and dental status in 35-, 50- 65-, and 75-year-old individuals. J Clin Periodontol 25; 297-305.

Axelsson P, Struzycka I, Wojcieszek D, Wierzbicka M (2000a). Prediction of caries risk based on salivary mutans streptococci (MS) levels and plaque formation rate index (PFRI) [manuscript].

Axelsson P, El Tabakk S (2000b). Caries incidence in Egyptian schoolchildren related to prevalence of fluorosis, salivary mutans streptococci levels and dietary habits [abstract]. Dept. of Periodontology, Göteborg University, Sweden.

Axelsson P, El Tabakk S (2000c). Caries prevalence in 12-year-old Egyptian schoolchildren related to prevalence of fluorosis, salivary mutans streptococci levels and dietary habits [abstract]. Dept. of Periodontology, Göteborg University, Sweden.

Backer-Dirks O (1966). Posteruptive changes in dental enamel. J Dent Res 45:503-511.

Beal J (1989). Social factors and preventive dentistry. In: Murray J (ed). The Prevention of Dental Disease. London: Oxford University Press.

Bedi R (1989). Ethnic indicators of dental health for young Asian schoolchildren resident in areas of multiple deprivation. Br Dent J 166:331-334.

Beighton D, Manji F, Baelum V, Fejerskov O, Johnson NW, Wilton J (1989). Associations between salivary levels of *Streptococcus sobrinus*, lactobacilli and caries experience in Kenyan adolescents. J Dent Res 68:1242-1246.

Berkowitz R, Jordan H (1975). Similarity of bacteriocins of *Streptococcus mutans* from between mother and infant. Arch Oral Biol 20:725-730.

Berkowitz R, Jones P (1985). Mouth-to-mouth transmission of the bacterium *Streptococcus mutans* between mother and child. Arch Oral Biol 30:377-379.

Bevenius J, Linder L, Hultenby K (1994). Site-related streptococcal attachment to buccocervical tooth surfaces. A correlative micromorphologic study. Acta Odontol Scand 52:294-302.

Bille J, Thylstrup A (1982). Radiographic diagnosis and clinical tissue changes in relation to treatment of approximal carious lesions. Caries Res 16:1-6.

Bille J, Carstens K (1989). Approximal caries progression in 13- to 15-year-old Danish children. Acta Odontol Scand 47:347-354.

Billings R (1986). Restoration of carious lesions of the root. Gerodont 5:43-49.

Birkhed D (1990). Behavioural aspects of dietary habits and dental caries. Caries Res 24:27-35.

Bjarnason S (1996). Temporary tooth separation in the treatment of approximal carious lesions. Quintessence Int 27:4.

Bjarnason S, Köhler B (1997). Caries risk assessment in adolescents. Swed Dent J 21:41-48.

Bjorndal L (1991). Carieslaesionens tidlige udvikling i emalje og pulpa-dentinorganet [dissertation]. Copenhagen: University of Copenhagen.

Black G (1908). Operative Dentistry. Chicago: Medico-Dental Publishing.

Blinkhorn A (1982). The caries experience and dietary habits of Edinburgh nursery schoolchildren. Br Dent J 152:227-230.

257

Bolin A, Bolin A, Jansson L, Calltorp J (1997). Children's dental health in Europe. Swed Dent J 21:25-40.

Borgström M, Sullivan A, Granath L, Nilsson G (1997). On the pH lowering potential of lactobacilli and mutans streptococci from dental plaque related to the prevalence of caries. Comm Dent Oral Epidemiol 25:165-169.

Bowden G, Edwardsson S (1994). Oral ecology and dental caries. In: Thylstrup A, Fejerskov O (eds). Textbook of Clinical Cariology. Copenhagen: Munksgaard.

Bowden G (1997). Does assessment of microbial composition of plaque/saliva allow for diagnosis of disease activity of individuals? Comm Dent Oral Epidemiol 25:76-81.

Bowen W (1994). Food components and caries. Adv Dent Res 8:215-220.

Boyar R, Thylstrup A, Holmen L, Bowden G (1989). The microflora associated with the development of initial enamel calcification below orthodontic bands in vivo in children living in a water fluoridated area. J Dent Res 68:1734-1738.

Bradnock G, Jadoua I, Hamburger R (1988). The dental health of indigenous and non-indigenous infant schoolchildren in West Birmingham. Comm Dent Health 5:139-150.

Bradshaw D, McKee A, Marsh P (1989a). Effects of carbohydrate pulses and pH on population shifts within oral microbial communities in vitro. J Dent Res 68:1298-1302.

Bradshaw D, McKee A, Marsh P (1989b). Effect of pH on the stability of a microbial community [abstract]. J Dent Res 68:930.

Brandtzaeg P (1989). Salivary immunoglobulins. In: Tenovou J (ed). Human Saliva: Clinical Chemistry and Microbiology. Boca Raton, FL: CRC Press.

Bratthall D (1991). The global epidemiology of mutans streptococci. In: Johnson NW (ed). Risk Markers for Oral Diseases. Vol 1. Dental Caries. Cambridge: Cambridge University Press.

Bratthall D, Ericsson D (1994). Tests for assessment of caries risk. In: Thylstrup A, Fejerskov O (eds). Textbook of Clinical Cariology. 333-353. Copenhagen: Munksgaard.

Bratthall D (1996). Dental caries: intervened-interrupted-interpreted. Concluding remarks and cariography. Euro J Oral Sci 104:486-491.

Bratthall D, Hänsel-Petersson G, Sundberg H (1996). Reasons for the caries decline: What do the experts believe? Euro J Oral Sci 104:416-422.

Brock T (1966). Principles of Microbial Ecology. Englewood Cliffs, NJ: Prentice-Hall.

Buischi Y, Axelsson P, Zülske Barbosa M, Mayer M, Carmen M, de Oliviera L (1989). Salivary S mutans and caries prevalence in Brazilian schoolchildren. Comm Dent Oral Epidemiol 17:20-30.

Burt B, Eklund S, Morgan K (1988). The effect of sugar intake and frequency of ingestion on dental caries increment in a 3-year longitudinal study. J Dent Res 67:1422-1429.

Burt B (1997). How useful are cross-sectional data from surveys of dental caries? Comm Dent Oral Epidemiol 25:36-41.

Busscher H, Cowan M, van der Mei H (1992). On the relative importance of specific and non-specific approaches to oral microbial adhesion. FEMS Microbiol Rev 88:199-210.

Carlsson J, Egelberg J (1965). Effect of diet on early plaque formation in man. Odontol Revy 16:112-125.

Carlsson J, Grahnén H, Jonsson G (1975). Lactobacilli and streptococci in the mouth of children. Caries Res 9:333-339.

Carlsson P (1988). On the epidemiology of mutans streptococci [dissertation]. Malmö: University of Lund.

Carlsson and Hamilton (1994). Metabolic activity of oral bacteria. In: Thylstrup A, Fejerskov O (eds). Textbook of Clinical Cariology. Copenhagen: Munksgaard.

Carvalho J, Ekstrand K, Thylstrup A (1989). Dental plaque and caries on occlusal surfaces of first permanent molar in relation to stage of eruption. J Dent Res 68:773-779.

Carvalho J, Ekstrand K, Thylstrup A (1991). Results of 1 year of non-operative caries treatment of erupting permanent first molars. Comm Dent Oral Epidemiol 19:23-28.

Carvalho J, Thylstrup A, Ekstrand K (1992). Results after 3 years of non-operative occlusal caries treatment of erupting first permanent molars. Comm Dent Oral Epidemiol 20:187-192.

Catalanotto F, Shklair I, Keene H (1975). Prevalence and localization of Streptococcus mutans in infants and children. J Am Dent Assoc 91:606-609.

Caufield P, Childers N, Allen D, Hansen J (1985). Distinct bacteriocins correlate with different groups of Streptococcus mutans plasmids. Infect Immun 48:51-56.

Caufield P, Childers N, Allen D, Hansen J, Ratanapridakul K, Crabb D, et al (1986). Plasmids in Streptococcus mutans: Usefulness as epidemiological markers and association with mutacins. In: Hamada S, Michalek S, Kiyono H, Menaker L, McGhee J (eds). Proceedings of an International Conference on Cellular, Molecular, and Clinical Aspects of Streptococcus mutans, September 18-20, Birmingham, AL. New York: Elsevier.

Caufield P, Ratanapridakul K, Allen D, Cutter G (1988). Plasma-containing strains of Streptococcus mutans cluster within family and racial cohorts: Implications for natural transmission. Infect Immun 56:3216-3220.

Caufield P, Walker T (1989). Genetic diversity within Streptococcus mutans evident by chromosomal DNA restriction fragment length polymorphisms. J Clin Microbiol 27:274-278.

Caufield P, Cutter P, Dasanayake A (1993). Initial acquisition of mutans streptococci by infants: Evidence for a discrete window of infectivity. J Dent Res 721:37-45.

Clerehugh V, Lennon M (1986). A 2-year longitudinal study of early periodontitis in 14- to 16-year-old schoolchildren. Comm Dent Health 3:135-141.

Crossner C (1981). Salivary lactobacillus counts in the prediction of caries activity. Comm Dent Oral Epidemiol 9:182-190.

Crossner C, Claesson R, Johansson T (1989). Presence of mutans streptococci and various types of lactobacilli in interdental spaces related to development of proximal carious lesions. Scand J Dent Res 97:307-315.

Curzon M, Spector P (1977). Enamel mottling in a high strontium area of the USA. Comm Dent Oral Epidemiol 5:243-247.

Curzon M, Spector P, Iker H (1978). An association between strontium in drinking water supplies and low caries prevalence in man. Arch Oral Biol 23:317-321.

Curzon M, Croker D (1978). Realtionship of trace elements in human tooth enamel to dental caries. Arch Oral Biol 23:647-653.

Dahlberg A (1961). Relationship of tooth size to cusp number and groove conformation of occlusal surface patterns of lower molar teeth. J Dent Res 40:34-36.

Danielsen B, Wenzel A, Hintze H, Nyvad B (1996). Temporary tooth separation as an aid to the diagnosis of cavitation in approximal surfaces. Caries Res 30:271.

Davey A, Rogers A (1984). Multiple types of the bacterium Streptococcus mutans in the human mouth and their intra-family transmission. Arch Oral Biol 29:453-460.

Dawes C, Jenkins G, Tonge C (1963). The nomenclature of the integuments of the enamel surface of teeth. Br Dent J 16:65-68.

Dawes C (1983). A mathematical model of salivary clearance of sugar from the oral cavity. Caries Res 17:321-334.

Dawes C (1987). Physiological factors affecting salivary flow rate, oral sugar clearance and the sensation of dry mouth in man. J Dent Res 66:648-653.

Dawes C, Macpherson L (1992). Effects on 9 different chewing gums and lozenges on salivary flow rate and pH. Caries Res 26:176-182.

Dawson L (1993). Oral sugar clearance and salivary buffering effects in the control of plaque pH. J Dent Res 72:691.

Dean H, Elvove E (1935). Studies on the minimal threshold of the dental sign of chronic endemic fluorosis (mottled enamel). Public Health Rep 50:1719-29.

Dennis D, Gawronski T, Sudo S, Harris R, Folke L (1975). Variations in microbial and biochemical components of four-day plaque during a four-week controlled diet period. J Dent Res 54:716-722.

De Stoppelaar JD, van Houte J, Backer-Dirks O (1970). The effect of carbohydrate restriction on the presence of Streptococcus mutans, Streptococcus sanguis, and iodophilic polysaccharide-producing bacteria in human dental plaque. Caries Res 4:114-123.

Department of Health and Social Security (DHSS) (1981). Towards Better Dental Health-guidelines for the Future. The Report of the Dental Strategy Review Group. London: HMSO.

De Vries H, Ruiken H, Konig K, Van't Hof M (1990). Radiographic versus clinical diagnosis of approximal carious lesions. Caries Res 24:364-370.

Di Renzo JM, Slots J (1990). Genetic approach to the study of epidemiology and pathogenesis of Actinobacillus actinomycetemcomitans in localized juvenile periodontitis. Arch Oral Biol 35:79-84.

Dodds M, Hsieh S, Johnson D (1991). The effect of increased mastication by daily gum-chewing on salivary gland output and dental plaque acidogenicity. J Dent Res 70:1474-1478.

Downer M (1970). Dental caries and periodontal disease in girls of different ethnic groups. A comparison in a London secondary school. Br Dent J 128:379-385.

Edgar W, Bibby B, Mundorff S, Rowley J (1975). Acid production in plaques after eating snacks: modifying factors in foods. J Am Dent Assoc 90:418-425.

Edgar W, Rugg-Gunn A, Jenkins G, Geddes D (1978). Photographic and direct visual recording of experimental caries-like changes in human enamel. Arch Oral Biol 23:667-673.

Edgar W, Bowen W, Amsbaugh S, Monell-Torrens E (1981). Effect of eating pattern on dental caries in rodents [abstract]. Caries Res 15:179.

Edgar WM, O'Mullane DM, eds (1990). Saliva and dental health. Br Dent J 168:173-176.

Edgar WM, Higham SM (1991). Diet as a determinant of caries risk. In: Johnson N (ed). Risk Markers for Oral Diseases. Vol 1. Dental Caries. Cambridge: Cambridge Univiversity Press.

Edgar WM, Higham S, Manning R (1994). Saliva stimulation and caries prevention. Adv Dent Res 8:239-245.

Edwardsson S (1974). Bacteriological studies on deep areas of carious dentine. Odont Revy 25 (suppl):32.

Ek PG, Forsberg H (1994). Hygienslipning i det primära bettet. Tandläkartidn 10:612.

Ekstrand K (1988). Strukturel undersogelse af det organiske vaev og den bakterielle plaque i okklusalfladers fure-fossa-system i relation til emaljeforandringer. En lysmikroskopisk og ultrastrukturel undersogelse foretaget på ikke-frembrudte og delvis frembrudte visdomstaender [dissertation]. Copenhagen: Royal Dental College.

Ekstrand K, Nielsen L, Carvalho J, Thylstrup A (1993). Dental plaque and caries on permanent first molar occlusal surfaces in relation to sagittal occlusion. Scand J Dent Res 101:9-15.

Ekstrand K, Kuzmina I, Björndal L, Thylstrup A (1995). Relationship between external and histologic features of progressive stages of caries in the occlusal fossa. Caries Res 29:243-250.

Ekstrand K, Ricketts D, Kidd E (1997). Reproducibility and accuracy of three methods for assessment of demineralization depth on the occlusal surface: An in vitro examination. Caries Res 31:224-231.

Ellen RP, Banting DW, Fillery ED (1985). *Streptococcus mutans* and lactobacillus detection in the assessment of dental root surface risk. J Dent Res 64:1245-1249.

Emilson CG, Krasse B (1985). Support for and implications of the specific plaque hypothesis. Scand J Dent Res 93:96-104.

Enwonwu C (1981). Review of oral disease in Africa and the influence of socio-economic factors. Int Dent J 31:29-39.

Epstein J, Schubert M (1987). Synergistic effect of sialogogues in management of xerostomia after radiation therapy. Oral Surg Oral Med Oral Pathol 64:179-182.

Espelid I, Tveit A (1984). Radiographic diagnosis of mineral loss in approximal enamel. Caries Res 18:141-148.

Espelid I, Tveit A (1986). Clinical and radiographic assessment of approximal carious lesions. Acta Odontol Scand 44:31-37.

Espelid I, Tveit AB, Fjelltveit A (1994). Variations among dentists in radiographic detection of occlusal caries. Caries Res 28:169-175.

Fejerskov O, Manji F (1990). Risk assessment in dental caries. In: Bader J (ed). Risk Assessment in Dentistry. Chapel Hill: University of North Carolina.

Fejerskov O, Luan W, Nyvad B, Budtz-Jörgensen E, Holm-Pederson P (1991). Active and inactive root surface caries lesions in a selected group of 60- to 80-year-old Danes. Caries Res 25:385-391.

Fejerskov O, Scheie A, Manji F (1992). The effect of sucrose on plaque pH in the primary and permanent dentition of caries-inactive and active Kenyan children. J Dent Res 71:25-31.

Fejerskov O, Baelum V, Luan W, Manji F (1994). Caries prevalence in Africa and the People's Republic of China. Int Dent J 44:425-433.

Fejerskov O, Clarkson B (1996). Dynamics of caries lesion formation. In: Fejerskov O, Ekstrand J, Burt B. Fluoride in Dentistry. Copenhagen: Munksgaard.

Fejerskov O, Baelum V, Richards A (1996a). Dose-response and dental fluorosis. In: Fejerskov O, Ekstrand J, Burt B. Fluoride in Dentistry. Copenhagen: Munksgaard.

Fejerskov O, Richards A, Den Besten P (1996b). The effect of fluoride on tooth mineralization. In: Fejerskov O, Ekstrand J, Burt B. Fluoride in Dentistry. Copenhagen: Munksgaard.

Firestone A, Imfeld T, Schiffer S, Lutz F (1987). Measurement of interdental plaque pH in humans with an indwelling glass pH electrode following a sucrose rinse. A long-term retrospective study. Caries Res 21:555-558.

Fitzgerald R, Keyes P (1960). Demonstration of hte etiologic role of streptococci in experimental caries in the hamster. J Am Dent Assoc 61:9-19.

Fletcher M, Gray T, Jones J, eds (1987). Ecology of Microbial Communities. Cambridge: Cambridge University Press.

Forsling J, Halling A, Lundin S, Paulander J, Svenson B, Unell L, Wendt L (1999). Proximal caries prevalence in 19-year-olds living in Sweden. A radiographic study in 4 counties. Swed Dent J 23:59-70.

Forsman B (1965). Effect of mouthrinses with sodium fluoride in schools at Växjö, Sweden. Tandläk Forb Tidn 57:705-709.

Fosdick L, Campaigne E, Francher O (1941). Rate of acid formation in caries areas: the etiology of dental caries. Ill Dent J 10:85-95.

Fox P, van der Ven P, Baum B, Mandel I (1986). Pilocarpine for the treatment of xerostomia associated with salivary gland dysfunction. Oral Surg 61:243-248.

Frostell G (1969). Dental plaque pH in relation to intake of carbohydrate products. Acta Odontol Scand 27:3-29.

Fure S, Zickert I (1990). Root surface caries and associated factors. Scand J Dent Res 98:391-400.

Fure S (1997). Five-year incidence of coronal and root caries in 60-, 70- and 80-year-old Swedish individuals. Caries Res 31:249-258.

Geddes D, Cooke J, Edgar W, Jenkins G (1978). The effect of frequent sucrose mouthrinsing on the induction in vivo of caries-like changes in human dental enamel. Arch Oral Biol 23:663-665

Gahnberg L, Smith D, Taubman M, Ebersole J (1985). Salivary IgA antibody to glucosyltransferase of oral microbial origin in children. Arch Oral Biol 30:551-556.

Geddes D (1991). Methods for determining the cariogenicity of foodstuffs and their use in risk determination. In: Johnson N (ed). Risk Markers for Oral Diseases. Vol 1. Dental Caries. Cambridge: Cambridge University Press.

Geddes DA (1994). Diet patterns and caries. Adv Dent Res 8:221-224.

Gelbier S, Taylor S (1985). Some Asian communities in the UK and their culture. Br Dent J 158:416-418.

Goldberg A, Tanzer J, Munster E, Amara J, Thal F, Birkhed D (1981). Cross-sectional clinical evaluation of recurrent enamel caries, restorative marginal integrity, and oral hygiene status. J Am Dent Assoc 102:635-641.

Gonzales-Cabezas C, Li Y, Noblitt T, Gregory R, Kafrawy A, Stookey G (1995). Detection of mutans streptococci in secondary carious lesions using immunofluorescent techniques and confocal laser scanning microscopy. Caries Res

Gibbons R, Van Houte J (1980). Bacterial adherence and the formation of dental plaques. In: Beachy E (ed). Bacterial Adherence. Receptors and Recognition. Series B, vol 6. London: Chapman.

Gibbons R (1989). Bacterial adhesion to oral tissues: A model for infectious diseases. J Dent Res 68:750-760.

Goose DH (1967). Infant feeding and caries of the incisors: An epidemiological approach. Caries Res 1:167-173.

Goose DH (1968). Infant feeding methods and dental caries. Pub Health Lond 82:72-76.

Graf H, Mühlemann H (1966). Telemetry of plaque pH from interdental area. Helv Odont Acta 19:94-101.

Grahnen H, Ingervall B (1963). Tooth width and morphology of the dentition in a group of caries resistant men. Ondont Revy 14:70-75.

Granath K, Rootzen H, Liljegren F, Holst K (1976). Variation in caries prevalence related to combination of dietary and oral hygiene habits in 6-year-olds. Caries Res 10:308-317.

Granath K, Rootzen H, Liljegren F, Holst K, Köhler L (1978). Variation in caries pevalence relaed to combinations of dietary and oral hygiene habits and chewing fluoride tablets in 4-year-old children. Caries Res 12:83-92.

Greenspan D, Daniels T (1987). Effectiveness of pilocarpine in post-radiation xerostomia. Cancer 59:1123-1125.

Grindefjord M, Dahllöf G, Nilsson B, Modeer T (1995). Prediction of dental caries development in 1-year-old children. Caries Res 29:343-348.

259

Gröndahl H, Hollender L, Malmcrona E, Sundquist B (1977). Dental caries and restorations in teenagers. I. Index and score system for radiographic studies of proximal surfaces. Swed Dent J 1:45-50.

Gröndahl (1994). Radiologic diagnosis in caries management. In: Thylstrup A, Fejerskov O (eds). Textbook of Clinical Cariology. Copenhagen: Munskgaard.

Grytten J, Scheie A, Giertsen E (1988a). Synergistic antibacterial effects of copper and hexetidine against *Streptococcus sobrinus* and *Streptococcus sanguis*. Acta Odontol Scand 46:181-183.

Grytten J, Aamdal-Scheie A, Afseth J (1988b). Effect of a combination of copper and hexetidine on the acidogenicity and copper accumulation in dental plaque in vivo. Caries Res 22:371-374.

Gustafsson B, Quensel C, Lanke L, Lundqvist C, Grahnen H, Bonow B, Krasse B (1954). The Vipholm dental caries study. The effect of different levels of carbohydrate intake on caries activity in 436 individuals observed for five years. Acta Odontol Scand 11:232.

Hafström-Björkman U (1992). Laser fluorescence in the early diagnosis of enamel caries [thesis]. Kongl Carolinska Medico Chirurgiska Institutet.

Hagan T, Shaw G, Caufield P (1989). DNA fingerprinting for studying transmission of *Streptococcus mutans* [abstract]. J Dent Res 64:407.

Haikel Y, Frank RM, Voegel JC (1983). Scanning electron microscopy of human enamel surface layers of incipient carious lesions. Caries Res 17:1-13.

Hals E, Simonsen T (1972). Histopathology of experimental in vivo caries around silver amalgam fillings. Caries Res 6:16-33.

Hamilton I, Boyar R, Bowden G (1985). Influence of pH and fluoride on the properties of an oral strain of Lactobacillus casei grown in continuous culture. Infect Immun 48:664-670.

Hand J, Hunt R, Beck J (1988). Coronal and root caries in old Iowans: 36-month incidence. Gerodontics 4:136-139.

Harper D, Loesche W (1986). Inhibition of acid production from oral bacteria by fluorapatite-derived fluoride. J Dent Res 65:30-33.

Hausen H, Heinomen I, Paunio I (1981). Modification of occurrence of caries in children by toothbrushing and sugar exposure in fluoridated and non-flouridated areas. Comm Dent Oral Epidemiol 9:103-107.

Hausen H, Seppä L, Fejerskov O (1994). Can caries be predicted? In: Thylstrup A, Fejerskov O (eds). Textbook of Clinical Cariology. Copenhagen: Munksgaard.

Hausen H (1997). Caries prediction-state of the art. Comm Dent Oral Epidemiol 25:87-96.

Heintze U, Birkhed D, Bjorn H (1983). Secretion rate and buffer effect of resting and stimulated whole saliva as a function of age. Swed Dent J 7:227-238.

Hix J, O'Leary T (1976). The relationship between cemental caries, oral hygiene status and fermentable carbohydrate intake. J Periodontol 47:398-404.

Holm A, K'son-Blomquist H, Crossner C, Grahnen H, Samuelson G (1975). A comparative study of oral health as related to general health, food habits and socioeconomic conditions of 4-year-old Swedish children. Comm Dent Oral Epidemiol 3:34-39.

Holmen L, Thylstrup A (1986). Natural caries development and its arrestment. In: Leach S (ed). Factors relating to demineralization of the teeth. London: IRL Press.

Holmen L, Thylstrup A, Årtun J (1987). Clinical and histological features observed during arrestment of active enamel carious lesions in vivo. Caries Res 21:546-554.

Holmen L, Méjare J, Malmgren B, Thylstrup A (1988). The effect of regular professional plaque removal on dental caries in vivo. A polarized light and scanning microscope study. Caries Res 22:250-256.

Holund U, Theilade E, Poulsen S (1985). Validity of a dietary interviewing method for use in caries prevention. Comm Dent Oral Epidemiol 13:219-221.

Hugoson A, Koch G, Bergendal T, Hallonsten A, Slotte C, Thorstensson B, Thorstensson H (1995b). Oral health of individuals aged 3-80 years in Jönköping, Sweden in 1973, 1983 and 1993. II. A review of clinical and radiographic findings. Swed Dent J 19:243-260.

Hugoson A, Norderyd O, Slotte C, Thorstensson H (1998). Oral hygiene and gingivitis in a Swedish adult population 1973, 1983 and 1993. J Clin Periodontol 25:807-812.

Hugoson A, Koch G, Hallonsten A, Norderyd J, Åberg A (1999). Caries prevalence and distribution in individuals 3-20 years of age, Jönköping, Sweden; 1973, 1978, 1983 and 1993. Comm Dent Oral Epidemiol (in press).

Igarashi K, Lee I, Schachtele C (1989). Comparison of in vivo human dental plaque pH changes within artificial fissures and at interproximal sites. Department of Oral Sciences and Department of Rehabilitative Sciences, University of Minnesota.

Imfeld T (1977). Evaluation of the cariogenicity of confectionary by intraoral wire telemetry. Helv Odont Acta 21:1-28.

Imfeld T (1978). In vivo assessment of plaque acid production. A long-term retrospective study. In: Guggenheim (ed). Proceedings of ERGOB Conference on Health and Sugar Substitutes. Basel: Karger.

Imfeld T (1983). Identification of low caries risk dietary components. In: Meyers H (ed). Monographs in Oral Science. Basel: Karger.

Imfeld T (1994a). Clinical caries studies with polyalcohols. A literature review. Schweiz Monatsschr Zahnmed 104:941-945.

Imfeld T (1994b). Cariogenicity tests. Adv Dent Res 8:225-228.

Ismail A, Burt B, Eklund S (1984). The cariogenicity of soft drinks in the US. J Am Dent Assoc 109:241-245.

Ismail AI (1997). Clinical diagnosis of precavitated carious lesions. Comm Dent Oral Epidemiol 25:13-23.

Isokangas P, Tiekso J, Alanen P, Mäkinen K (1989). Long-term effect of xylitol chewing gum on dental caries. Comm Dent Oral Epidemiol 17:444-448.

Jansson L, Ehnevid H, Blomlöf L, Weintraub A, Lindskog S (1995). Endodontic pathogens in periodontal disease augmentation. J Clin Periodontol 22:598-602.

James P, Parfitt G, Faulkner F (1957). A study of the aetiology of labial caries of the deciduous incisor teeth in small children. Br Dent J 103:37-40.

James S, Tagg J (1988). A search within the genera *Streptococcus*, *Enterococcus*, and *Lactobacillus* for organisms inhibitary to mutans streptococci. Microb Ecol Health Dis 1:153-162.

Jenkins G, Geddes D, Cooke J (1973). Reinvestigation of experimental caries in man [abstract]. J Dent Res 52:967.

Jenkins G, Edgar W (1989). The effect of daily gum-chewing on salivary flow rates in man. J Dent Res 68:786-790.

Johansson I, Birkhed D (1994). Diet and the caries process. In: Thylstrup A, Fejerskov O (eds). Textbook of Clinical Cariology. Copenhagen: Munksgaard.

Johnson D, Sreebny L (1982). Effect of increasing the bulk content of the diet on the rat parotid gland and saliva. J Dent Res 61:691-696.

Joshi A, Papas A, Giunta J (1993). Root caries incidence and associated risk factors in middle-aged and older adults. Gerodontol 10:83-89.

Katz R (1980). Assessing root caries in populations: The evolution of the root caries index. J Public Health Dent 40:7-16.

Kandelman D, Gagnon G (1990). A 24-month clinical sudy of the incidence and progression of dental caries in relation to consumption of chewing gum containing xylitol in school programs. J Dent Res 69:1771-1775.

Keene H (1971). Epidemiologic study of tooth size variability in caries free naval recruits. J Dent Res 50:1331-1345.

Kidd E, Toffenetti F, Mjör I (1992). Secondary caries. Int Dent J 42:127-138.

Kilian M, Reinholdt J (1986). Interference with IgA defence mechanisms by extracellular bacterial enzymes. In: Easmon D, Jeljaszewiczj (eds). Medical Microbiology. Vol 5. London: Academic Press.

Kilian M, Bratthall D (1994). Caries immunology. In: Thylstrup A, Fejerskov O (eds). Textbook of Clinical Cariology. Copenhagen: Munksgaard.

Kingmann A, Morrison E, Löe H, Smith J (1988). Systemic errors in estimating prevalence and severity of periodontal disease. J Periodontol 59:707-713.

Kingmann A (1990). Statistical issues in risk models for caries. In: Bader J (ed). Risk Assessment in Dentistry. 193-200. Chapel Hill: University of North Carolina Dental Ecology.

Kirkegaard E, Borgnakke V, Gronbaek L (1985). Oral health status, dental treatment need and dental care habits in a representative sample of the adult Danish population. Survey of oral health of Danish adults [thesis]. Aarhus: Royal Dental College.

Kleemola-Kujala E, Rasanen L (1982). Relationship of oral hygiene and sugar consumption to risk of caries in children. Comm Dent Oral Epidemiol 10:224-233.

Kleinberg I, Jenkins G (1964). The pH of dental plaques in the different areas of the mouth before and after meals and their relationship to the pH and rate of flow of resting saliva. Arch Oral Biol 9:493-516.

Klock B, Krasse B (1977). Microbial and salivary conditions in 9- to 12-year-olds. Scand J Dent Res 85:56-63.

Klock B, Krasse B (1978). Effect of caries-preventive measures in children with high numbers of *S. mutans* and lactobacilli. Scand J Dent Res 86:221-230.

Klock B, Krasse B (1979). A comparison between different methods for prediction of caries activity. Scand J Dent Res 87:129-139.

Koch G, Martinsson T (1970). Socio-odontologic investigation of school children with high and low caries frequency. I. Socio-economic background. Odontol Revy 21:207-228.

Köhler B, Bratthall D (1978). Intrafamilial levels of *Streptococcus mutans* and some aspects of the bacterial transmission. Scand J Dent Res 86:35-42.

Köhler B, Bratthall D (1979). Practical method to facilitate estimation of *Streptococcus mutans* levels in saliva. J Clin Microbiol 584-588.

Köhler B, Andréen I, Jonsson B, Hultqvist E (1982). Effect of caries preventive measures on *Streptococcus mutans* and lactobacilli in selected mothers. Scand J Dent Res 90:102-108.

Köhler B, Bratthall D, Krasse D (1983). Preventive measures in mothers influence the establishment of the bacterium *Streptococcus mutans* in their infants. Arch Oral Biol 28:225-231.

Köhler B, Andréen I, Jonsson B (1984). The effect of caries preventive measures in mothers on dental caries and the oral presence of the bacteria *Streptococcus mutans* and lactobacilli in their children. Arch Oral Biol 29:879-883.

Köhler B, Andréen I, Jonsson B (1988). The earlier the colonization of mutans streptococci, the higher the caries prevelance. Oral Microbiol Immunol 3:14-17.

Köhler B, Persson M (1991). Salivary levels of mutans streptococci and lactobacilli in dentate 80- to 85-year-old Swedish men and women. Comm Dent Oral Epidemiol 19:352-356.

Kolenbrander P (1988). Intergeneric coaggregation among human oral bacteria and ecology of dental plaque. Ann Rev Microbiol 42:627-656.

Kotsanos N, Darling A (1991). Influence of posteruptive age of enamel on its susceptibility to artificial caries. Caries Res 25:241-250.

Kristoffersson K, Bratthall D (1982). Transient reduction of *Streptococcus mutans* interdentally by chlorhexidine gel. Scand J Dent Res 90: 417-422.

Kristoffersson K, Axelsson P, Bratthall D (1984). The effect of a professional tooth-cleaning program on interdentally localized *Streptococcus mutans*. Caries Res 18:385-390.

Kristoffersson K, Axelsson P, Birkhed D, Bratthall D (1986). Caries prevalence, salivary *Streptococcus mutans*, and dietary habits in 13-year-old schoolchildren. Comm Dent Oral Epidemiol 14:202-205.

Kulkarni G, Chan K, Sandham H (1989). An investigation into the use of restriction endonuclease analysis for the study of transmission of mutans streptococci. J Dent Res 68:1155-1161.

Kuzmina I (1997). A caries preventive program among children in a district of Moscow [thesis]. Department of Cariology and Endodontics, School of Dentistry, Faculty of Health Sciences, University of Copenhagen, Denmark.

Lachapelle-Harvey D, Sevigny J (1985). Multiple regression analysis of dental status and related food behaviour of French Canadian adolescents. Comm Dent Oral Epidemiol 13:226-229.

Lagerlöf F, Oliveby A (1990). Computer simulation of oral fluoride clearance. Comput Meth Prog Biomed 31:97-104.

Lagerlöf F, Oliveby A (1994). Caries-protective factors in saliva. Adv Dent Res 8:229-238.

Lang N, Cumming B, Löe H (1973). Toothbrushing frequency as it relates to plaque development and gingival health. J Periodontol 7:396-405.

Leach S, Lee G, Edgar W (1989). Remineralization of artificial caries-like lesions in human enamel in situ by chewing sorbitol gum. J Dent Res 68:1064-1068.

Lervik T, Haugejorden O, Aas C (1990). Progression of posterior approximal carious lesions in Norwegian teenagers from 1982 to 1986. Acta Odontol Scand 48:223-227.

Lie T (1978). Ultrastructural study of early dental plaque formation. J Periodontal Res 13:391-409.

Lindhe J, Wicén P (1969). The effect on the gingivae of chewing fibrous foods. J Periodontal Res 4:193-201.

Liljemark W, Fenner L, Bloomquist C (1986). In vivo colonization of salivary pellicle by Haemophilus, Actinomyces and Streptococcus species. Caries Res 20:481.

Lindquist B, Emilson C, Wennerholm K (1989). Relationship between mutans streptococci in saliva and their colonization of tooth surfaces. Oral Microbiol Immunol 4:71-76.

Listgarten M, Mayo H, Tremblay R (1975). Development of dental plaque on epoxy resin crowns in man. A light and electron microscopic study. J Periodontol 46:10-26.

Listgarten M (1976). Structure of the microbial flora associated with periodontal health and disease in man. A light and electron microscopic study. J Periodontol 47:1-18.

Löe H, Theilade E, Jensen S (1965). Experimental gingivitis in man. J Periodontol 36:177-187.

Löe H, von der Fehr F, Schiött C (1972). Inhibition of experimental caries by plaque prevention. The effect of chlorhexidine mouthrinses. Scand J Dent 80:1-9.

Loesche WJ (1982). Dental Carie1s: A Treatable Infection. Springfield: Thomas.

Loesche WJ (1986). Role of *Streptococcus mutans* in human dental decay. Microbiol Rev 50:353-380.

Longbottom C, Hysmans M, Pitts N, Los P, Bruce P (1996). Detection of dental decay and its extent using AC impedance spectroscopy. Nature Med 235-237.

Luan WM, Baelum V, Chen X, Fejerskov O (1989). Tooth mortality and prosthetic treatment patterns in urban and rural Chinese aged 20-80 years. Comm Dent Oral Epidemiol 17:221-226.

Lunder N, von der Fehr F (1996). Approximal cavitation related to bitewing image and caries activity in adolescents. Caries Res 30:143-147.

Lundgren M (1997). On dental caries and related factors in old age [thesis]. Departments of Cariology and Geriatric Medicine, University of Gothenburg, Sweden.

Lussi A (1991). Validity of diagnostic and treatment decisions of fissure caries. Caries Res 25:296-303.

Lynch E, Beighton D (1994). A comparison of primary root caries lesions classified according to colour. Caries Res 28:233-239.

MacPherson L, MacFarlane T, Stephen K (1990). An intra-oral appliance study of the plaque microflora associated with early enamel demineralization. J Dent Res 69:1712-1716.

Manji F, Fejerskov O (1994). An epidemiological approach to dental caries. In: Thylstrup A, Fejerskov O (eds). Textbook of Clinical Cariology. Copenhagen: Munksgaard.

Mäkinen K, Hujoel P, Bennett C, Isotupa K, Mäkinen P, Allen P (1996). Polyol chewing gums and caries rates in primary dentition: a 24-month cohort study. Caries Res 30:408-417.

Manning R, Edgar W (1993). PH changes in plaque after eating snacks and meals, and their modification by chewing sugared or sugar-free gum. Br Dent J 174:241-244.

Mansbridge J (1960). The effects of oral hygiene and sweet consumption on the prevalence of dental caries. Br Dent J 109:343-348.

Månsson B (1977). Caries progression in the first permanent molars. A longitudinal study. Swed Dent J 1:185-191.

Markovic N, Abelson D, Mandel I (1988). Sorbitol gum in xerostomics: the effects on dental plaque pH and salivary flow rates. Gerodontol 7:71-75.

Marsh P (1989). Host defenses and microbial homeostasis: Role of microbial interactions. J Dent Res 68:1567-1575.

Marsh P (1991). Sugar, fluoride, pH and microbia homeostasis in dental plaque. Proc Finn Dent Soc 87:515-525.

Marsh P (1993). The role of chemostats in the evaluation of antimicrobial agents for use in dental products. Mirobiol Ecol Dis 6:147-149.

Marsh P (1994). Microbial ecology of dental plaque and its significance in health and disease. Adv Dent Res 8:263-271.

Martinsson T, Petersson A (1972). Socio-odontologic investigation of schoolchildren with high and low caries frequency. IV. Dental condition in the parents. Odontol Revy 23:371-388.

Martinsson T (1973). Socio-odontologic investigation of schoolchildren with high and low caries frequency. V. Socio-economic factors and dental condition in the parents. Odontol Revy 24:59-74.

Mayhall (1977). The oral health of the Canadian Inuit community. An anthropological approach. International Conference on Oral Biology. J Dent Res (special issue C55-61).

Mejàre I, Grondahl HG, Carlstedt K, Grewer AC, Ohosson E (1985). Accuracy of radiography and probing for the diagnosis of proximal caries. Scand J Dent Res 93:178-184.

Mejàre I, Malmgren B (1986). Clinical and radiographic appearance of proximal carious lesions at the time of operative treatment in young permanent teeth. Scand J Dent Res 94:19-26.

Mejàre I, Köllestål C, Stenlund H (1999). Incidence and progression of approximal caries from 11 to 22 years of age in Sweden: A prospective radiographic study. Caries Res 33:93-100.

Milen A, Tala H (1986). Social inequity in oral health-a newly awakened problem. Proc Finn Dent Soc 82-260-266.

Milen A (1987). Role of social class in caries occurrence in primary teeth. Int J Epidemiol 16:252-256.

Miller A, Brunelle J, Carlos J, Brown L, Löe H (1987). Oral health of United States adults. National findings 1985-86. Bethesda, MD: NIH Pub 87-2868.

Milnes A, Bowden G (1985). The microflora associated with the developing lesions of nursing caries. Caries Res 19:289-297.

Minah G, Solomon E, Chu K (1985). The association between dietary sucrose consumption and microbial population shifts at six oral sites in man. Arch Oral Biol 30:397-401.

Mjör I (1985). Frequency of secondary caries at various anatomical locations. Oper Dent 10:88-92.

Möller I, Poulsen (1973). A standardized system for diagnosing, recording and analyzing dental caries data. Scand J Dent Res 81:1-11.

Moberg-Sköld U, Klock B, Lindvall A (1997). Differences in caries recording with and without bitewing radiographs. A study on 5-year-old children in the county of Bohuslän, Sweden. Swed Dent J 21:69-75.

Mortimer K (1964). Some histological features of fissure caries in enamel. Proc Euro Caries Res 2:85-95.

Murray J (1989). The Prevention of Dental Diseases. Ed 2. London: Oxford University Press.

Neff D (1967). Acid production from different carbohydrate sources in human plaque in situ. Caries Res 1:78-87.

Neilson A, Pitts N (1993). Development and application of a quantitative method of monitoring macroscopic cavitation in smooth surface lesions in vivo. Caries Res 27:140-146.

Newbrun E, Matsukubo T, Hoover C, Graves R, Brown A, Disney J, Bohannan H (1984). Comparison of two screening tests for *Streptococcus mutans* and evaluation of their suitability for mass screenings and private practice. Comm Dent Oral Epidemiol 12:325-331.

Nygaard-Ostby B, Morch T, Hals E (1957). A method for caries production in selected tooth surfaces in vivo-employed in a preliminary study of the caries-inhibiting effect of topically applied agents. Acta Odontol Scand 15:357-363.

Nyvad B, Fejerskov O (1982). Root surface caries: Clinical, histopathological and microbiological features and clinical implications. Int Dent J 32:312-326.

Nyvad B, Fejerskov O (1986). Active root surface caries converted into inactive caries as a response to oral hygiene. Scand J Dent Res 94:281-284.

Nyvad B, Fejerskov O (1987). Transmission electron microscopy of early microbial colonization of human enamel and root surface in vivo. Scand J Dent Res 95:297-307.

Nyvad B, Killian M (1987). Microbiology of the early colonization of human enamel and root surfaces in vivo. Scand J Dent Res 95:369-380.

Nyvad B, ten Cate J, Fejerskov O (1989). Microradiography of experimental root surface caries in man. Caries Res 23:218-223.

Nyvad B, Fejerskov O (1994). Development, structure and pH of dental plaque. In: Thylstrup A, Fejerskov O (eds). Textbook of Clinical Caries. Copenhagen: Munksgaard.

Nyvad B, Fejerskov O (1997). Assessing the stage of caries lesion activity on the basis of clinical and microbiological examination. Comm Dent Oral Epidemiol 25:69-75.

Nyvad B, ten Cate J, Fejerskov O (1997). Arrest of root surface caries in situ. J Dent Res 76:1845-1853.

Öhrn K, Crossner CG, Börgesson I, Taube A (1996). Accuracy of dental hygienists in diagnosing dental decay. Comm Dent Oral Epidemiol 24:182-186.

O'Leary T, Drake R, Naylor J (1972). The plaque control record. J Periodontol 43:38-39.

Orland F, Blayney J, Wendell-Harrison R (1954). Use of the germ-free animal technique in the study of experimental dental caries. J Dent Res 33:147-174.

Palmer J, Pitter A (1988). Differences in dental caries levels between 8-year-olds in Bath from different socioeconomic groups. Comm Dent Health 5:363-368.

Park K, Schemehorn B, Stookey G (1993). Effect of time and duration of sorbitol gum chewing on plaque acidogenicity. Pediatr Dent 15:197-202.

Paul P, Bradnock G (1986). The dental health of Asian and Causasion 4- and 5-year-olds resident in Coventry. Comm Dent Health 3:275-286.

Paynter K, Grainger R (1962). Relationship of morphology and size of teeth to caries. Int Dent J 12:147.

Pearce E (1991). Salivary inorganic and physical factors in the aetiology of dental caries, and their role in prediction. In: Johnson N (ed). Risk Markers for Oral Diseases. Vol 1. Dental Caries. Cambridge: Cambridge University Press.

Peers A, Hill F, Mitropoulos C, Holloway P (1993). Validity and reproducibility of clinical examination, fibre-optic transillumination, and bite-wing radiology for the diagnosis of small approximal carious lesions: An in vitro study. Caries Res 27:307-311.

Percival R, Challacombe S, Marsh P (1994). Flow rates of resting whole and stimulated parotid saliva in relation to age and gender. J Dent Res 73 (8):1416-1420.

Persson L, Holm A, Arvidsson S, Samuelson G (1985). Infant feeding and dental caries, a longitudinal study of Swedish children. Swed Dent J 9:201-206.

Petersson H, Bratthall D (1996). The caries decline: A review of the reviews. Euro J Oral Sci 104:436-443.

Pitts N, Rimmer P (1992). An in vivo comparison of radiographic and directly assessed clinical caries status of posterior approximal surfaces in primary and permanent teeth. Caries Res 26:146-152.

Pitts N, Longbottom C (1987). Temporary separation with special reference to the diagnosis and preventive management of equivocal approximal carious lesions. Quintessence Int 18:563-573.

Pitts N, Longbottom C, Hysmans M, Los P, Bruce P (1995). Assessing approximal caries depth with an AC impedance spectroscopy technique. J Dent Res 74:463.

Pitts N (1997). Diagnostic tools and measurements-impact on appropriate care. Comm Dent Oral Epidemiol 25:24-35.

Poulsen V (1988). Cariesrisikogrupper I bornetandplejen, en sundhedssociologisk og epidemiologisk evaluering [thesis]. Copenhagen: Royal Dental College.

Primosch R (1982). Effect of family structure on the dental caries experience of children. J Public Health Dent 42:155-168.

Quirynen M, Marechal M, Busscher H, Weerkamp A, Darius P, van Steenberghe D (1990a). The influence of surface free energy and surface roughness on early plaque formation. An in vivo study in man. J Clin Periodontol 17:138-144.

Qvist V, Johannessen L, Bruun M (1992). Progression of approximal caries in relation to iatrogenic preparation damage. J Dent Res 71:1370-1373.

Ramberg P, Lindhe J, Dahlén G, Volpe A (1994a). The influence of gingival inflammation on de novo plaque formation. J Clin Periodontol 21:51-56.

Ramberg P, Lindhe J, Gaffar A (1994b). Plaque and gingivitis in the deciduous and permanent dentition. J Clin Periodontol 21:490-496.

Ramberg P, Axelsson P, Lindhe J (1995). Plaque formation at healthy and inflamed gingival sites in young individuals. J Clin Periodontol 22:85-88.

Ravald N, Birkhed D (1991). Factors associated with active and inactive root caries in patients with periodontal disease. Caries Res 25:377-384.

Ravald N (1992). Studies on root surface caries in patients with periodontal disease [thesis]. Department of Cariology, University of Göteborg, Sweden.

Ravald N, Birkhed D (1992). Prediction of root caries in periodontally treated patients maintained with different fluoride programs. Caries Res 26:450-458.

Reeves R, Stanley H (1966). The relationship of bacterial penetration and pulpal pathosis in carious teeth. Oral Surg Oral Med Oral Pathol 22:59-65.

Rekola M (1987). Approximal caries development during 2-year total substitution of dietary sucrose and xylitol. Caries Res 21:87-94.

Richardson B, Cleaton-Jones P, McInnes P, Rantsho J (1981a). Infant feeding practices and nursing bottle caries. J Dent Child 48:423-429.

Rimmer P, Pitts N (1990). Temporary elective tooth separation as a diagnostic aid in general dental practice. Br Dent J 169:87-92.

Riviere G, Papagiannoulis L (1987). Antibodies to indogenous and laboratory strains of *Streptococcus mutans* in saliva from children with dental caries and from caries-free children. Ped Dent 9:216-220.

Roeters F, Van de Hoeven J, Burgersdijk R, Schaeken M (1995). Lactobacilli, mutans streptococci and dental caries: A longitudinal study in 2-year-olds up to the age of 5 years. Caries Res 29:272-279.

Rosenhek M, Macpherson L, Dawes C (1993). The cause of the inital peak in salivary flow rate (FR) with unflavoured gum base. J Dent Res 72:375.

Rugg-Gunn A (1989). Diet and dental caries. In: Murray (ed). The Prevention of Dental Diseases. Oxford: Oxford Medical Publishers.

Rugg-Gunn A, Edgar W, Geddes D, Jenkins G (1975). The effect of different meal patterns upon plaque pH in human subjects. Br Dent J 139:351-356.

Rugg-Gunn A, MacGregor I (1978). A survey of toothbrushing behaviour in children and young adults. J Periodontal Res 13:383-389.

Rugg-Gunn A, Hackett A, Appleton D, Jenkins G, Eastoe J (1984). Correlations of dietary intakes of calcium phosphorus and Ca P ratio with caries data in children. Caries Res 18:149-152.

Rugg-Gunn A, Hackett A, Appleton D (1987). Relative cariogenicity of starch and sugars in a 2-year longitudinal study of 405 English schoolchildren. Caries Res 21:464-473.

Rugg-Gunn A, Carmichael C, Ferrel R (1997). Effect of fluoridation and secular trend in caries in 5-year-old chldren living in Newcastle and Northumberland. Br Dent J 165:359-364.

Rugg-Gunn AJ (1994). Sugarless-towards the year 2000. Department of Child Health, University of New Castle Upon Tyne, UK.

Salonen L, Allander L, Bratthall D, Helldén L (1990). Mutans streptococci, oral hygiene and caries in an adult Swedish population.. J Dent Res 69:1469-1475.

Sanders W, Sanders C (1984). Modification of normal flora by antibiotics: Effects on individuals and the environment. In: Koot R, Sande M (eds). New Dimensions in Antimicrobial Therapy. 217-241. New York: Churchill Livingstone.

Sandham H, Brown J, Phillips H, Chan K (1988). A preliminary report of long-term elimination of detectable mutans streptococci in man. J Dent Res 67:9-14.

Sansone J, Van Houte K, Joshipura K, Margolis H (1993). The association of mutans streptococci and non-mutans streptococci capable of acidogenesis at a low pH with dental caries on enamel and root surfaces. J Dent Res 72:508-516.

Sarll D, Whittle J, Mackie I (1984). The use of classification of residential neighborhoods (ACORN) as a health-related variable in service planning for dentistry. Comm Dent Health 1:115-124.

Sawle RF, Andlaw RJ (1988). Has occlusal caries become more difficult to diagnose? A study comparing clinically undetected lesions in molar teeth of 14- to 16-year-olds in 1974 and 1982. Br Dent J 164:209-211.

Saxton CA (1973). Scanning electron microscope study of the formation of dental plaque. Caries Res 7:102-119.

Saxton CA (1975). The formation of human dental plaque: A study by scanning electron microscopy [thesis]. London: University of London.

Saxton CA (1976). The effects of dentifrices on the appearance of the tooth surface observed with the scanning electron microscope. J Periodontal Res 11:74-85.

Schachtele C, Jensen M, Harlander S, Halambeck S, Morris H (1982). Cheese as a paradigm for evaluating human plaque pH changes. J Dent Res 61 (special issue A):266.

Schamschula R, Barnes D, Adkins B (1972a). Caries etiology in Papua-New Guinea. Associations of tooth size and dental arch width. Australian Dent J 17:188-195.

Scheinin A, Mäkinen K (1975). Turku sugar studies I-XXI. Acta Odontol Scand 33:307-320.

Scheinin A, Mäkinen K, Tammisalo E, Rekola M (1975). Turku sugar studies XVII. In relation to 1-year consumption of xylitol chewing gum. Acta Odontol Scand 33:269-278.

Scheinin A, Pienihakkinen K, Tiekso J, Holmberg S (1992). Multifactorial modeling for root caries prediction. Comm Dent Oral Epidemiol 20:35-37.

Schou L, Currie C, McQueen D (1990). Using a lifestyle perspective to understand toothbrushing behaviour in Scottish. Comm Dent Oral Epidemiol 18:230-234.

Schroeder U, Granath L (1983). Predictive value of dietary habits and oral hygiene for the occurrence of caries in 3-year-olds. Comm Dent Oral Epidemiol 11:308-311.

Schroeder U, Edwardsson S (1987). Dietary habits, gingival status and occurrence of *Streptococcus mutans* and lactobacilli as predictors of caries in 3-year-olds in Sweden. Comm Dent Oral Epidemiol 15:320-324.

Schupbach P, Osterwalder V, Guggenheim B (1995). Human root caries: Microbiota in plaque covering sound carious and arrested carious root surfaces. Caries Res 29:382-385.

Schwarz E (1985). Dental programmes for children and young adults in Denmark in a social perspective. Scand J Prim Health 3:113-120.

Seddon R (1989). The detection of cavitation in carious approximal surfaces in vivo by tooth separation, impression and scanning electron microscopy. J Dent 17:117-120.

Silness J, Löe H (1964). Periodontal disease in pregnancy. II. Correlation between oral hygiene and periodontal condition. Acta Odontol Scand 22:121-135.

Silver D (1987). A Longitudinal study of infant feeding practice, diet and caries related to social class in children aged 3 and 8-10 years. Br Dent J 163:296-300.

Silverstone L (1973). Structure of caries enamel including the early lesion. Dent Update 1:101-105.

Sjögren K, Birkhed D, Persson L, Norén J (1993). Salivary fluoride clearance after a single intake of fluoride tablets and chewing gums in children, adults and dry mouth patients. Scand J Dent Res 5:274-278.

Sjögren K, Birkhed D, Rangmar B (1995). Effect of a modified toothpaste technique on approximal caries in preschool children. Caries Res 28:127-131.

Sjögren K, Lingström P, Lundberg A, Birkhed D (1997). Salivary fluoride concentration and plaque pH after using a fluoride-containing chewing gum. Caries Res 31:366-372.

Smith A, Moran J, Dangler L, Lieght R, Addy M (1996). The efficacy of an antigingivitis chewing gum. J Clin Periodontol 23:19-23.

Smith D, Taubman M (1991). Association of specific host immune factors with dental caries experience. In: Johnson N (ed). Risk Markers for Oral Diseases. Vol 1. Dental Caries. Cambridge: Cambridge University Press.

Söderholm K, Antonson D, Fischlweiger W (1989). Correlation between marginal discrepancies at the amalgam/tooth interface and recurrent caries. In: Anusavice K (ed). Quality Evaluation of Dental Restorations: Criteria for Placement and Replacement. Chicago: Quintessence.

Sognnaes R (1948). Analysis of wartime reduction of dental caries in European children. Am J Dis Child 75:792-821.

Spencer A, Davies M, Slade G, Brennan D (1994). Caries prevalence in Australia. Int Dent J 44:415-423.

Spencer A (1997). Skewed distributions-new outcome measures. Comm Dent Oral Epidemiol 25:52-59.

Sreebny L (1982). Sugar availability, sugar consumption and dental caries. Comm Dent Oral Epidemiol 10:1-7.

Sreebny L Chatterjee R, Kleinberg I (1985). Clearance of glucose and sucrose from the saliva of human subjects. Arch Oral Biol 30:369-274.

Sreebny L, Baum B, Edgar W, Epstein J, Fox P, Larmas M (1992). Saliva: Its role in health and disease. Int Dent J 42:291-304.

Staat R, Gawronski T, Cressey D, Harris R, Folke L (1975). Effects of dietary sucrose levels on the quantity and microbial composition of human dental plaque. J Dent Res 54:872-880.

Stephan R (1940). Changes in hydrogen-ion concentration on tooth surfaces and in carious lesions. J Am Dent Assoc 27:718-723.

Stephan R (1943). The effect of urea on counteracting the influence of carbohydrates on the pH of dental plaques. J Dent Res 22:63-71.

Stephan R (1944). Intra-oral hydrogen-ion concentration associated with dental caries. J Dent Res 23:257-266.

Stephan K, Chestnut I, Jacobson A, et al (1994). The effect of NaF and SMFP toothpaste on 3 years' caries increments in adolescents. Int Dent J 44:287-295.

Stern S, Curzon M (1975). Variations in tooth dimension and geographic caries prevalence. J Dent Res 54:910.

Stiles H, Meyers R, Brunelle J, Wittig A (1976). Occurrence of *Streptococcus mutans* and *Streptococcus sanguis* in the oral cavity and feces of young children. In: Stiles H, Loesche W, O'Brien T (eds). Proceedings, Microbial Aspects of Dental Caries. Vol 1 [spec suppl, microbiol abstracts].

Stecksén-Blicks C (1985). Salivary counts of lactobacilli and *Streptococcus mutans* in caries prediction. Scand J Dent Res 93:201-212.

Stecksén-Blicks C, Arvidsson S, Holm A (1985). Dental health, dental care, and dietary habits in children in different parts of Sweden. Acta Odontol Scand 43:59-67.

Strömberg N (1996). Salivens fingeravtryck avslöjar risk för tandlossning. Tandl Tidn 88:138-141.

Sullivan A, Granath L, Widenheim J (1989). Correlation between child caries incidence and *S mutans*/lactobacilli in saliva after correction for confounding factors. Comm Dent Oral Epidemiol 17:240-244.

Sullivan A, Borgström M, Granath L, Nilsson G (1996). Number of mutans streptococci or lactobacilli in a total dental plaque sample does not explain the variation in caries better than the numbers in stimulated whole saliva. Comm Dent Oral Epidemiol 24:159-163.

Svanberg M (1980). *Streptococcus mutans* in plaque after mouthrinsing with buffers in varying pH value. Scand J Dent Res 88:76-78.

Swenander-Lanke L (1957). Influence on salivary sugar of certain properties of foodstuffs and individual oral conditions. Acta Odontol Scand 15:153-156.

Taubman M, Smith D (1992). Significance of immune responses to oral antigens in dental diseases. In: Ciardi J, McGhee J, Keith J (eds). Genetically Engineered Vaccines. New York: Plenum.

Taylor R (1978). Variations of Morphology of Teeth. Springfield: Charles C. Thomas.

Teivens A, Mörnstad H, Reventlid M (1996). Individual variation of tooth development in Swedish children. Swed Dent J 20:87-93.

Ten Cate J, De Josselin de Jong E, Extercate R, Sundstrom G, Angmar Mansson B (1996). Quantification of enamel demineralisation with a new portable fluorescence device, validated by microradiology. Caries Res 30:299.

Tenovuo J, Lumikari M (1991). Organic factors in human saliva in relation to dental caries. In: Johnson N (ed). Risk Markers for Oral Diseases. Vol 1. Dental Caries. Cambridge: Cambridge University Press.

Tenovuo J, Lagerlöf F. Saliva; in Thylstrup A, Fejerskov O (1994). Textbook of Clinical Cariology. Copenhagen: Munksgaard.

Tenovuo J (1997). Salivary parameters of relevance for assessing caries activity in individuals and populations. Comm Dent Oral Epidemiol 25:82-86.

Tenovuo J, Kirstilä V, Häkkinen, Jentsch H, Vilja P (1997). Longitudinal analysis of the association of human salivary antimicrobial agents to 2-year caries increment [abstract]. Caries Res 31:305.

Theilade E, Fejerskov O, Hörsted M (1976). A transmission electron microscopic study of 7-day-old bacterial plaque in human tooth fissures. Arch Oral Biol 21:587-598.

Thibodeau E, O'Sullivan D (1996). Salivary mutans streptococci and dental caries patterns in prechool children. Comm Dent Oral Epidemiol 24:164-168.

Thylstrup A (1990). Clinical evidence of the role of pre-eruptive fluoride in caries prevention. J Dent Res 69:742-750.

Thylstrup A, Fejerskov O (1981). Surface features of early carious enamel at various stages of activity. In: Rolla G, Sonju T, Embery G (eds). Proceedings of a Workshop on Tooth Surface Interactions and Preventive Dentistry. London: IRL Press.

Thylstrup A, Bille J, Qvist V (1986). Radiographic and observed tissue changes in approximal carious lesions at the time of operative treatment. Caries Res 20:75-84.

Thylstrup A, Chironga L, Carvalho J, Ekstrand K (1989). The occurrence of dental calculus in occlusal fissures as an indication of caries activity. In: Ten Cate J (ed). Recent Advances in the Study of Dental Calculus. Oxford: IRL Press.

Thylstrup A, Fejerskov O (1994). Clinical and pathological features of dental caries. In: Thylstrup A, Fejerskov O (eds). Textbook of Clinical Cariology. Copenhagen: Munksgaard.

Todd J, Dodd T (1985). Children's Dental Health in the UK, 1983. London: HMSO.

Torell P, Ericsson Y (1965). Two-year test with different methods of local caries-preventive fluoride application in Swedish schoolchildren. Acta Odontol Scand 23:287-322.

Tveit A, Espelid I, Fjellteviet A (1994). Clinical diagnosis of occlusal dentin caries. Caries Res 28:368-372.

Twetman S, Petersson L, Pakhomov G (1996). Caries incidence in relation to salivary mutans streptococci and fluoride varnish applications in preschool children from low- and optimal-fluoride areas. Caries Res 30:347-353.

Twetman S, Petersson L (1997). Effect of different chlorhexidine varnish regimens on mutans streptococci levels in interdental plaque and saliva. Caries Res 31:189-193.

Von der Fehr, Löe J, Theilade E (1970). Experimental caries in man. Caries Res 4:131.

Vaarkamp J, Ten Bosch J, Verdonschot E, Tranaeus S (1997). Quantitative diagnosis of small approximal caries lesions utilizing wavelength-dependent fiber-optic transillumination. J Dent Res 76:875-882.

Van der Hoeven J, Camp P (1991). Synergistic degredation of mucin by *Streptococcus oralis* and *Streptococcus sanguis* in mixed chemostat cultures. J Dent Res 70:1041-1044.

Van Houte H, Yanover L, Brecher S (1981). Relationship of levels of the bacterium *Streptococcus mutans* in saliva of children and their parents. Arch Oral Biol 26:381-386.

Van Houte J, Jordan H, Laraway R, Kent R, Soparkar P, Depaola P (1990). Association of the microbial flora of dental plaque and saliva with human root surface caries. J Dent Res 69:1463-1468.

Van Houte J, Sansone C, Joshipura K, Kent R (1991). Mutans streptococci and non-mutans streptococci acidogenic at low pH and in vitro acidogenic potential of dental plaque in two different areas of the human dentition. J Dent Res 73:1727-1734.

Van Houte J (1993). Microbiological predictors of caries risk. Adv Dent Res 7:87-96.

Vehkalahti M (1987). Occurrence of root caries and factors related to this [thesis]. Helsinki: University of Helsinki.

Vehkalahti M, Paunio I (1994). Association between root caries occurrence and periodontal state. Caries Res 28:301-306.

Verdonschot E, Bronkhorst E, Wenzel A (1991). Approximal caries diagnosis using fibre-optic transillumination: A mathematical adjustment to improve validity. Comm Dent Oral Epidemiol 19:329-332.

Von der Fehr F (1965). Maturation and remineralization of enamel. Adv Fluorine Res 3:83-95.

Von der Fehr F, Löe J, Theilade E (1970). Experimental caries in man. Caries Res 4:131.

Walls A, Silver P, Steele J (2000). Impact of treatment provision on the epidemiological recording of root caries. Euro J Oral Sci 108:3-8.

Wallman C, Krasse B (1992). Mutans streptococci in margins of fillings and crowns. J Dent 25:174-178.

Weatherell J, Deutsch D, Robinson C, Hallsworth A (1977). Assimilation of fluoride by enamel throughout the life of the tooth. Caries Res 11:85-115.

Wendt L, Hallonsten A, Koch G (1992). Oral health in preschool children living in Sweden. Part II-A longitudinal study. Findings at 3 years of age. Swed Dent J 16:41-49.

Wendt L, Hallonsten A, Koch G, Birkhed D (1994). Oral hygiene in relation to caries development and immigrant status in infants and toddlers. Scand J Dent Res 102:269-273.

Wendt L (1995). On oral health in infants and toddlers. Swed Dent J 106 (suppl).

Wendt L, Birkhed D (1995). Dietary habits related to caries development and immigrant status in infants and toddlers living in Sweden. Acta Odontol Scand 53:339-344.

Wendt L, Hallonsten A, Koch G, Birkhed D (1996). Analysis of caries-related factors in infants and toddlers living in Sweden. Acta Odontol Scand 54:131-137.

Wenzel A, Pitts N, Verdonschot E, Kalsbeek H (1992). Diagnosis, structure and behaviour of small carious lesions. Diagnostic techniques: Radiology. Caries Res

Widstrom E, Nilsson B (1986). Immigrants and dental treatment in Sweden. Comm Dent Health 2:207-212.

Wilcox C, Everett F (1963). Friction on the teeth and the gingiva during mastication. J Am Dent Assoc 66:513-520.

Winter G, Hamilton M, James P (1966). Role of the comforter as an aetiological factor in rampant caries of the deciduous dentition. Arch Dis Child 41:207-212.

Winter G, Rule D, Mailer G, James P, Gordon P (1971). The prevalence of dental caries in preschool children aged 1-4 years. Br Dent J 130:434-436.

Winter G (1980). Problems involved with the use of comforters. Int Dent J 3028-3038.

Wright G, Banting D, Feasby W (1979). The Dorchester dental flossing study: Final report. Clin Prev Dent 1:23-26.

Zadik D (1978). Epidemiology of dental caries in 5-year-olds in Israel. Comm Dent Oral Epidemiol 6:91-96.

Zickert I, Emilson C, Krasse B (1982a). The effect of caries preventive measures in children highly infected with the bacterium *Streptococcus mutans*. Arch Oral Biol 27:861-868.

略語一覧

ACIST － alternating current impedance spectroscopy technique［交流電気抵抗スペクトル法］

ACORN － A Classification Of Residential Neighborhoods［近隣居住地分類］

CaF_2 － calcium fluoride［フッ化カルシウム］

CCD － charged-coupled device［固体撮像素子］

CCITN － Community Caries Index of Treatment Needs［地域う蝕治療必要度指数］

CFU － colony-forming units［コロニー形成単位］

CI － caries incidence［う蝕発病またはう蝕発生（率）］

DMFS － decayed, missing, or filled surface［未処置歯面、喪失歯面、処置歯面］

DMFT － decayed, missing, or filled teeth［未処置歯、喪失歯、処置歯］

DHSS － Department of Health and Social Security［保健社会保障局］

EFF － endoscopic filtered fluorescence［内視鏡蛍光検査］

FA － fluorapatite［フルオロアパタイト］

FOTI － fiber-optic transillumination［光ファイバー透過光診断法］

$H_4P_2O_7$ － pyrophosphate［ピロリン酸］

HA － hydroxyapatite［ハイドロキシアパタイト］

IgA － immunoglobulin A［免疫グロブリンA］

IgG － immunoglobulin G［免疫グロブリンG］

IgM － immunoglobulin M［免疫グロブリンM］

MS － mutans streptococci［ミュータンス連鎖球菌］

PFRI － Plaque Formation Rate Index［プラーク形成速度指数］

PI － Plaque Index［プラーク指数］

PMTC － professional mechanical tooth cleaning［専門家による機械的歯面清掃］

PRF － prognostic risk factor［予後のリスクファクター（因子・要因）］

PRP － proline-rich glycoprotein［プロリンリッチ糖タンパク］

QLF － quantitative laser(light)fluorescence［定量的レーザー（光学）蛍光法］

RF － risk factor［リスクファクター（因子・要因）］

RI － risk indicartor［リスク指標］

SBE － salivary bufferting effect［唾液緩衝効果］

SL － selective Lactobacillus［選択的乳酸桿菌］

SSR － salivary secretion rate［唾液分泌速度］

WHO － World Health Organization［世界保健機関］

索 引

あ

αアミラーゼ ……………………………………121
Actinomyces naeslundii（*A. naeslundii*）……………27，38
Actinomyces odontologica ……………………………27
Actinomyces viscosus …………………………………15
agglutination……………………………………………123
aggregation ……………………………………………123
IgA……………………………………110，111，124，134，145
　　──サブクラス ………………135，136，137，145，146
IgA1 ……………………………………………………135，145
　　──プロテアーゼ ……………………………135，146
IgA2 ……………………………………………………135，145
IgG ……………………………………110，124，134，135，145
　　──サブクラス ……………………………………135
アグルチニン ……………………121，123，134，143，144
アスパルテーム ……………………………74，81，91
アルブミン ……………………………………………111
アルミニウム …………………………………………141
青色のコロニー ………………………………………34
新たな活動性う蝕根面（newly decayed active lesion surfaces）
　　……………………………………………………248
新たな非活動性う蝕根面（newly decayed inactive lesion surfaces）
　　……………………………………………………248
新たに処置された根面（newly filled surfaces）………248
安静時唾液 ……………………………………109，110

い

イットリウム …………………………………………140
一次予防 ………………………………………………48
閾値 ……………………………………19，29，48，244
陰性予測値 ……………………………………………40

う

う窩非形成性う蝕有病 ………………………………41
う蝕 ……………………13，16，17，30，37，47，49，51，56，65，
　　………………91，115，146，148，171，205，229，243，255
　　──活性根面 ………………………………………38
　　──活動性（carious activity）……48，59，97，143，165，
　　………………………………………214，243，244，256
　　──感受性 ……27，42，84，86，91，92，140，143，
　　………………………………148，149，150，174，183，254
　　──減少 …………………………………………256
　　──原性環境 ………………………………………37
　　──原性プラーク ……………176，179，188，206，225
　　──高発病性の予測研究 …………………………46
　　──歯面数 …………………………………………62
　　──歯面の増加 ……………………………………63
　　──進行性（caries progression）……………244，256
　　──侵襲率（caries attack rate）………………244，256
　　──増加（caries increment）……………………244，256
　　──治療ニーズ ………………………………249，250
　　──治療必要度 …………………………………249
　　──の進行 …………………………………………204
　　──の発生 ……………………………………225，256
　　──ハイリスク ……………………………………84
　　──発生 ………………………………………35，63
　　──歯面数（DS）…………………………………63
　　──発病 …………………………………………30
　　──率 ……………………………………………148
　　──病原性細菌 ……………………………………27
　　──病原性プラーク ………………………………35
　　──病巣（carious lesion）……27，42，47，56，60，73，
　　………104，138，165，171，173，179，181，182，184，
　　………186，188，189，190，194，197，201，202，206，
　　………207，212，213，214，215，217，218，221，224，
　　………225，226，227，229，231，243，248，249，250，251
　　──誘発性 ……53，55，59，64，74，76，79，91，166
　　　　──環境 ………………………………………36
　　　　──基質 ………………………………………58
　　　　──細菌 ………………………………………90

266

──スコア………………………………………62
　　──プラーク……………………………………90
　　──有病…………………………………………233
　　──率……………………………………………148
　　──予測……………………………………40, 56
　　──リスク患者の選別…………………………41
　　──リスクマーカー……………………………40
　　──リスク予測……………………………41, 42
　　──ワクチン……………………………………136
後ろ向き研究…………………………………………86

え

ACORN（A Classification of Residential Neighborhoods＝近隣居住地分類）………………………………83
　　──分析…………………………………………83
extension for prevention：予防拡大……………250
N-アセチルグルコースアミン……………………122
N-アセチルムラミン酸……………………………122
X線写真……60, 186, 199, 212, 213, 214, 218, 224, 227
エストロゲン補充療法……………………………107
エナメル結晶…………………………………………119
エナメル質……………………………………………35
　　──う蝕……………14, 30, 37, 43, 52, 172,
　　　　　　　　　　　174, 186, 187, 230, 231
　　──の発生………………………………………70
　　──病巣…42, 173, 179, 180, 182, 184, 187, 195,
　　　　　　198, 200, 201, 202, 203, 204, 205, 206,
　　　　　　208, 209, 213, 216, 217, 221, 225, 255
　　──の化学………………………………………141
　　──の構造………………………………………138
　　──病巣……………………………………230, 231
　　──溶解…………………………………………116
エナメルセメント境界…………………………191, 225
エナメル象牙境……………187, 188, 189, 205, 206,
　　　　　　　　　　　　　207, 214, 217, 225
エネルギー摂取………………………………………80
エネルギー量…………………………………………80
エビデンス………………28, 35, 54, 55, 58, 254
栄養素摂取……………………………………………80

疫学研究………………………………………………54
塩酸ピロカルピン………………………………126, 145

お

O'Learyのプラーク指数……………………………16
Orland（1954・人名）………………………………90
横断研究………………28, 36, 42, 51, 55, 56, 57, 91, 100

か

Gustavsson（1954・人名）…………………………90
ガイドライン…………………………………………46, 80
カドミウム……………………………………………141
カラベリー結節……………………………………138
カリエス・リスク……147, 148, 149, 150, 151, 152, 153,
　　　　　　　154, 155, 162, 164, 165, 166, 167, 168, 169, 170
カリエスフリー………………48, 57, 85, 148, 230, 236
カリオグラム………164, 165, 166, 167, 168, 169, 170
　　──・モデル（CARIOGRAM MODEL）……164
カリオスタット試験……………………………42, 43, 44
カルシウムイオン……………………65, 117, 124, 126
カンジダ症……………………………………………104
化学的プラーク・コントロール…………14, 20, 61, 131,
　　　　　　　　　　　　　　　　　132, 145, 161
　　──製剤…………………………………18, 219, 220
可溶型のデンプン……………………………………54
果糖……………………………………………53, 69, 70
改良Eichner指数……………………………………87
解糖系…………………………………………………120
学校でのフッ化物応用プログラム…………………92
顎下腺……………………………………67, 96, 108, 110
活動性（active）…172, 191, 222, 223, 225, 227, 244, 256
　　──う蝕…………………………………56, 173, 246
　　──病巣………179, 182, 183, 189, 193, 209, 222
　　──エナメル質う蝕……………………………183, 184
　　──病巣………181, 182, 183, 184, 187, 212, 226
　　──根面う蝕……………………………191, 192, 193
喀出法…………………………………………………109
寒天プレート…………………………………………33
間食時の砂糖摂取……………………………………56

267

観察研究 …………………………………………61, 91

き

Capnocytophaga ………………………………………38
キシリトール ………59, 60, 74, 75, 81, 91, 127, 131
　　　――ガム ………………………………128, 129, 131
　　　―― - カルバミド（尿素）ガム ………………128
気づくこと（awareness） …………………………87
機械的プラーク・コントロール ………106, 132, 137,
　　　　　　　　　　　　　　　　　　149, 176, 223
偽陰性 ……………………………………………38, 39
偽陽性 ………………………………………38, 39, 227
拮抗作用 ……………………………………………25
吸引法 ………………………………………………109
協同作用 ……………………………………………25
教育レベル ………87, 88, 89, 92, 93, 150, 151, 163
菌体外多糖 …………………………………………53
菌体内多糖体 ………………………………………28

く

クエン酸イオン ……………………………………117
グラスアイオノマー・セメント ………119, 132, 149,
　　　　　　　　　　　　　　　　　　185, 207, 223
クリアランス ………………………………………111
　　　――時間 ……………………54, 69, 72, 73, 75,
　　　　　　　　　　　　　　81, 91, 147, 161, 163
　　　――速度 ………………………………………113
クローン S.mutans …………………………………48
クロルヘキシジン …………30, 34, 112, 131, 145,
　　　　　　　　　　　　　　　　157, 220, 221, 223
　　　――・バーニッシュ ……………………133, 224
　　　――含有シュガーレスチューインガム ………26
　　　――含有チューインガム ……………131, 133, 145
　　　――塗布 ………………………………………164

け

血液中のフッ化物 …………………………………119
研究デザイン ……………………………………39, 85
健全根面 ……………………………………………37

こ

コロニー形成 ……………13, 24, 25, 27, 28, 29,
　　　　　　　　　　　　30, 31, 41, 135, 136
　　　――単位［CFUs］ ……………………………28
コンピュータ援用疫学プログラム …………………246
コンピュータ援用分析口腔疫学システム（a computer-aided analytic oral epidemiologic system） ……………249
コンピュータ支援X線写真法…………195, 200, 203, 226
コンポマー …………………………………209, 223, 227
固着部位 ……………………………………………35
口角症 ………………………………………………104
口腔カンジダ症 ……………………………………132
口腔感染症 …………………………………………104
口腔乾燥 ……………………………102, 104, 125, 126
　　　――症 ……………26, 73, 102, 103, 104, 105,
　　　　　　　　　　　　　　106, 132, 133, 143, 144
口腔清掃 …………19, 22, 32, 45, 61, 176, 181, 194
　　　――習慣 ………20, 51, 52, 56, 57, 62, 150, 151
　　　――状況 …………………………………41, 56
口腔の流動学（rheoology） ………………………113
口腔ヘルスプロモーション …………………………93
広範性う蝕（ランパントカリエス） …………55, 90, 111
交感神経系 …………………………………………96
交感神経刺激 ………………………………………97
交流電気抵抗スペクトル法（ACIST） ………195, 201, 203,
　　　　　　　　　　　　　　　　　　　　204, 226
抗うつ薬 ……………………………………………105
抗菌性タンパク質 ………………………………20, 121
抗コリン作動薬 ……………………………………105
抗精神病薬 …………………………………………105
抗パーキンソン薬 …………………………………105
抗ヒスタミン剤 ………………………………105, 144
咬合面う蝕 …………………193, 203, 205, 221, 231
降圧剤 …………………………………………105, 144
酵素エノラーゼ ……………………………………120
根面う蝕 ……………30, 36, 37, 38, 148, 150, 191,
　　　　　　　　　　222, 223, 225, 243, 244, 248, 251
　　　――指数（Root Caries Index=RCI） ……255
　　　――指標（DMFRS%） ………………………248

——の診断	221
——のリスク評価	40
——の臨界pH	91
——部位	193
根面初期う蝕病巣	35
混合唾液中の細菌叢	24

さ

Saliswab	132
サイアロメーター	109
サッカリン	74, 81, 91, 127
砂糖菓子製品の摂取	28
砂糖含有食品の摂取	56
砂糖消費量	255
砂糖摂取	26
——習慣	55
——頻度	58, 165
——量	54, 55, 86
砂糖時計	80, 81
砂糖の日常摂取	255
三環系抗うつ薬	107
酸性PRPs	121, 124
暫間的歯間離開	196, 197, 213

し

10%ショ糖溶液の洗口	18, 22, 67, 74
CaF2（フッ化カルシウム）	120, 129, 146, 179
CPITN (Community Periodontal Index of Treatment Needs＝地域歯周疾患治療必要度指数)	87, 249
G.V.Black (1908・人名)	209, 250
SilnessとLoe (1964) のプラーク指数 (PI)	16, 21, 22
シアリン酸（シアル酸）	123
シェーグレン症候群 (Sjögren's syndrome)	101, 107, 126, 133, 144, 145
シスタチン	96, 110, 111
シャベル状切歯	138, 146
シュガーレスチューインガム	113, 131
シュガーレスフッ化物含有チューインガム	73, 76, 81, 92, 130
初期・一次予防	235, 236
ショ糖	53, 69, 70
——含有食品	91
刺激唾液	109
視診	195, 203, 226
歯科受診状況	84, 87
歯科受診頻度	86
歯科施策検討評価グループ	85
歯科保健医療サービス	83
歯冠う蝕	171, 193, 222, 231
——病巣	194
歯冠部う蝕	233, 244, 248
歯間空隙	35, 36
歯根の露出	142
歯根面う蝕	142
歯周病	160, 161
歯周プローブ	211
歯髄-象牙質器官	187, 188, 189
歯肉炎	14, 16, 17, 20, 22, 43, 148, 235, 242
——の評価	43
歯肉縁下プラーク (subgingival plaque)	15, 244
歯面・歯肉プラーク (dentogingival plaque)	14
耳下腺	96, 97, 106, 108, 110, 120
疾病への感受性 (susceptibility to disease)	166
実験的う蝕研究	61, 176
社会階層 (social class)	82, 83, 87, 92, 93
社会経済的因子	82
社会経済的および行動的因子	82, 92
社会行動の要因	86
社会的および行動的因子	86
重炭酸イオン	113, 117, 128
重量測定法	109
縦断介入研究	75, 91
縦断研究	19, 28, 29, 36, 41, 42, 44, 48, 63, 83, 84, 86, 205
縦断臨床研究	30
処置の決定	215
初期一次予防	235
初期エナメル質う蝕	41

269

徐放性フッ化物	133
──材料	132
──錠剤	119
徐放性フッ化物装置	130
小唾液腺	96, 97, 104, 108, 110, 111
漿液細胞	106
食事因子の評価	75
食事記録	76
──法	77, 78
食事助言	64, 81
食事摂取	56
食事調査	55
食事データの分析	79
食事日記	62, 77
食事パターンとpH	74
食事評価	75
食事歴	76, 91
食生活指針	80
食品摂取の評価	79
食品中の糖類	53
食品の摂取回数	79
食品の摂取頻度	79
食品の頻度調査	76
食品頻度調査法	79
食品を試食する職業	82
食欲抑制薬	105
触診	195, 203, 226
神経伝達物質	97
真陰性	38, 39
真陽性	38, 39
進行停止根面部	38
診断	195
──方法	209
新う蝕歯面	35
新生DSsの頻度分布	245
人種	84
──的マイノリティー（ethnic minorities）	85

す

Spirochetes	16
Streptococcus mitis（*S.mitis*）	25, 122, 135
Streptococcus mutans（*S.mutans*）	26, 27, 100, 106, 133, 136
──（血清型c、e、f）	28
──陰性	48
──検出陰性	45
──検出陽性	45
──陽性	48
Streptococcus oralis（*S.oralis*）	25, 122, 135
Streptococcus sanguis（*S.sanguis*）	15, 25, 122, 135
Streptococcus sobrinus（*S.sobrinus*）	27, 133, 136
──（血清型d、g）	28
Strip Mutans（ミュータンスをはがす）検査法	33
スクリーニング	40, 46
スタテリン	96, 111, 121
ステファンカーブ	65, 66, 67, 69, 113
ステファン法	66, 69
ストロンチウム	140, 141
スワブ法	109
水素イオン濃度（pH）	64
水道水フッ化物添加	86, 137, 252
鋭い目と鈍い探針（sharp eyes and a blunt probe）	223

せ

Selenomonas dianae	38
説明モデル	13
セメントエナメル境界	141, 142, 143, 146, 222, 224, 225
セメント質形成不全	142
セメント象牙境	193
セルフケア	20, 41, 90, 93, 147, 150, 157, 162, 163, 164, 169, 186, 215, 223, 247, 254, 256
セレン	139, 141
生息地	24, 25
生態学的プラーク仮説	25, 47, 48
清涼飲料水	56, 80
──の摂取頻度	56

精神障害のある患者 …………………………………82
舌下腺 ……………………………………………67, 96
舌背の清掃 …………………………………………25
染色体DNA …………………………………………29
選択的寒天プレート ………………………………33
選択培地 ………………………………………32, 33
全身疾患の有病状況 ………………………………87
全唾液中のフッ化物 ………………………………119
全唾液中のリゾチーム ……………………………122

そ

ソルビトール …………59, 74, 75, 81, 91, 127, 128, 129
　　　──ガム …………………………………131
ソルボース ……………………………………75, 91
象牙質う蝕 …………43, 185, 186, 197, 230, 231, 251
象牙質う蝕病巣 ………174, 195, 198, 203, 204, 208, 209

た

touch-on電極 ………………………………………66
　　　──法 …………………………………………66
touch-on／microtouch電極法 ………………………65
WHO ………………………21, 54, 171, 230, 233, 238, 255
　　　──ガイドライン ……………………………229
　　　──基準 ……………………………………230, 231
　　　──指標年齢 ………………………………233
　　　──のグローバル・マップ …………………255
　　　──の口腔保健ユニット ……………………229
ターナー歯 …………………………………………139
多価アルコール ……………………………………59
多重ロジスティック回帰分析 ……………………84
多糖類 …………………………………………52, 53, 90
多変量ロジスティック回帰分析 …………………84
唾液 …………………………………………………52
　　　──検査 ……………………………………28
　　　──採取法 …………………………………32
　　　──腺機能 …………………………………57
　　　──中のS.mutans …………………………24, 45
　　　──中のアミラーゼ ………………………121
　　　──中のミュータンス連鎖球菌 …………41
　　　──試験とPFRIを組み合わせ法 …………42
　　　──の緩衝作用 ……………………………114
　　　──の機能 …………………………………95
　　　──の細菌叢 ………………………………24
　　　──の刺激 …………………………………125
　　　──の組成 …………………………………110
　　　──の糖クリアランス ……………………120
　　　──のクリアランス能力 …………………125
　　　──の到達性 ………………………………67
　　　──分泌 ……………………………………96
　　　　　──減退 ………103, 104, 105, 107, 109, 144
　　　　　──の評価 ……………………………108
　　　　　──速度（SSR）………17, 24, 43, 95, 97, 143, 167
　　　　　──不足 ………………………………20
　　　──ペルオキシダーゼ ……………………123
耐酸性の細菌 ……………………………………26, 35
大唾液腺 ……………………………96, 97, 104, 108, 109, 110
代用唾液 …………………………………………132
代用糖 ……………………………………74, 91, 92, 253
　　　──とpH …………………………………74
第一次予防 ………………………………23, 235, 236
第二次予防 ………………………………………23, 235
第三次予防 ………………………………………235
第一大臼歯のう蝕有病率 …………………………55
樽状切歯 …………………………………………138
単糖類 …………………………………………52, 53, 82, 90
探針 …138, 175, 195, 209, 210, 211, 216, 223, 226, 227
　　　──操作 …………………193, 195, 209, 210, 223,
　　　 ………………………………224, 225, 226, 227

ち

地域歯周疾患治療必要度指数（Community Periodontal Index of Teatment Needs）………………………………87, 249
治療介入（operative intervention）………………249
治療必要度（Treatment needs）……………………256
長期介入実験研究 …………………………………58
調理済みデンプン …………………………………69

て

Dentobuff Strip……113
Dentocult LB……37
Dentocultパラフィン……34
DFS（DF歯面）……233
Diagnodent……202, 227
Digoraシステム……198, 199
DFS（DF歯面）……233
　　──スコア……233
DMFT（DMF歯）……232, 233, 239
　　──スコア……233
DNAプローブ……48
デジタルX線写真法……195, 198, 203, 226
テレメトリー内蔵電極法……65
テレメトリー法……66, 67, 68, 70, 71, 72, 73, 74, 75, 128
デンプン……13, 53, 54, 62, 121
定量的レーザー（光学）蛍光法（QLF）……195, 202, 203, 204, 226, 227
停止したう蝕病巣……183
鉄……121, 141
伝染性の窓（window of infectivity）……30
伝播……24, 29, 30, 48
電気抵抗計測法（周波数固定）……195, 201, 203, 204, 213, 226

と

Turku研究……60, 75
Turku砂糖研究……59
Turkuチューインガム試験……131
ドライアイ……126
ドレイン法……109
糖クリアランス……112, 113, 120
　　──時間……71
糖質クリアランス時間……164
糖タンパク質……121
銅……141
特異度……38, 39, 40, 44, 84, 148, 195, 197, 198, 201, 202, 204, 211, 213

特異的プラーク仮説……47, 48
特定プラーク仮説……27

な

Neisseria……15
内視鏡蛍光検査（EFF）……195, 202, 203, 204, 226
内的修飾リスク指標……163
生デンプン……54, 69, 70

に

2×2分割表……39
24時間想起法……55, 62, 76, 78, 79, 91
ニーズ関連予防歯科（needs-related preventive dentistry）……247
ニーズ関連予防プログラム（needs-related preventive programs）……246
ニーズに関連した口腔衛生……48
ニーズに関連した専門家による機械的歯面清掃（needs-related professional mechanical toothcleaning）……247
ニーズに対応した予防プログラム……147
ニーズに基づく患者の口腔清掃指導……45
二次う蝕……30, 60, 150, 172, 194, 223, 224, 231, 247, 256
　　──の診断……223
二次予防……48
二重盲検法……20, 118, 147
二糖類……52, 53, 82, 90
入院している患者……82
乳酸桿菌……26, 35, 36, 81, 100, 106, 166
　　──数……35, 36, 37, 81
乳糖……53, 69, 70
妊娠……82, 92, 114, 150

ね

年間砂糖消費量……90
粘液細胞……106

の

ノルウェー式の5段階システム……225, 231
ノルウェーのX線写真用の5段階スコア……215

ノンカロリー甘味料 …………………………………… 75
ノンカロリー代用糖 …………………………………… 92

は

Bacitracin ……………………………………… 33, 34
burning mouth ………………………………………… 107
パイオニアコロナイザー ………………………… 15, 122
　　　──の細菌群 ……………………………………… 15
バイオフィルム ………………………………… 24, 27, 225
バイトウイングX線写真 ……60, 173, 186, 195, 197, 200,
　　　203, 209, 210, 212, 213, 214, 216, 218, 223,
　　　224, 226, 227, 230, 231, 232, 245, 255, 256
ハイドロキシアパタイト（HA）……14, 64, 115, 116, 121,
　　　124, 129, 144, 172
ハイリスク …38, 39, 40, 73, 83, 85, 86, 93, 131, 132,
　　　139, 147, 151, 160, 162, 167, 169, 170, 214, 247
　　　──群 ……………………………… 44, 47, 49, 151
　　　──対策 …………………………………………… 39
　　　──に対する戦略 ………………………………… 48
バクテリオシン ………………………………………… 29
パラフィン刺激全唾液 ………………………………… 108
歯のサイズ …………………………………… 137, 146
歯の喪失率 ……………………………………………… 87
歯磨き行動 ……………………………………………… 86
麦芽糖 ……………………………… 53, 69, 70, 91, 114, 121
発酵性炭水化物 ………………… 25, 51, 52, 66, 69, 90, 91
斑状エナメル質 ……………………………… 140, 141

ひ

PFRI 5段階評価 ………………………………………… 19
PMTC（専門家による機械的歯面清掃）……18, 22, 23, 30,
　　　43, 47, 133, 148, 149, 157, 163, 164,
　　　176, 177, 185, 186, 210, 219, 220, 223
PRPs（プロリンリッチ糖タンパク質）……96, 120, 121
vibrios ………………………………………………… 16
Vipeholm研究 …………………………… 58, 59, 61, 134, 147
ヒスタチン ……………………………………………… 111
ヒト免疫不全ウイルス（HIV1） ……………………… 111
ピロリン酸 ………………………………………… 117, 118

非活動性（inactive） ……………… 172, 191, 222, 223,
　　　225, 227, 244, 256
　　　──う蝕 ……………………………… 56, 246, 250
　　　──病巣 ……………………………………… 209, 222
　　　──根面う蝕 …………………………… 191, 193, 195
非侵襲性修復処置（ART） …………………………… 220
非侵襲性修復テクニック ……………………………… 220
非選択的嫌気培養法 …………………………………… 37
非特異的プラーク仮説 ……………………………… 24, 47
非免疫グロブリンタンパク ………………………… 20, 121
肥満 ……………………………………… 55, 82, 150
　　　──度（Body Mass Index） …………………… 87
費用効果（cost effectiveness） …………………… 247
微小孔フィルター ……………………… 172, 174, 179, 184
光重合アイオノマー・セメント ……………………… 221
光ファイバー透過光診断法（FOTI） ……195, 200, 201, 203,
　　　213, 226, 227, 230
氷山モデル ……………………………… 230, 251, 252
表層下脱灰 ……………………………………………… 172
病巣本体（lesion body） ……………… 172, 205, 225
敏感度 ……………… 38, 39, 40, 44, 84, 148, 195, 196,
　　　198, 201, 202, 204, 209, 211, 213, 224

ふ

fusiforms ……………………………………………… 16
Prevotella …………………………………………… 38
　　　──buccae ……………………………………… 38
フィッシャー・シーラント ……………… 92, 186, 205, 209,
　　　210, 212, 227, 253
フィンガープリンティング法 ………………………… 48
フッ化ナトリウム溶液 ………………………………… 186
フッ化物 ……43, 13, 56, 61, 65, 75, 81, 93, 106, 110,
　　　116, 119, 126, 127, 130, 131, 137, 141, 142,
　　　143, 144, 145, 146, 149, 161, 165, 166, 172,
　　　179, 180, 194, 205, 216, 226, 227, 252, 253
　　　──応用 ……………………………… 61, 90, 214, 227
　　　──イオン ……………………… 27, 110, 116, 117, 124
　　　──含有チューインガム ……20, 45, 48, 106, 119,
　　　120, 127, 128, 129, 130, 131, 133, 145, 161, 164

273

——口中錠	127	プラークの量	17, 18
——錠剤	83, 119	プラーク分布	181
——徐放性材料	149, 223, 227	プライマリーヘルスケア	235
——徐放性フィッシャー・シーラント	186, 210	プラスミド	29
——製剤	119, 149, 163	フルオロアパタイト（FA）	116, 141, 179
——の局所応用	61, 83, 179, 185, 194, 254	不溶性多糖	53
——の局所塗布	157	副交感神経系	96
——の唾液中濃度	120	副交感神経刺激	96
——の役割	119	分泌型IgA	123, 135, 144, 145
——バーニッシュ	119, 133, 148, 149, 157, 162, 163, 185, 216, 220, 221, 223	分泌型免疫グロブリンIgA	121

へ

——配合歯磨剤	17, 52, 57, 58, 71, 76, 85, 86, 92, 116, 118, 119, 129, 138, 144, 148, 157, 163, 164, 166, 168, 169, 179, 180, 181, 193, 194, 222, 223, 234, 253, 254
フッ素症	140, 142
ブドウ糖	53, 69, 70
プラークpH	65, 69, 70, 71, 74, 75, 80, 91, 127, 128, 164, 243
プラーク液	120
プラーク形成	14, 19
——速度	17, 19, 20, 21, 46, 49, 122
——指数（PFRI）	17, 18, 19, 20, 23, 43, 44, 130, 131, 148, 149
——スコア	19, 20, 32, 42, 43, 44, 45, 46
——のⅠ期	15
——のⅡ期	15
——のⅢ期	16
——のⅣ期	16
プラーク・コントロール	17, 20, 32, 61, 75, 90, 115, 137, 148, 149, 161, 164, 165, 179, 180, 181, 182, 185, 192, 194, 205, 214, 221, 222, 223, 226, 227, 254, 255, 256
プラーク再蓄積	21, 22
プラーク指数	17, 19, 23, 87
プラーク染色による評価	43
プラークの成熟度と構成成分	68
プラークの生態学的仮説	26
プラークの付着部位	67

pH緩衝能力	125
pHの遠隔測定法	17
pHの測定	65
Veillonella	16
——*dispar*	26
ペプチドグリカン層	122
ペリクル（獲得被膜）	15, 24, 25, 53, 117, 119, 120, 122, 123, 124, 136, 144, 146
ペルオキシダーゼ	121, 144
ヘルシンキ宣言	61
ヘルスプロモーション	87, 90
閉経	107

ほ

ホメオスターシス	25, 26
ほ乳瓶	55, 56, 57, 85, 92, 148
——う蝕	35, 83
保健行動	86
母乳	57, 145
放射線照射	106, 126

ま

microtouch法	66
マグネシウム	110, 120
マンガン	141
マンニトール	59, 74
前向き研究	51, 57, 86

み

mitis-salivalius ……………………………………34
ミュータンス連鎖球菌 …13, 26, 27, 29, 30, 42, 90, 224
　　　──数 …………………………………………31
　　　──の選択培地 ……………………………32
ミルクへのフッ化物添加 …………………………235

む

ムチン ………………………………96, 110, 104, 120, 123
無機リン酸イオン …………………………………117
無リスク群 …………………………………………49

め

免疫グロブリン ……………………………20, 121, 148
　　　──G（IgG） ……………………………111
　　　──M（IgM） ……………………………111

や

薬剤の常用 ………………………………100, 101, 102
宿主の防護機構 ……………………………………25

よ

容積測定法 …………………………………………109
予後のリスクファクター（因子・要因） ……13, 51, 52, 75,
　　　………95, 133, 145, 151, 160, 161, 162, 163, 170
予測研究 ……………………………………………42
陽性予測値 …………………………………………40
溶解（erosion） ……………………………………172

ら

Lactobacilli ………………………………………35
Lactobacillus ……………………………………27
　　　──*casei* ……………………………………26
ラクトフェリン …96, 110, 111, 121, 122, 134, 144, 145
ラクトペルオキシダーゼ系 ………………………134

り

リスク・プロフィール ……………………160, 162, 163
リスクグループ ……………………………………148

リスク群 ……………………………………47, 49, 151
リスク指標 …………………………………………51
リスクファクター（因子・要因） …13, 51, 52, 53, 57, 61,
　　　………………75, 81, 83, 84, 86, 90, 95, 133, 145,
　　　………………147, 160, 161, 162, 163, 169, 170, 232
リスクマーカー ……………………………39, 40, 41
リスク予測 …………………………………………39
　　　──の原則 ………………………………39
　　　──法 ……………………………………39
リゾチーム …………………………………122, 134
リチウム ……………………………………121, 140
リポポリサッカライド（LPS） …………………122
リン酸イオン ……………………………65, 96, 116, 126
利尿薬 ………………………………………105, 144
倫理的な配慮 ………………………………………247
隣接面う蝕 ………………………………35, 62, 197, 231
　　　──の診断 ……………………………213
　　　──発生 …………………………………63
　　　──病巣 ……………………60, 115, 201, 214, 215,
　　　………………………………217, 218, 220, 227
隣接面清掃 …………………………………………45
隣接面プラーク（approximal dental plaque） ……15
臨界pH ……………………………26, 64, 66, 68, 70, 91
臨界点 ………………………………………………14
臨床的う蝕病巣 ……………………………13, 115, 172

れ

0.2％クロルヘキシジン溶液 ………………………14, 61
レジン系グラスアイオノマー・セメント ……209, 227, 223
レジンモディファイドグラスアイオノマー・セメント …132

ろ

Rogosa乳酸桿菌（SL）寒天培地 …………………37
ローリスク ……………………………38, 40, 151, 162, 170, 214
　　　──群 ……………………………………44, 47, 49, 151

INTRODUCTION TO RISK PREDICTION and PREVENTIVE DENTISTRY

リスクに応じた予防歯科学
―― 入門編 ――

Per Axelsson, DDS, Odont Dr
監訳◆高江洲 義矩（東京歯科大学・名誉教授）

CONTENTS

第1章：世界的に見た口腔疾患の有病状況 ／ 第2章：口腔保健治療の地球的な資源
第3章：口腔疾患の病原因子 ／ 第4章：口腔疾患の改変因子
第5章：歯の喪失、う蝕と歯周疾患のリスク像 ／ 第6章：口腔疾患予防のためのプラーク・コントロール
第7章：その他のう蝕予防要因 ／ 第8章：小児と青少年に対する効果的なう蝕予防・抑制法
第9章：口腔保健の目標 ／ 第10章：口腔保健状態に及ぼす歯科医療保険制度の影響
第11章：ニーズに結びつけた予防プログラム ／ 第12章：クオリティ・コントロールのための診断と分析疫学

　本書は、スウェーデンの予防歯科の大家Per Axelssonによる予防歯科シリーズの第1冊目である。
　昭和63年に初来日を果たした同博士は、現在の予防歯科のキーワードである「発病のリスク診断」「プロフェッショナル・メカニカル・トゥース・クリーニング（PMTC）」など、予防歯科を科学的に進めるための多くの示唆と実践のノウハウを与えたことで知られる。
　本書は、そのAxelsson博士が書き下ろした予防歯科の成書である。
　「入門編」としての本書では、「発病リスクの予測性」が確固たるテーマとして設定され、「予防」とはどのような道筋で進めるべきかの解説に重点がおかれ、それを踏まえたうえで何をすべきか、また、結果をどのように評価すべきかを具体的かつ実践的に解説している。
　予防に取り組む歯科医師、歯科衛生士必読の予防歯科のバイブル。

●サイズ：A4判変型　●148ページ　●定価本体：7,000円（税別）
本広告内の表示価格は消費税抜きです。ご購入時には別途消費税が加算されます。

クインテッセンス出版株式会社

〒113-0033　東京都文京区本郷3丁目2番6号　クイントハウスビル
TEL. 03-5842-2272（営業）　FAX. 03-5800-7592　http://www.quint-j.co.jp/　e-mail mb@quint-j.co.jp